Aplicación Clínica de la Valoración Morfofuncional de la Desnutrición Relacionada con la Enfermedad

Aplicación Clínicade la Valoración Morfofuncional de la Desnutrición Relacionada con la Enfermedad

José Manuel García Almeida

Responsable de la Unidad de Nutrición,
Unidad de Gestión Clínica de Endocrinología y Nutrición,
Hospital Clínico Universitario Virgen de la Victoria, Málaga.
Jefe de Servicio de Endocrinología y Nutrición, Hospital Quironsalud, Málaga.

Diego Bellido Guerrero

Profesor Asociado, Facultad de Enfermería y Podología,
Departamento de Ciencias da Saude, Universidad A Coruña.
Jefe de Servicio de Endocrinología y Nutrición,
Complejo Hospitalario Universitario de Ferrol, A Coruña.

Francisco Botella Romero

Profesor Emérito, Facultad de Medicina,
Universidad de Castilla la Mancha, Albacete.
Coordinador del Área de Nutrición,
Sociedad Española de Endocrinología y Nutrición, Madrid.

Avalado por:

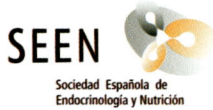 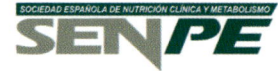

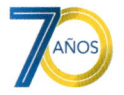 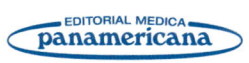

Desde 1953 formando Profesionales de la Salud

Buenos Aires - Bogotá - Madrid - México
www.medicapanamericana.com

Los editores han hecho todos los esfuerzos para localizar a los poseedores del copyright del material fuente utilizado. Si inadvertidamente hubieran omitido alguno, con gusto harán los arreglos necesarios en la primera oportunidad que se les presente para tal fin.

Gracias por comprar el original. Este libro es el fruto del esfuerzo de profesionales que, con su dedicación en el arte y la ciencia de curar o enseñar, han encontrado tiempo para escribir esta obra. Respetar la propiedad intelectual es evitar reproducir, descargar, distribuir o compartir estos contenidos a través de cualquier medio sin el permiso del autor y del editor.

Las ciencias de la salud están en permanente cambio. A medida que las nuevas investigaciones y la experiencia clínica amplían nuestro conocimiento, se requieren modificaciones en las modalidades terapéuticas y en los tratamientos farmacológicos. Los autores de esta obra han verificado toda la información con fuentes confiables para asegurarse de que ésta sea completa y acorde con los estándares aceptados en el momento de la publicación. Sin embargo, en vista de la posibilidad de un error humano o de cambios en las ciencias de la salud, ni los autores, ni la editorial o cualquier otra persona implicada en la preparación o la publicación de este trabajo, garantizan que la totalidad de la información aquí contenida sea exacta o completa y no se responsabilizan por errores u omisiones o por los resultados obtenidos del uso de esta información. Se aconseja a los lectores confirmarla con otras fuentes. Por ejemplo, y en particular, se recomienda a los lectores revisar el prospecto de cada fármaco que planean administrar para cerciorarse de que la información contenida en este libro sea correcta y que no se hayan producido cambios en las dosis sugeridas o en las contraindicaciones para su administración. Esta recomendación cobra especial importancia con relación a fármacos nuevos o de uso infrecuente.

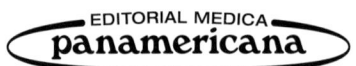

Visite nuestra página web:
http://www.medicapanamericana.com

ARGENTINA
Maipú 1300, Piso 3 (C 1006ACT)
Ciudad Autónoma de Buenos Aires, Argentina
Tel.: (54-11) 5031-6919
e-mail: cinfo@medicapanamericana.com

COLOMBIA
Carrera 7a A Nº 69-19 - Bogotá DC- Colombia.
Tel.: (57-1) 235-4068
e-mail: infomp@medicapanamericana.com.co

ESPAÑA
Sauceda, 10, 5ª planta - 28050 Madrid, España
Tel.: (34-91) 131-78-00
e-mail: info@medicapanamericana.es

MÉXICO
Av. Miguel de Cervantes Saavedra, n.º 233, piso 8, oficina 801
Col. Granada, Alcaldía Miguel Hidalgo
Ciudad de México, México, C.P. 11520
Tel.: (5255) 5250 0664
e-mail: infomp@medicapanamericana.com.mx

Coordinadores de Abstracts Gráficos:
Cristina Tejera Pérez y Diego Bellido Guerrero

ISBN: 978-84-1106-346-3 (Versión impresa + Versión digital).
ISBN: 978-84-1106-347-0 (Versión digital).

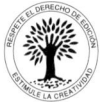
© 2025, EDITORIAL MÉDICA PANAMERICANA, S. A.
Sauceda, 10, 5ª planta - 28050 Madrid
Depósito legal: M-20108-2024
Impreso en España

Índice de autores

Abad González, Ángel Luis
Colaborador Docente, Facultad de Medicina, Universidad Miguel Hernández. Alicante. Facultativo Especialista de Área, Servicio de Endocrinología y Nutrición, Hospital General Universitario Doctor Balmis, Alicante.

Alfaro Martínez, José Joaquín
Profesor Asociado Clínico, Facultad de Medicina, Universidad de Castilla La Mancha, Albacete. Jefe de Servicio de Endocrinología y Nutrición, Complejo Hospitalario Universitario de Albacete.

Álvarez Hernández, Julia
Jefa de Servicio de Endocrinología y Nutrición, Hospital Universitario Príncipe de Asturias, Alcalá de Henares, Madrid.

Amaya Campos, María del Mar
Dietista Nutricionista, Servicio de Endocrinología y Nutrición, Hospital Universitario Virgen de la Victoria, Málaga.

Arráez Monllor, Marta
Facultativa Especialista de Área, Servicio de Endocrinología y Nutrición, Hospital Central Universitario Virgen de la Arrixaca, El Palmar, Murcia.

Arroyo Sebastián, Antonio
Catedrático, Facultad de Medicina, Universidad Miguel Hernández de Elche, Alicante. Jefe de Servicio de Cirugía General, Hospital Universitario de Elche, Alicante.

Ballesteros Pomar, María Dolores
Jefa de Sección, Servicio de Endocrinología y Nutrición, Complejo Asistencial Universitario de León.

Barril Cuadrado, Guillermina
Nefróloga encargada del Área de Nefronutrición, Fundación de Investigaciones Biomédicas, Madrid.

Bellido Guerrero, Diego
Profesor Asociado, Facultad de Enfermería y Podología, Departamento de Ciencias da Saude, Universidad A Coruña. Jefe de Servicio de Endocrinología y Nutrición, Complejo Hospitalario Universitario de Ferrol, A Coruña.

Blanco Samper, Benito
Jefe de Sección, Servicio de Endocrinología y Nutrición, Hospital General Universitario Nuestra Señora del Prado, Talavera de la Reina, Toledo.

Botella Romero, Francisco
Profesor Emérito, Facultad de Medicina, Universidad de Castilla la Mancha, Albacete. Coordinador del Área de Nutrición de la Sociedad Española de endocrinología y Nutrición, Madrid.

Bretón Lesmes, Irene
Profesora Asociada, Facultad de Medicina, Universidad complutense, Madrid. Facultativa Especialista de Área, Servicio de Endocrinología y Nutrición, Hospital General Universitario Gregorio Marañón, Madrid.

Burgos Peláez, Rosa
Profesora Asociada, Facultad de Medicina, Universidad Autónoma de Barcelona. Facultativa Especialista de Área, Servicio de Endocrinología y Nutrición, Hospital Vall d'Hebron, Barcelona.

Calañas Continente, Alfonso
Profesor Asociado, Facultad de Medicina y Enfermería, Universidad de Córdoba. Facultativo Especialista de Área, Servicio de Endocrinología y Nutrición, Hospital Universitario Reina Sofía, Córdoba.

Calles Romero, Laura Araceli
Facultativa Especialista de Área, Servicio de Endocrinología y Nutrición, Hospital Universitario de Basurto, Bilbao.

Cancer Minchot, Emilia
Profesora Asociada, Facultad de Ciencias de la Salud, Universidad Rey Juan Carlos, Madrid. Facultativa Especialista de Área, Servicio de Endocrinología y Nutrición, Hospital Universitario de Fuenlabrada, Madrid.

Cantón Blanco, Ana
Jefa de Sección de Nutrición Clínica, Servicio de Endocrinología y Nutrición, Hospital clínico Universitario, Santiago de Compostela, A Coruña.

Civera Andrés, Miguel
Profesor Asociado, Facultad de Medicina, Universidad de Valencia. Jefe de Sección, Servicio de Endocrinología y Nutrición, Hospital Clínico Universitario, Valencia.

Cornejo Pareja, Isabel María
Colaboradora Docente, Facultad de Medicina, Universidad de Málaga. Facultativa Especialista de Área, Servicio de Endocrinología y Nutrición, Hospital Universitario Virgen de la Victoria, Málaga.

Cuerda Compés, María Cristina
Profesora Titular, Facultad de Medicina, Universidad Complutense de Madrid. Jefa de Sección, Servicio de Endocrinología y Nutrición, Hospital General Universitario Gregorio Marañón, Madrid.

Cuesta Triana, Federico
Profesor Asociado, Facultad de Medicina, Universidad Complutense, Madrid. Jefe de Sección, Servicio de Geriatría, Hospital Clínico San Carlos, Madrid.

Dalla Rovere, Lara
Dietista Nutricionista, Servicio de Endocrinología y Nutrición, Hospital Quirón Salud, Málaga.

Dassen Llorca, María Carolina
Facultativa Especialista de Área, Servicio de Endocrinología y Nutrición, Hospital Universitario Fundación Jiménez Díaz, Madrid.

De Luis Román, Daniel Antonio
Catedrático, Facultad de Medicina, Universidad de Valladolid. Jefe de Servicio de Endocrinología y Nutrición, Hospital Clínico Universitario de Valladolid.

Fernández Jiménez, Rocío
Dietista Nutricionista, Servicio de Endocrinología y Nutrición, Hospital Universitario Virgen de la Victoria, Málaga.

Fernández Soto, María Luisa
Profesora Titular, Facultad de Medicina, Universidad de Granada. Facultativa Especialista de Área, Servicio de Endocrinología y Nutrición, Hospital Clínico San Cecilio, Granada.

Frühbeck Martínez, Gema
Catedrática, Facultad de Medicina, Universidad de Navarra. Jefa de Sección, Servicio de Endocrinología y Nutrición, Clínica Universidad de Navarra, Pamplona.

García Almeida, José Manuel
Responsable de la Unidad de Nutrición, Unidad de Gestión Clínica de Endocrinología y Nutrición, Hospital Clínico Universitario Virgen de la Victoria, Málaga. Jefe de Servicio de Endocrinología y Nutrición, Hospital Quironsalud, Málaga.

García Delgado, Yaiza
Facultativa Especialista de Área, Servicio de Endocrinología y Nutrición, Complejo Hospitalario Universitario Insular Materno Infantil, Las Palmas de Gran Canaria.

García García, Cristina
Doctora en Biomedicina, Investigación Traslacional y Nuevas Tecnologías, Facultad de Medicina, Universidad de Málaga.

García Luna, Pedro Pablo
Profesor Asociado, Facultad de Medicina, Universidad de Sevilla. Coordinador Unidad de Nutrición, Servicio de Endocrinología y Nutrición, Hospital Universitario Virgen del Rocío, Sevilla.

García Malpartida, Katherine
Profesora Asociada, Facultad de Ciencias de la Salud, CEU Cardenal Herrera Campus, Castellón. Facultativa Especialista de Área, Servicio de Endocrinología y Nutrición, Hospital Universitario Doctor Peset, Valencia.

García Olivares, María
Dietista Nutricionista, Servicio de Endocrinología y Nutrición, Hospital Regional Universitario de Málaga.

Gómez González, Adela María
Profesora Asociada, Facultad de Medicina, Universidad de Málaga. Jefa de Sección, Servicio de Medicina Física y Rehabilitación, Hospital Universitario Virgen de la Victoria, Málaga.

Gonzalo Marín, Montserrat
Facultativa Especialista de Área, Servicio de Endocrinología y Nutrición, Hospital Regional Universitario de Málaga.

Gonzalo Montesinos, Irene
Colaboradora Docente, Facultad de Medicina, Universidad Rey Juan Carlos, Madrid. Facultativa Especialista de Área, Servicio de Endocrinología y Nutrición, Hospital Universitario de Fuenlabrada, Madrid.

Gormaz Rencoret, Teresita
Department of Agricultural, Food & Nutritional Science, University of Alberta, Edmonton, Alberta, Canada.

Guardia Baena, Juan Manuel
Colaborador Docente, Facultad de Medicina, Universidad de Granada. Médico Especialista, Servicio de Endocrinología y Nutrición, Hospital Universitario Virgen de las Nieves, Granada.

Guirado Peláez, Patricia
Facultativa Especialista de Área, Servicio de Endocrinología y Nutrición, Hospital Universitario Virgen de la Victoria, Málaga.

Hernández Montoliu, Laura
Facultativa Especialista de Área, Servicio de Endocrinología y Nutrición, Hospital Universitario de Bellvitge, Hospitalet de Llobregat, Barcelona.

Herrera Martínez, Aura Dulcinea
Facultativa Especialista de Área, Servicio de Endocrinología y Nutrición, Hospital Reina Sofía, Córdoba.

Iglesias Hernández, Natalia Covadonga
Facultativa Especialista de Área, Servicio de Endocrinología y Nutrición, Hospital Universitario de Basurto, Bilbao.

Joaquín Ortiz, Clara
Profesora Asociada, Facultad de Medicina, Universidad Central de Catalunya, Vic, Barcelona. Facultativa Especialista de Área, Servicio de Endocrinología y Nutrición, Hospital Universitario Germans Trias i Pujol, Badalona, Barcelona.

Justel Enríquez, Alicia
Facultativa Especialista de Área, Servicio de Endocrinología y Nutrición, Hospital Universitario La Princesa, Madrid.

Lainez López, María
Facultativa Especialista de Área, Servicio de Endocrinología y Nutrición, Hospital Regional Universitario Juan Ramón Jiménez, Huelva.

Lardies Sánchez, Beatriz
Facultativa Especialista de Área, Servicio de Endocrinología y Nutrición, Hospital Miguel Servet, Zaragoza.

León Idougourram, Soraya
Facultativo Especialista de Área, Servicio de Endocrinología y Nutrición, Hospital Universitario Reina Sofía, Córdoba.

Limon Miro, Ana Teresa
Department of Agricultural, Food & Nutritional Science, University of Alberta, Edmonton, Alberta, Canada.

López Gómez, Juan José
Profesor Contratado Doctor, Facultad de Medicina, Universidad de Valladolid. Facultativo Especialista de Área, Servicio de Endocrinología y Nutrición, Hospital Clínico Universitario de Valladolid.

López Urdiales, Rafael
Facultativo Especialista de Área, Servicio de Endocrinología y Nutrición, Hospital Universitari de Bellvitge, L'Hospitalet de Llobregat, Barcelona.

Luengo Pérez, Luis Miguel
Profesor Titular, Facultad de Medicina, Universidad de Extremadura, Badajoz. Profesor Titular Vinculado, Servicio de Endocrinología y Nutrición, Hospital Universitario de Badajoz.

Maíz Jiménez, María
Profesora Asociada, Facultad de Medicina, Universidad Complutense, Madrid. Facultativa Especialista de Área, Servicio de Endocrinología y Nutrición, Hospital Universitario 12 de Octubre, Madrid.

Maldonado Castro, Gonzalo Fernando
Facultativo Especialista de Área, Servicio de Endocrinología y Nutrición, Hospital General Universitario Nuestra Señora del Prado, Talavera de la Reina, Toledo.

Martín Folgueras, Tomás
Profesor Asociado, Facultad de Ciencias de la Salud, Universidad de la Laguna, Santa Cruz de Tenerife. Médico Especialista, Servicio de Endocrinología y Nutrición, Hospital Universitario de Canarias, La Laguna, Santa Cruz de Tenerife.

Martínez García, Ana
Facultativa Especialista de Área, Sección de
Endocrinología y Nutrición, Hospital General
Universitario Nuestra señora del Prado, Talavera de
la Reina, Toledo.

Martínez Olmos, Miguel Ángel
Profesor Asociado, Universidad de Santiago
de Compostela, A Coruña. Jefe de Servicio de
Endocrinología y Nutrición, Complejo Hospitalario
Universitario de Santiago de Compostela, A Coruña.

Matía Martín, Pilar
Profesora Asociada, Facultad de Medicina,
Universidad Complutense, Madrid. Facultativa
Especialista de Área, Servicio de Endocrinología y
Nutrición, Hospital Clínico San Carlos, Madrid.

Molina Baena, María Begoña
Facultativa Especialista de Área, Servicio de
Endocrinología y Nutrición, Hospital Universitario
La Princesa, Madrid.

Molina Soria, Juan Bautista
Jefe de Sección, Unidad de Nutrición Clínica y
Dietética, Hospital San Agustin, Linares, Jaén.

Montes de Oca Ibarra, Montserrat
Department of Agricultural, Food & Nutritional
Science, University of Alberta, Edmonton, Alberta,
Canada.

Moráis López, Ana
Facultativa Especialista de Área, Servicio de
Gastroenterología y Nutrición Infantil, Hospital
Universitario La Paz, Madrid.

Muñoz Garach, Araceli
Facultativa Especialista de Área, Servicio de
endocrinología y Nutrición, Hospital Universitario
Virgen de las Nieves, Granada.

Navas López, Victor Manuel
Jefe de Sección, Servicio de Pediatría, Hospital
Regional Universitario de Málaga.

Novo Rodríguez, Cristina
Facultativa Especialista de Área, Servicio de
Endocrinología y Nutrición, Hospital Universitario
Virgen de las Nieves, Granada.

Ocón Bretón, María Julia
Jefa de Sección, Servicio de Endocrinología y
Nutrición, Hospital Clínico Universitario Lozano
Blesa, Zaragoza.

Olivares Alcolea, Josefina
Profesora Asociada, Facultad de Medicina,
Universidad de les Illes Balears, Palma de Mallorca.
Facultativo Especialista de Área, Servicio de
Endocrinología y Nutrición, Hospital Universitari
Son Espases, Palma de Mallorca.

Olveira Fuster, Gabriel
Profesor Titular, Facultad de Medicina, Universidad
de Málaga. Jefe de servicio de Endocrinología y
Nutrición, Hospital Regional Universitario de Málaga.

Palma Milla, Samara
Profesora Asociada, Facultad de Medicina,
Universidad Autónoma de Madrid. Facultativa
Especialista de Área, Servicio de Endocrinología y
Nutrición, Hospital Universitario La Paz, Madrid.

Palmas Candía, Fiorella Ximena
Colaboradora Docente, Facultad de Ciencias de
la Salud, Universidad Autónoma de Barcelona.
Facultativa Especialista de Área, Servicio de
Endocrinología y Nutrición, Hospital Vall
D'Hebron, Barcelona.

Pérez Ferre, Natalia
Profesora Asociada, Facultad de Medicina,
Universidad Complutense, Madrid. Facultativa
Especialista de Área, Servicio de Endocrinología y
Nutrición, Hospital Clínico San Carlos, Madrid.

Pita Gutiérrez, Francisco
Facultativo Especialista de Área, Servicio de
Endocrinología y Nutrición, Complexo Hospitalario
Universitario, A Coruña.

Prado, Carla María
Department of Agricultural, Food & Nutritional
Science, University of Alberta, Edmonton, Alberta,
Canada.

Ramírez Rodríguez, José Manuel
Profesor Titular, Facultad de Medicina, Universidad
de Zaragoza. Jefe de Sección, Servicio de Cirugía,
Hospital Clínico Universitario Lozano Blesa, Zaragoza.

Ramirez Fuentes, Lourdes
Department of Agricultural, Food & Nutritional
Science, University of Alberta, Edmonton, Alberta,
Canada.

Riestra Fernández, María
Jefa de Sección, Servicio de Endocrinología y
Nutrición, Hospital Universitario de Cabueñes,
Gijón.

Rodríguez Carnero, María Gemma
Facultativa Especialista de Área, Servicio de Endocrinología y Nutrición, Hospital Clínico de Santiago, A Coruña.

Roldán Massia, Alejandra
Médica Especialista, Unidad de Cuidados Paliativos, Hospital Universitario Nuestra Señora del Prado, Talavera de la Reina, Toledo.

Ruperto López, María del Mar
Profesora Contratada Doctora, Facultad de Farmacia, Universidad San Pablo CEU, Boadilla del Monte, Madrid.

Sánchez Bao, Ana María
Médica Especialista, Servicio de Endocrinología y Nutrición, Complejo Hospitalario Universitario de Ferrol, A Coruña.

Sánchez Juan, Carlos
Profesor Titular, Facultad de Medicina, Universidad de Valencia. Jefe de Servicio de Endocrinología y Nutrición, Hospital General Universitario de Valencia.

Sánchez Marcos, Ana Isabel
Profesora Asociada, Facultad de Medicina, Universidad de Salamanca. Facultativa Especialista de Área, Servicio de Endocrinología y Nutrición, Complejo Asistencial Universitario de Salamanca.

Sánchez Torralvo, Francisco José
Facultativo Especialista de Área, Servicio de Endocrinología y Nutrición, Hospital Regional Universitario de Málaga.

Sanz Paris, Alejandro
Profesor Titular, Facultad de Medicina, Universidad de Zaragoza. Jefe de Servicio de Endocrinología y Nutrición, Hospital Universitario Miguel Servet, Zaragoza.

Suárez Llanos, José Pablo
Facultativo Especialista de Área, Servicio de Endocrinología y Nutrición, Hospital Universitario Nuestra Señora de Candelaria, Santa Cruz de Tenerife.

Tapia Guerrero, María José
Facultativa Especialista de Área, Servicio de Endocrinología y Nutrición, Hospital Regional Universitario de Málaga.

Tejera Pérez, Cristina
Facultativa Especialista de Área, Servicio de Endocrinología y Nutrición, Hospital Universitario de Ferrol, A Coruña.

Tinahones Mardueño, Francisco José
Catedrático, Facultad de Medicina, Universidad de Málaga. Jefe de Servicio de Endocrinología y Nutrición, Hospital Virgen de la Victoria, Málaga.

Vaquerizo Alonso, Clara
Profesora Asociada, Facultad de Medicina, Universidad Rey Juan Carlos, Madrid. Facultativa Especialista de Área, Servicio de Medicina Intensiva, Hospital Universitario de Fuenlabrada, Madrid.

Vegas Aguilar, Isabel María
Técnica Superior en Dietética, Servicio de Endocrinología y Nutrición, Hospital Universitario Virgen de la Victoria, Málaga.

Vidal Casariego, Alfonso
Facultativo Especialista de Área, Servicio de Endocrinología y Nutrición, Complexo Hospitalario Universitario de A Coruña.

Vílchez López, Francisco Javier
Facultativo Especialista de Área, Servicio de Endocrinología y Nutrición, Hospital Universitario Puerta del Mar, Cádiz.

Voltas Arribas, Beatriz
Médica Especialista, Servicio de Endocrinología y Nutrición, Hospital de Manises, Valencia.

Zugasti Murillo, Ana
Profesora Asociada, Facultad de Ciencias de la Salud, Universidad Pública de Navarra. Jefa de Sección, Servicio de Endocrinología y Nutrición, Hospital Universitario de Navarra, Pamplona.

Prólogo

La Valoración Morfofuncional® (VMF) ha pasado de ser un conjunto de técnicas emergentes, potencialmente útiles en la evaluación del estado nutricional de nuestros pacientes, a una realidad en la práctica clínica diaria de buena parte de las Unidades de Nutrición Clínica y Dietética de los hospitales españoles, que asumieron como propia la pasada publicación del libro: *Valoración Morfofuncional® de la Desnutrición Relacionada con la Enfermedad* (DRE). Durante este período de dos años, la ausencia de criterios universalmente aceptados para definir y diagnosticar la DRE en base a parámetros estándar, particularmente, en lo que se refiere a la validación de métodos objetivos en la evaluación del músculo, ha planteado la necesidad de establecer líneas de investigación que arrojen resultados aplicables en la clínica, como pueden ser puntos de corte de normalidad, control de la eficacia de la terapia médica nutricional e, incluso, criterios pronósticos basados en resultados de salud.

La aplicación de algunas técnicas, como la Bioimpedancia Vectorial (BIVA®) o la Ecografía Nutricional®, en las distintas situaciones de enfermedad, reforzadas dentro de un protocolo completo y homogéneo de VMF con la dinamometría y los tests funcionales, es precisamente el objetivo principal de esta nueva publicación. Pretende mostrar de forma individualizada el estado actual de la aplicabilidad de la VMF en los escenarios clínicos habituales, donde ha resultado complicado hasta ahora obtener datos objetivos del estado nutricional (y también metabólicos) del paciente. Como objetivo secundario plantea la estandarización

y la protocolización de las distintas técnicas, de manera que nos permita comparar resultados y "hablar todos en el mismo idioma", lo que se antoja clave para consolidar a la VMF como una herramienta imprescindible en el trabajo diario de las personas que nos dedicamos a la Nutrición Clínica.

Estructurado en cuatro secciones, en la primera se profundiza en las líneas actuales y futuras de la VMF en la práctica clínica y en la investigación traslacional, poniendo en valor el papel que debe tener la inteligencia artificial como herramienta que facilite la aplicabilidad e interpretación en la generación de datos aportados por esta nueva forma de entender la evaluación de la composición corporal y su función que supone la VMF. La siguiente sección se dedica a la revisión de los protocolos técnicos de medida de la VFM. En la tercera sección, que es la más extensa, se trata de su aportación específica al manejo de patologías concretas, que se asocian tanto a DRE como a otras alteraciones metabólicas, proponiendo al lector un protocolo de actuación específico y homogéneo, junto con una práctica abstract gráfico, en cada capítulo. En la cuarta parte se abordan los aspectos técnicos de la VMF y su aplicación clínica desde una visión global centrada en la DRE.

A pesar de la dificultad de adentrarnos en un terreno científico poco explorado (aunque ha seguido creciendo a ritmo vertiginoso durante el corto período en el que se ha preparado esta obra), la respuesta de los más de 90 autores participantes ha sido entusiasta desde el principio. La anécdota de que más del 90 %

de ellos confirmaron su participación antes de las 48 horas de recibir la invitación (¡era fin de semana!) es muy significativa; incluso más que el hecho de que una buena parte de ellos han liderado publicaciones recientes en revistas de ámbito internacional, que han contribuido considerablemente a los objetivos de este libro.

Como comentábamos en la anterior publicación, *Valoración Morfofuncional® Desnutrición Relacionada con la Enfermedad* (DRE), se trata de un texto que recoge ciencia, experiencia y análisis crítico, y que desarrolla una excelente actualización de lo que, hace pocos años, era una visión de futuro y hoy ya forma parte del presente de la Nutrición Clínica.

Francisco Botella Romero
Coordinador del Área de Nutrición
de la Sociedad Española de Endocrinología
y Nutrición (SEEN).

Julia Álvarez Hernández
Presidenta de la Sociedad Española
de Nutrición Clínica y Metabolismo (SENPE).

Prefacio

La desnutrición relacionada con la enfermedad (DRE) es una condición prevalente y frecuentemente infradiagnosticada, que afecta profundamente a la salud de millones de personas en todo el mundo. Su manejo eficaz requiere un enfoque integral y personalizado, capaz de abordar tanto la evaluación como la intervención de manera precisa. En este contexto, la Valoración Morfofuncional® (VMF) se presenta como una herramienta esencial, que integra una evaluación detallada de la morfología y la funcionalidad del paciente, permitiendo una personalización del tratamiento que responde a las necesidades específicas de cada individuo.

Este libro, titulado *Aplicación clínica de la Valoración Morfofuncional® de la Desnutrición Relacionada con la Enfermedad*, ha sido concebido para guiar a los profesionales de la salud en la implementación de esta metodología avanzada en la práctica clínica diaria. La obra se estructura en varias secciones, cada una de las cuales aborda aspectos cruciales para la comprensión y aplicación de la VMF.

En los primeros capítulos, se exploran los fundamentos conceptuales de la DRE y la VMF, estableciendo las bases teóricas que sustentan su relevancia en el ámbito clínico. Estos capítulos no solo profundizan en la definición y conceptualización de la VMF, sino que también abordan las líneas futuras de desarrollo de esta metodología en un contexto global. Se destacan las ventajas de integrar tanto técnicas clásicas como emergentes en la práctica clínica, asegurando así un abordaje más completo y preciso de los pacientes.

A continuación, se detalla un protocolo técnico exhaustivo para la realización de las mediciones necesarias, proporcionando guías claras y estructuradas para asegurar la precisión y consistencia en su aplicación. Este protocolo es fundamental para que los profesionales puedan llevar a cabo una evaluación adecuada, considerando tanto los aspectos morfológicos como funcionales de los pacientes. El enfoque técnico descrito en estos capítulos garantiza que la VMF se aplique de manera eficaz, contribuyendo a una mejora significativa en los resultados clínicos.

La obra también incluye una sección dedicada a las aplicaciones clínicas de la VMF en diversas patologías, lo que permite a los profesionales adaptar la metodología a diferentes contextos de enfermedad. Desde el cáncer y las enfermedades neurodegenerativas hasta patologías quirúrgicas y crónicas, cada capítulo en esta sección está diseñado para ofrecer una visión práctica y basada en la evidencia de cómo la VMF puede mejorar los resultados de los pacientes. En algunas de las patologías aún falta evidencia y los autores han desarrollado propuestas tanto de diagnóstico como de intervención que deben ser contrastadas con evidencia asociada a las mismas. Estos capítulos no solo proporcionan ejemplos concretos de aplicación, sino que también discuten los desafíos y las soluciones para integrar la VMF en la práctica clínica diaria.

Finalmente, el libro concluye con una mirada hacia el futuro, destacando las direcciones de investigación que continuarán avanzando el campo de la nutrición clínica y optimizando la aplicación de la VMF en la práctica diaria. Se exploran las posibilidades de innovación tecnológica y metodológica que podrían transformar aún más la forma en que abordamos la desnutrición relacionada con la enfermedad. Además, se enfatiza la importancia de la formación continua de los profesionales de la salud en esta área, para asegurar que la implementación de la VMF sea efectiva y sostenible.

Esperamos que esta obra no solo contribuya a consolidar el conocimiento en torno a la DRE y la VMF, sino que también inspire a los profesionales de la salud para adoptar nuevas prácticas que mejoren la calidad de vida de sus pacientes. La colaboración de destacados expertos en la elaboración de este libro y el apoyo de las sociedades científicas (SENPE, SEEN) garantiza la rigurosidad científica y la relevancia clínica de los contenidos aquí presentados. Nuestro deseo es que este libro sirva como una referencia fundamental en el campo de la nutrición clínica y que contribuya al avance de una práctica médica más personalizada y efectiva.

José Manuel García Almeida
Cristina García García
Diego Bellido Guerrero

Presentación

La denominada "Valoración Morfofuncional®" de la desnutrición relacionada con la enfermedad" está dirigida a las características individuales de cada paciente, a las necesidades, a los déficits, y desde el punto de vista morfológico, a su composición corporal y su ámbito funcional. La combinación de las técnicas clásicas y emergentes que la componen es factible en práctica clínica habitual, y aporta datos robustos que facilitan la toma de decisiones clínicas y permiten llevar a cabo una monitorización del paciente más precisa, siguiendo un enfoque multiparamétrico.

Las guías clínicas apoyan la necesidad de hacer un diagnóstico fenotípico que ayude a establecer el riesgo real de desnutrición del paciente. En este punto surge la necesidad de buscar un diagnóstico preciso de la afectación de la masa celular activa del paciente con factores pronósticos, y avanzar sobre las limitaciones de las herramientas de valoración nutricional actuales. Es necesario incorporar aspectos de la composición corporal (masa muscular, masa libre de grasa, etc.) como diagnóstico del déficit nutricional no solo en el área de la investigación, sino también en la práctica clínica. Los parámetros morfofuncionales en el diagnóstico de la desnutrición relacionada con la enfermedad apoyan a los criterios GLIM. Cada parámetro, ya sea clásico o emergente, aporta diferentes grados de información a los datos de composición corporal o de funcionalidad, y también a los criterios etiológicos y fenotípicos GLIM.

En casi todas las disciplinas médicas se utilizan herramientas para el análisis molecular, morfológico y funcional. Por ejemplo, en Cardiología es común el uso de electrocardiogramas, mientras que en Neurología se emplean electroencefalogramas. En el ámbito de la nutrición, los aspectos morfológicos, como el peso de la masa libre de grasa y el peso de la grasa, son muy importantes. En este contexto, la bioimpedancia vectorial (BIVA®) proporciona información sobre el tamaño y la función de las células, lo que podría dar lugar a nuevos conceptos, como el "electrograma de la célula" o el "electrograma nutricional". Además, otras técnicas de imagen morfológica, como la Ecografía Nutricional® podría verse como el "fonendo de la nutrición", ya que en otros campos de la medicina es una herramienta de exploración clínica "*point of care ultrasound* (POCUS)" más que una técnica de diagnóstico por imagen.

Las técnicas de la Valoración Morfofuncional® deben desarrollarse de manera equilibrada y conjunta, aportando un enfoque de diagnóstico multiparamétrico. Sin embargo, algunas técnicas emergentes, como la BIVA® y la Ecografía Nutricional®, carecen de validación suficiente. Es crucial trabajar en estas validaciones para establecer referencias poblacionales y puntos de corte en diversas patologías, lo que facilitaría su inclusión en las guías de diagnóstico de la desnutrición. Además, las limitaciones en la práctica clínica presentan una oportunidad para investigar más sobre el uso de estas técnicas.

La Aplicación Clínica de la Valoración Morfofuncional® de la Desnutrición Relacionada con la enfermedad es un libro sumamente enriquecedor, ya que, en primer lugar, establece las bases teóricas, y, por otro lado, aporta un valor extraordinario al reunir las propuestas de los expertos en nutrición de lo que debería ser

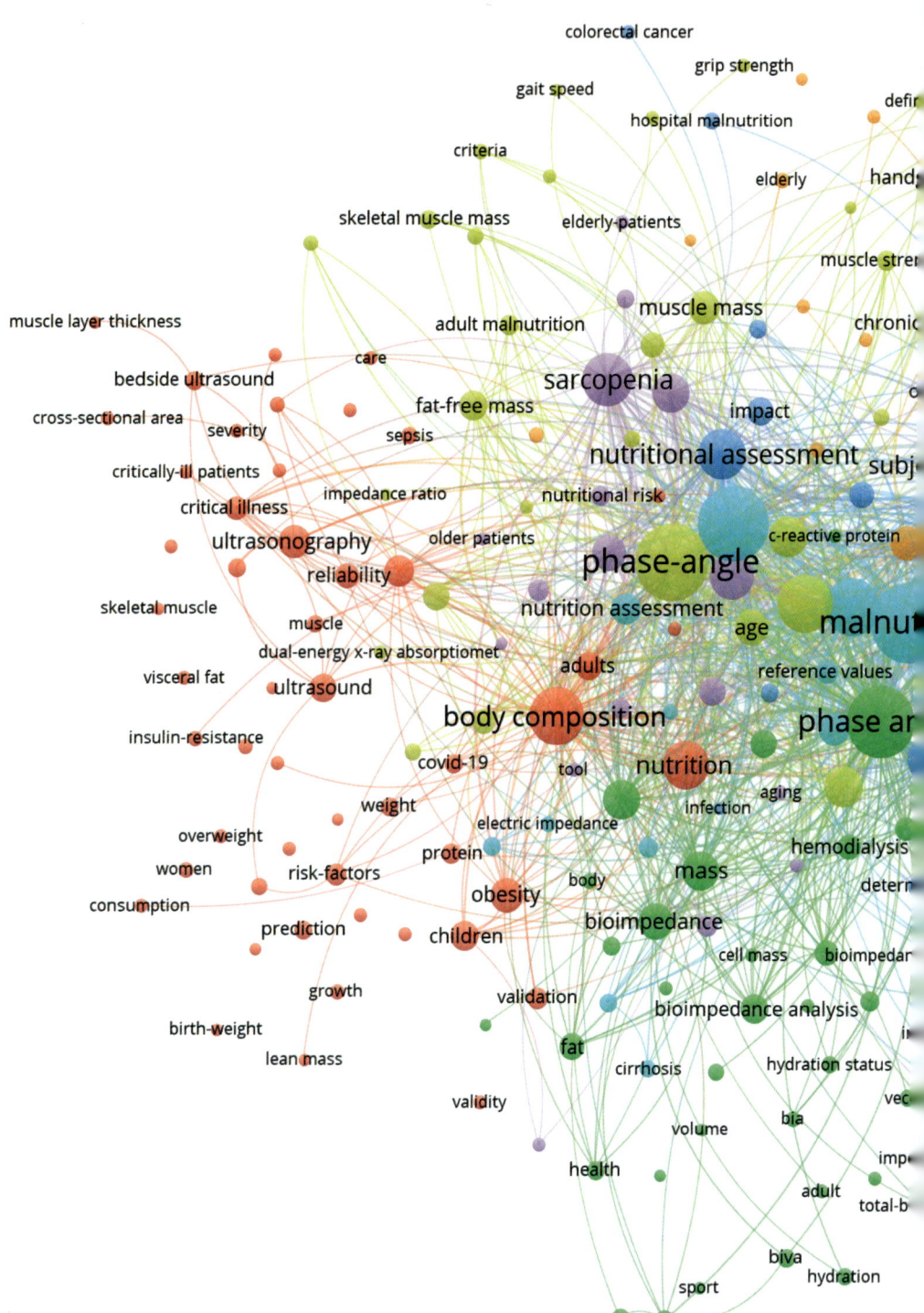

Figura P-1. Mapa bibliométrico de palabras clave relacionadas con la Valoración Morfofuncional® de la Desnutrición Relacionada con la Enfermedad. VOSviewer software. La búsqueda se llevó a cabo el 8 de marzo de 2024.

un protocolo de actuación en una gran cantidad de patologías, según los conocimientos y experiencias de los autores. La elaboración del contenido ha sido un reto y ha requerido una reflexión profunda por parte de cada una de las personas que han participado en la obra, ya que no había prácticamente nada publicado al respecto, y el objetivo era la implementación de las técnicas en práctica clínica habitual. Este conocimiento es valioso porque permite a los clínicos tanto la iniciación como el perfeccionamiento de la Valoración Morfofuncional® en la practica clínica habitual.

La Valoración Morfofuncional® de la Desnutrición Relacionada con la Enfermedad es una **realidad científica**, y se puede constatar con la figura P-1 que muestra una red bibliométrica elaborada con el software VOSviewer, que incluye las publicaciones indexadas que se han realizado hasta ahora. El concepto en inglés "morphofunctional assessment" ya aparece en el mapa como un círculo o "nodo" de tamaño pequeño y de color verde. Este análisis bibliométrico revela que la Valoración Morfofuncional® es una tendencia en investigación relacionada, por proximidad a otros nodos, con términos de "malnutrición", "indicador pronóstico", "supervivencia" y "práctica clínica", entre otros.

José Manuel García Almeida
Cristina García García
Diego Bellido Guerrero

Índice

Valoración morfofuncional®
de la desnutrición relacionada
con la enfermedad: hacia dónde vamos

I

Desnutrición relacionada con la enfermedad

1

F. Botella Romero, P. P. García Luna y F. Tinahones Mardueño

INTRODUCCIÓN

La desnutrición es la situación clínica provocada por déficit de nutrientes, que conlleva cambios en la composición corporal de quien la padece, afectando a la función de tejidos y órganos. Esto repercute negativamente en la evolución clínica. La desnutrición puede deberse a ingesta inadecuada, aumento de las pérdidas y/o aumento de los requerimientos tanto en situaciones agudas como crónicas asociadas o no a enfermedad.

Si atendemos al origen de la desnutrición, se habla de **desnutrición por ayuno** (debida a la ingesta reducida de alimentos de forma voluntaria o no) y **desnutrición relacionada con la enfermedad** (DRE), término que fue acuñado en 2010 cuando se remarcó la importancia de la inflamación (**Fig. 1-1**).

DESNUTRICIÓN E INFLAMACIÓN

La inflamación es un factor clave en la desnutrición relacionada con la enfermedad por la reducción de la ingesta de alimentos y el catabolismo muscular. Así mismo, los requerimientos de nutrientes están alterados en el medio inflamatorio, aumentando las necesidades energéticas y proteicas.

La presencia de inflamación, a menudo, limita la eficacia de las intervenciones nutricionales y, por otra parte, la DRE puede comprometer los resultados clínicos de diversos tratamientos médicos y/o quirúrgicos. Estas circunstancias pueden explicar, en gran parte, peor pronóstico, estancias hospitalarias más prolongadas, peor calidad de vida y mayor mortalidad de los pacientes. En presencia de inflamación, la pérdida de masa muscular es

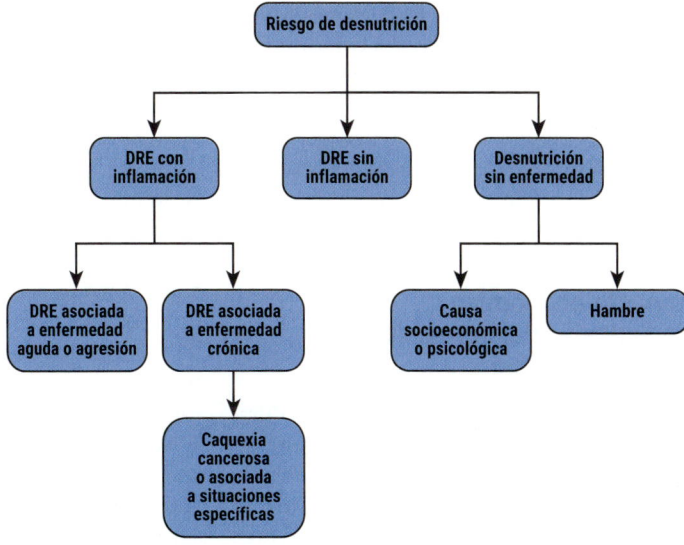

Figura 1-1. Clasificación de la desnutrición (modificado de Cederholm *et al.*). DRE: desnutrición relacionada con la enfermedad.

mayor en comparación con la desnutrición de la inanición sin inflamación subyacente.

La DRE es mucho más frecuente en pacientes hospitalizados que en los que residen en la comunidad. Esto se debe a la propia enfermedad que ocasiona el ingreso, ciertos procedimientos diagnósticos y terapéuticos, poco conocimiento e interés en el estado nutricional de los pacientes por el personal sanitario y falta de estrategias para evitar períodos de ayuno. Por tanto, queda claro que el primer paso en la prevención y el tratamiento de pacientes desnutridos y en riesgo de desnutrición es el uso de herramientas de detección de estos pacientes.

El estudio de prevalencia de la desnutrición hospitalaria y los costes asociados en España (PREDYCES) demostró que el 23 % de los pacientes estaban desnutridos en el ingreso, siendo la prevalencia mayor en pacientes con edad avanzada y en los servicios médicos respecto a los quirúrgicos. Los datos más preocupantes fueron que el 9,6 % de los pacientes sin desnutrición en el ingreso, la desarrolló durante la hospitalización y que el 72 % de los pacientes que estaban desnutridos en el ingreso, permanecían desnutridos en el momento del alta.

Consecuencias de la desnutrición

Los efectos de la DRE son muchos y afectan tanto a la calidad de vida del paciente como a la mortalidad; la DRE se asocia con disminución de la función muscular y con un estado funcional deteriorado, afecta a la cicatrización de las heridas, aumenta el riesgo de enfermedades infecciosas y otras complicaciones posquirúrgicas, empeora los resultados de la quimioterapia y responde peor al tratamiento.

Impacto económico de la desnutrición relacionada con enfermedad

Debido al aumento de la morbilidad, la duración de los tratamientos y la estancia hospitalaria son más prolongados. El coste promedio de los pacientes que ingresan con desnutrición es un 50 % mayor que el de los que presentan buen estado nutricional. La diferencia más destacada se observa en pacientes que no presentan desnutrición durante el ingreso frente a aquellos que no estaban desnutridos en el ingreso, pero sí lo estuvieron en el alta (6.408 € frente a 12.237 €; p < 0,001). También se ha demostrado que la probabilidad de reingresos en los pacientes desnutridos es el doble que la de los normonutridos y que este segundo reingreso es más costoso.

BASES TEÓRICAS DE LA VALORACIÓN MORFOFUNCIONAL® EN LA DESNUTRICIÓN RELACIONADA CON LA ENFERMEDAD

Hasta la publicación de los criterios GLIM (*Global Leadership Initiative on Malnutrition*) no existía un consenso para el diagnóstico de malnutrición (**Tabla 1-1**).

Hay muchos factores que son determinantes de la DRE. En las enfermedades agudas predominan la inflamación, el incremento de la tasa metabólica, el balance nitrogenado negativo y la pérdida de peso. En las crónicas se observa pérdida de apetito, fatiga y disminución de la masa muscular.

La desnutrición y la respuesta inflamatoria sistémica están interconectadas, así como la interacción de la inflamación y la desnutrición en varias enfermedades, como la diabetes, la insuficiencia cardíaca, las neoplasias, la insuficiencia renal y las enfermedades inflamatorias intestinales (EII), que se asocian con inflamación sistémica crónica, caracterizada por la elevación de citoquinas proinflamatorias, como el TNF (fundamental en el desarrollo de la desnutrición y la caquexia). Grandes cantidades de TNF, IL-6 e IL-2 pueden ingresar al sistema nervioso central (SNC) e interactuar con una red importante de citoquinas, a través de la comunicación intestino-cerebro, actuando como mediadores anoréxicos y afectando negativamente a la nutrición. Además, las altas cantidades de TNF observadas en la DRE podrían contribuir al inicio y mantenimiento de la inflamación sistémica. Se ha descubierto que la proteína C reactiva (PCR), proteína de fase aguda y marcador de inflamación sistémica,

Tabla 1-1. Criterios GLIM para el diagnóstico de desnutrición*

Criterios fenotípicos:
- **Pérdida de peso** (%): > 5 % en los últimos 6 meses o > 10 % después de 6 meses.
- **Bajo índice de masa corporal** (kg/m^2): < 20 en < 70 años o < 22 en > 70 años. Asia: < 18,5 en < 70 años o < 20 en > 70 años.
- **Reducción de la masa muscular**: medida con técnicas validadas de medición de la composición corporal.

Criterios etiológicos:
- **Reducción de la ingesta o asimilación de alimentos**: ≤ 50 % de RE > 1 semana o cualquier reducción durante > 2 semanas; o cualquier enfermedad gastrointestinal crónica que tenga un impacto adverso en la asimilación o absorción de alimentos.
- **Inflamación**: enfermedad/lesión aguda o relacionada con la enfermedad crónica.

*__Diagnóstico de desnutrición__: requiere, al menos, 1 criterio fenotípico y 1 criterio etiológico.

Clasificación de la gravedad de la desnutrición (en base a criterios fenotípicos)			
	Pérdida de peso (%)	**Bajo IMC (kg/m^2)**	**Masa muscular reducida**
Desnutrición moderada (Requiere 1 criterio fenotípico en este grado)	5-10 % en los últimos 6 meses o 10-20 % más allá de 6 meses	< 20 en < 70 años, < 22 en ≥ 70 años	Déficit moderado (por métodos de evaluación validados)
Desnutrición severa (Requiere 1 criterio fenotípico en este grado)	> 10 % en los últimos 6 meses o > 20 % más allá de 6 m	<18,5 si < 70 años, <20 si ≥ 70 años	Déficit severo (por métodos de evaluación validados)

IMC: índice de masa corporal. RE: requerimientos energéticos.

está elevada tanto en la desnutrición como en la sarcopenia y está inversamente relacionada con la fuerza muscular. Las citoquinas inflamatorias activan el factor nuclear κB (NF-κB) y reducen las cantidades de hormonas anabólicas que se asocian con una mayor expresión de miostatina, lo que produce catabolismo proteico y reducción de la síntesis de proteínas musculares. Por tanto, tanto la desnutrición como la inflamación contribuyen al desgaste muscular, que podemos objetivar mediante las diferentes técnicas de valoración morfofuncional® (VMF), lo que está generando evidencias diagnósticas y pronósticas en enfermedades agudas y crónicas.

La bioimpedanciometría (BIA) es, probablemente, la técnica más empleada para evaluar la masa muscular en los grandes estudios epidemiológicos, junto a los otros datos que aporta, como el ángulo de fase, que ha demostrado ser pronóstico, fundamentalmente, en enfermedades agudas.

La ecografía muscular es otra técnica que está empezando a utilizarse de forma rutinaria para valorar la masa muscular. Aunque se están haciendo grandes esfuerzos para estandarizar esta técnica y establecer los puntos de corte, no existe una concordancia muy alta con los valores de la BIA. El grado de correlación, por ejemplo, entre el grosor del músculo temporal por ecografía y la masa muscular apendicular por BIA en un paciente con demencia es r = 0,3. Todos estamos de acuerdo en que debemos buscar los mejores biomarcadores de diagnóstico y pronóstico en las enfermedades que provocan desnutrición y quizás el futuro venga marcado por fórmulas que consideren los valores de la BIA y de la ecografía, y, por supuesto, de las pruebas funcionales y la dinamometría, que miden directamente la fuerza muscular y la funcionalidad.

ESQUEMA PRÁCTICO DE LA VALORACIÓN MORFOFUNCIONAL® EN EL DIAGNÓSTICO DE LA DESNUTRICIÓN RELACIONADA CON LA ENFERMEDAD

La VMF, en muchos centros de nuestro país, está pasando de la teoría a la práctica, aplicándose en nuestras consultas en el área de la investigación clínica y, progresivamente, en la práctica diaria.

Como se ha demostrado en diversas ocasiones, con el personal necesario y una adecuada estructuración de la consulta, es posible realizar la VMF con un moderado aumento en el tiempo de la consulta. Implementar estas técnicas en nuestra práctica clínica diaria supone un beneficio tanto para los pacientes, ya que mejoran la valoración clínica completa y, por tanto, ayudan a un tratamiento más personalizado como para los profesionales, que vemos cómo la implantación de nuevas técnicas amplía la información para mejorar nuestros propios resultados en salud.

Sin embargo, el empleo de las técnicas de VMF debe ser protocolizado en cada centro, en función de los recursos disponibles, el tiempo por consulta, el espacio físico, el profesional que realiza las exploraciones, el volumen de pacientes y la complejidad de las patologías. Por otra parte, cada protocolo debe plantear tanto la evaluación morfológica como la evaluación funcional del paciente.

Aparte de los beneficios previamente mencionados, la protocolización de la realización de la VMF permitirá generar nuevas evidencias, ya que nos ayudará a realizar trabajos de investigación con una metodología clara. Los protocolos homogéneos entre centros contribuirán, además, a que se realicen estudios multicéntricos en el ámbito nacional.

En este sentido, en España ya se ha conseguido un acuerdo de expertos sobre la VMF en la DRE, en el que se alcanzó consenso sobre la viabilidad de dos técnicas en la práctica clínica: la dinamometría y los cuestionarios de funcionalidad y de calidad de vida. Por otro lado, aunque no se llegó a un consenso claro, se consideró que el ángulo de fase y la ecografía muscular llegarán a considerarse viables en nuestra práctica habitual pronto, por el aumento relevante de la evidencia que apoya su uso (por ejemplo, valor pronóstico del ángulo de fase o protocolización y estandarización de la ecografía nutricional®) o mayor disponibilidad tecnológica.

Un ejemplo de VMF en DRE de manera general podría ser el propuesto para el estudio DRECO, que, aunque se realizó en ámbito hospitalario, incluyó a pacientes con diversas patologías. Más allá de los trabajos llevados a cabo por miembros de nuestras sociedades (SEEN-SENPE), existen otros protocolos en los que se incluyen técnicas de VMF, como el protocolo de diagnóstico de sarcopenia del Grupo Europeo de Trabajo de Sarcopenia en personas mayores (EWGSOP), que incluye ya la BIA y la absorciometría de rayos X de energía dual (DEXA) para determinar la masa magra.

Idealmente, para aumentar la efectividad de nuestra atención, se debería realizar un protocolo para cada patología o subgrupos de patologías, ya que la evidencia de las técnicas varía en función de ellas, como se desarrollará específicamente en sucesivos capítulos de este libro.

En cuanto a las limitaciones de la aplicación de la VMF en la práctica clínica para el diagnóstico de DRE, actualmente, y como se demostró en el consenso de expertos citado, la evidencia de estas técnicas va de muy baja a moderada, dado que muchas llevan relativamente poco tiempo en desarrollo, aunque la investigación avanza a buen ritmo de cara a mostrar la utilidad de la VMF.

Por último, otra limitación puede ser el tiempo empleado en realizar estas técnicas, la necesidad de entrenamiento en las mismas por los profesionales o su disponibilidad. Para resolver todas estas cuestiones es imprescindible también aumentar la evidencia científica de sus beneficios, ya que, con más evidencias, podremos solicitar a nuestros gestores mayores recursos (espacios físicos y personal), nuevos aparatos, cursos de formación, etcétera.

Informe de la valoración morfofuncional® en la desnutrición relacionada con la enfermedad

En base a su utilidad y su factibilidad, la VMF puede incorporarse a la práctica clínica habitual de la evaluación del estado nutricional del paciente, aportando mayor cantidad y calidad de información de la que clásicamente hemos sido capaces de obtener mediante la anamnesis, la exploración física, la antropometría básica (índice de masa corporal, medida de pliegues y circunferencias) y las determinaciones analíticas. Añadir un informe de VMF en la evaluación del estado nutricional modula y enriquece el diagnóstico de la DRE, permite el fenotipado del paciente y facilita la terapia médica nutricional personalizada y de precisión. A lo largo de esta obra se proponen diversos tipos de abordaje en función de las diferentes situaciones clínicas, pero un esquema básico de informe de VMF es el que proponemos a continuación (Tabla 1-2). Es decir, proponemos un esquema uniforme que integra estas técnicas en los criterios GLIM para el diagnóstico de la DRE, lo que nos permitirá homogeneizar y estandarizar la práctica clínica en el momento del diagnóstico y en la evaluación de la efectividad de la terapia médica nutricional.

CONCLUSIONES

- La DRE se asocia con peor calidad de vida y mayor morbimortalidad.
- El coste promedio de los pacientes que ingresan con DRE es un 50 % mayor del que los que presentan buen estado nutricional. La probabilidad de reingresos en pacientes desnutridos es el doble y tiene mayor coste.
- La desnutrición y la respuesta inflamatoria sistémica están interconectadas y se asocian a concentraciones de citoquinas proinflamatorias elevadas, fundamentales en el desarrollo de la desnutrición y la caquexia.
- La VMF puede ser de gran utilidad en la valoración muscular, necesaria para el diagnóstico fenotípico de la DRE, según los criterios GLIM.
- Con el personal necesario y una adecuada estructuración es posible realizar la VMF con un aumento moderado en el tiempo de consulta.
- Proponemos un modelo de informe de la VMF, que debe ser adaptado y protocolizado en cada centro y en función de la complejidad de las patologías.
- Es imprescindible aumentar la evidencia científica de los beneficios de la VMF.

Tabla 1-2. Informe de valoración morfofuncional®

- **Cribados (VGS, MNA, etcétera)**
- **Valoración de la ingesta**
- **Parámetros antropométricos**
  - Peso/talla/IMC (kg/m²).
  - Peso habitual (kg)/Porcentaje de pérdida de peso (últimos 3-6 meses; %).
  - Circunferencia de la pantorrilla
- **Parámetros bioquímicos**
  - Prealbúmina
  - PCR/prealbúmina
- **Análisis de la bioimpedancia (50 Khz)**
  - PARÁMETROS CRUDOS
    1. Resistencia (Rz)
    2. Reactancia (Xc)
    3. Ángulo de fase (PhA) /ángulo de fase estandarizado (SPhA) (o)

Tabla 1-2. Informe de valoración morfofuncional® (cont.)

- PARÁMETROS ESTIMADOS
  4. Masa celular corporal (kg)
  5. Agua corporal total (L)/hidratación (%).
  6. Masa muscular esquelética apendicular (kg)
  7. Índice de masa muscular (kg/m²)
- **Ecografía nutricional® (músculo recto anterior del cuádriceps)**
  - Variables cuantitativas
    1. Realizada a ... cm del borde superior de la rótula
    2. Área del recto anterior del cuádriceps (cm²)
    3. Circunferencia (cm)
    4. Eje X (cm)
    5. Eje Y o grosor del recto anterior del cuádriceps (cm)
    6. Eje Y en contracción (cm)
    7. Tejido adiposo subcutáneo (cm)
  - Variables cualitativas
    1. Metabólicas:
       Mioesteatosis (tejido adiposo extravisceral): sí/no
       Mionecrosis: sí/no
    2. Biomecánicas:
       Ángulo de peneación (grados)
       Longitud del fascículo (cm)
       Elastografía (kPa)
- **Ecografía nutricional® (grasa abdominal)**
  - Variables cuantitativas
    1. Realizada a ... cm del apéndice xifoideo
    2. Tejido adiposo subcutáneo total (cm)
    3. Tejido adiposo subcutáneo superficial (cm)
    4. Tejido adiposo visceral preperitoneal (cm)
    5. Tejido adiposo visceral intraperitoneal (cm)
  - Variables cualitativas
    1. Daño tisular/edema
- **Dinamometría (kg)**
- **Test funcionales**
  - Test *Timed Up & Go* (TUG) (s)
  - Test de las sentadillas en 30 segundos (30-2 *CHAIR STAND TEST*)
  - Test de las 5 sentadillas (*5 TIMES SIT TO STAND*)

MNA: Mini Nutritional Assessment. VGS: valoración global subjetiva.

BIBLIOGRAFÍA

- Arab A, Karimi E, Vingrys K, *et al*. Is phase angle a valuable prognostic tool in cancer patients' survival? A systematic review and meta-analysis of available literature. Clin Nutr. 2021 May;40(5):3182-90.
- Bellido D, García-García C, Talluri A, *et al*. Future lines of research on phase angle: Strengths and limitations. Rev Endocr Metab Disord. 2023 Jun 1;24(3):563-83.
- Cederholm T, Jensen GL. To create a consensus on malnutrition diagnostic criteria: A report from the Global Leadership Initiative on Malnutrition (GLIM) meeting at the ESPEN Congress 2016. Clin Nutr. 2017 Feb;36(1): 7-10.
- García-Almeida JM, García-García C, Vegas Aguilar IM, *et al*. Morphofunctional assessment of patient's nutritional status: a global approach. Nutr Hosp .2021;38(3):592-600.
- García-Almeida JM, García-García C, Ballesteros-Pomar MD, *et al*. Expert Consensus on Morphofunctional Assessment in Disease-Related Malnutrition. Grade Review and Delphi Study. Nutrients. 2023;15:612.
- García-Almeida JM. Ultrasound in the assessment of muscle mass. The GLIM (Global Leadership Initiative on Malnutrition) criteria called into question (II). Nutr Hosp. 2023 Mar 29;40(Spec No1):9-14.
- García Almeida JM, Bellido D, De Luis D, *et al*. Protocol for a prospective cohort study on the feasibility of application of nutritional ultrasound in the diagnosis and follow-up of patients with nutritional risk at hospital dis-

charge: study on body composition and function (DRECO). BMJ Open. 2023 Dec 9;13(12):e074945.

- León-Sanz M, Brosa M, Planas M, García de Lorenzo A, Celaya Pérez, Álvarez Hernández J on behalf of the Predyces Group Researchers. PREDyCES study: The cost of hospital malnutrition in Spain. Nutrition. 2015;31(9): 1096-1102.

- López-Gómez JJ, Benito-Sendín Plaar K, Izaola-Jauregui O, et al. Muscular Ultrasonography in Morphofunctional Assessment of Patients with Oncological Pathology at Risk of Malnutrition. Nutrients. 2022;14:1573.

- Paris MT, Mourtzakis M, Day A, et al. Validation of Bedside Ultrasound of Muscle Layer Thickness of the Quadriceps in the Critically Ill Patient (VALIDUM Study): A Prospective Multicenter Study Journal of Parenteral and Enteral Nutrition. 2017;41(2).171-80.

- Prado CM, Landi F, Chew STH, et al. Advances in muscle health and nutrition: A toolkit for healthcare Professionals. Clinical Nutrition 41 (2022) 2244e2263. https://doi.org/10.1016/j.clnu.2022.07.041.

- Xu H, Liu J, Zhang X, et al. Estimation of skeletal muscle mass by bioimpedance and differences among skeletal muscle mass indices for assessing sarcopenia. Clin Nutr. 2021 Apr;40(4):2308-18.

- Massironi S, Viganò C, Palermo A, et al. Inflammation and malnutrition in inflammatory bowel disease. Lancet Gastroenterol Hepatol. 2023;8(6):579-90.

- Cho J, Park M, Moon WJ, et al. Sarcopenia in patients with dementia: correlation of temporalis muscle thickness with appendicular muscle mass. Neurol Sci. 2022;43(5): 3089-95.

- Schuetz P, Seres D, Lobo DN, et al. Management of disease-related malnutrition for patients being treated in hospital. Lancet. 2021;398(10314):1927-38.

ABSTRACT GRÁFICO AG-1

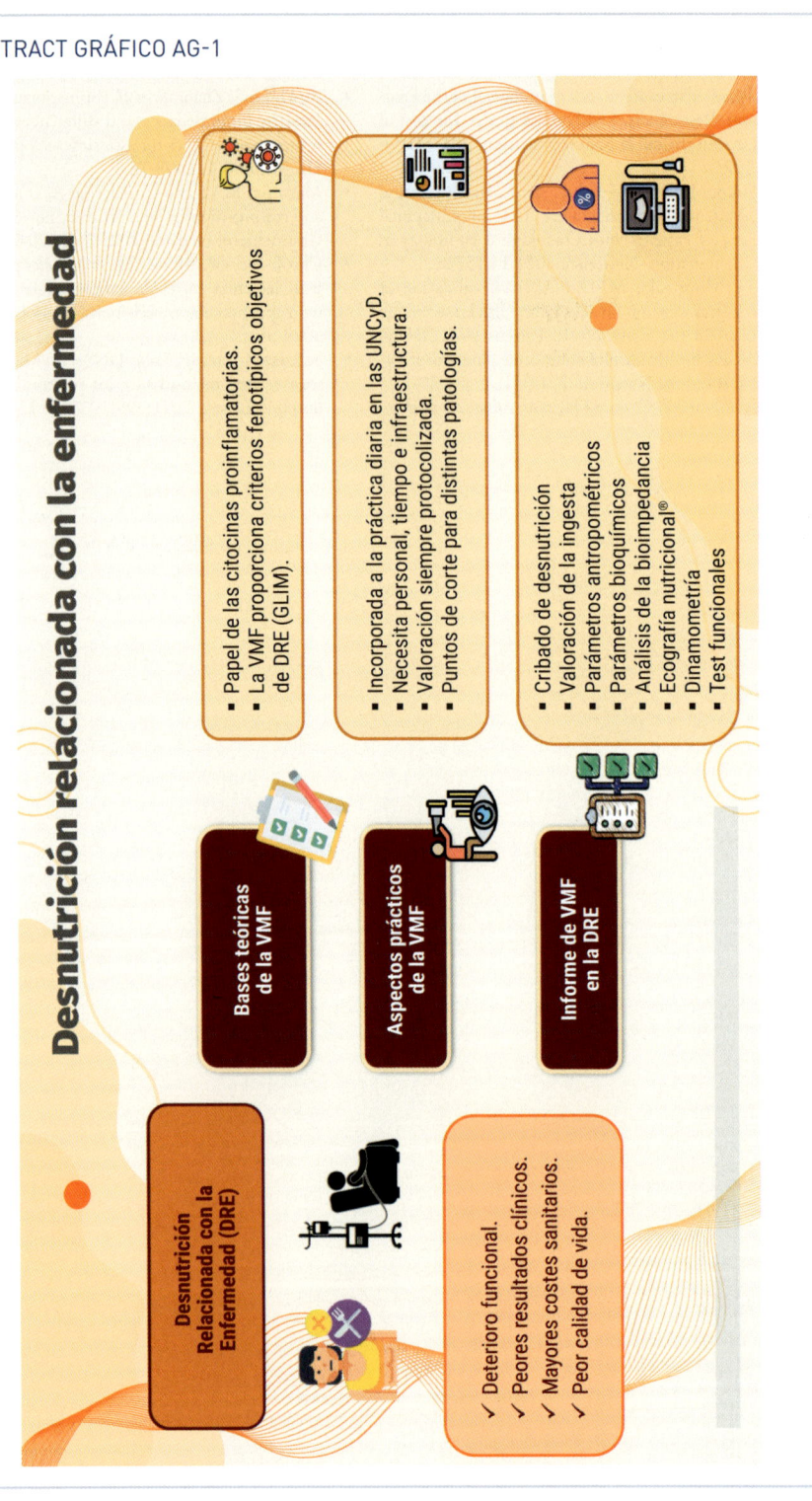

Conceptualización de la valoración morfofuncional®

2

J. M. García Almeida, C. García García y D. Bellido Guerrero

INTRODUCCIÓN

La denominada Valoración Morfofuncional® de la Desnutrición Relacionada con la Enfermedad (DRE) integra técnicas clásicas y técnicas emergentes de valoración nutricional. Lo interesante es no centrarse en una o varias técnicas por separado, ya que se pierde información muy útil. La combinación de las diferentes técnicas proporciona datos más robustos y hacer un análisis de las mismas como un conjunto, ya que esto permite conocer la situación clínica del paciente de forma más precisa y permitirá al profesional sanitario realizar planes terapéuticos individualizados.

El concepto de Valoración Morfofuncional® de la DRE surge a raíz de las dificultades de la definición del problema de malnutrición, siguiendo la conceptualización expresada en la definición de malnutrición de ESPEN, donde se engloba el "estado subagudo o crónico en el que se combinan varios grados de sobre o infranutrición con un patrón inflamatorio que genera cambios en la composición corporal y en la funcionalidad". De esta definición se destacan los aspectos del cambio de composición ("Morfo") y en la funcionalidad ("Funcional") en la desnutrición relacionada con la enfermedad: "Valoración Morfofuncional® de la DRE".

PARÁMETROS MORFOFUNCIONALES

Los parámetros de interés nutricional más utilizados en la práctica clínica y su evolución se describen en la **figura 2-1**. Algunos de ellos han sido claramente establecidos; son los denominados parámetros clásicos, como la pérdida de peso, la antropometría representada por el IMC, los pliegues cutáneos y las circunferencias; los parámetros bioquímicos, como la albúmina, los linfocitos y el colesterol, y la ingesta de alimentos. Por otro lado, se han propuesto una serie de parámetros novedosos en el campo de la Nutrición Clínica cuya introducción en la práctica clínica está suscitando un interés cada vez mayor. Se trata del análisis de bioimpedancia (BIA, del inglés, *Bioelectrical impedance analysis*), que aporta parámetros eléctricos y parámetros de composición corporal; la Ecografía Nutricional®, parámetros bioquímicos como la PCR/prealbúmina; la dinamometría y los tests funcionales.

Entre los parámetros clásicos destaca la pérdida de peso involuntaria como un indicador crucial de malnutrición, el uso del IMC y otras mediciones antropométricas, aunque con limitaciones en la precisión individual, y la relevancia de parámetros bioquímicos, como la albúmina, aunque estos pueden ser afectados por la inflamación. La ingesta dietética también es esencial para la detección precoz de la malnutrición. Entre los parámetros emergentes se subraya la importancia de la impedancia bioeléctrica y la Ecografía Nutricional® para evaluar la composición corporal y la masa muscular de manera más precisa, así como la dinamometría y los tests funcionales que permiten evaluar la fuerza y funcionalidad del paciente, considerando la inflamación con el cociente proteína C reactiva/Prealbúmina como un nuevo indicador prometedor. Estos métodos ofrecen una evaluación más completa y precisa del estado nutricional y funcional del paciente, facilitando el diagnóstico y seguimiento de la malnutrición.

Parámetros de valoración morfofuncional®
de la desnutrición relacionada con la enfermedad

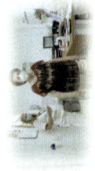
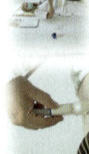

Parámetros clásicos

Pérdida de peso:
Indicador crucial de balance energético negativo y detección temprana de malnutrición.

Parámetros antropométricos:
IMC, pliegues y circunferencias. IMC es obligatorio pero limitado para el diagnóstico individual de malnutrición, con baja sensibilidad para detección precoz de DRE.

Parámetros bioquímicos:
Albúmina, linfocitos y colesterol. Limitados por la interferencia de procesos inflamatorios; no son diferenciables del componente nutricional.

Ingesta dietética:
Esencial en la evaluación precoz de la malnutrición, especialmente en presencia de anorexia y aumento de requerimientos inflamatorios.

Parámetros emergentes

Análisis de impedancia bioeléctrica (BIA):
Técnica para valorar la composición corporal; BIVA® ofrece datos sobre la masa celular y el estado de hidratación sin depender de fórmulas de regresión.

Ecografía nutricional®.
Combina ecografía muscular y abdominal para evaluar músculo y grasa; es útil en la identificación de malnutrición y seguimiento de cambios clínicos.

Nuevos parámetros bioquímicos:
Cociente PCR/Prealbúmina. Potencial predictor de mortalidad y complicaciones en pacientes críticos, relevante para el seguimiento clínico.

Dinamometría:
Mide la fuerza muscular y funcionalidad, con valores de normalidad que facilitan su aplicación clínica.

Tests funcionales:
Evalúan la funcionalidad, crucial para la implementación de terapias que mejoren equilibrio, estabilidad, y marcha, con el objetivo de recuperación funcional.

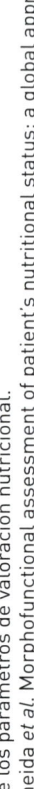

Figura 2-1. Evolución de los parámetros de valoración nutricional.
Adaptado de: García Almeida *et al.* Morphofunctional assessment of patient's nutritional status: a global approach. Nutr Hosp. 2021;38(3):592-600.

LA VALORACIÓN MORFOFUNCIONAL® COMO CONCEPTO "DINÁMICO"

Aunque se proponen una serie de técnicas clásicas y emergentes que forman parte de la Valoración Morfofuncional®, tal y como se muestra en la figura 2-2, esto no significa que sea un concepto estático, todo lo contrario, se trata de un enfoque dinámico. Si surgen herramientas clínicas que se puedan realizar a tiempo real en la práctica clínica, se pueden incorporar a la Valoración Morfofuncional®.

Un rasgo característico de este concepto es el enfoque multiparamétrico, es decir, la combinación de varios criterios diagnósticos. A través de las propiedades bioeléctricas, morfológicas, funcionales, y otras relacionadas con el comportamiento, como son la calidad de vida o la psicología, que integran el concepto biopsicosocial, se conforma el futuro de la Valoración Morfofuncional®. La unión de estas distintas propiedades permite un abordaje de precisión en los pacientes con malnutrición.

Los parámetros morfofuncionales en el diagnóstico de la DRE apoyan a los criterios GLIM. Cada parámetro aporta un determinado grado de información, ya sea clásico o emergente, a los datos de composición corporal o de funcionalidad, y también a los criterios etiológicos y fenotípicos GLIM.

Aplicación clínica de la Valoración Morfofuncional®

La Valoración Morfofuncional® de la DRE requiere la implementación de unidades funcionales para el desarrollo de cada una de las técnicas con el objetivo de que se puedan aplicar en la clínica. Por otro lado, se debe profundizar en dimensionar el tiempo que conlleva, e incluso valorar unidades más especializadas que supongan un "manejo especialista de la nutrición" en lugar de un "manejo generalista".

La investigación de algoritmos que aporten solidez al árbol de decisión diagnóstico es crucial. Al igual que se disponen de diferentes fenotipos de pacientes con diabetes derivados de los estudios de Ahlqvist et al., con un gran potencial para la medicina de precisión, se

está iniciando el desarrollo del fenotipo "morfofuncional", basado en el pronóstico, con la utilización de datos que se extraen de cohortes poblacionales grandes (Fig. 2-3).

INDICADORES DE CALIDAD MORFOFUNCIONALES

En 2006, la Consejería de Salud y Consumo de la Junta de Andalucía publicó una guía de proceso de soporte de Nutrición Clínica y Dietética para fijar las características de calidad que imponen las expectativas de los usuarios y para disponer de unas normas generales de actuación que sirvan de guía a los profesionales de AP y hospitalarios para conseguir unas pautas de trabajo normalizadas.

El Grupo de Trabajo de Gestión de la SENPE presentó en 2022 el Proceso de Tratamiento Médico Nutricional (PTMN), que tiene por objetivo facilitar la gestión de la nutrición clínica, pensando en equipo de soporte nutricional multidisciplinar de atención al paciente hospitalizado. Se entiende por proceso el conjunto de actividades que están mutuamente relacionadas o que interactúan para transformar elementos de entrada en resultados.

La evaluación de la calidad en las actividades sanitarias exige la elección de unos indicadores acordes a los resultados que queremos medir. En la tabla 2-1 se muestra una primera aproximación de los indicadores de calidad del proceso de la Valoración Morfofuncional® de la DRE.

GENERACIÓN DE EVIDENCIA CIENTÍFICA EN VALORACIÓN MORFOFUNCIONAL® DE LA DRE

Generar "*Real World Evidence* (RWE)" de la nueva propuesta de Valoración Morfofuncional® de la DRE es esencial para validarla en entornos clínicos reales, lo que permite evaluar su efectividad en la práctica diaria y permite una validación más allá de los ensayos clínicos controlados. La RWE también mejora la generalización de los resultados, ya que los ensayos clínicos pueden ser limitados

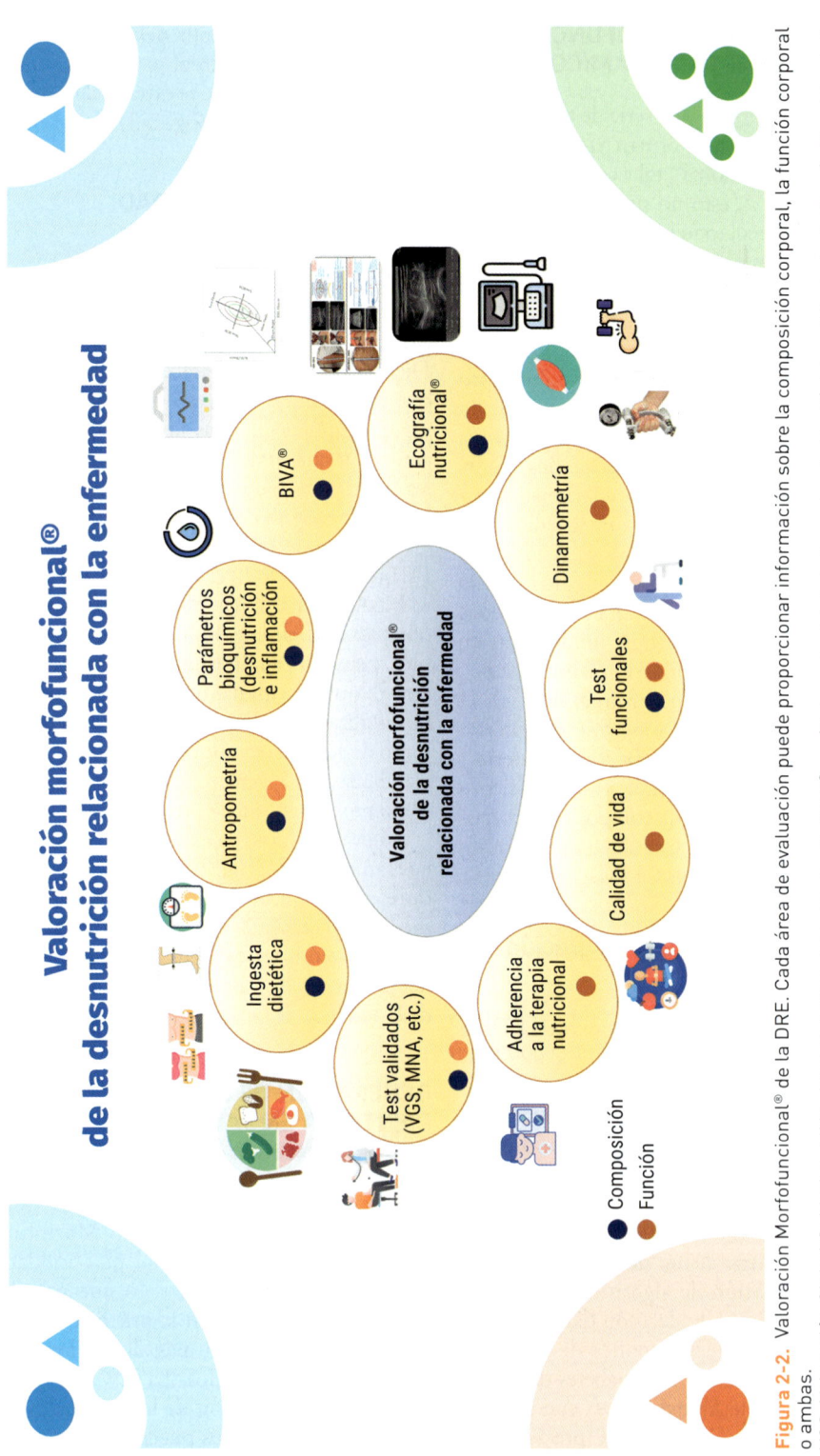

Figura 2-2. Valoración Morfofuncional® de la DRE. Cada área de evaluación puede proporcionar información sobre la composición corporal, la función corporal o ambas.
VGS: Valoración Global Subjetiva. MNA: Mini Nutritional Assessment. BIVA®: análisis vectorial de la impedancia bioeléctrica. Adaptado de García Almeida *et al.* Morphofunctional assessment of patient's nutritional status: a global approach. Nutr Hosp. 2021;38(3):592-600, y de García-García *et al.* Rectus Femoris Muscle and Phase Angle as Prognostic Factor for 12-Month Mortality in a Longitudinal Cohort of Patients with Cancer (AnyVida Trial). Nutrients. 2023;15(3):522.

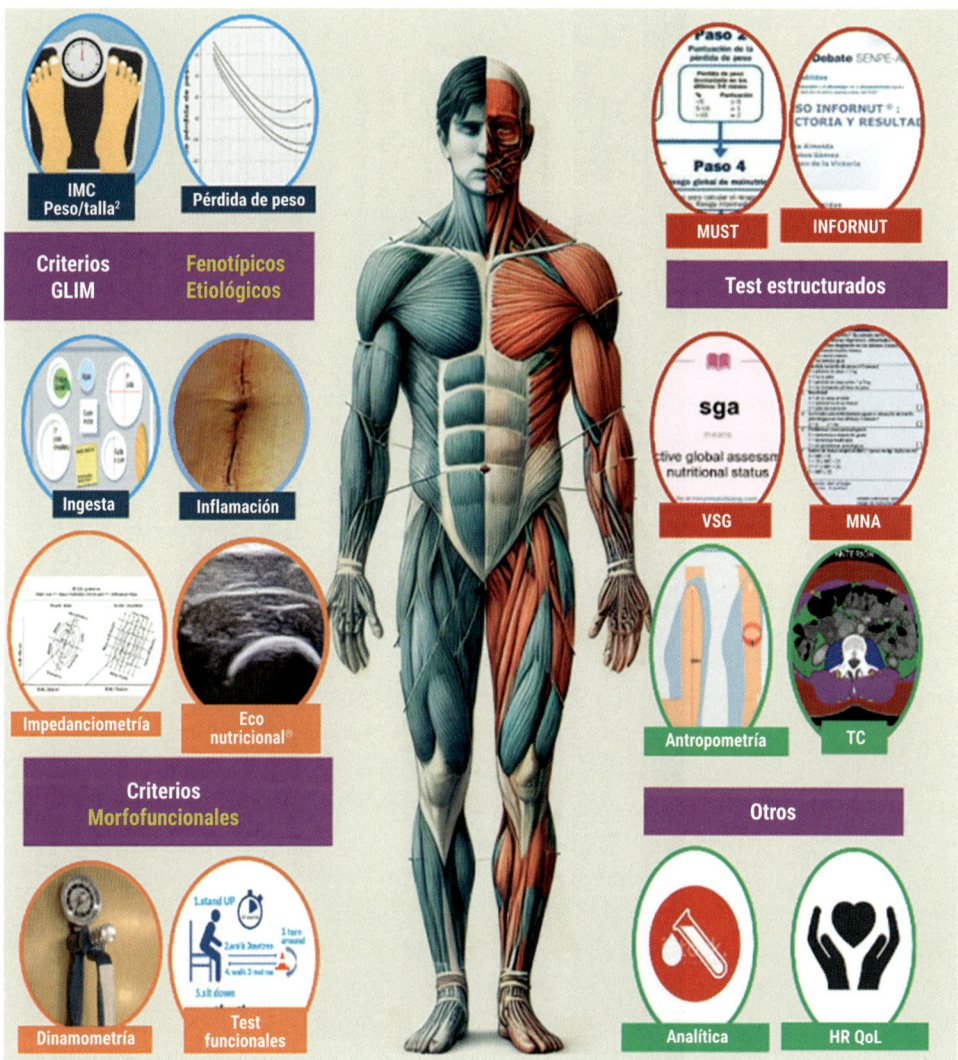

Figura 2-3. Fenotipo morfofuncional.

por criterios de inclusión y exclusión. Además, ayuda a identificar barreras y facilitadores para su implementación, así como a entender su impacto en resultados de salud, como la calidad de vida, complicaciones y mortalidad. Finalmente, facilita la adaptación y aplicación de la Valoración Morfofuncional® en diversos contextos clínicos y geográficos.

En la actualidad se están llevando a cabo estudios multicéntricos, de grandes cohortes, prospectivos, con seguimiento a largo plazo que incluyen las técnicas de Valoración Morfofuncional® de la DRE, como por ejemplo, el Estudio Valor® y el estudio DRECO que, recientemente ha publicado los puntos de corte de sarcopenia.

Tabla 2-1. Indicadores de Calidad Morfofuncional en Nutrición

Indicador	Descripción	Dimensión evaluada	Dificultades en la implementación	Estándar
Equipos de Diagnóstico Morfofuncional	Bioimpedancia vectorial, ecógrafo, dinamómetro, material para tests funcionales.	**Estructura:** Accesibilidad y disponibilidad de recursos	Disponibilidad limitada del equipo, falta de formación especializada, mantenimiento y calibración regular.	50 % de equipamiento disponible en las Unidades de Nutrición
Valoración del Estado Nutricional Clásica	Evaluación sistemática del estado nutricional, utilizando métodos estándar (e.g., IMC, análisis bioquímicos).	**Proceso:** Eficiencia diagnóstica	Dificultad en la adopción universal de métodos de cribado, resistencia del personal no especializado, y tiempo requerido para su ejecución.	El 98 % de pacientes evaluados en riesgo nutricional utilizando métodos estándar
Datos del Diagnóstico a partir de Técnicas Morfofuncionales	Información diagnóstica obtenida a través de técnicas avanzadas como bioimpedancia, ultrasonografía, y dinamometría, más allá de métodos clásicos.	**Proceso:** Eficiencia diagnóstica	Necesidad de integrar nuevas técnicas en protocolos existentes, formación adicional del personal, y variabilidad en la interpretación de datos.	El 50 % de pacientes en riesgo diagnosticados con técnicas morfofuncionales avanzadas
Evaluación del Ángulo de Fase y Medidas Bioeléctricas	Determinación del ángulo de fase y otras medidas bioeléctricas para evaluar riesgos asociados con la masa celular corporal y la mortalidad.	**Proceso:** Evaluación clínica y de riesgos	Necesidad de formación específica en la interpretación de datos, variabilidad en las mediciones y limitaciones en la disponibilidad de equipos.	El 50 % de pacientes evaluados con bioimpedancia para ángulo de fase asociados

Medición del Área del Recto Femoral	Evaluación del área del recto femoral mediante ultrasonografía para monitorizar la masa muscular y su relación con el estado nutricional.	**Proceso:** Evaluación morfofuncional	Limitaciones en la disponibilidad de ultrasonidos, necesidad de capacitación técnica avanzada y variabilidad en las mediciones.	El 50 % de pacientes en riesgo evaluados con ultrasonidos
Recuperación del Estado Nutricional	Mejora del estado nutricional global del paciente tras la intervención nutricional, incluyendo la recuperación de la masa muscular y del ángulo de fase.	**Resultados:** Nutricionales y morfofuncionales	Variabilidad en la respuesta a la intervención, dificultad en la adherencia del paciente al plan nutricional.	El 60 % de los pacientes muestran recuperación en los parámetros nutricionales y ángulo de fase
Recuperación Muscular	Mejora del área del recto femoral tras la intervención nutricional y programa de ejercicios específicos.	**Resultados:** Funcionales y de composición corporal	Necesidad de un seguimiento continuo, variabilidad en la capacidad de recuperación muscular entre los pacientes.	El 60 % de los pacientes muestran un aumento significativo en el área del recto femoral por ecografía
Recuperación Funcional Post-intervención	Evaluación de la mejora funcional del paciente utilizando pruebas de sentadillas en 30 segundos y el test "Timed Up and Go" (prueba de levantarse y caminar).	**Resultados:** Capacidad funcional y movilidad	Falta de recursos para el seguimiento post-intervención, variabilidad en la capacidad inicial de los pacientes y tiempo necesario para la evaluación.	El 60 % de los pacientes muestran mejoría en las pruebas de sentadillas y en el test "Timed Up and Go"

CONCLUSIONES

La Valoración Morfofuncional® de la DRE es un concepto dinámico que integra técnicas diagnósticas pronósticas que se realizan en práctica clínica habitual. El objetivo es un enfoque multiparamétrico, en el que cada una de las técnicas empleadas aporte un valor en la obtención de datos que aporten mayor precisión de la situación de cada paciente.

La Valoración Morfofuncional® de la DRE es útil para tomar decisiones clínicas. De esta forma, es posible personalizar los tratamientos, evaluar sus resultados y perfilarlos durante la monitorización.

BIBLIOGRAFÍA

- Alastrué Vidal A, Rull Lluch M, Camps Ausàs I, *et al*. [New norms and advices in the evaluation of anthropometric parameters in our population: adipose tissue-muscle index, weight indices and percentile tables of anthropometric data useful in nutritional assessment]. Med Clin (Barc). 1988;91: 223-36.
- Buckinx F, Landi F, Cesari M, *et al*. Pitfalls in the measurement of muscle mass: a need for a reference standard. J Cachexia Sarcopenia Muscle. 2018;9:269-78.
- Cederholm T, Bosaeus I, Barazzoni R, *et al*. Diagnostic criteria for malnutrition - An ESPEN Consensus Statement. Clin Nutr. 2015;34:335-40.
- Consejería de Salud. Proceso de Soporte Nutrición Clínica y Dietética. 2006; Available at: https://www.juntadeandalucia.es/organismos/saludyconsumo/areas/calidad/pai/paginas/pai-nutricion.html.
- Fernández García-Salazar R, García-Almeida JM. Valoración del estado nutricional y concepto de desnutrición. In: Olveira G. Manual de nutrición clínica y dietética. Madrid: Díaz de Santos, 2016, 179-214.
- Fernández-Jiménez R, García-Rey S, Roque-Cuéllar MC, *et al*. Ultrasound Muscle Evaluation for Predicting the Prognosis of Patients with Head and Neck Cancer: A Large-Scale and Multicenter Prospective Study. Nutrients. 2024;16:387.
- Fischer M, JeVenn A, Hipskind P. Evaluation of muscle and fat loss as diagnostic criteria for malnutrition. Nutr Clin Pract. 2015;30:239-48.
- Fleck A. Clinical and nutritional aspects of changes in acute-phase proteins during inflammation. Proc Nutr Soc. 1989;48:347-54.
- García-Almeida JM. Nuevo enfoque de la nutrición. Valoración del estado nutricional del paciente: función y composición corporal.
- García Almeida JM, Bellido D, De Luis D, *et al*. Protocol for a prospective cohort study on the feasibility of application of nutritional ultrasound in the diagnosis and follow-up of patients with nutritional risk at hospital discharge: study on body composition and function (DRECO). BMJ Open. 2023;13:e074945.
- García Almeida JM, García García C, Vegas Aguilar IM, *et al*. Morphofunctional assessment of patient´s nutritional status: a global approach. Nutr Hosp. 2021;38:592-600.
- García de Lorenzo A, Álvarez Hernández J, Planas M, *et al*. Multidisciplinary consensus on the approach to hospital malnutrition in Spain. Nutr Hosp. 2011;26:701-10.
- Gonzalez MC, Correia MITD, Heymsfield SB. A requiem for BMI in the clinical setting. Curr Opin Clin Nutr Metab Care. 2017;20:314-21.
- Lee JL, Oh ES, Lee RW, *et al*. Serum Albumin and Prealbumin in Calorically Restricted, Nondiseased Individuals: A Systematic Review. Am J Med. 2015;128:1023.e1-22.
- Li L, Dai L, Wang X, *et al*. Predictive value of the C-reactive protein-to-prealbumin ratio in medical ICU patients. Biomark Med. 2017;11:329-37.
- Martín Folgueras T, Vidal Casariego A, Álvarez Hernández J, *et al*. Proceso de tratamiento médico nutricional. Nutr Hosp. 2022;39(5):1166-89.
- Prior-Sánchez I, Herrera-Martínez AD, Zarco-Martín MT, *et al*. Prognostic value of bioelectrical impedance analysis in head and neck cancer patients undergoing radiotherapy: a VALOR® study. Front Nutr. 2024; 11: 1335052.
- SENPE. Proceso de nutrición clínica. Guía de evaluación. [Consultado 03/04/2024]. Disponible en: http://www.senpe.com.
- Skipper A, Ferguson M, Thompson K, *et al*. Nutrition screening tools: an analysis of the evidence. JPEN J Parenter Enteral Nutr. 2012;36:292-8.
- Soeters PB, Reijven PLM, van Bokhorst-de van der Schueren MAE, *et al*. A rational approach to nutritional assessment. Clin Nutr. 2008;27:706-16.
- Tuten MB, Wogt S, Dasse F, *et al*. Utilization of prealbumin as a nutritional parameter. JPEN J Parenter Enteral Nutr. 1985;9:709-11.
- Xie Q, Zhou Y, Xu Z, *et al*. The ratio of CRP to prealbumin levels predict mortality in patients with hospital-acquired acute kidney injury. BMC Nephrol. 2011;12:30.

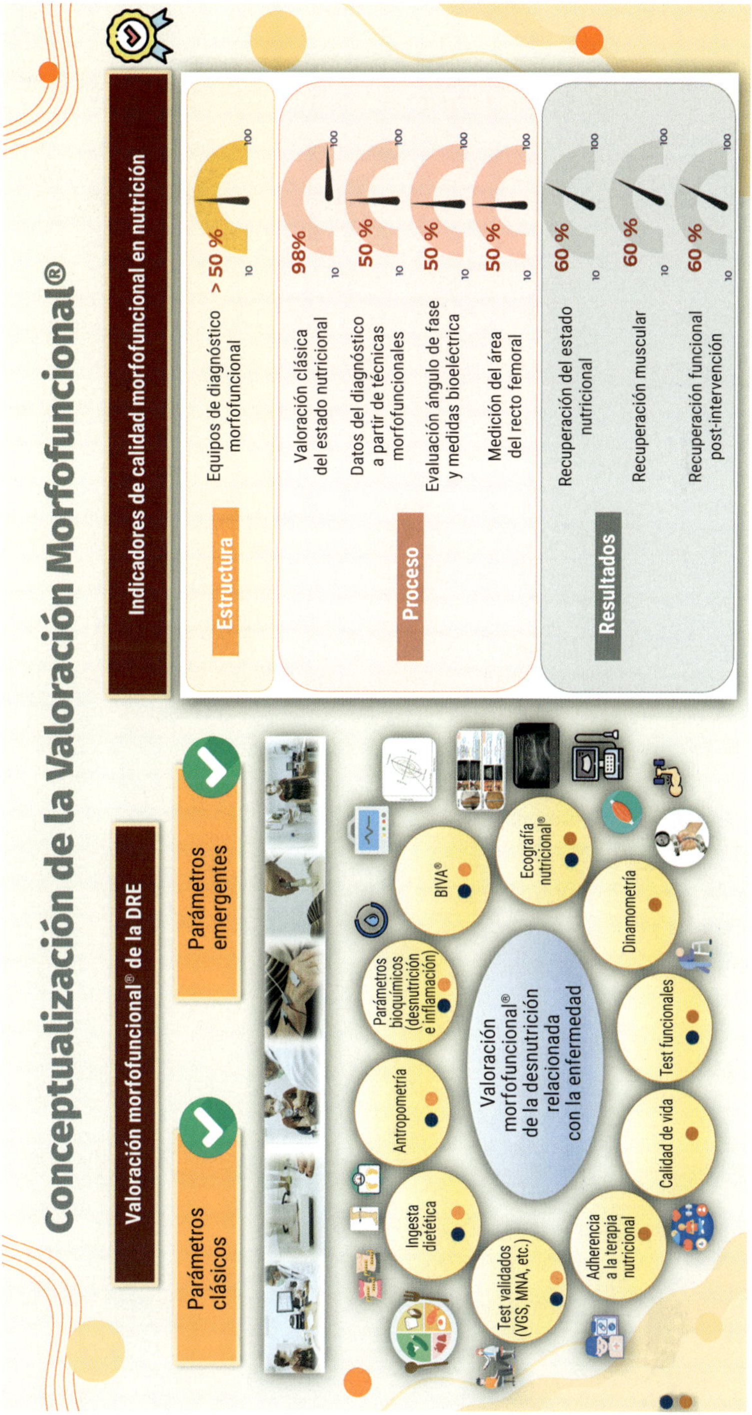

Líneas futuras de desarrollo de la VMF a nivel global

3

J. Álvarez Hernández, J. B. Molina Soria y M. D. Ballesteros Pomar

INTRODUCCIÓN

La conceptualización de la Desnutrición Relacionada con la Enfermedad (DRE) y la redefinición del músculo como un órgano endocrino, capaz de producir mioquinas, de demostrar que es un órgano clave en la regulación metabólica, interactuando con distintos órganos y tejidos, además de considerar su papel relevante en la recuperación funcional, han supuesto un cambio de paradigma en la evaluación nutricional.

La respuesta de la comunidad científica a este nuevo reto no ha tardado en hacerse esperar. Así, la Valoración Morfofuncional® (VMF) irrumpe como estrategia imprescindible en el abordaje de la DRE. Hoy la conocemos como un conjunto de técnicas dirigidas a la evaluación de la composición y la función corporal, que, profundizando en su análisis cualitativo y cuantitativo, permite hacer un diagnóstico y aporta valor pronóstico en las situaciones clínicas en las que el exceso o el defecto nutricional son los protagonistas.

La investigación básica y clínica, en torno al conjunto de pruebas que se agrupan bajo la denominación de VMF está creciendo exponencialmente en los últimos años, añadiendo peso a la valoración nutricional tal y como la conocemos históricamente. Sin olvidar la información que aporta la historia dietética del paciente y su antropometría, la incorporación de las técnicas que evalúan la composición corporal y la medida del impacto funcional marcan la diferencia. Estas permiten ir un poco más allá en la evaluación del paciente porque por su mayor exactitud facilitan la planificación de una terapia personalizada y una mo-nitorización más precisa de los cambios, ayudando de forma real en la toma de decisiones.

Sin embargo, a pesar de las importantes ventajas y utilidades que tienen, todas y cada una de las técnicas que forman parte de la VMF, debemos ser conscientes de una serie de limitaciones que deben tenerse en cuenta en su incorporación a la práctica clínica y que en la actualidad suponen un reto para su investigación.

La pérdida de masa muscular influye en los resultados clínicos de la enfermedad aguda y crónica y, por esto, su valoración resulta de especial interés en nutrición clínica. La presencia de baja masa muscular esta comúnmente presente en la desnutrición, en la sarcopenia o en la caquexia, pero hoy sabemos que no significa lo mismo y no podríamos hacer una interpretación adecuada si no consideramos paralelamente su función. Por otro lado, la valoración subjetiva y de función, aunque sin precisión, suele ser fácil en pacientes con caquexia. Sin embargo, en pacientes con normopeso o con obesidad, los cambios en la masa libre de grasa son más difíciles de interpretar cuando queremos establecer un diagnóstico de DRE. La VMF permite clarificar muchas de estas situaciones.

Además, la VMF ha demostrado ser un conjunto de herramientas fundamentales en el diagnóstico de la DRE, facilitando la codificación de la DRE en la CIE-11 según la propuesta de los criterios GLIM.

Por todo esto, necesitamos que la VMF se incorpore en la asistencia clínica diaria para que los avances en su conocimiento permitan establecer un enfoque clínico preciso basado en resultados finales en salud.

ASPECTOS DIFERENCIALES DE LA VMF. LÍNEAS DE DESARROLLO E INVESTIGACIÓN ACTUALES Y FUTURAS

A fecha de hoy, evaluar la DRE sigue presentando dificultades. No disponemos de un único marcador nutricional diagnóstico ni pronóstico. Utilizamos pruebas de cribado y de valoración que incluyen parámetros clínicos, antropométricos, analíticos, algunos índices nutricionales y funcionales, y técnicas de composición corporal. Pero, realmente, lo que necesitamos en nuestra práctica clínica es un marcador que sea sensible y añada valor al diagnóstico nutricional, capaz de identificar las alteraciones de manera temprana y lo más específico posible para valorar la respuesta a las intervenciones nutricionales.

En la búsqueda de ese marcador nutricional, la VMF incorpora a la valoración nutricional concebida clásicamente algunas nuevas herramientas que evalúan objetivamente la composición y la función corporal y que pueden ser implementadas de forma rutinaria en la asistencia clínica. Por tanto, la VMF se construye con la información obtenida de la valoración de la ingesta, los parámetros antropométricos, los datos aportados por la impedancia bioeléctrica, la ecografía nutricional®, la dinamometría, algunas pruebas funcionales, las técnicas de composición corporal, como DEXA (absorciometría con rayos X de doble energía), otras técnicas de imagen, como la TC (tomografía computarizada) y la RM (resonancia magnética), junto a algunos parámetros bioquímicos.

En la práctica clínica actual, a las nuevas intervenciones se les pide que sean nada o poco invasivas, bien toleradas, que puedan ser fácilmente replicables y por supuesto coste- eficientes. El desarrollo de las nuevas técnicas de composición y función corporal incorporadas en la VMF cumplen estos requisitos.

No podemos olvidar que algunas de las técnicas de composición corporal (CC), como la DEXA, la TC y la RM aportan información relevante en la valoración y seguimiento de pacientes concretos, pero, por distintas razones (disponibilidad de aparataje, elevado coste, elevada exposición a la radiación y no ser trasportable a pie de cama, entre otros) no podemos generalizar su uso. En concreto todas estas técnicas son de gran utilidad en el momento actual en el proceso de evaluación de los pacientes con sobrepeso y con obesidad, muy especialmente en los casos de obesidad sarcopénica. Así mismo, en el caso de pacientes oncológicos, la TC se ha convertido en una técnica oportunista de gran utilidad en seguimiento evolutivo de la desnutrición.

Las líneas de desarrollo e investigación actuales y futuras persiguen poder definir esos parámetros nutricionales sensibles y específicos, relacionados entre sí, de forma que permitan un mejor conocimiento de la situación particular de cada paciente en cada momento de su proceso patológico.

A continuación, analizaremos algunos de los aspectos en las herramientas utilizadas en la VMF que marcan la diferencia con la valoración nutricional clásicamente entendida y lo que esperamos de ellas en su desarrollo, así como en investigaciones futuras.

Impedancia bioeléctrica

El análisis de la impedancia bioeléctrica (BIA) se ha convertido en la técnica más ampliamente utilizada en el estudio de la composición corporal, tanto a nivel individual como colectivo, y a nivel longitudinal o transversal. La BIA es una técnica no invasiva, de bajo coste y de fácil acceso, que puede ser utilizada tanto en consulta como a pie de cama y aporta información relevante del estado de la hidratación, nutrición y salud celular. La fiabilidad de las medidas de BIA está influenciada por factores relacionados con el equipo (variabilidad de un mismo equipo o en equipos distintos, multifrecuencia, monofrecuencia, etc.), los electrodos (calidad, posición), técnica/operador (variabilidad inter e intraobservador), el entorno (temperatura de la sala, camilla, etc.), el paciente (preparación en ayunas, tiempo en reposo, posición correcta, vejiga llena, hidratación y temperatura de la piel, edad, sexo, fase de ciclo menstrual y etnia). Los equipos incorporan ecuaciones desarrolladas en la población adulta sana. Es importante considerar las diferencias en CC en relación con el género, estado de hidratación y según la patología, por lo que resulta evidente la necesidad de investigar en el desarrollo y validación de ecuaciones específicas para optimizar su aplicabilidad. La realidad es que la BIA para estimar la CC mediante ecuaciones predictivas tiene una utilidad limitada, ya que se basa en una geometría corporal, aproximación no siempre acertada, y un estado de hidratación de la MLG (masa libre de grasa) constante, generando una dispersión de datos considerables, incluso cuando se utilizan las ecuaciones específicas.

El uso de los parámetros crudos: resistencia (R), reactancia (Xc) y ángulo de fase (AF), eliminado los sesgos de las ecuaciones predictivas, ha añadido exactitud a la valoración nutricional. El AF ha demostrado tener una utilidad pronóstica en aspectos de salud y enfermedad. Disponemos de curvas de normalidad poblacional, destacando las diferencias de valor del AF, según edad, género, índice de masa corporal (IMC) y etnia. En sujetos sanos, su valor oscila entre 6° y 7°. Un ángulo de fase < 5° indica pérdida de integridad celular. No son pocos los líderes de opinión en esta materia que reclaman su papel como biomarcador del estado nutricional y de hidratación. No en vano se le ha dado en llamar "**el electrograma celular**". En este sentido es imprescindible estandarizar la técnica de medida para poder comparar los resultados de estudios de investigación diagnóstica y de intervención terapéutica, ya que no quedan claros los ajustes necesarios para comparar resultados en diferentes poblaciones con diferentes dispositivos. Por esto, se proponen investigaciones adicionales para determinar el apropiado uso del ángulo de fase estandarizado (AFE), constituyéndose así líneas de desarrollo de gran interés clínico.

Con el fin de mejorar la evaluación del estado de hidratación en pacientes con insuficiencia renal nace la BIVA® (la BIA vectorial), que permite hacer una representación gráfica del estado de hidratación y nutrición, permitiendo también comprender de forma más detallada el estado de la masa celular corporal. Es un método de evaluación de la CC de forma semicuantitativa que nos da información simultáneamente de los cambios en el estado de hidratación de los tejidos y del estado nutricional independientemente de cualquier ecuación de regresión. Es una herramienta de valor pronóstico, según algunos estudios clínicos.

Una excelente revisión de los coordinadores de esta obra (D. Bellido y J. M. García Almeida) nos acerca al conocimiento actual de las distintas utilidades del AF y de la BIVA®, por su complementariedad en diferentes situaciones fisiopatológicas. En esta revisión se recogen resultados de los estudios realizados en muy diversas áreas clínicas de interés (oncología, cirugía, paciente crítico, patología respiratoria y digestiva, entre otras), destacando la utilidad como posible marcador diagnóstico y pronóstico en la DRE. Sin embargo, a la luz de la evidencia científica actual, es necesario promover estudios que determinen la validez del AF como marcador pronóstico y su relación con la sintomatología, la calidad de vida en el paciente oncológico o su mortalidad. Y también como marcador de inflamación y estrés oxidativo en la obesidad y en enfermedades metabólicas. Es importante definir también su papel pronóstico en la evolución del paciente, según las diferentes cirugías, considerando las técnicas a utilizar y las áreas de intervención, no solo el estado nutricional. Se debe armonizar la medición de parámetros relacionados en los distintos dispositivos para poder interpretar los datos objetivamente con la estandarización del AF en pacientes con patología digestiva. Evaluar el papel predictivo en la evolución de patologías infecciosas, en distintas enfermedades cardiacas y renales, en la DRE, en la sarcopenia o en la fragilidad y en su capacidad de respuesta a las intervenciones terapéuticas. Podríamos resumir diciendo que otra de las líneas de desarrollo y de futuras investigaciones en términos de salud deberían analizar el papel del AF, definiendo los puntos de corte, y estableciendo su validez en términos de mortalidad, morbilidad, ingresos hospitalarios, complicaciones, calidad de vida y costes sociosanitarios. Además, es necesario estandarizar los distintos dispositivos empleados para poder comparar mediciones hechas con distintos aparatos.

En definitiva, las líneas futuras de investigación, aumentando el conocimiento de BIVA® y AF en las distintas situaciones patológicas deberán acopiar información que nos permita FENOTIPAR a los pacientes. Es decir, definir las características específicas de cada situación clínica, en cada paciente, para que la VMF se convierta en una ayuda real en la práctica clínica como herramienta útil en la toma de decisión y no un mero procedimiento descriptivo de la situación nutricional del paciente.

Ecografía nutricional®

La aplicación del ultrasonido a pie de cama para el estudio morfológico y funcional de la masa muscular es una técnica emergente en los últimos años con un desarrollo potente en marcha.

La ecografía nutricional® puede facilitarnos información relativa a la valoración funcional, metabólica y morfométrica del músculo. La valoración funcional se consigue analizando las características biomecánicas del músculo que pueden determinarse por el ángulo de peneación, la valoración de la longitud del fascículo o la elastografía. En cuanto a la valoración metabólica interesa comprobar si existe o no infiltración grasa (mioesteatosis), cambios degenerativos relacionados con la edad (esclerosis senil) o mionecrosis e los pacientes más graves, sin olvidar la posible presencia de áreas de edema perimuscular visible en ocasiones, especialmente, en pacientes críticos. Y, por último, para conocer aspectos morfométricos del músculo es muy importante seguir los protocolos de localización de las estructuras anatómicas y la sistematización de cortes de medidas estandarizadas. La localización más extendida es el tercio inferior de la extremidad inferior, aunque nuevas investigaciones están permitiendo protocolizar otras localizaciones de evaluación de la masa muscular, como gemelos, bíceps o masetero, entre otros grupos musculares hoy en día en investigación para su estandarización.

Además, la propuesta de la ecografía nutricional® va más allá de la propia ecografía muscular. Añade un plus, evaluando también el tejido adiposo subcutáneo (superficial y profundo) así como el tejido adiposo visceral.

La ecografía nutricional® es una técnica que ofrece muchas ventajas en el abordaje de la DRE. No es invasiva, es segura, de fácil acceso y con aparataje portátil; permite hacer evaluaciones longitudinales y repetir la evaluación de forma segura. Además, tiene un coeficiente de correlación con la TC con una R de 0,83 y una concordancia en recto anterior de test-retest de 0,97.

En la actualidad es de gran utilidad para la evaluación longitudinal de cada paciente. El gran reto de esta técnica es poder incorporarla a la clínica de manera rutinaria para la evaluación reglada del paciente malnutrido, tanto en la valoración de la DRE como del paciente que vive con obesidad, sea o no metabólicamente sano.

El desarrollo actual y futuro de esta técnica se centra en definir los puntos de corte que permitan establecer los límites del diagnóstico morfofuncional. Se necesita estandarizar la técnica por grupos musculares, disponer de tablas poblacionales y por patologías. Así mismo, la investigación debe profundizar en la interpretación de las áreas de edema que en ocasiones se identifican en el curso evolutivo de la enfermedad.

Junto a la BIVA® y el AF, la ecografía nutricional® es una herramienta que nos debe ayudar en la toma de decisiones individualizada. Compartimos la idea de los coordinadores de esta obra de que, si bien la BIVA® y el AF son "el electrograma celular", la ecografía nutricional® es "el fonendoscopio de la nutrición clínica". Sin duda, se han convertido en herramientas que deben ser incorporadas en la práctica clínica diaria por su valor intrínseco en la toma de decisiones personalizadas. El desarrollo de la inteligencia artificial permitirá además disminuir la actual variabilidad interoperador y poder interpretar más adecuadamente las características cualitativas (edema, inflamación, mioesteatosis, etc.).

Otras técnicas de composición corporal

La densitometría o DEXA es el método de referencia para analizar el compartimento óseo. En el momento actual se considera también la técnica de referencia para el estudio de la CC porque permite valorar con precisión la masa grasa (MG) y la masa magra (MM) tanto a nivel corporal total como a nivel segmentario, evaluando, además, la grasa visceral y la relación entre MG y MM, y estimando, así, el índice sarcopénico.

Por otro lado, queremos destacar el papel de la RM, especialmente, ante las mejoras tecnológicas, que permiten medir volumen muscular, grado de infiltración grasa del músculo y tejido adiposo ectópico, que en combinación con protocolos ágiles y eficientes en la realización e interpretación de las imágenes. Todos estos avances hacen que esta herramienta añada valor a los estudios de composición corporal.

En este punto es importante mencionar también la TC. Se trata de una herramienta de alta precisión que permite valorar todos los compartimentos corporales en imágenes obtenidas rutinariamente en el curso evolutivo de una enfermedad. Analiza la composición corporal a nivel tisular. No podemos olvidar que los criterios GLIM (*Global Leadership Initiative on Malnutrition*) fijan los puntos de corte del criterio fenotípico de la disminución de la masa muscular establecidos mediante esta técnica. En los últimos años se han desarrollado importantes estudios pronósticos y de intervención sobre la DRE en poblaciones concretas (pacientes oncológicos, quirúrgicos, críticos, con enfermedad inflamatoria intestinal, con hepatopatía, en situaciones de trasplante de órganos sólidos, y con enfermedad vascular y renal, entre otros), aprovechando la información de esta técnica realizada durante la evolución de la enfermedad de base. Sin embargo, a pesar de los esfuerzos, la falta de homogeneidad en el diseño de los estudios, en la definición de los puntos de corte de baja masa muscular, en las áreas anatómicas estudiadas y otras diferencias son algunas de las limitaciones, que, en rigor, debemos considerar al valorar lo que aporta la TC a la VMF al completar el estudio de la CC.

En un futuro más o menos inmediato deberíamos poder relacionar los datos de la composición de los distintos compartimentos, evaluados por estas técnicas, con la funcionalidad de estos, lo que supondría un excelente área de desarrollo para esta técnica. Poder definir cuáles son los cambios mínimamente relevantes en el curso de la evolución clínica para evaluar las intervenciones nutricionales y del ejercicio físico en la recuperación nutricional resulta trascendental. Por último, entendemos que entre las líneas futuras de investigación, deberán considerarse las nuevas técnicas de segmentación automática y la aplicabilidad en este campo de la inteligencia artificial. que sin duda aportarán más luz a la aplicabilidad de la VMF.

Dinamometría y pruebas funcionales

La funcionalidad de un individuo mide la capacidad del individuo en las distintas esferas física, mental y social. En la evaluación de la persona mayor se incluyen sistemáticamente la evaluación funcional en la valoración geriátrica integral. Sin embargo, no se hace de forma regular en la evaluación nutricional, a pesar de la relevante información que aporta. Por ello, la VMF aboga por su integración con al menos una herramienta como la dinamometría, alguna escala de autoinforme sobre actividades básicas de la vida diaria (ABVD), como el índice de Barthel y alguna otra de actividades instrumentales de la vida diaria (AIVD), como el índice de Lawton y Brody. También deben incluirse alguna de las pruebas de ejecución o desempeño, como el *Timed Up and Go*, la prueba de la velocidad de la marcha o el SPPB (*Short Physical Performance Battery*).

La dinamometría es un método de evaluación de la fuerza muscular como manifestación de la funcionalidad. Mide la fuerza isométrica de la mano y del antebrazo, mediante la utilización de un dinamómetro. El desarrollo de esta técnica ha permitido establecer que un valor de fuerza muscular bajo es una manifestación más de una alteración del estado de salud y consecuencia de la DRE con una asociación fuerte con otras medidas de relevancia pronóstica. En esta técnica disponemos de datos de referencia en distintas poblaciones mundiales, incluida la española. Es un método de valoración funcional sencillo y práctico para ser realizado de forma rutinaria en la asistencia clínica.

Pero incluso considerándola una técnica de gran utilidad con valor pronóstico en la evolución de algunos pacientes ancianos hospitalizados, o sujetos con patología oncológica, fractura de cadera, diabetes mellitus tipo 2 y enfermedad pulmonar obstructiva crónica (EPOC), entre otros, se le reconocen ciertas limitaciones que deben ser consideradas en su implementación y para definir sus líneas de desarrollo. Puede que no sea capaz de medir la fuerza global de un sujeto; por esto, algunos autores proponen hacer simultáneamente la medida en miembros superiores e inferiores con el objetivo de optimizar su valor pronóstico. Sin embargo, se precisa estandarización el uso de la dinamometría en piernas. Una de las líneas de mayor desarrollo en esta técnica debería ser la realización de estudios prospectivos que permitan definir el valor de la diferencia mínima que se considera clínicamente significativa tras una intervención nutricional o de un programa estructurado de ejercicio físico. La propuesta de algunos autores establecida en 5-6,5 kg debe ser validada en distintas poblaciones, dada la dispersión de resultados en general en la literatura científica (entre 0,0 y 6,9 kg).

Por otro lado, los tests funcionales que anteriormente hemos comentado para evaluar ABVD, AIVD o de desempeño han demostrado gran utilidad clínica en su desarrollo, pero nuestra realidad es que, salvo en la población geriátrica, no se ha extendido como debiera su incorporación en la valoración nutricional. Nuestro mayor reto en este punto es implementar su utilización rutinariamente para mejorar el conocimiento del impacto funcional de la DRE y el verdadero papel de la terapia nutricional y del ejercicio, al restituir la funcionalidad de los pacientes al conseguir revertir la desnutrición.

Calidad de vida

La desnutrición está asociada con una peor calidad de vida relacionada con la salud (*Health-Related Quality of Life, HRQoL*) y conduce a estancias hospitalarias de mayor duración. Uno de los objetivos de la terapia médica nutricional es mejorar la HRQoL. Por este motivo, las sociedades científicas recomiendan su medición con cuestionarios validados. El desarrollo de nuevas herramientas específicas de la calidad de vida relacionada con el estado nutricional tiene un futuro muy prometedor.

La medición de la calidad de vida en pacientes con DRE debería realizarse de forma habitual en todos los centros sanitarios con el objetivo de complementar otros métodos de evaluación de la VMF© de la DRE, ya que aporta información muy valiosa sobre el impacto del tratamiento en los pacientes (estado emocional, funcional y síntomas), que son temas que debe abordar el profesional sanitario. Los tests de calidad de vida deben ser lo más específico posibles, y estar alineados con los parámetros morfofuncionales. Además, sirven de apoyo en la toma de decisiones clínicas y permiten planificar y monitorizar las intervenciones, evaluando resultados y contribuyendo a mejorar la relación profesional sanitario-paciente, favoreciendo la toma de decisiones compartidas. Se necesitan más estudios longitudinales, prospectivos y aleatorizados con mayor tamaño muestral, con diferentes patologías, poblaciones homogéneas y distintas vías de administración de nutrición.

CONCLUSIONES

Nos gustaría finalizar este capítulo, destacando algunas de las ideas clave expuestas en relación con las líneas futuras de desarrollo:

- Necesitamos incorporar las distintas herramientas de la VMF a la práctica diaria en la valoración del paciente malnutrido (con DRE o con obesidad) con o sin cambios en su perfil metabólico.
- Es imprescindible homogeneizar la metodología de uso de los dispositivos en las

distintas técnicas y establecer los puntos de corte como punto de partida para su uso en la práctica clínica y en investigación.

- Debemos correlacionar todas las técnicas emergentes de la VMF entre sí y con las que forman parte de la valoración nutricional clásica, así como el proceso inflamatorio y los cambios en el perfil metabólico del sujeto sometido a estudio. Solo así podremos proponer que los datos obtenidos por dinamometría, ecografía y BIVA® puedan ser considerados en la validación de los criterios GLIM.
- Es necesario planificar concienzudamente el diseño de los estudios de investigación, incorporando técnicas de VMF en estudios observacionales y de intervención en distintas poblaciones para evitar los sesgos de interpretación.
- La investigación en VMF debe permitirnos conseguir un marcador que sea sensible y lo más específico posible que añada valor al diagnóstico nutricional, capaz de identificar las alteraciones de manera temprana y permita valorar la respuesta a las intervenciones nutricionales.
- Debemos incorporar herramientas de inteligencia artificial que nos ayuden a disminuir variabilidad interobservador y a aprovechar información cualitativa.
- La incorporación de la evaluación de la calidad de vida mediante cuestionarios estructurados validados complementa y añade valor a la valoración morfofuncional®.

Probablemente, **la idea clave** para definir lo que esperamos de las distintas líneas de desarrollo e investigación de la VMF sea la capacidad de estas técnicas para **FENOTIPAR a los pacientes** y así ofrecer tratamientos nutricionales y de ejercicio físico personalizados.

BIBLIOGRAFÍA

- Ballesteros-Pomar MD, Gajete-Martín LM, Pintor-de-la-Maza B, González-Arnáiz E, González-Roza L, García-Pérez MP, et al. Disease-Related Malnutrition and Sarcopenia Predict Worse Outcome in Medical Inpatients: A Cohort Study. Nutrients. 2021;13:2937.
- Bastijins S, De Cock AM, Vanderwoude M, Perkisas S. Usability and pitfalls of shear wave elastography for evaluations of muscle quality andits potential in assessing sarcopenic. A review. Ultrasond Med Biol. 2020;46(11): 2891-2907. DOI: 10.1016/j.ultrasmedbio.2020.06.023.
- Bellido D, García García C, Talluti A, Lukaski HC, García-Almeida JM. Future lines of research on phase angle: Strengths and limitations. Reviews in Endocrine and Metabolic Disorders. 2023;24:563-83. DOI: 10.1007/s11154-023-09803-7.
- Borga M, West J, Bell JD, Harvey NC, Romu T, Heymsfield SB, et al. Advanced body composition assessment: from body mass index to body composition profiling. J Investig Med. 2018;66:887–95. doi:10.1136/jim-2018-000722.
- Compher C, Cederholm T, Correia MITD, González C, Higashiguch T, Ping Shi H, et al. Guidance for assessment of the muscle mass phenotypic criterion for the Global Leadership Iniciative on Malnutrition diagnosis of malnutrition. PEN J Parenter Enteral Nutr. 2022 Aug;46(6): 1232-42. DOI: 10.1002/jpen.2366.
- Cruz-Jentoft AJ, Gonzalez MC, Prado CM. Sarcopenia ≠ low muscle mass. European Geriatric Medicine. March 2023. DOI: 10.1007/s41999-023-00760-7.
- Duprat Ceniccola G, Gouveia Castro M, Fraga Piovacari SM, Mika Horie L, Girade Correa F, Noronha Barrere AP, et al. Current technologies in body composition assessment: advantages and disadvantages. Nutrition. 2019;62:25-31. DOI: 10.1016/j.nut.2018.11.028
- García Almeida JM, García García C, Bellido Castañeda V, Bellido Guerrero D, Botella Romero F. Valoración del estado nutricional del paciente: función y composición corporal. Nutr Hosp. 2018;35 (nº extra 3): 1-14.DOI: 10.20960/nh.2027.
- García-García C, Piñar Gutiérrez A, Rioja Vázquez R, García Luna PP. Adherencia nutricional y análisis de la calidad de vida relacionada con la salud. En: García-Almeida JM, Bellido Guerrero D, Botella Romero F. Valoración Morfofuncional® de la Desnutrición Relacionada con la Enfermedad. Madrid: Editorial Médica Panamericana, 2022: 163-76.
- Joaquín C, Bretón I, Ocón Bretón MJ, Burgos R, Bellido D, Matía-Martín P, et al. Nutritional and Morphofunctional Assessment of Post-ICU Patients with COVID-19 at Hospital Discharge: NutriEcoMuscle Study. Nutrients. 2024;16:886. https://doi.org/10.3390/nu16060886.
- Kirk B, Cawthon PM, Arai H, Ávila-Funes JA, Barazzoni R, Bhasin S, et al. The Global Leadership Iniciative in Sarcopenia. The conceptual definition of Sarcopenia: Delphi Consensus from the Global Leadership Iniciative in Sarcopenia (GLIS). Age and Ageing. 2024;53:afae052. http//doi.org/10.1093/ageeing/afae052.
- Leo Silvana, Marinelli F, Zurlo IV, Guarini V, Accettura

C, Falco A, *et al.* Bioimpedanciometry parameters used as indicators of frailty and malnutrition: association between G8 score and Phase angle (PHA) in elderly cancer patients. Aging Clinical and Experimental Research. 2023;35:2219. http://doi.org/10.1007/s40520-023-02512-w.

- Martini S, Patermeise S, Henkel M, Weiβ S, Schaupp A, Ferrari U, *et al.* Peripheral Quantitative Computed Tomography Derived Muscle Density in Associated with Physical Performance in Older Adults. Arch Gerontol Geriatr. 2021;97:104512. DOI: 10.1016/j.archger.2021.104512.

- Olveira Fuster G, Sánchez Torralvo FJ. Dinamometría. En: Valoración Morfofuncional® de la Desnutrición Relacionada con la Enfermedad. JM García Almeida, D Bellido, F Botella, Coordinadores. Madrid: Editorial Médica Panamericana SA, 2022: 95-103.

- Perkisas S, Bastijns S, Baudry S, Bauer J, Beaudart C, Beckwée D, *et al.* Application of ultrasound for muscle assessment in sarcopenia: 2020 SARCUS update. Eur Geriatr Med. 2021 Feb;12(1):45-59. doi: 10.1007/s41999-020-00433-9. Epub 2021 Jan 2.

- Prado CM, Landi F, Chew STH, Atherton PJ, Molinger J, Ruck T, *et al.* Advances in muscle health and nutrition: A toolkit for healthcare professionals. Clinical Nutrition. 2022;41:2244-63. https://doi.org/10.1016/j.clnu.2022.07.041.

- Salmón-Gómez L, Catalán V, Frühbeck G, Gómez-Ambrosi J. Relevance of body composition in phenotyping the obesities. Reviews in Endocrine and Metabolic Disorders. 2023;24:809-23. https://doi.org/10.1007/s11154-023-09796-3.

- Wanden-Berghue C, Cheikh Moussa K, Sanz-Valero J. La calidad de vida y el estado nutricional. Nutrición Clínica en Medicina. 2015;9(2):133-44.

ABSTRACT GRÁFICO AG-3

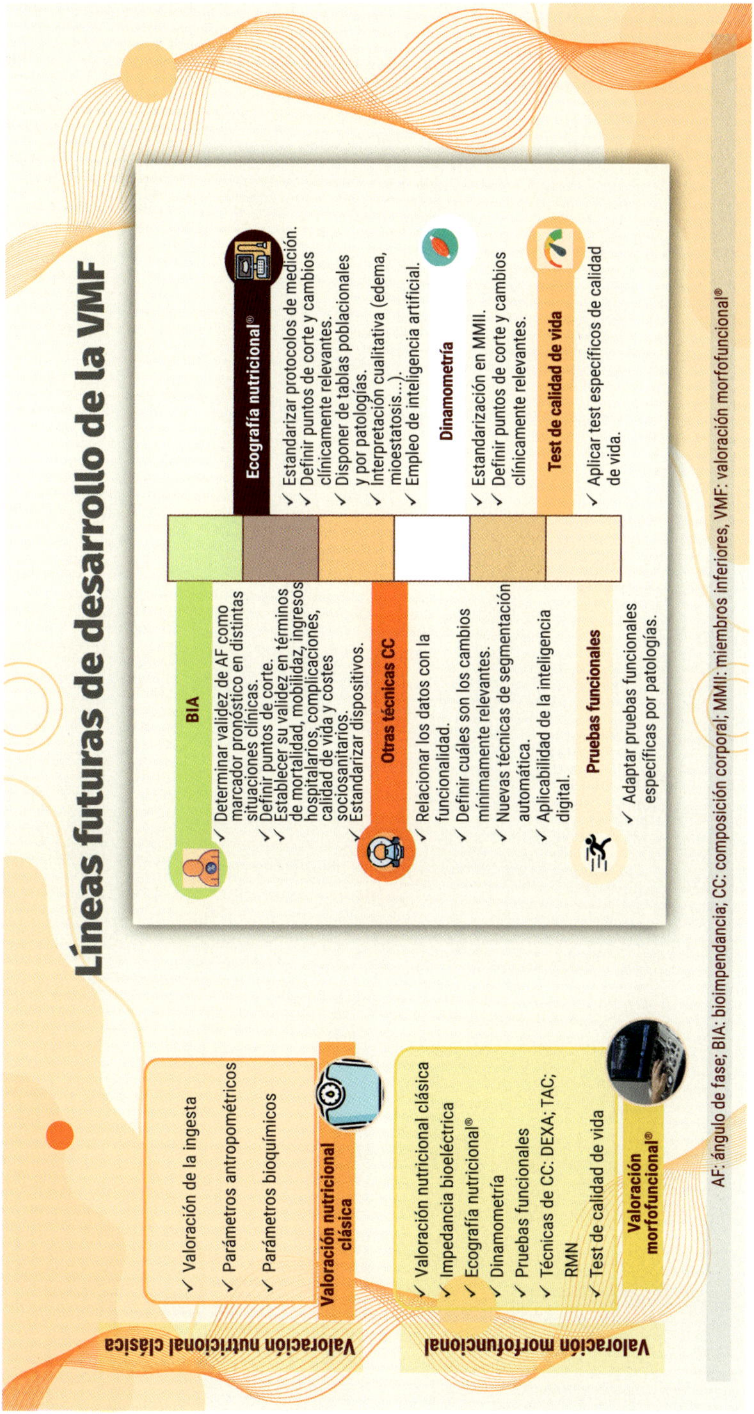

Líneas futuras de desarrollo de la VMF

Valoración nutricional clásica

Valoración nutricional clásica
✓ Valoración de la ingesta
✓ Parámetros antropométricos
✓ Parámetros bioquímicos

Valoración morfofuncional

Valoración morfofuncional®
✓ Valoración nutricional clásica
✓ Impedancia bioeléctrica
✓ Ecografía nutricional®
✓ Dinamometría
✓ Pruebas funcionales
✓ Técnicas de CC: DEXA; TAC; RMN
✓ Test de calidad de vida

BIA
✓ Determinar validez de AF como marcador pronóstico en distintas situaciones clínicas.
✓ Definir puntos de corte.
✓ Establecer su validez en términos de mortalidad, mobilidad, ingresos hospitalarios, complicaciones, calidad de vida y costes sociosanitarios.
✓ Estandarizar dispositivos.

Otras técnicas CC
✓ Relacionar los datos con la funcionalidad.
✓ Definir cuáles son los cambios mínimamente relevantes.
✓ Nuevas técnicas de segmentación automática.
✓ Aplicabilidad de la inteligencia digital.

Pruebas funcionales
✓ Adaptar pruebas funcionales específicas por patologías.

Ecografía nutricional®
✓ Estandarizar protocolos de medición.
✓ Definir puntos de corte y cambios clínicamente relevantes.
✓ Disponer de tablas poblacionales y por patologías.
✓ Interpretación cualitativa (edema, mioesteatosis…).
✓ Empleo de inteligencia artificial.

Dinamometría
✓ Estandarización en MMII.
✓ Definir puntos de corte y cambios clínicamente relevantes.

Test de calidad de vida
✓ Aplicar test específicos de calidad de vida.

AF: ángulo de fase; BIA: bioimpendancia; CC: composición corporal; MMII: miembros inferiores, VMF: valoración morfofuncional®

Outcomes de la valoración morfofuncional®

4

D. A. de Luis Román, J. J. López Gómez e I. Bretón Lesmes

INTRODUCCIÓN

La Desnutrición Relacionada con la Enfermedad (DRE) es una patología muy prevalente, que se observa entre el 20 y el 50 % de los pacientes hospitalizados. La DRE puede estar asociada con otra afección, como la sarcopenia, definida por una pérdida de masa y función muscular. Esta enfermedad fue descrita como una condición primaria asociada al envejecimiento y a la fragilidad, pero el Grupo de Trabajo Europeo sobre Sarcopenia en Personas Mayores (EWGSOP2) planteó la sarcopenia secundaria asociada a varias enfermedades. El diagnóstico adecuado de desnutrición y sarcopenia se basa en pruebas para evaluar la composición corporal, la fuerza y función muscular y diversos parámetros bioquímicos, lo que se denomina valoración nutricional morfofuncional. En este contexto, la evaluación nutricional ya no puede basarse en la determinación de medidas antropométricas clásicas. El concepto de valoración nutricional morfofuncional postula que el diagnóstico y seguimiento del estado nutricional debe realizarse mediante técnicas y biomarcadores, que determinen la evaluación de la ingesta, la antropometría, la composición corporal, la fuerza y la función muscular, que, a su vez, incluyen técnicas, como el análisis de bioimpedancia bioeléctrica o la ecografía nutricional® y nuevos parámetros bioquímicos.

Por lo tanto, nos enfrentamos a un período de transición en el área de la evaluación nutricional y no existe un consenso global sobre el enfoque de la evaluación de la DRE. Se han utilizado muchos parámetros. Algunos de ellos, como la pérdida de peso corporal, el índice de masa corporal, la masa muscular o la ingesta dietética se incluyen en la mayoría de las herramientas de detección de la desnutrición, mientras que otras técnicas, como los parámetros funcionales, han ido ganando atención gradualmente. Hoy en día, los criterios de DRE establecidos con la Iniciativa de Liderazgo Global sobre Desnutrición (GLIM) permiten realizar una evaluación nutricional más completa, al incluir la evaluación de la masa muscular y la inflamación de las enfermedades, y la ingesta dietética. Como podemos apreciar, la evaluación de la composición corporal, especialmente, de la masa muscular, es un componente importante en el diagnóstico de desnutrición y sarcopenia, y desempeña un papel esencial en el seguimiento del tratamiento nutricional de la DRE. Sin embargo, el diagnóstico de la cantidad y calidad del músculo también es difícil. También existen técnicas no precisas, como la antropometría con perímetros o con ecuaciones estimativas basadas en la bioimpedancia (BIA). Además, existen algunas pruebas, como la tomografía computarizada o la resonancia magnética, consideradas estándar de referencia, pero más costosas, con potenciales efectos secundarios y no factibles en la práctica clínica habitual.

Actualmente, nuevas técnicas sencillas y económicas, como la ecografía muscular, han demostrado su utilidad en la evaluación morfofuncional. Por ejemplo, los parámetros del ángulo de fase de BIA se correlacionaron con el área muscular mediante ultrasonidos y la intensidad del eco muscular del recto femoral del cuádriceps, las proteínas séricas, la calidad de vida (SF-36) y el rendimiento físico de fuerza. En estos nuevos enfoques, otras técnicas como el análisis de BIA, la dinamometría o las pruebas funcionales (por ejemplo, el test de la silla y el test de tiempo arriba y listo) para medir la funcionalidad podrían incluirse en nuestra práctica clínica habitual con el fin de realizar una evaluación holística del paciente. Finalmente, nuevos biomarcadores pueden ayudarnos en esta valoración morfofuncional®. Por ejemplo, las concentraciones séricas de resistina se asocian con una masa de músculo esquelético baja en mujeres obesas mayores de 60 años, y otros potenciales marcadores bioquímicos necesitan atención en esta área.

En resumen, es necesaria la implementación de este nuevo concepto de evaluación nutricional en el manejo de pacientes y en la investigación clínica en nutrición. No obstante, la cantidad de parámetros obtenidos en cada una de las pruebas necesita la selección adecuada de las variables de resultado ("*outcomes*") de cada prueba en función del objetivo que buscamos (diagnóstico, monitorización o pronóstico relacionado con el propio estado nutricional).

OUTCOMES EN PRUEBAS DE COMPOSICIÓN CORPORAL

Las variables de resultado en la evaluación de la composición corporal dentro de la valoración morfofuncional® dependen de varios factores:

• El uso generalizado de la antropometría en el día a día, por su sencillez y por la utilización de estudios clásicos que avalan sus resultados. No obstante, habitualmente, estas determinaciones están influenciadas por multitud de factores, que se asocian a alta especificidad, pero baja sensibilidad, con tasa alta de falsos negativos.
• La falta de disponibilidad y/o tiempo para su realización limita la utilización de técnicas más avanzadas y precisas.
• La consideración de la composición corporal como una medición absoluta de la cantidad (masa) de los distintos compartimentos, sin tener en cuenta el posible papel sobre el pronóstico de los parámetros cualitativos obtenidos en las distintas técnicas.

Es preciso conocer la validez de cada una de las técnicas en el diagnóstico y en el pronóstico de la desnutrición. Además, es necesario conocer cuál de estas pruebas nos puede permitir evaluar el estado nutricional, pero también la situación funcional corporal en función de la patología. De esta manera podremos seleccionar e interpretar cada una de las técnicas de una manera más eficiente.

Antropometría clásica

La antropometría clásica se basa en la determinación de medidas directas de las características físicas y anatómicas. Las determinaciones antropométricas en la desnutrición relacionada con la enfermedad son de utilidad debido a su disponibilidad en cualquier medio y a la experiencia en su uso habitual. Estas técnicas nos permiten realizar el diagnóstico y la monitorización de la desnutrición relacionada con la enfermedad en pacientes en los que no tengamos técnicas más específicas para la evaluación de los compartimentos corporales. Las determinaciones antropométricas más utilizadas para el diagnóstico de DRE y monitorización del tratamiento médico nutricional son el peso, la talla, las circunferencias de brazo y pantorrilla y el pliegue tricipital, además de los parámetros calculados a través de ellos, el índice de masa corporal (IMC) y la circunferencia muscular del brazo (CMB).

La relación del IMC con la mortalidad es bien conocida como una curva en U, es decir, los pacientes con IMC en los extremos se relacionan con una mayor tasa de mortalidad. No obstante, esto nos impide realizar una adecuada aproximación diagnóstica y terapéutica en pacientes que no se encuentran en esos extremos de la curva. La aproximación diagnóstica a través de la antropometría mediante la determinación de la circunferencia de pantorrilla nos permitiría evaluar el pronóstico de estos pacientes. De hecho, el incremento de 1 cm de perímetro de pantorrilla es un factor protector (RR: 0,95 ([IC 95 %: 0,94-0,96]) en la población general, sin diferencias significativas en función de que los pacientes se encuentren ingresados, institucionalizados o ambulatorios. Por otra parte, la determinación de la circunferencia muscular del brazo (CMB) y su aumento ha demostrado una relación protectora en determinadas poblaciones de pacientes. Aunque esta determinación y el pliegue tricipital pueden verse interferidas con distintos factores confusores, principalmente, relacionados con alteraciones en el volumen corporal, como pacientes con descompensación hepática, insuficiencia cardíaca descompensada o con enfermedad renal crónica terminal. Los puntos de corte establecidos para el pronóstico relacionado con estas variables dependen del sexo, de la edad y de la patología evaluada; para la evaluación de la DRE requieren cierto ajuste en función del IMC del paciente.

Las principales limitaciones de estas técnicas para el diagnóstico de la DRE son las que pueden verse influenciadas por distintas alteraciones los compartimentos corporales: por ejemplo, un incremento del compartimento graso (obesidad) o del compartimento líquido (descompensación hidrópica en la insuficiencia hepática, cardíaca o renal). Esto se relaciona con alteraciones en la capacidad de diagnóstico y monitorización de la evolución relacionadas con ellas, al ser técnicas menos sensibles. Por otra parte, se pueden observar variaciones en función de la raza, sexo o edad del paciente, que es necesario tener en cuenta, y no existen evidencias de puntos de corte específicos para cada rango poblacional. Por último, es básico el entrenamiento en la adecuada realización de la técnica para disminuir los posibles errores sistemáticos en su determinación.

Bioimpedancia

La bioimpedancia es la determinación de la capacidad de conducción de una corriente eléctrica por el cuerpo humano. Esta medición se realiza a través de los parámetros eléctricos directos obtenidos del paso de esa corriente eléctrica. Los valores eléctricos obtenidos van a relacionarse con la cantidad de agua corporal y la celularidad funcional corporal. A partir de estos valores, y mediante ecuaciones de regresión, se estiman los valores de los distintos compartimentos de composición corporal. Habitualmente, en la práctica clínica habitual y en los distintos estudios de investigación se utilizan estas estimaciones porque son más fácilmente entendibles y los resultados son más visuales. No obstante, estas estimaciones dependen de multitud de variables, que no siempre se tienen en cuenta, como pueden ser la patología de base del paciente, estados nutricionales extremos (desnutrición grave u obesidad en grados avanzados).

Las principales variables de composición corporal utilizadas en la evaluación del paciente con desnutrición relacionada con la enfermedad son la masa libre de grasa o la masa esquelética apendicular. Estas variables se han utilizado como posible determinación de la masa muscular como criterio fenotípico para el diagnóstico de la DRE según los criterios GLIM. Los puntos de corte para dicho diagnóstico se muestran en la **tabla 4-1**.

La principal limitación de los parámetros de composición corporal obtenidos a través de BIA es que se basan en ecuaciones estimativas en una población determinada, habitualmente sana, de un peso fuera de los extremos y de edad media, normalmente, mayores de 16 años y menores de 75 años. Esto puede producir que la comparación no sea siempre la más adecuada en pacientes que se salgan de esa "normalidad". Además, estas ecuaciones pueden verse muy influidas por el estado de hidratación (la hiperhidratación puede sobreestimar la masa libre de grasa e infraestimar la deshidratación). Por último, muchos de estos puntos de corte son obtenidos de series publicadas en población de edad avanzada, recomendadas para la evaluación de la sarcopenia en el *European Working Group on Sarcopenia in Older People*, por lo que hay que ser cautos a la hora de la aplicación de dichos puntos de corte.

La utilización de los parámetros eléctricos como variables clínicas útiles para el diagnóstico, monitorización y pronóstico, se basa en las limitaciones mencionadas con las ecuaciones estimativas. Es básico, por tanto, conocer la utilidad de los parámetros de valoración indirecta de la composición corporal, pero también, los parámetros "crudos" eléctricos,

Tabla 4-1. Puntos de corte en función de los distintos parámetros de valoración morfofuncional[®]

	Hombre	Mujer
Antropometría		
IMC (kg/m^2)[2]	> 70 años → 22 kg/m^2	> 70 años → 22 kg/m^2
	< 70 años → 20 kg/m^2	< 70 años → 20 kg/m^2
Circunferencia de la pantorrilla (cm)[1,2]	34	33
Impedanciometría		
Ángulo de Fase (°)[2]	5-7°	5-7°
Índice de masa libre de grasa (kg/m^2)[2]	17	15
Índice de masa muscular esquelética apendicular (kg/m^2)[1,2]	< 7	< 5,5
Ecografía muscular		
Eje Y (cm)[3]	1,04	0,96
Área muscular (cm^2)[3]	3,48	2,4
Eje X/Y[3]	4,63	4,95
Absorciometría con rayos X (DXA)		
Índice de masa muscular apendicular esquelética (kg/m^2)[1,2]	7	5,4
Tomografía computarizada		
Área muscular esquelética (cm^2)[1]	134	89,2
Índice de área muscular (cm^2/m^2)[1]	41,6	32
Coeficiente de atenuación (UH)[1]	29,3	22
Fuerza muscular		
Dinamometría (kg)[1]	27 kg	16 kg
Test de levantarse de la silla (seg)[1]	15 s	15 s
Capacidad funcional		
TUG (seg)[1]	20 s	20 s
SPPB[1]	≤ 8 puntos	≤ 8 puntos
Test de la marcha (m/s)[1]	0,8 m/s	0,8 m/s

[1] Diagnóstico de Sarcopenia (EWGSOP2). [2] Diagnóstico de Desnutrición Relacionada con la Enfermedad (GLIM). [3] Diagnóstico de Sarcopenia (Estudio DRECO).
IMC: Índice de masa corporal. SPPB: *Short Physical Performance Battery*. TUG: *Test Get Up and Go*. UH: unidades Hounsfield.

y tener en cuenta que no siempre tienen una relación directa con la composición corporal, sino también con la función celular, y estados alterados de esta, como la inflamación o la hiperhidratación. Las variables determinadas con BIA son la resistencia y la reactancia; y el ángulo de fase que es la variable que relaciona ambas. Clásicamente, se ha relacionado la resistencia con el agua corporal, la reactancia con la densidad celular y el ángulo de fase con la cantidad celular total.

El ángulo de fase es el parámetro más ampliamente estudiado y ha demostrado una relación con el pronóstico en pacientes con patología oncológica, infecciosa, críticos y postquirúrgicos, así como la calidad de vida. Estas situaciones relacionadas con una carga inflamatoria elevada mostrarían disminución del valor de este parámetro, asociado a un peor pronóstico. Por otra parte, patologías que influyen en el estado de hidratación del paciente, como la enfermedad cardíaca congestiva o la enfermedad renal crónica en estadios avanzados, han demostrado que los valores disminuidos de ángulo de fase se relacionan con el pronóstico. En estos casos, además, se ha

observado que un aumento en el ángulo de fase se asocia a un aumento en la supervivencia. No obstante, la influencia sobre la mejoría del ángulo de fase no se produce únicamente a través del tratamiento médico nutricional, por tanto, no es un indicador nutricional puro, sino un indicador de que el tratamiento de base de la patología y el tratamiento nutricional tienen un efecto positivo sobre el paciente, o que el paciente está mejorando (**Fig. 4-1**).

La utilización de los parámetros eléctricos no está exenta de limitaciones. De hecho, existen diferentes patologías, como las patologías digestiva y hepática, las patologías respiratorias, que pueden presentar situaciones de interferencia relacionada con la obesidad y la monitorización no es la más sencilla. Por otra parte, la normalidad del ángulo de fase no es igual en todas las edades; aumenta desde la infancia hasta la edad adulta y desciende progresivamente, siendo más baja en el adulto mayor. Por lo tanto, necesitamos evaluar la normalidad en función de la edad del paciente y plantear los "puntos de corte", basándonos esta situación o mediante la utilización del ángulo de fase estandarizado.

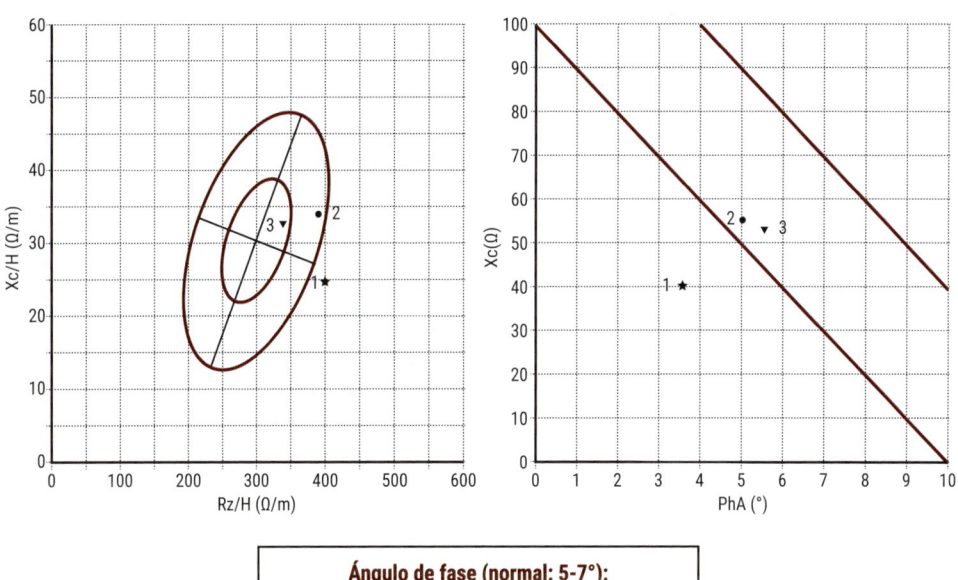

Ángulo de fase (normal: 5-7°):
Inicio (1): 3,6°; 3 meses (2): 5°; 6 meses (3): 5,6°

Figura 4-1. Evolución del ángulo de fase en un paciente en tratamiento médico nutricional.

En resumen, no podemos plantear los parámetros eléctricos de la BIA como una simple determinación de "qué cantidad de agua" o "qué cantidad de músculo" tenemos en el cuerpo, sino como una variable que nos puede ayudar a evaluar el estado de hidratación, pero también la funcionalidad de las células y su relación con el estado inflamatorio, tan importante en el diagnóstico de desnutrición relacionada con la enfermedad.

Ecografía muscular

La ecografía muscular ha emergido como una técnica de valoración nutricional en los últimos años, debido a su facilidad de realización, la posibilidad de evaluar la masa muscular de distintas zonas de manera sencilla, sin desplazamiento del paciente desde la consulta o la planta de hospitalización y sin utilización de radiación ionizante. Esta técnica permite evaluar la cantidad de masa muscular en distintas zonas, lo cual es una ventaja de cara a la evaluación de la desnutrición; pero también existe la posibilidad de evaluar la calidad del músculo, que puede orientarnos sobre su función. Se han utilizado múltiples zonas para el estudio de la masa muscular, pero el músculo más utilizado en la evaluación de la masa muscular en el paciente con desnutrición relacionada con la enfermedad y sobre el que más evidencia existe en el momento actual es el recto anterior del cuádriceps. Por tanto, la mayor parte de las variables de resultado se relacionan con este músculo.

Las variables de cantidad muscular que han mostrado mayor reproducibilidad en los distintos estudios realizados sobre la ecografía muscular del recto anterior del cuádriceps son el área muscular y el eje anteroposterior del corte transversal de la ecografía (eje Y o eje de fuerza). Estas variables han demostrado ser las más útiles en cuanto al diagnóstico de desnutrición, mostrando las mejores diferencias en estudios realizados en pacientes con desnutrición relacionada con la enfermedad, pacientes con patología oncológica, pacientes hospitalizados tras su ingreso en Unidad de Cuidados Intensivos (UCI) y pacientes con patología neurológica. Se han planteado múltiples puntos de corte para la valoración del diagnóstico de desnutrición y sarcopenia en estos pacientes. El estudio DRECO ha mostrado los puntos de corte de estas variables en pacientes con DRE, teniendo en cuenta para el diagnóstico de sarcopenia la dinamometría y la BIA, según los criterios EWGSOP2. Los puntos de corte de área muscular y eje Y, según el estudio DRECO, se muestran en la **tabla 4-1**. Existe una diferencia en la cantidad muscular (área y eje Y) en función del género y la envergadura en estos pacientes, por lo que, generalmente, se suelen usar medidas ajustadas en función de la talla al cuadrado (índice Y o índice de área muscular ajustada). Estos parámetros son especialmente interesantes a la hora de evaluar la modificación de dichos parámetros en estudios con tratamiento médico nutricional.

En relación con el pronóstico de la enfermedad, los parámetros de cantidad muscular más utilizados y con mejor validez parecen ser el área y el eje Y muscular. Se ha observado que valores más elevados de área muscular y eje Y se asocian a mayor supervivencia en pacientes con cáncer de cabeza y cuello. En estos casos parece que el punto de corte del eje Y 1,3 cm (1,06 cm en hombres y 1 cm en mujeres) y el punto de corte de área 4,47 cm^2 (4,47 cm^2 en hombres y 2,73 cm^2 en mujeres) tienen más sensibilidad y especificidad para evaluar la supervivencia a 1 año de los pacientes con cáncer de cabeza y cuello. El eje Y o grosor del músculo recto anterior ha demostrado una relación con la mortalidad y complicaciones en pacientes con patologías como la enfermedad pulmonar, la esclerosis lateral amiotrófica y pacientes de edad avanzada. En estos estudios, los pacientes en cuartiles más bajos de grosor mostraban una mayor tendencia a las complicaciones y menor supervivencia. No obstante, existe una gran variabilidad en los valores, dependiendo de la patología, por lo que es importante evaluar de manera global al paciente (**Fig. 4-2**).

La calidad muscular determinada por la ecografía se puede obtener a través de la forma muscular (con una predominancia del eje anteroposterior [Y] frente al eje transversal

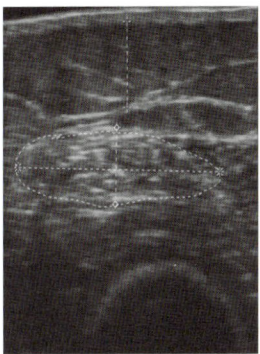

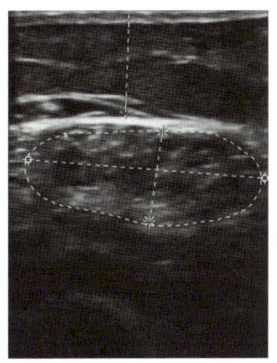

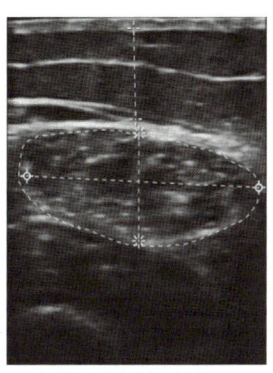

INICIO	3 MESES	6 MESES
Área muscular: 1,92 cm²	**Área muscular:** 3,79 cm²	**Área muscular:** 4,32 cm²
Eje X: 3,03 cm	**Eje X:** 3,53 cm	**Eje X:** 3,48 cm
Eje Y: 0,85 cm	**Eje Y:** 1,29 cm	**Eje Y:** 1,47 cm
X/Y: 3,56	**X/Y:** 2,74	**X/Y:** 1,61

Figura 4-2. Ecografía nutricional® en un paciente en tratamiento médico nutricional.

[X]). Este valor se puede evaluar mediante un índice que divida el eje X entre el eje Y. Este índice X-Y está disminuido en relación con la sarcopenia en pacientes con DRE y muestra una correlación negativa con el ángulo de fase y la dinamometría (**Fig. 4-2**). Por otra parte, la ecogenicidad del músculo está relacionada con la capacidad de almacenamiento de glucógeno (cuanto más hipoecogénico, menos capacidad de almacenamiento) además de con la cantidad de grasa y/o agua entre las fibras (edema) (aumento de la ecogenicidad). Al analizar la ecogenicidad muscular mediante herramientas, como el programa Image J®, podemos caracterizar el balance de grises y evaluar la calidad de dicho músculo (**Fig. 4-3**). En

DESNUTRICIÓN

NO DESNUTRICIÓN

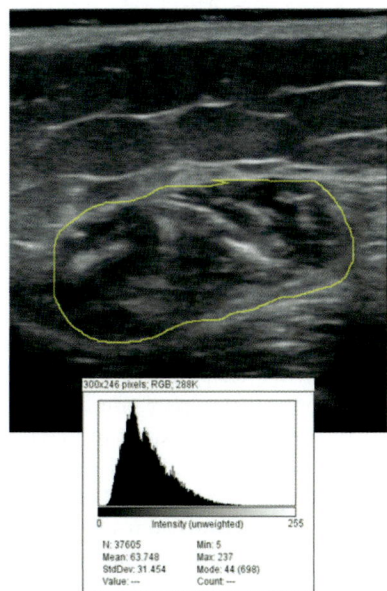

Figura 4-3. Ecogenicidad en paciente con desnutrición y sin desnutrición. Image J®.

pacientes con DRE se ha observado que una mayor ecogenicidad se relaciona con menor fuerza y menor ángulo de fase. No obstante, es necesaria la estandarización de estas técnicas de medición, dado que se ven muy influidas por características técnicas de la imagen y por la variabilidad interobservador a la hora de realizar la determinación de los ejes.

Las principales limitaciones de esta técnica se relacionan con la variabilidad interoperador y con la necesidad de técnicas y protocolos estandarizados. Por otra parte, no existen valores de normalidad y, por tanto, no se pueden plantear unos puntos de corte para el diagnóstico en distintas patologías, por el momento. Por último, la posibilidad de analizar distintos grupos musculares nos hace plantearnos si, dependiendo de la patología, la alteración en cada músculo se produce de manera homogénea.

En resumen, la ecografía muscular es una técnica prometedora para la evaluación de la masa muscular, pero tenemos que plantearnos que esta técnica no tiene utilidad por sí sola sin otras técnicas de valoración nutricional y que existen determinados puntos que requieren más evidencias en el desarrollo de esta.

Absorciometría de rayos X

La absorciometría de rayos X (DXA) es una técnica basada en la atenuación de los rayos X sobre los distintos compartimentos corporales. Es una técnica útil para la determinación de la masa grasa, aunque la valoración de la masa muscular no se mide de manera directa, sino que se estima a partir del tejido magro apendicular. Las principales variables determinadas mediante DXA son la masa grasa y la masa muscular apendicular esquelética. En la desnutrición relacionada con la enfermedad y sarcopenia, los puntos de corte de diagnóstico determinados mediante DXA se realizan en relación con el índice de masa muscular apendicular esquelética que resulta de ajustar esta determinación entre la talla al cuadrado. Los puntos de corte planteados en los criterios GLIM se muestran en la **tabla 4-1**.

Los puntos de corte planteados son similares a los puntos de corte planteados en los criterios EWGSOP2 para el diagnóstico de sarcopenia. Estos puntos de corte han demostrado una influencia en la supervivencia en pacientes con patología oncológica; y en otras patologías como insuficiencia cardíaca, cirrosis, o fractura de cadera. La mayor parte de los estudios se han realizado en pacientes de edad avanzada (**Fig. 4-4**).

Las principales limitaciones de la DXA son la ausencia de validación de la masa libre de grasa y la masa muscular en determinadas patologías; además, existen limitaciones en la determinación de la masa muscular en pacientes con sobrepeso, obesidad o edad avanzada. En estos casos se ha planteado el ajuste de la masa muscular obtenida por el índice de masa corporal. Por último, esta técnica usa radiaciones ionizantes, no está tan extendida y se necesita tener los equipos y realizar la prueba "fuera de la consulta", por lo que es una técnica adecuada para comparar con otras pruebas más sencillas en investigación, pero su uso en el día a día puede resultar complejo.

Tomografía computarizada

Esta técnica se considera el "*gold standard*" para la determinación de la masa muscular. En el caso de la tomografía computarizada (TC), la determinación de la masa muscular esquelética se determina mediante la evaluación de una ROI (*region of interest*) en un corte a nivel de la vértebra L3 sobre el músculo psoas-ilíaco, la musculatura paravertebral y la musculatura abdominal. El índice de masa muscular esquelética (IME) evalúa la masa muscular a nivel de la 3ª vértebra lumbar (L3) y la ajusta por la talla al cuadrado del paciente. Esta variable se ha planteado como método diagnóstico de sarcopenia, según las guías EWGSOP2. Al evaluar una población de 420 individuos de 20-82 años se mostraron las curvas de normalidad de las variables área muscular esquelética (cm^2) e índice de área muscular esquelética (cm^2). Para la evaluación de la sarcopenia se plantearon los puntos de corte por debajo del percentil 5, según se muestra en la **tabla 4-1**. La cantidad muscular definida por una baja masa muscular esquelética determinada por TC demos-

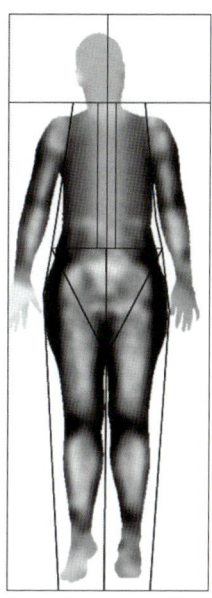

Estatura/peso:	162,5 cm	64,3 kg
Sexo/origen étnico:	Mujer	Blanco

Región	Tejido[1] (% grasa)	Centil[2,3]	Masa total (kg)	Grasa[1] (g)	Magro[1] (g)	CMO (g)
Brazo izq.	37,5	–	3,3	1.192	1.983	141
Pierna izq.	39,8	–	11,9	4.577	6.920	414
Brazo derecho	34,9	–	3,4	1.134	2.117	148
Pierna dcha.	38,8	–	12,2	4.550	7.183	420
Tronco	34,0	–	28,6	9.469	18.367	742
Androide	36,3	–	4,3	1.529	2.684	56
Ginoide	39,9	–	11,0	4.319	6.518	213
Total	35,4	–	63,8	21.720	39.596	2.491

Organización Mundial de la Salud Clasificación IMC

IMC = 24,4 (kg/m²)

34	18,5	25	30	35
Peso insuficiente	Normal	Sobrepeso	Obesidad	
34	49	66	79	92

Figura 4-4. Absorciometría de rayos X (DEXA).

tró un empeoramiento en la supervivencia y una mayor tasa de complicaciones, además de una disminución de la supervivencia tanto en pacientes con patología oncológica como en pacientes quirúrgicos. Estas circunstancias se observan tanto en desnutrición y sarcopenia como en obesidad con baja masa muscular determinada mediante TC (**Fig. 4-5**).

La TC tiene también capacidad para mostrar la calidad muscular mediante la detección del coeficiente de atenuación medido mediante Unidades Hounsfield. El descenso de este coeficiente se relaciona con la pérdida de cali-

dad muscular por infiltración grasa o de agua. Esta situación se relaciona con el aumento de la edad y con determinadas patologías. La infiltración grasa o mioesteatosis se ha observado en pacientes con desnutrición relacionada con la enfermedad, y, en especial, en patología oncológica, lo que ha demostrado una disminución de la supervivencia en los pacientes que la presentan. La TC es la mejor técnica, por tanto, para diferenciar la masa muscular de la masa grasa; no obstante, es una técnica difícil de realizar por la disponibilidad de la prueba de imagen o porque se requiere una prueba "a

IMC = 19,83 kg/m²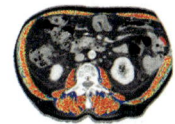

AM = 127,8 cm²
IAM = 50,8 cm²/m²
GIM = 14,5 cm²

IMC = 24,38 kg/m²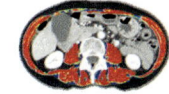

AM = 88,4 cm²
IAM = 32,4 cm²/m²
GIM = 5,7 cm²

IMC = 25,38 kg/m²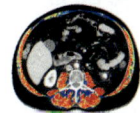

AM = 117,1 cm²
IAM = 40,1 cm²/m²
GIM = 20,1 cm²

Figura 4-5. TC: composición corporal (evaluación cuantitativa y cualitativa del músculo). Área muscular (AM). Grasa intramuscular (GIM). Índice de masa corporal (IMC). Índice y área muscular (IAM).

mayores" sobre el paciente que, además, tiene cierto potencial lesivo (radiación ionizante).

"OUTCOMES" EN PRUEBAS DE FUNCIÓN MUSCULAR

Fuerza muscular

Dinamometría de mano

La dinamometría de mano es una exploración sencilla que permite evaluar la fuerza muscular a ese nivel; ofrece una información clínica muy relevante. Es necesario seguir un protocolo bien establecido para que se obtengan unos resultados precisos y disminuir la variabilidad. La dinamometría de mano es una evaluación clínica muy útil en la práctica habitual, capaz de detectar cambios pequeños. Se debe tener en cuenta que el paciente, de manera ideal, debe estar clínicamente estable, ya que la fuerza muscular se afecta por situaciones agudas (fiebre, hipotensión, alteraciones hidroelectrolíticas, etcétera).

Los puntos de corte más utilizados son los que propone el EWGSOP-2: (< 27 kg en varones y 16 en mujeres). Estos puntos se corresponden con –2 DS del que se observa en las personas jóvenes de una tabla de referencia que incluye 12 estudios realizados en población británica, con más de 60.000 observaciones, en varones y mujeres de un amplio rango de edad. Disponemos de un estudio realizado en población española, que incluye tablas de referencia con percentiles para varones y mujeres de distintos grupos de edad, para el dinamómetro Collins® y para Jamar®. En este caso, el punto de corte se establece por debajo del percentil 5, por sexo y grupo de edad. El descenso de la fuerza muscular valorada por dinamometría de mano ofrece una información clínica muy relevante. Se ha relacionado con un aumento de la mortalidad por distintas causas y de complicaciones.

Prueba de levantarse de la silla (stand-up test)

Esta prueba evalúa la capacidad del sujeto para levantarse de una silla sin apoyo, midiendo el tiempo que tarda en realizarlo 5 veces seguidas o evaluando cuántas veces es capaz de levantarse y sentarse en un tiempo concreto (habitualmente, 30 segundos) y tiene un elevado valor pronóstico de mortalidad y complicaciones. Aunque se utiliza como método de valoración de la fuerza en los músculos de los miembros inferiores, también evalúa el balance y la capacidad de ejercicio y es una de las evaluaciones que incluye la *Short Physical Performance Battery* (SPPB).

Se dispone de puntos de corte basados en la evaluación de la población Health-ABC, un estudio longitudinal con más de 3.000 varones y mujeres sin discapacidad de 70-79 años. En el caso del tiempo para levantarse 5 veces se considera normal por debajo de 17 segundos, que corresponde, aproximadamente, al percentil 20 en esta población. Los pacientes con un test patológico presentan más riesgo de discapacidad, hospitalización y mortalidad.

En cuanto a la prueba de evaluar cuántas veces puede el paciente sentarse y levantarse en un periodo de 30 segundos/15 segundos, se consideran valores de referencia los que aparecen en la tabla 4-1 ajustado a sexo y edad y corresponden a los valores normativos de una población de referencia de 2.140 varones y mujeres mayores de 60 años, tomando como variables de desenlace la discapacidad funcional moderada, definida por el cuestionario CPF (*Composite Physical function Scale*) y el porcentaje de descenso de la capacidad física. Recientemente, se han publicado también valores de referencia para población más joven. Este test es capaz también de predecir la mortalidad y las complicaciones en distintas poblaciones.

Funcionalidad

Prueba de levantarse y caminar (timed up&go, TUG)

En esta prueba se evalúa el tiempo que tarda el sujeto en levantarse de una silla sin apoyo, caminar 3 metros, dar la vuelta y volver a sentarse. Se ha utilizado clásicamente para evaluar el riesgo de discapacidad y caídas en personas mayores. Se han publicado varios estudios para evaluar esta capacidad de predicción, recogidos en distintos metanálisis, que, en general, muestran que un resultado patológico es capaz de predecir resultados clínicos, como caídas, discapacidad, hospitalización o mortalidad. Recientemente, se han incorporado distintas tecnologías (acelerómetros, etcétera) para mejorar la sensibilidad de este test (iTUG).

Velocidad de la marcha (gait speed)

Esta prueba se utiliza en el diagnóstico tanto de la fragilidad como de la sarcopenia. Consiste en pedir a la persona que recorra 4 metros de distancia a su ritmo de marcha habitual y medir el tiempo que tarda en llevarlo a cabo. En general, se considera un punto de corte "universal" de 0,8 m/seg, que no tiene en cuenta factores importantes, como el sexo, la talla o la edad.

Una velocidad de la marcha patológica se asocia con un mayor riesgo de mortalidad por cualquier causa y de resultados clínicos adversos, como caídas, hospitalización, complicaciones postoperatorias y deterioro cognitivo, entre otras.

Pruebas de capacidad funcional

La Batería Corta de Desempeño Físico o *Short Physical Performance Battery* (SPPB) es una de las pruebas más validadas para detectar la fragilidad y predecir la discapacidad y se ha utilizado especialmente en las personas mayores.

Esta Batería consta de varias pruebas, que se realizan de manera consecutiva y secuencial:

- Test de equilibrio. En esta prueba se solicita al paciente que permanezca con los pies juntos durante 10 segundos.
- Test de velocidad de la marcha: el paciente debe recorrer 2,4 o 6 metros, a ritmo normal, y registrar la mejor de dos evaluaciones.
- Test de levantarse de la silla, 5 repeticiones. Esta prueba puede predecir resultados clínicos en distintas poblaciones, como mor-

talidad, deterioro cognitivo, discapacidad, entre otros.

Variables de valoración morfofuncional® que se deben incluir en un informe nutricional (Tabla 4-2):

PRUEBAS BÁSICAS
- Antropometría:
  - Peso (kg).
  - Talla (m).
  - Índice de masa corporal (IMC).
  - Circunferencia del brazo (cm).
  - Circunferencia de la pantorrilla (cm).
- Dinamometría (kg).
- *Test Short Physical Performance Battery* (SPPB) (puntos).

PRUEBAS AVANZADAS
- Bioimpedancia:
  - Resistencia/Reactancia (Ohm).
  - Ángulo de Fase (°).
  - Estimaciones de composición corporal:
    - Índice de masa celular (kg/m^2).
    - Índice de masa libre de grasa (kg/m^2).
    - Índice de masa grasa (kg/m^2).
    - Masa apendicular esquelética (kg/m^2).
- Ecografía muscular (recto anterior del cuádriceps):
  - Eje de Fuerza (eje Y) (cm).
  - Área Muscular (cm^2).
  - Índice de Área Muscular (cm^2/m^2).
  - Índice X-Y.
- DEXA:
  - Masa grasa (kg).
  - Índice de masa grasa (kg/m^2).
  - Masa apendicular esquelética (kg).
  - Índice de masa apendicular esquelética (kg/m^2).
- TC muscular:
  - Área muscular esquelética (cm^2).
  - Índice de masa muscular esquelética (cm^2/m^2).
  - Atenuación (Unidades Hounsfield).
- Prueba de levantarse de la silla y caminar (*test timed up and go*) (segundos).
- Prueba de velocidad de la marcha (m/s).

Tabla 4-2. Variables que se pueden determinar con pruebas de composición corporal en la valoración morfofuncional® de pacientes con desnutrición relacionada con la enfermedad

	Composición	Función
Pruebas de composición corporal		
Antropometría clásica	Perímetro de la pantorrilla (cm)	
Bioimpedanciometría	Índice de masa libre de grasa (kg/m²) Índice de masa muscular esquelética apendicular (kg/m²)	Ángulo de fase (°)
Ecografía muscular (recto anterior del cuádriceps)	Eje de fuerza (eje Y) (cm) Área muscular (cm²) Índice de área muscular (cm²/m²)	Ecogenicidad (%) Índice X-Y
DEXA	Índice de masa muscular apendicular esquelética (kg/m²) Masa grasa (kg)	–
Tomografía computarizada	Área muscular esquelética (m²) Índice de masa muscular esquelética (cm²/m²)	Atenuación (HU)
Pruebas de función muscular		
Pruebas de fuerza muscular	–	Fuerza muscular (kg)
Pruebas de capacidad funcional	–	Fuerza (kg), equilibrio, balance (seg)

DEXA: absorciometría de rayos X de energía dual.

CONCLUSIONES

La valoración nutricional a través de la evaluación morfofuncional del estado nutricional ha abierto un camino difícil de cerrar, aportando pruebas que nos permiten conocer mejor la composición y función corporal de nuestro paciente con desnutrición relacionada con la enfermedad. Esta situación nos permite realizar en la consulta un diagnóstico más certero de la desnutrición y la sarcopenia, añadiendo variables que antes solo podíamos utilizar en protocolos de investigación. Además, estas técnicas nos permiten monitorizar de manera más razonada el tratamiento médico nutricional planteado en los pacientes.

No obstante, la utilidad de estas pruebas viene dada por la selección adecuada de las variables a medir en cada circunstancia y de las limitaciones de cada prueba y determinación en las distintas patologías.

En este sentido, la valoración morfofuncional® no debe ser realizar todas las pruebas en todas las personas, sino realizar las pruebas necesarias en función de la patología, el estadio de la desnutrición, y siempre de la mejor manera para poder completar la valoración nutricional.

El objetivo último de la valoración morfofuncional® debe ser, por tanto, obtener la información suficiente para poder diagnosticar, realizar un tratamiento médico nutricional adecuado a la situación clínica del paciente y monitorizar su efecto con las pruebas diagnósticas disponibles.

BIBLIOGRAFÍA

- Adam CE, Fitzpatrick AL, Leary CS, *et al*. International Journal of Environmental Research and Public Health, 2021;18(7). The association between gait speed and falls in community dwelling older adults with and without mild cognitive impairment. https://doi.org/10.3390/ijerph18073712
- Aleixo GFP, Shachar SS, Nyrop KA, Muss HB, Malpica L, Williams GR. Myosteatosis and prognosis in cancer: Systematic review and meta-analysis. Crit Rev Oncol Hematol 2020;145:102839. https://doi.org/10.1016/j.critrevonc.2019.102839.
- Álvarez-Hernández M, Planas Vila M, León-Sanz A, García de Lorenzo S, Celaya-Pérez P, García-Lorda A, Araujo K, Sarto Guerri B; on behalf of the PREDyCES® researchers Prevalence and costs of malnutrition in hospitalized patients; the PREDyCES®Study
- Prevalencia y costes de la malnutrición en pacientes hospitalizados; estudio PREDyCES® Nutr Hosp. 2012;27(4).
- Barazzoni R, Jensen GL, Correia MITD, *et al*. Guidance for assessment of the muscle mass phenotypic criterion for the Global Leadership Initiative on Malnutrition (GLIM) diagnosis of malnutrition. Clin Nutr 2022;41: 1425-33. https://doi.org/10.1016/j.clnu.2022.02.001.
- Bellido D, García-García C, Talluri A, Lukaski HC, García-Almeida JM. Future lines of research on phase angle: Strengths and limitations. Rev Endocr Metab Disord. 2023;24:563-83. https://doi.org/10.1007/s11154-023-09803-7.
- Campa F, Coratella G, Cerullo G, *et al*. New bioelectrical impedance vector references and phase angle centile curves in 4,367 adults: The need for an urgent update after 30 years. Clin Nutr Edinb Scotl. 2023;42:1749-58. https://doi.org/10.1016/j.clnu.2023.07.025.
- Campa F, Colognesi LA, Moro T, *et al*. Effect of resistance training on bioelectrical phase angle in older adults: a systematic review with meta-analysis of randomized controlled trials. Rev Endocr Metab Disord. 2023;24:439–49. https://doi.org/10.1007/s11154-022-09747-4.
- Cederholm T, Jensen GL, Correia MITD, *et al*. GLIM criteria for the diagnosis of malnutrition -A consensus report from the global clinical nutrition community. Clin Nutr Edinb Scotl. 2019;38:1-9. https://doi.org/10.1016/j.clnu.2018.08.002.
- Celis-Morales CA, Welsh P, Lyall DM, *et al* (Online) 2018; 361. Associations of grip strength with cardiovascular, respiratory, and cancer outcomes and all cause mortality: Prospective cohort study of half a million UK Biobank participants. https://doi.org/10.1136/bmj.k1651
- Cruz-Jentoft AJ, Bahat G, Bauer J, *et al*. Sarcopenia: revised European consensus on definition and diagnosis. Age Ageing. 2019;48:16-31. https://doi.org/10.1093/ageing/afy169.
- García-Almeida JM, García-García C, Ballesteros-Pomar MD, *et al*. Expert Consensus on Morphofunctional Assessment in Disease-Related Malnutrition. Grade Review and Delphi Study. Nutrients 2023;15:612. https://doi.org/10.3390/nu15030612.
- Li X, Lang X, Peng S, *et al*. Calf Circumference and All-Cause Mortality: A Systematic Review and Meta-Analysis Based on Trend Estimation Approaches. J Nutr Health Aging 2022;26:826-38. https://doi.org/10.1007/s12603-022-1838-0.
- López-Gómez JJ, Benito-Sendín Plaar K, Izaola-Jauregui O, *et al*. Muscular Ultrasonography in Morphofunctional Assessment of Patients with Oncological Pathology at Risk of Malnutrition. Nutrients 2022;14:1573. https://doi.org/10.3390/nu14081573.
- López-Gómez JJ, García-Beneitez D, Jiménez-Sahagún R, *et al*. Nutritional Ultrasonography, a Method to Evaluate Muscle Mass and Quality in Morphofunctional Assessment of Disease Related Malnutrition. Nutrients 2023;15:3923. https://doi.org/10.3390/nu15183923.
- de Luis D, Primo D, Izaola O, Gómez Hoyos E, López Gómez JJ. Relationship of circulating resistin levels with muscle mass determined by bioelectrical impedance in females with obesity. Endocrinol Diabetes Nutr 2023;70:468-75. https://doi.org/10.1016/j.endien.2023.03.023.
- de Luis Roman D, García Almeida JM, Bellido Guerrero D, et al. Ultrasound Cut-Off Values for Rectus Femoris for Detecting Sarcopenia in Patients with Nutritional Risk. Nutrients. 2024 May 21;16(11):1552. doi: 10.3390/nu16111552. PMID: 38892486; PMCID: PMC11174631.
- Ortega-Bastidas P, Gómez B, Aqueveque P, Luarte-Martínez S, Cano-de-la-Cuerda R. Sensors. 2023;23(7). Instrumented Timed Up and Go Test (iTUG)-More Than Assessing Time to Predict Falls: A Systematic Review. In. https://doi.org/10.3390/s23073426
- Pavasini R, Guralnik J, Brown JC, *et al*. BMC Medicine, 2016; 14(1). Short Physical Performance Battery and all-cause mortality: Systematic review and meta-analysis. https://doi.org/10.1186/s12916-016-0763-7
- Sánchez Torralvo FJ, Porras N, Abuín Fernández J, *et al*. Nutrición Hospitalaria. 2018. Normative reference values for hand grip dynamometry in Spain. Association with lean mass. https://doi.org/10.20960/nh.1052
- Studenski S, Perera S, Patel K, *et al*. JAMA. 2011 305(1). Gait speed and survival in older adults. https://doi.org/10.1001/jama.2010.1923
- van der Werf A, Langius JAE, de van der Schueren MAE, *et al*. Percentiles for skeletal muscle index, area and radiation attenuation based on computed tomography imaging in a healthy Caucasian population. Eur J Clin Nutr 2018;72:288-96. https://doi.org/10.1038/s41430-017-0034-5.
- Walowski CO, Braun W, Maisch MJ, *et al*. Reference Values for Skeletal Muscle Mass -Current Concepts and Methodological Considerations. Nutrients. 2020;12. https://doi.org/10.3390/nu12030755.
- Western MJ, Malkowski O. S. International Journal of Environmental Research and Public Health. 2022; 19(23). Associations of the Short Physical Performance Battery (SPPB) with Adverse Health Outcomes in Older Adults: A 14-Year Follow-Up from the English Longitudinal Study of Ageing (ELSA). https://doi.org/10.3390/ijerph192316319
- Zhou H-H, Liao Y, Peng Z, Liu F, Wang Q, Yang W. Association of muscle wasting with mortality risk among adults: A systematic review and meta-analysis of prospective studies. J Cachexia Sarcopenia Muscle. 2023;14:1596-612. https://doi.org/10.1002/jcsm.13263.

ABSTRACT GRÁFICO AG-4

Puntos de corte en variables objetivo en valoración morfofuncional®

	VARIABLE	HOMBRE	MUJER
			> 70 años → 22 < 70 años → 20
Antropometría	Índice de masa corporal (kg/m²)	34	33
	Circunferencia pantorrilla (cm)	5-7	5-7
	Ángulo de fase (°)	17	15
BIA	Índice de masa libre de grasa (kg/m²)	< 7	< 5,5
	Índice de masa apendicular esquelética (kg/m²)	1,04	0,96
Ecografía nutricional®	Eje Y (cm)	3,48	2,4
	Área muscular (cm²)	4,63	4,95
	Índice X/Y		
DXA	Índice de masa muscular esquelética (kg/m²)	7	5,4
TAC	Área muscular esquelética (cm²)	134	89,2
	Índice de área muscular (SMI) (cm²/m²)	41,6	32
	Coeficiente de atenuación (unidades Hounsfield)	29,3	22
Fuerza muscular	Dinamometría (kg)	27	16
	Test de levantarse de la silla (seg)	15	15
Pruebas funcionales	Test Get Up and Go (seg)	20	20
	Short Physical Performance Battery	≤ 8 puntos	≤ 8 puntos
	Test de la marcha (m/s)	0,8	0,8

Outcomes en VMF

BIA
Ángulo de fase (°)
Resistencia (ohm)
Reactancia (ohm)

Ecografía nutricional®
Índice masa libre de grasa (kg/m²)
Eje Y (cm)
Área (cm²)
X/Y
Ecogenicidad

DXA
Índice masa apendicular esquelética (kg/m²)

TAC
Área muscular esquelética (cm²)
Índice de área muscular (cm²)
Ecointensidad (unidades Hounsfield)

COMPOSICIÓN (desnutrición)

FUNCIÓN (sarcopenia)

Investigación traslacional en la valoración morfofuncional® 5

A. D. Herrera Martínez, S. León Idougourram y A. Calañas Continente

INTRODUCCIÓN

La sarcopenia es una enfermedad multifactorial que se caracteriza por una disminución en la masa del músculo esquelético, la fuerza y el rendimiento físico. Histológicamente, la característica patológica principal de la sarcopenia es una disminución en el tamaño y número de células musculares, que resulta en una disminución de la masa y la fuerza muscular. Aunque originalmente se asoció con el envejecimiento, actualmente se conoce su papel en el desarrollo y la evolución clínica de diferentes enfermedades, debido a su asociación con peor pronóstico y mayor morbimortalidad. Estos cambios se reflejan gracias a diferentes técnicas que utilizamos en la valoración morfofuncional® (VMF), gracias a la disminución de parámetros en la bioimpedanciometría (masa magra, masa muscular, masa celular corporal (BCM) y ángulo de fase), ecografía nutricional® (disminución del área y eje vertical del músculo recto femoral, disminución de la ecogenicidad muscular), percentiles bajos en la dinamometría o empeoramiento en las pruebas funcionales.

Los mecanismos fisiopatológicos de la sarcopenia son un motivo actual de interés, debido a su complejidad y desconocimiento. En este sentido, cada vez es mayor la evidencia sobre el papel de la inflamación crónica de bajo grado en el deterioro muscular; sin embargo, su combinación con otros factores probablemente se asocia con un empeoramiento del estado clínico de los pacientes, debido a un aumento exponencial de la respuesta inmune. Entre estos factores adicionales se han descrito mediadores inflamatorios (citoquinas, mioquinas y adipoquinas), el estrés oxidativo, la disbiosis bacteriana, el aumento de la permeabilidad intestinal y la propia inmunosenescencia. De ahí el interés en combinar el estudio de estos factores etiológicos con variables clínicas objetivas, que permitan establecer una relación de causalidad y/o direccionalidad, con el fin de aumentar el conocimiento sobre la fisiopatología de la sarcopenia y la identificación de estrategias terapéuticas más eficaces y personalizadas según el estado clínico del paciente.

Diferentes estudios sugieren que los procesos de activación de la respuesta inflamatoria, producción y liberación de interleuquinas proinflamatorias, activación del sistema del complemento, producción de autoanticuerpos y sobreexpresión de moléculas del complejo mayor de histocompatibilidad de clase II contribuyen a la patogénesis de la sarcopenia, especialmente, en enfermedades crónicas. Sin embargo, todavía no se dispone de un marcador clínico específico que refleje esa situación. Por esto, la investigación traslacional permitiría una convergencia entre variables clínicas y moleculares, es decir, poder determinar clinicamente el grado de cambio molecular que está ocurriendo en el paciente. Este tipo de aproximaciones permitiría, entre otras cosas, poder determinar el estado clínico-molecular de un paciente, diseñar estrategias terapéuticas más personalizadas, poder valorar su eficacia y hacer modificaciones de forma precoz y, finalmente, poder identificar nuevos marcadores diagnósticos y estrategias terapéuticas.

INTERLEUQUINAS, SARCOPENIA Y VALORACIÓN MORFOFUNCIONAL®

Las interleuquinas (IL) son moléculas moduladoras de la inflamación, que proceden de diversos tejidos, incluido el músculo. En condiciones de normalidad mantienen el equilibrio entre el anabolismo y el catabolismo del músculo esquelético. Sin embargo, durante el envejecimiento, las IL proinflamatorias se acumulan, provocando una activación crónica del inflamasoma como generador de la respuesta inmune innata. La evidencia científica en el ámbito de la nutrición demuestra que el desequilibrio, en favor de la activación descontrolada y mantenida de la inflamación, puede determinar atrofia y disfunción muscular, al provocar mayor reclutamiento de células inflamatorias, defecdos en la capacidad de reparación tisular y resistencia a la insulina. Estos cambios son difíciles de demostrar, al utilizar el peso o el IMC (índice de masa corporal) como parámetros nutricionales; sin embargo, el uso de nuevas técnicas que reflejan el estado de diferentes compartimientos corporales y celulares (a través de la VMF) refleja mejor estos cambios desde etapas incipientes.

Las IL proinflamatorias también están relacionadas con el estrés oxidativo, que, junto a la inflamación crónica, están implicados en el desarrollo de sarcopenia. Actúan provocando disfunción mitocondrial con producción excesiva de especies reactivas de oxígeno (ROS), cuya acumulación es un determinante común en la pérdida de cantidad y calidad muscular. Estas ROS también inducen proteólisis muscular, al estimular al sistema ubiquitina-proteasoma, la principal vía que interviene en la degradación de las proteínas y que, también, puede estar estimulada por la vía del factor nuclear κB (NF-κB), activada a su vez por IL proinflamatorias. En definitiva, todo este ambiente de oxi-inflamación da lugar a un músculo deteriorado que induce una respuesta inflamatoria crónica persistente, resultando en un círculo vicioso.

Además de los valores alterados de IL proinflamatorias y antiinflamatorias se han descrito alteraciones en adipoquinas y mioquinas en el envejecimiento. Estas pueden favorecer el desarrollo de inflamación sistémica crónica, enfermedades metabólicas y mayor riesgo de sarcopenia. Diferentes IL proinflamatorias se han implicado en el desarrollo y/o progresión de la sarcopenia; algunas de ellas, como IL-6, IL-8 y TNF-α desempeñan un papel significativo.

En el caso de TNF-α, se ha demostrado su aumento en la musculatura esquelética como respuesta a una mayor infiltración muscular de macrófagos y al envejecimiento de las células musculares. Diferentes determinaciones de fuerza muscular, a través de pruebas funcionales, muestran una relación inversa con las concentraciones circulantes y locales de este factor, sugiriendo su papel en el desarrollo y la evolución de la sarcopenia.

La IL-6 es una citoquina proinflamatoria, que, tras una lesión o infección, interviene en la defensa y reparación de tejidos. Sin embargo, su sobreproducción mantenida y la desregulación de su señalización pueden contribuir al desarrollo de inflamación crónica. Se ha demostrado una asociación entre disminución de masa y fuerza muscular (determinadas mediante pruebas funcionales) y concentraciones altas de IL-6, como probable mediador del catabolismo muscular. Diversos metaanálisis también han demostrado que las concentraciones altas de IL-6 se correlacionan con algunos parámetros de VMF, como la disminución de la masa muscular apendicular y de la dinamometría, lo que indica que puede actuar como biomarcador potencial de la sarcopenia. La IL-6 ejerce sus efectos perjudiciales al regular positivamente la vía de la ubiquitina-proteasoma y la vía NF-κB, y, por otra parte, disminuye los estímulos hormonales y la adiponectina, reduciendo la síntesis proteica muscular. Sin embargo, existen otros estudios que no han podido confirmar la relación negativa entre la IL-6 y la masa y fuerza muscular; también se han observado diferencias respecto al género que pueden influir en esta asociación, por lo que los cambios en las concentraciones de IL-6 requieren una interpretación cuidadosa. Otros estudios también han descrito su aumento en pacientes con sobrepeso, obesidad y complicaciones metabólicas, como la diabetes mellitus tipo 2 (DM2), sugiriendo que su participación como mediador de inflamación crónica puede formar parte de los mecanismos subyacentes de estas comorbilidades, afectando su aparición y su curso clínico. En este contexto se ha propuesto un papel en el desarrollo y algunos fenotipos de la obesidad sarcopénica, especialmente, en mujeres posmenopáusicas. Este fenotipo es solo identificable utilizando parámetros de VMF, como la determinación de la masa muscular esquelética (corregida por talla).

En respuesta al ejercicio, la IL-6 participa en la activación, proliferación y diferenciación de células madres musculares y regula la hemostasis de la glucosa, mejorando la sensibilidad a la insulina y el metabolismo energético en general (probablemente, al favorecer el aumento de IL antiinflamatorias como la IL-10 e inhibiendo IL proinflamatorias como el TNF-α). Desde el punto de vista clínico sería necesaria la realización de estudios de composición corporal para valorar cambios, como el grado de modificación en la masa magra, la BCM y el ángulo de fase en relación a los cambios identificados en las células musculares. Esto permitiría identificar un umbral mínimo de respuesta terapéutica esperable a una intervención nutricional o multinodal.

Por su parte, la IL-10, como citoquina antiinflamatoria media la conversión de los macrófagos a un fenotipo antiinflamatorio e inhibe la producción de citoquinas proinflamatorias, como la IL-6 y el TNF-α. No obstante, la relación entre la IL-10 y la sarcopenia aún no está clara. Se ha observado que las concentraciones de IL-10 e IL-6 aumentan en pacientes ancianos con sarcopenia, así como la relación IL-6/IL-10, lo que sugiere que el aumento de IL-10 podría ser un mecanismo compensatorio provocado para suprimir los efectos de una mayor expresión de IL-6. Sin embargo, cantidades suprafisiológicas de IL-10 pueden afectar al crecimiento y a la regeneración muscular después una lesión, por lo que tiene un efecto dependiente de la dosis sobre la función antiinflamatoria.

IL-1 (IL-1α, IL-1β) e IL-18 participan en la inflamación crónica asociada al envejecimiento. IL-1β tiene un efecto proinflamatorio; es producida principalmente por los macrófagos y actúa regulando moléculas de adhesión en las células endoteliales importantes para el reclutamiento de neutrófilos y monocitos, y, al mismo tiempo, es una señal para la activación del inflamasoma. Se sabe que el soporte nutricional mejora la funcionalidad y disminuye la mortalidad en ancianos, por lo que la valoración de estas IL en paralelo a una VMF podría sugerir mecanismos moleculares relacionados con esta mejoría en el pronóstico clínico y en la evolución de pacientes frágiles.

La IL-8 también es una citoquina proinflamatoria; sus concentraciones elevadas pueden ser responsables de la reducción de la ganancia de fuerza durante el entrenamiento de resistencia; en personas mayores se asocia con menor masa magra en miembros inferiores y a mayor riesgo de sarcopenia. Además, su secreción por el tejido adiposo también está relacionada con otras enfermedades metabólicas. Sin embargo, hasta la fecha, el papel de la señalización molecular de IL-8 en la sarcopenia aún no se ha dilucidado.

Recientemente, se han descrito otro tipo de IL en pacientes con sarcopenia; por ejemplo, se ha descrito un aumento en las concentraciones de IL-17 en pacientes mayores con sarcopenia. En este sentido, se cree que la IL-17 altera la contracción muscular y debilita el músculo esquelético; de forma específica afecta al estrés del retículo endoplásmico, el desequilibrio del calcio y a la liberación de IL-6 y del ligando de quimioquina CC20. Todos estos factores estimulan la infiltración de células inmunes inflamatorias, por lo que la IL-17 estaría relacionada con la supresión de la diferenciación miogénica y la migración de células musculares. La combinación de estos estudios moleculares con la VMF permitiría valorar el grado de repercusión clínica de estos cambios y la identificación de a partir de qué valores debe iniciarse una intervención nutricional o multimodal precoz.

Siguiendo esta línea de pensamiento, la regulación de la secreción de IL proinflamatorias representa un motivo de interés e investigación, con el objetivo del desarrollo de nuevas dianas terapéuticas que favorezcan la preservación de la masa muscular y que permitan valorar la eficacia de intervenciones nutricionales y/o actividad física.

INFLAMASOMA, SARCOPENIA Y VALORACIÓN MORFOFUNCIONAL®

El inflamasoma es un complejo intracelular multiproteico que desempeña un papel central en la inmunidad innata y es responsable de la activación de la respuesta inflamatoria. Este complejo está compuesto por algunas familias de receptores de reconocimiento de patrones (PRR), incluido el dominio de unión a nucleótidos, las proteínas que contienen repeticiones ricas en leucina (NLR o receptores tipo NOD) y los receptores ausentes en el melanoma tipo 2 (tipo AIM2). Los receptores tipo NOD y tipo AIM pueden oligomerizarse y actuar como andamios activadores de la caspasa-1, por ejemplo, activando a la familia proinflamatoria IL-1, mediante la producción de IL-18 e IL-1β. La actividad de estos componentes del inflamasoma está regulada por diferentes proteínas reguladoras, vías metabólicas y un centro mitocondrial regulador. En consecuencia, la activación de estos componentes del inflamasoma produce una activación de cascadas inflamatorias, que pueden provocar en algunos casos alteraciones del ciclo celular y daño al ADN.

Los inflamasomas se han relacionado con una variedad de enfermedades, principalmente, trastornos de tipo autoinmune y metabólicos, como aterosclerosis, DM2, obesidad y la sarcopenia. Algunos estudios han descrito que los componentes del inflamasoma están desregulados en varios tejidos/células, incluidas las células mononucleares de sangre periférica (PBMC), y que estos cambios podrían estar asociados con el desarrollo de varias enfermedades, incluidas las autoinmunes (p. ej., esclerosis múltiple), neurodegenerativas (p. ej., Alzheimer o enfermedad de Parkinson) o aterosclerosis, y en estos escenarios recientemente se han empezado a asociar con parámetros de composición corporal que forman parte de la VMF.

Existe una relación claramente establecida entre inflamación y desnutrición, específicamente, con la pérdida de masa magra, el tamaño muscular, su celularidad y la cantidad de proteína en las extremidades inferiores. Pero la información disponible sobre los efectos y la utilidad del inflamasoma en nutrición es limitada. De aquí, la importancia de identificar qué parámetros de la VMF se correlacionan con algunos de sus componentes y establecer la medida de esta asociación para poder predecir qué tanto se modificaría uno en función del otro. Hay publicaciones que han descrito que la pérdida de peso debida a la restricción calórica reduce el estrés oxidativo y la activación del inflamasoma del tejido adiposo en humanos con DM2, lo que se refleja en reducciones de las concentraciones de PCR y TNFα; además, regula positivamente vías que inhiben la activación de algunos componentes del inflamasoma, incluido el NLRP3. El NLRP3 se ha descrito ampliamente en la obesidad y está regulado positivamente en el tejido adiposo subcutáneo y visceral de pacientes con obesidad, por lo que su estudio en paralelo a la ecografía nutricional® (de tejido adiposo abdominal), aparte de la impedanciometría, podría aportar información adicional para su determinación indirecta mediante métodos no invasivos. Además, la expresión de NLRP3 se ha correlacionado positivamente con un mayor IMC y resistencia a la insulina, así como negativamente con las concentraciones de adiponectina. Sin embargo, no se ha asociado con IMC (ni otros parámetros de composición corporal determinados a través de la VMF) en cohortes de pacientes oncológicos con desnutrición. Esto sugiere que su modulación por restricción calórica ocurre específicamente en pacientes con obesidad y siempre que no haya desnutrición.

Algunos estudios indican que NLRP3 participa en la pérdida del potencial glucolítico muscular asociado a la edad. Su bloqueo evita la disminución del tamaño de las miofibras glucolíticas y la reducción en la actividad de las enzimas glucolíticas en el músculo durante el envejecimiento, por lo que el desarrollo de estrategias terapéuticas que lo bloqueen parcial o totalmente permitiría favorecer el anabolismo muscular.

En un estudio realizado en pacientes con carcinoma de cabeza y cuello se encontró que la expresión de CDKN1B (p27), un regulador del ciclo celular y del daño del ADN, fue el marcador más específico para diferenciar la desnutrición en dichos pacientes. El motivo de tal hallazgo se relaciona, probablemente, con el hecho de que los nutrientes actúan como factores de crecimiento para el crecimiento y proliferación celular; por lo tanto, como consecuencia de la inhibición en la proliferación de las células musculares en pacientes desnutridos se puede afectar la expresión de este tipo de componentes. Otro componente del inflamasoma, la citoquina CCL2, se ha correlacionado negativamente con el área muscular del recto femoral del cuádriceps y con marcadores lipídicos (colesterol-HDL y triglicéridos). También es un marcador preciso para discriminar a pacientes con desnutrición y ángulo de fase estandarizado < 1,65 (que es un factor pronóstico de mortalidad en pacientes con tumores sólidos). Las concentraciones de CCL2 aumentan después de una lesión muscular y es un factor necesario para la recuperación muscular y la regeneración de tejidos, por lo que su aumento es esperable en pacientes con cáncer, ya que se caracterizan por un estado catabólico, con un aumento del recambio de proteínas del músculo esquelético.

Los resultados actuales sugieren una importante participación del inflamasoma en la homeostasis del músculo en pacientes con desnutrición y/o sarcopenia, pero el papel específico de su modulación en la nutrición requiere mayor investigación enfocada a la identificación de marcadores indirectos no invasivos y de estrategias terapéuticas dirigidas a inhibir las vías catabólicas y favorecer componentes con función muscular anabólica.

MICROARN, SARCOPENIA Y VALORACIÓN MORFOFUNCIONAL®

Los microARN (miARN) son pequeñas moléculas de ARN no codificantes que regulan la expresión génica a nivel postranscripcional. Generalmente, actúan sobre la expresión genética, mediante el silenciamiento o degrada-ción de los ARNm, y están implicados en la regulación de varios procesos biológicos, como la diferenciación celular, la proliferación, la apoptosis y el desarrollo embrionario y tisular. Diferentes estudios han encontrado cambios en la expresión de miARN en músculo y/o sangre (tanto en suero como en plasma) de pacientes con sarcopenia.

Actualmente se han descrito cambios en la expresión de al menos 13 miARN en músculo y sangre de humanos con sarcopenia (miARN -10a-3p, -19a, -21, 34a, -92a-3p, 185-3p, 194-3p, -203a-3p, -326, -424-5p, -532-5p, -576-5p y -760). Entre ellos, la expresión de tres en el músculo (miARN-19a, -34a y -424-5p), ocho en plasma (miARN-10a-3p, -92a-3p, -185-3p, -194-3p, -326, -532-5p, -576-5p y -760), y dos en suero (miARN-21 y -203a-3p) se han asociado con parámetros de actividad muscular, que incluyen debilidad, disminución en la resistencia y/o energía, mayor lentitud y menores grados de actividad física. Asimismo, se han relacionado con la expresión de algunas moléculas de señalización que están relacionadas con la sarcopenia.

La importancia de la detección de cambios en las concentraciones musculares y circulantes de miARN se relacionan con el hecho de que puedan ser modulados para prevenir o revertir la sarcopenia. En este sentido, varios estudios en miocitos cultivados in vitro sugieren posibles efectos sobre la sarcopenia, específicamente efectos en el diámetro del miotubo (miARN-181ª, miRNA-672-5p), regulación de la proliferación celular y apoptosis muscular (miRNA-203a-3p, miRNA-434-3p),modulación de la expresión de factores de transcripción involucrados en la distrofia muscular y el envejecimiento (miARN-455-3p), cambios en la osteoblastogénesis y la mineralización (miRNA-672-5p).

Aunque los estudios sobre miARN y composición corporal en humanos son muy limitados, la determinación de su papel como predictores de la evolución clínica de la sarcopenia y especialmente su modulación como diana terapéutica, representa actualmente un motivo creciente de investigación traslacional debido a que la terapia génica representa el futuro terapéutico de muchas enfermedades, en al sarcopenia permitiría modular vías de señalización enteras en diferentes puntos, evitando pérdida de masa muscular e incluso favoreciendo la ganancia de la misma.

CONCLUSIONES

En resumen, la inflamación crónica está ampliamente reconocida como una de las causas fisiopatológicas de la sarcopenia. De ahí, el interés creciente en su estudio para comprender y poder modificar la evolución de esta condición clínica. Actualmente, se conoce que el aumento en las concentraciones circulantes y musculares de algunas IL se asocia con empeoramiento de la función muscular, adicionalmente, se ha demostrado que la expresión molecular de diferentes miARN y componentes del inflamasoma aumenta o disminuye en los músculos y la sangre de pacientes con sarcopenia, y su modulación produce cambios estructurales a nivel muscular. Por esto empieza a crearse evidencia de su relación con medidas de composición corporal detectadas mediante VMF, aunque los resultados son escasos por ahora. Todos estos marcadores son biomarcadores potenciales y objetivos de la terapia génica para la sarcopenia; sin embargo, su estudio y modulación necesita una traducción clínica que puede reflejarse a través de una VMF que combina varias técnicas y muestra diferentes compartimentos del paciente. Este tipo de investigación permitiría generar resultados de aplicabilidad a medio plazo, debido a que la VMF usa métodos no invasivos, es completa, económica y fácil de realizar. De ahí se deriva la importancia de validar estos parámetros clínicos e instrumentales con determinaciones moleculares, que además se confirmen con estudios *in vitro*, modelos *in vivo* y, posteriormente, ensayos clínicos para confirmar su utilidad como biomarcadores y dianas para la terapia génica en esta enfermedad.

BIBLIOGRAFÍA

- Bano G, Trevisan C, Carraro S, Solmi M, Luchini C, Stubbs B, *et al*. Inflammation and sarcopenia: A systematic review and meta-analysis. Maturitas. 2017 Feb;96:10-15.
- Camell C, Goldberg E Dixit VD. Regulation of Nlrp3 inflammasome by dietary metabolites. Semin Immunol. 2015;27(5):334-42.
- Chen GY, Nunez G. Sterile inflammation: sensing and reacting to damage. Nat Rev Immunol. 2010;10(12):826-37.
- Guo H, Callaway JB, Ting JP. Inflammasomes: mechanism of action, role in disease, and therapeutics. Nat Med. 2015;21(7):677-87.
- León-Idougourram S, Pérez-Gómez JM, Muñoz Jiménez C, L-López F, Manzano García G, Molina Puertas MJ, *et al*. Morphofunctional and Molecular Assessment of Nutritional Status in Head and Neck Cancer Patients Undergoing Systemic Treatment: Role of Inflammasome in Clinical Nutrition. Cancers (Basel). 2022 Jan 19;14(3): 494.
- Liang Z, Zhang T, Liu H, Li Z, Peng L, Wang C, Wang T. Inflammaging: The ground for sarcopenia? Exp Gerontol. 2022 Oct 15;168:111931.
- McBride MJ, Foley KP, D´Souza DM, Li YE, Lau TC, Hawke TJ, *et al*. The NLRP3 inflammasome contributes to sarcopenia and lower muscle glycolytic potential in old mice. Am J Physiol Endocrinol Metab. 2017;313(2): E222-E232.
- Pan L, Xie W, Fu X, Lu W, Jin H, Lai J, *et al*. Inflammation and sarcopenia: A focus on circulating inflammatory cytokines. Exp Gerontol. 2021 Oct 15;154: 111544.
- Prado CM, Purcell SA, Laviano A. Nutrition interventions to treat low muscle mass in cancer. J Cachexia Sarcopenia Muscle. 2020;11(2):366-80.
- Puthucheary ZA, Rawal J, McPhail M, Connolly B, Ratnayake G, Chan P, *et al*. Acute skeletal muscle wasting in critical illness. JAMA. 2013;310(15):1591-600.
- Ravussin E, Redman LM, Rochon J, Das SK, Fontana L, Kraus WE, Romashkan S, Williamson DA, Meydani SN, Villareal DT, Smith SR, Stein RI, Scott TM, Stewart TM, Saltzman E, Klein S, Bhapkar M, Martin CK, Gilhooly CH, Holloszy JO, Hadley EC, Roberts SB; CALERIE Study Group. A 2-Year Randomized Controlled Trial of Human Caloric Restriction: Feasibility and Effects on Predictors of Health Span and Longevity. J Gerontol A Biol Sci Med Sci. 2015;70(9):1097-104.
- Swanson KV, Deng M, Ting JP. The NLRP3 inflammasome: molecular activation and regulation to therapeutics. Nat Rev Immunol. 2019;19(8):477-89.
- Tuttle CSL, Thang LAN, Maier AB. Markers of inflammation and their association with muscle strength and mass: A systematic review and meta-analysis. Ageing Res Rev. 2020 Dec;64:101185.
- Wang T. Searching for the link between inflammaging and sarcopenia. Ageing Res Rev. 2022 May;77:101611.
- Yanai K, Kaneko S, Ishii H, Aomatsu A, Ito K, Hirai K, *et al*. MicroRNAs in Sarcopenia: A Systematic Review. Front Med (Lausanne). 2020;7:180.

ABSTRACT GRÁFICO AG-5

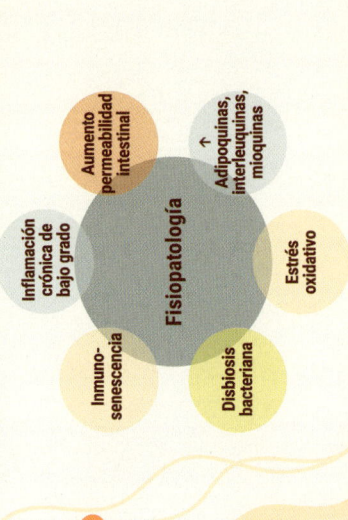

Investigación traslacional en la Valoración Morfofuncional® (VMF) de la DRE

Objetivos: Búsqueda de marcadores no invasivos predictores de evolución clínica y nuevas dianas terapéuticas incluida terapia génica

Fisiopatología

- Aumento permeabilidad intestinal
- Adipoquinas, interleuquinas, mioquinas ↑
- Inflamación crónica de bajo grado
- Estrés oxidativo
- Inmuno-senescencia
- Disbiosis bacteriana

mARNs	**Músculo:** miARN-19a, -34a y -424-5p **Suero:** miARN-21 y -203a-3p **Plasma:** miARN-10a-3p, -92a-3p, -185-3p, -194-3p, -326, -532-5p, -576-5p y -760 **Desregulación:** debilidad, disminución en la resistencia y/o energía, mayor lentitud y menores niveles de actividad física **Modulación:** cambios en el diámetro de miotubos, apoptosis y proliferación
Inflamosoma	**NLRP3** • Pérdida del potencial glucolítico muscular asociado a la edad • Obesidad **CDKN1B** Marcador diagnóstico de malnutrición **CCL2** Correlación negativa con el área muscular de rector femoral del cuádriceps y lípidos **Desregulación:** empeoramiento de inflamación, respuesta inflamatoria e inmune anómala
Interleuquinas	**Proinflamatorias:** TNF-α, IL-6, IL-8, IL-17 **Antinflamatorias:** IL-10 **Desregulación:** alteración en replicación celular muscular y vascular, debilidad muscular, disminución en la resistencia física, alteración en las fibras musculares, infiltración adiposa. Obesidad sarcopénica

Su estudio en paralelo a la VMF permite identificar métodos indirectos no invasivos de cambios moleculares, para poder diseñar estrategias terapéuticas personalizadas, realizar ajustes precoces de tratamiento e identificar potenciales dianas terapéuticas que favorezcan la recuperación muscular

Valoración morfofuncional®: protocolo técnico de medida

Protocolo técnico de la realización de las medidas de valoración morfofuncional® de la DRE. Parte I: morfología

6

I. M. Vegas Aguilar, R. Fernández Jiménez y M. García Olivares

TÉCNICAS CLÁSICAS

La historia nutricional

Para hacer una buena historia clínica es muy importante la entrevista con el paciente, ya que desempeña un papel fundamental para complementar la valoración y el plan terapéutico.

Valoración de la ingesta

La valoración de la ingesta permite evaluar el modo de alimentación de un individuo mediante el conocimiento de sus hábitos alimentarios, detectando si una ingesta insuficiente es la causante de la malnutrición.

Hay distintos métodos para valorar la ingesta, por ejemplo, el recordatorio 24 horas, la evaluación de la frecuencia de consumo de alimentos, la ingesta por cuartiles (25-50-75-100 %), registro dietético prospectivo.

Cuestionario de actividad física

Es interesante implementar el cuestionario internacional de actividad física (*International Physical Activity Questionnaire*, IPAQ) ya que nos dará información sobre el grado de actividad de nuestro paciente y sobre las horas de sueño para valorar el descanso. Este cuestionario tiene en cuenta: actividad física intensa y moderada (horas/semana)/actividad física ligera o caminar (horas/semana)/horas de descanso.

Antropometría

Peso: los cambios que se puedan observar no son del todo valorables, ya que no permite conocer la composición corporal.

Talla: paciente con los brazos relajados y de espaldas al tallímetro vertical. La estimación de la altura se puede realizar mediante la medida del antebrazo.

IMC: es el índice más utilizado de las medidas antropométricas, definiéndose mediante esta fórmula: peso [kg]/altura [m^2].

Pérdida de peso involuntaria: se calcula a través de la siguiente fórmula: (Peso habitual (kg) – Peso actual (kg)/Peso habitual x 100. Hay que prestar especial atención en las siguientes situaciones: > 10 % de pérdida de peso en 6 meses o > 5 % de pérdida de peso en 3 meses. De esta manera podemos analizar la gravedad según el porcentaje de pérdida de peso:

- Malnutrición moderada: 5-10 % (últimos 6 meses) o > 10-20 % (más 6 meses).
- Malnutrición severa: > 10 % (últimos 6 meses) o > 20 % (más 6 meses).

Pliegues y circunferencias: es el método de medición más utilizado en la clínica para identificar la masa grasa y magra en la exploración física. Existen limitaciones debido a la variabilidad interobservadores:

- Circunferencia braquial (CB): con el brazo doblado por el codo en ángulo recto, determinamos el punto medio entre el acromion del omóplato y la apófisis olecraniana del codo. El paciente deja colgar el brazo relajado junto al costado y medimos con una cinta métrica (desnutrición < 23,5 cm).
- Pliegue tricipital (PTC): en el punto donde se realizó la CB, con nuestra mano no dominante cogemos un "pellizco", separando la piel y el tejido (sin traccionar la masa

muscular) y con ayuda de un plicómetro realizamos la medida de su espesor.

- Circunferencia de la pantorrilla (CP): el paciente se coloca sentado con la pierna colgando o con los pies apoyados uniformemente; rodeamos con una cinta métrica el punto más ancho de la pantorrilla (según MNA, hay desnutrición cuando la CP < 31 cm).

TÉCNICAS AVANZADAS

Biompedanciometría eléctrica (BIA): es una técnica muy sencilla de realizar y que aporta mucha información morfológica y funcional del paciente.

Composición corporal y ángulo de fase: la BIA nos da información de parámetros crudos bioeléctricos, resistencia (Rz) y reactancia (Xc) y con ellos se puede calcular el ángulo de fase (AF): (AF = arco tangente (Xc/R) × 180°/¶). Por definición, el AF se asocia positivamente con la reactancia de los tejidos (asociada con la masa celular, integridad, función y composición de las membranas celulares) y, negativamente, con la resistencia grado de hidratación de los tejidos). Es una técnica de bajo coste, facilidad de uso y de transporte, y menor variabilidad interobservadores que otras técnicas. Posibles sesgos: fórmulas utilizadas, estado del aparataje y condiciones de medida.

Interpretación del AF: los gráficos están constituidos por elipses concéntricas que representan las zonas correspondientes al 50, 75 y 95 % de la población de referencia y, según la localización del vector de impedancia obtenido en la BIA, se pueden hacer inferencias sobre el estado de hidratación tisular y sobre la masa celular corporal.

La línea vertical aporta información sobre la hidratación. En el centro de la elipse, el paciente está bien hidratado, hacia arriba, el paciente está deshidratado y hacia abajo, está sobrehidratado. La línea horizontal nos informa sobre la nutrición del paciente. En el centro de la elipse, el paciente está bien nutrido y hacia la derecha, el paciente presenta poca masa celular y hacia la izquierda buena masa celular.

El cuadrante superior-izquierdo se encuentran los sujetos sanos, en el cuadrante superior derecho se encuentran los pacientes deshidratados y desnutridos (por anorexia, ileostomía, etc.), en el cuadrante inferior izquierdo se encuentran los sujetos bien nutridos y con edemas o exceso de agua (por ejemplo, obesidad), y en el cuadrante inferior derecho se encuentran los pacientes desnutridos y con edemas (caquexia) (**Fig. 6-1**).

Ángulo de fase estandarizado (SPA): es el que debe tener el sujeto según su talla, edad y sexo. Este se calcula mediante esta fórmula: AF medio - media AF referencia)/Ds AF referencia.

Demás parámetros de la bioimpedancia eléctrica (BIVA®)

La BIA es un método indirecto que también mide la composición corporal (CC) y se basa en la capacidad del cuerpo humano para transmitir la corriente eléctrica. Esta corriente se transmite bien a través de los líquidos y electrolitos, pero no a través de la grasa y el hueso. De esta forma, la impedancia mide el agua corporal total (TBW) y, mediante ecuaciones predictivas, se obtienen la masa libre de grasa (FFM) y la masa grasa (FM):

- HYDRAGRAM® y NUTRIGRAM®.
- Agua corporal total (TBW), agua extracelular (ECW) y agua intracelular (ICW).
- Masa libre de grasa (FFM) y masa grasa (FM).
- Masa celular (BCM).

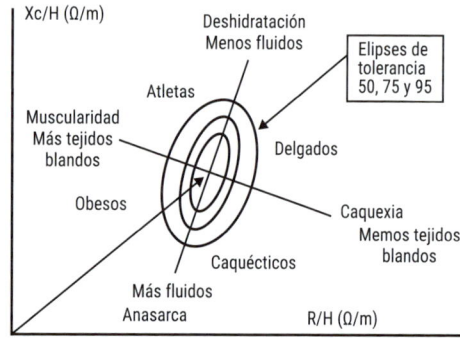

Figura 6-1. Representación gráfica de la imagen vectorial del ángulo de fase (AF).

- Masa muscular esquelética apendicular (ASMM) e índice de músculo esquelético (SMI).

Técnica de medición de la BIA

- ¿Cómo realizar la medida?: paciente en decúbito supino, extremidades superiores en abducción de 30° y extremidades inferiores en 45°. Los electrodos se colocan encima del dorso de la mano y encima del dorso del pie.
- ¿A qué sujetos se puede medir? A todos: mujeres embarazadas, pacientes con prótesis o placas metálicas, pacientes con amputaciones, y portadores de marcapasos y de cualquier equipo de estimulación cardíaca.
- Modificaciones en el ángulo de fase: varía en función de edad (a mayor edad, menor AF), sexo (los hombres tienen mayor AF que las mujeres) e IMC (a mayor IMC, mayor AF).
- Limitaciones que pueden inducir a error: ante una discordancia entre los datos clínicos y los resultados eléctricos, debe repetirse la medición, revisando la condición de medida y valorar posibles limitaciones sujetas a la condición del individuo: obesidad extrema, lesiones extensas de la piel, mucho acúmulo localizado de fluido (edema), amputaciones y afectaciones de la integridad corporal.

ECOGRAFÍA NUTRICIONAL®

Conceptualización. La Ecografía Nutricional® es una técnica emergente, económica, portátil y no invasiva, que utiliza la determinación de las medidas a través de ultrasonidos para evaluar la composición corporal del organismo. Comprende la evaluación de los compartimentos corporales con el ángulo de visión de los ultrasonidos. La ecografía nutricional® está compuesta por dos dimensiones centradas en la valoración de la masa libre de grasa (ecografía muscular), y en la evaluación de la masa grasa (ecografía del tejido adiposo). El tamaño y la estructura del músculo se correlaciona con la FFM metabólicamente activa, mientras el tejido adiposo se corresponde con los depósitos de grasa (FM) y su distribución.

Aspectos técnicos generales de la ecografía

El equipo técnico utilizado para la ecografía nutricional® es esencialmente el mismo que se utiliza en otras disciplinas relacionadas con la Endocrinología y Nutrición, como el tiroides. Los transductores son de matriz lineal de banda ancha multifrecuencia, generalmente, en el rango de 5 a 10 MHz que se adaptan a las necesidades de penetración en el tejido y de resolución axial.

Técnicas de medida de la Ecografía Nutricional®

Para la realización de la Ecografía Nutricional® es importante establecer una serie de medidas de posición del paciente, localización de las estructuras anatómicas y sistematización de cortes de medida estandarizados.

Ecografía muscular del recto anterior del cuádriceps

Técnica de medición: se coloca al paciente en decúbito supino con las rodillas extendidas y relajadas y determinamos la altura de medición en el tercio inferior de la línea imaginaria entre la cresta ilíaca anterosuperior y el borde superior de la rótula (**Fig. 6-2**):

- Existen otras medidas de referencia: la mitad o el cuarto inferior de la distancia, pero se recomienda el tercio inferior, ya que así podemos localizar todos los paquetes musculares.
- Corrección del ángulo de la pierna: es importante centrar la imagen sobre el recto anterior del cuádriceps, ya que, en pacientes con desnutrición, la pérdida de tono muscular hace que el músculo se desplace hacia los lados.

Ecografía del tejido adiposo abdominal

La ecografía abdominal es muy útil para analizar la grasa total, superficial y preperitoneal.

Técnica de medición: con el paciente en decúbito supino, se coloca el transductor entre

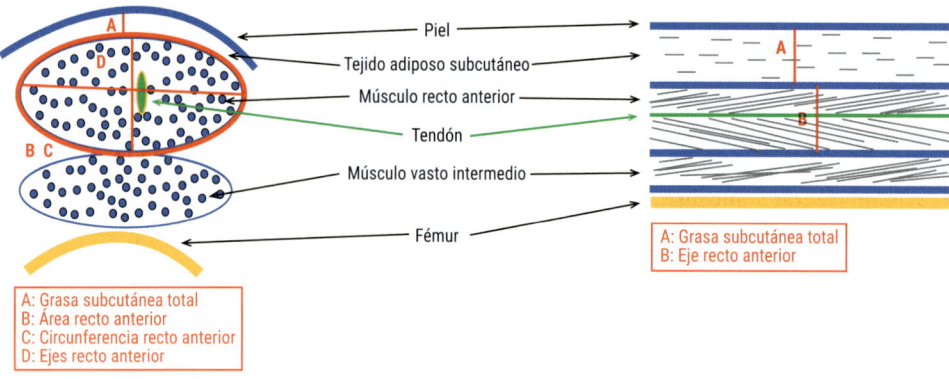

Figura 6-2. Ecografía muscular del recto anterior del cuádriceps.

el apéndice xifoides y el ombligo, justo en la línea media.

- Las imágenes se toman durante la espiración no forzada, en un plano transversal, con una profundidad de sonda variable de 4-10 cm, perpendicular a la piel.

Planos de medición (Fig. 6-3):

- Medición del tejido adiposo subcutáneo: se diferencian las capas superficial y profunda.
- Medición del tejido adiposo visceral: se determina en posición transversal, midiendo la distancia entre el límite del peritoneo parietal hasta la línea alba en la cara interna en la unión de los dos músculos rectos abdominales.

También se realiza con medición longitudinal, poniendo la sonda lineal en el punto superior delimitado por el apéndice xifoides, extendiéndose en un plano longitudinal 4-5 cm por

el grosor de la sonda. Esta medición sirve para medir el área del tejido adiposo subcutáneo (SAT - *Subcutaneus Adipose Tissue*) y del tejido adiposo visceral – preperitoneal (VAT - *Visceral Adipose Tissue*). El cociente VAT/SAT se utiliza para valorar el riesgo de enfermedades metabólicas y de respuesta inflamatoria asociadas al aumento de grasa visceral, respecto la grasa superficial (Fig. 6-4)

Limitaciones de la medida. Podemos encontrar varios errores de medida:

- Pacientes post-cirugía: tras laparotomía abdominal se alteran las referencias anatómicas (por ejemplo, la línea alba).
- Obesidad: en pacientes con obesidad puede ser compleja la localización de las estructuras abdominales para marcar el punto de medida (ombligo, cintura o cresta ilíaca).
- Desproporción anatómica (por ejemplo, niños con acondroplasia).

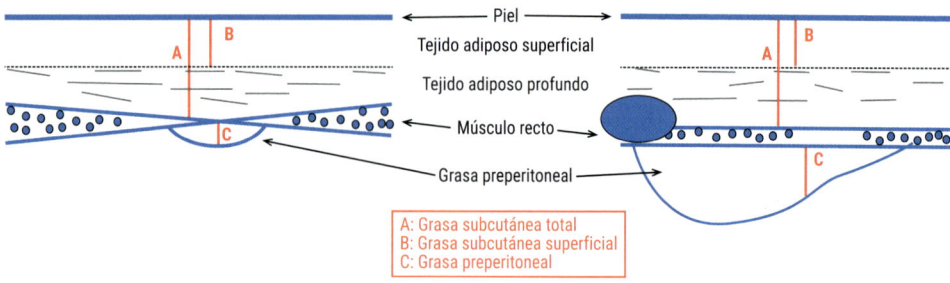

Figura 6-3. Ecografía del tejido adiposo abdominal.

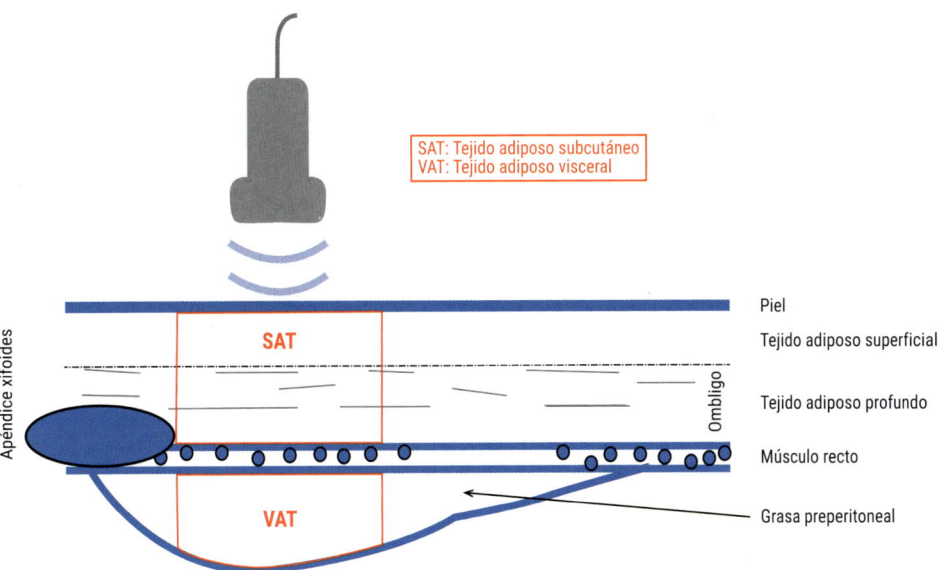

Figura 6-4. Ecografía del tejido adiposo: área VAT/SAT.

CONCLUSIONES

- La integración de técnicas de valoración morfofuncional®, como la antropometría, bioimpedancia eléctrica (BIA) y ecografía nutricional®, es crucial para una evaluación comprensiva del estado nutricional de los pacientes. Estas metodologías, cuando se aplican de manera precisa y estandarizada, permiten diagnósticos más certeros y personalizados.

- La evaluación detallada de la composición corporal y la función celular proporciona información valiosa para el tratamiento y seguimiento de diversas patologías nutricionales, mejorando así los resultados clínicos y la calidad de vida de los pacientes.

BIBLIOGRAFÍA

- Cornejo-Pareja I, Soler-Beunza AG, Vegas-Aguilar IM, Fernández-Jiménez R, Tinahones FJ, García-Almeida JM. Predictors of Sarcopenia in Outpatients with Post-Critical SARS-CoV2 Disease. Nutritional Ultrasound of Rectus Femoris Muscle, a Potential Tool. Nutrients. 2022;14(23):4988.
- Fernández-Jiménez R, Cabrera Cesar E, Sánchez García A, et al. Rectus Femoris Cross-Sectional Area and Phase Angle as Predictors of 12-Month Mortality in Idiopathic Pulmonary Fibrosis Patients. Nutrients. 2023;15(20):4473.
- Fernández-Jiménez R, García-Rey S, Roque-Cuéllar MC, Fernández-Soto ML, García-Olivares M, Novo-Rodríguez M, et al. Ultrasound Muscle Evaluation for Predicting the Prognosis of Patients with Head and Neck Can-
cer: A Large-Scale and Multicenter Prospective Study. Nutrients. 2024;16(3):387.
- García Almeida JM. Valoración Morfofuncional® de la Desnutrición Relacionada con la Enfermedad. Madrid (España): Editorial Médica Panamericana [Internet]. Disponible en: https://www.medicapanamericana.com/es/libro/valoracion-morfofuncional-de-la-desnutricion-relacionada-con-la-enfermedad
- García Almeida JM, García García C, Bellido Castañeda V, et al. Nuevo enfoque de la nutrición. Valoración del estado nutricional del paciente: función y composición corporal. Nutr Hosp [Internet]. 4 de septiembre de 2018 [citado 12 de julio de 2020];35(3).
- García-Almeida JM, García-García C, Vegas-Aguilar IM, et al. Nutritional ultrasound®: Conceptualisation, techni-

cal considerations and standardisation. Endocrinología, Diabetes y Nutrición [Internet].

- García-García C, Vegas-Aguilar IM, Rioja-Vázquez R, Cornejo-Pareja I, Tinahones FJ, García-Almeida JM. Rectus Femoris Muscle and Phase Angle as Prognostic Factor for 12-Month Mortality in a Longitudinal Cohort of Patients with Cancer (AnyVida Trial). Nutrients. 2023;15(3):522.
- Olveira Fuster G. Manual de Nutrición Clínica Y Dieté-tica. Madrid: Editorial Díaz de Santos [Internet]. Disponible en: https://www.editdiazdesantos.com/libros/9788490524954/Olveira-Manual-de-nutricion-clinica-y-dietetica.html
- Prior-Sánchez I, Herrera-Martínez AD, Zarco-Martín MT, et al. Prognostic value of bioelectrical impedance analysis in head and neck cancer patients undergoing radiotherapy: a VALOR® study. Front Nutr. 22 de febrero de 2024;11:1335052.

Protocolo técnico de la realización de las medidas de valoración morfofuncional® de la DRE. Parte II: funcionalidad

7

I. M. Vegas Aguilar, L. Dalla Rovere y M. M. Amaya Campos

TESTS FUNCIONALES

Las pruebas de ejecución o desempeño evalúan la funcionalidad muscular en un entorno estandarizado. Las pruebas de funcionalidad tienen una mayor sensibilidad que la función autoinformada, por lo que pueden detectar una disminución funcional que aún es imperceptible para los propios pacientes.

La capacidad funcional se puede valorar por una gran variedad de pruebas:

Tests para valorar la fuerza

Dinamometría

La dinamometría es una técnica que sirve para medir la fuerza muscular, mide la fuerza de agarre y también refleja la fuerza muscular de todo el cuerpo. La dinamometría de mano es la más utilizada y evalúa la fuerza isométrica del antebrazo y la mano.

Para estandarizar los resultados es importante seguir un protocolo de medición: el paciente debe estar sentado, con el hombro abducido al tronco y el codo flexionado a 90 grados, mientras el antebrazo y la muñeca están en posición neutra. Se realizan tres mediciones consecutivas, con un reposo de varios segundos entre medición, tomando el valor máximo y el promedio. Esta técnica es simple, rápida y reproducible, con alta sensibilidad y especificidad. Se correlaciona bien con la masa magra corporal y es un predictor clave de morbilidad y mortalidad, predice mayor estancia hospitalaria y complicaciones postquirúrgicas, así como de independencia funcional. Es una prueba sensible a la renutrición y precede la recuperación ponderal.

Sin embargo, tiene limitaciones, como la necesidad de la colaboración del paciente y su enfoque exclusivo en la fuerza de los miembros superiores. Aunque existen otros tipos de dinamometría, como la de pierna, son menos estandarizadas y pueden ser más difíciles de realizar correctamente.

Hay tablas de referencia (Tabla 7-1) y puntos de corte de baja fuerza muscular para el diagnóstico de sarcopenia (27 kg hombres y 16 kg mujeres).

Tabla 7-1. Tabla de referencia de la fuerza de agarre de la mano dominante por género y edad, medida con un dinamómetro Jamar

Edad	Dinamometría (kg)		
	P5	P10	P50
Hombre			
Total	30	34	48
< 45 años	32,6	37,6	48
45-60 años	34,5	37,5	50
> 60 años	26,6	29,2	40
Mujer			
Total	16	18	26
< 45 años	18	20	26
45-60 años	15	18	26
> 60 años	12,8	14	22

Fuente: Sánchez Torralvo FJ, Porras N, Abuín Fernández J, *et al*. Normative reference values for hand grip dynamometry in Spain. Association with lean mass. Nutr Hosp [Internet]. 16 de enero de 2018 [citado 10 de enero de 2023].

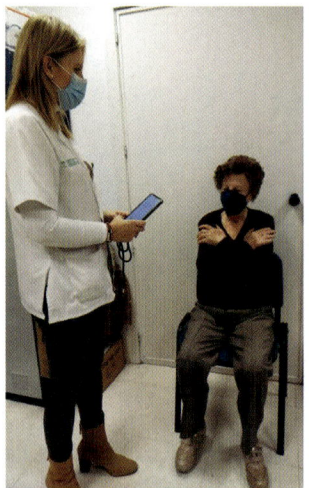 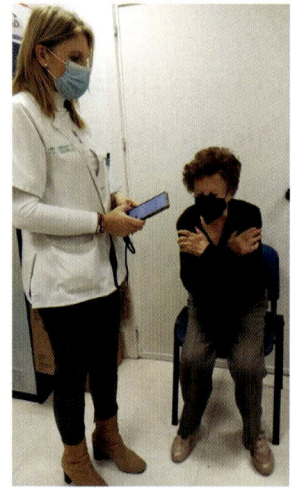 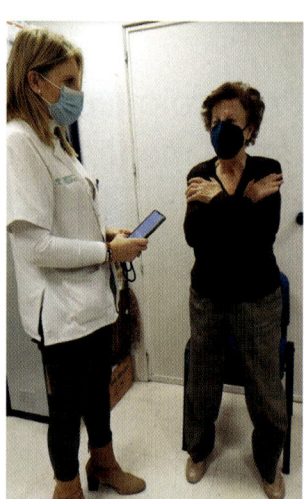

Figura 7-1. Descripción de como se realiza el test de la silla.

5 *Times sit to stand test* (5R-STS)

La prueba de cinco repeticiones de sentarse y levantarse consiste en medir el tiempo necesario para realizar cinco repeticiones de sentarse y levantarse de una silla a la mayor velocidad posible (**Fig. 7-1** y **Tabla 7-2**).

Las estimaciones de potencia muscular con 5R-STS están muy correlacionadas con los índices de aptitud funcional (por ejemplo, mayor tiempo para levantarse y andar, fuerza de agarre, equilibrio dinámico, subir escaleras y velocidad de la marcha), fragilidad y calidad de vida.

Tabla 7-2. Tabla de referencia de los segundos que se tardan para en realizar la prueba de la silla de 5 repeticiones, por género y edad			
Edad	**Mujer**	**Hombre**	
20-30 años	≤ 5,18 s	≤ 5,24 s	Sin disfunción
	≥ 7,58 s	≥ 8,15 s	Grave
31-40 años	≤ 5,0 s	≤ 5,89 s	Sin disfunción
	≥ 9,01 s	≥ 7,49 s	Grave
41-50 años	≤ 5,91	≤ 7,01	Sin disfunción
	≥ 7,67	≥ 8,50 s	Grave
51-60 años	≤ 6,64 s	≤ 7,02 s	Sin disfunción
	≥ 8,84 s	≥ 8,92 s	Grave
≥ 61 años	≤ 9 s	≤ 8,23 s	Sin disfunción
	≥ 13,37 s	≥ 11,86 s	Grave

Fuente: Klukowska AM *et al*. Five-Repetition Sit-to-Stand Test Performance in Healthy Individuals: Reference Values and Predictors From 2 Prospective Cohorts. Neurospine. 2021 Dec;18(4):760-769.

Tabla 7-3. Tabla de referencia del test de la sentadilla en 30 segundos, por género y edad

Test		Edad						
		60-64	65-69	70-74	75-79	80-84	85-89	90-94
Nº de sentadillas en 30 segundos	Hombre	14-19	12-18	12-17	11-17	10-15	8-14	7-12
	Mujer	12-17	11-16	10-15	10-15	9-14	8-13	4-11

Fuente: Konopack JF, Marquez DX, Hu L, Elavsky S, McAuley E, Kramer AF *et al.* Correlates of functional fitness in older adults. Int J Behav Med. 2008;15(4):311-8. doi: 10.1080/10705500802365557. PMID: 19005931; PMCID: PMC2845438.

Tests para valorar la resistencia

30 second chair stand test (Test de la sentadilla en 30 segundos)

La prueba de levantarse de una silla evalúa el número de repeticiones que un paciente puede realizar en 30 segundos. Mide la fuerza de las extremidades inferiores, pero está más relacionada con la capacidad cardiorrespiratoria. Los rangos recomendados según la edad se detallan en la siguiente tabla. Una puntuación por debajo de la media indica mayor fragilidad y riesgo de caídas (Tabla 7-3).

6 minutos marcha (6MWT)

El 6MWT evalúa la distancia recorrida en 6 minutos, caminando a máxima velocidad en una superficie plana. Es una prueba submáxima de esfuerzo cardiorrespiratorio, que integra la respuesta de varios sistemas durante el ejercicio. Se requiere personal cualificado y se registran signos vitales, grados de disnea y fatiga muscular antes y después de la prueba mediante la escala de Borg.

Tiene utilidad clínica para medir la tolerancia al esfuerzo y valora si existe algún grado de limitación (Tabla 7-4). Una distancia inferior a 350 metros predice una mortalidad mayor en las enfermedades respiratorias crónicas.

Tests para valorar la habilidad y coordinación

Timed up & go (TUG) "test levántese y ande"

El TUG consiste en medir el tiempo que la persona tarda en levantarse de una silla, ca-

Tabla 7-4. Tabla de referencia de los metros alcanzados en el test de los 6 minutos marcha

Clasificación del nivel alcanzado en el 6MWT:	
Nivel malo	< 350-50 metros
Nivel regular	350-450 metros
Nivel bueno	450-650 metros
Nivel muy bueno	> 650 metros

Fuente: Mora Vicente J *et al.* Medición del grado de aptitud física en adultos mayores. Aten Primaria. 1 de octubre de 2007;39(10):565-8.

minar 3 metros, darse la vuelta, regresar a la silla y sentarse (Fig 7-2). Es una prueba de relacionada con la movilidad, la marcha, la coordinación y el equilibrio.

Es una prueba rápida y fácil de integrar en la práctica clínica. Tiene buena fiabilidad inter e intraobservador. Posee utilidad clínica para predecir riesgo de caídas (sensibilidad y especificidad superiores al 80 %) (Tabla 7-5).

Short physical performance battery (SPPB)

Es una batería de pruebas de desempeño físico, que sirve para para evaluar tres aspectos de la movilidad:

- Equilibrio (equilibrio de pie: pies juntos, semi tándem y tándem).
- Velocidad de marcha (marcha de 4 m a velocidad normal).
- Fuerza de miembros o extremidades inferiores (sentarse y levantarse 5 veces de una silla).

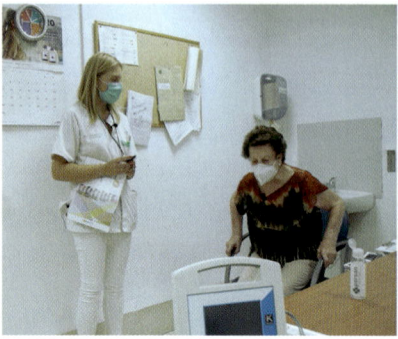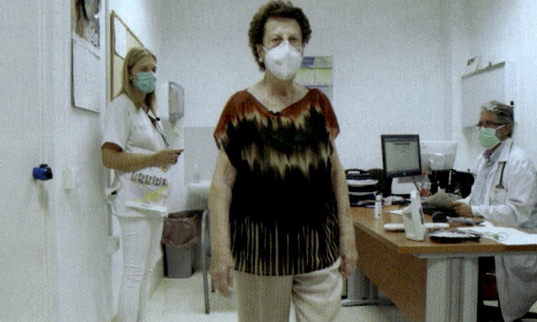

Figura 7-2. Descripción de cómo se realiza un test *Up And Go*.

Tabla 7-5. Tabla de referencia de los segundos necesarios para realizar el test de *Up and Go*

Segundos para realizar el test *Up and Go*
< 10 segundos: movilidad independiente
10-20 segundos: discapacidad para la movilidad
> 20 segundos: discapacidad grave/mayor riesgo caída

Fuente: Ugarte LL, *et al.* Sensibilidad y especificidad de la prueba *Timed Up and Go*. Tiempos de corte y edad en adultos mayores. Revista médica de Chile. 2021;149(9):1302-10.

Tabla 7-6. Tabla de referencia de las puntuaciones del test SPPB

Puntuación test SPPB	
10-12 puntos	Sin limitaciones
7-9 puntos	Limitación leve (fragilidad)
4-6 puntos	Limitación moderada (fragilidad)
0-3 puntos	Grandes limitaciones (dependiente)

Fuente: Río X, *et al.* Valores de referencia del SPPB en personas mayores de 60 años en el País Vasco. Aten Primaria. 2021;53(8).

Sirve para detectar problemas de fragilidad y clasificar a nuestros pacientes para poder programar intervenciones adecuadas, es decir, una intervención más específica para mejorar la capacidad funcional de cada persona.

Según el sumatorio obtenido en todas las pruebas, se identificará la limitación del paciente (**Tabla 7-6**).

RECOMENDACIONES Y PAUTAS ALIMENTARIAS

La dieta se recomienda que sea equilibrada, que se componga de una variedad de alimentos que proporcionen los nutrientes necesarios para mantener la salud y el bienestar. Debe incluir:

- Proteínas magras para la reparación muscular.
- Carbohidratos complejos para la energía sostenida.
- Grasas saludables para la función cerebral y cardiovascular.

- Frutas y verduras ricas en vitaminas y antioxidantes.
- Lácteos o alternativas fortificadas para el calcio y proteínas.
- Hidratación adecuada con agua.
- Una variación y proporción adecuada y suficiente, limitando los alimentos procesados y con azúcares añadidos.

Al seguir estos principios, se asegura una ingesta balanceada de nutrientes esenciales para mantener la salud a largo plazo. Es importante adaptar estas pautas a las necesidades y preferencias individuales.

RECOMENDACIONES Y PAUTAS DE ACTIVIDAD FÍSICA

La prescripción de ejercicio físico debe ser personalizada y segura, adaptada a las necesidades de cada paciente. La evaluación morfofuncional

PROGRAMA DE EJERCICIO FÍSICO Y RECUPERACIÓN MUSCULAR

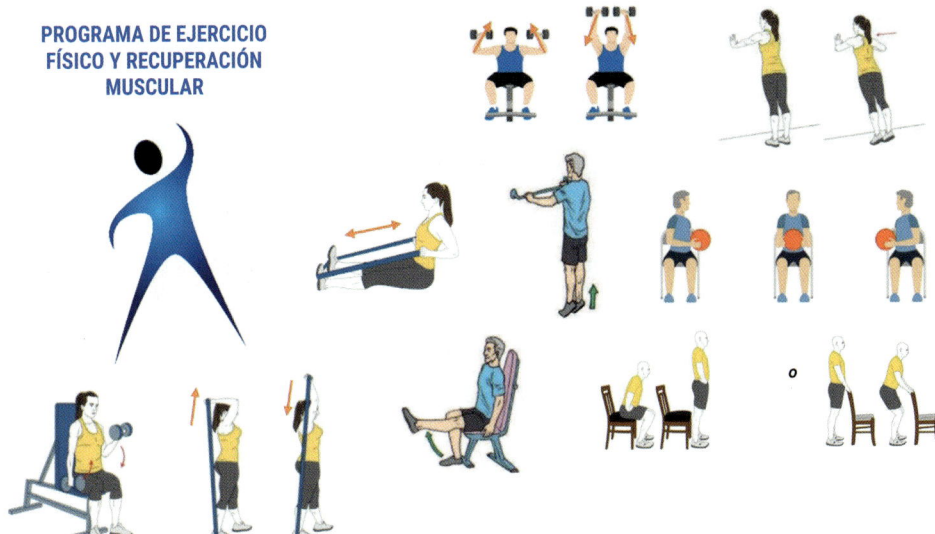

Figura 7-3. Prescripción de actividad física.

inicial es crucial para ello. Se deben priorizar ejercicios de bajo impacto, fortalecimiento, equilibrio y flexibilidad para mejorar la salud y calidad de vida. Es importante ajustar el entrenamiento gradualmente para prevenir lesiones (**Fig** 7-3).

Tipos de entrenamientos:

- **Entrenamiento de fuerza**: se centra en el fortalecimiento de los músculos y puede realizarse con pesas libres, bandas elásticas o el propio peso corporal. Es especialmente útil para mejorar la fuerza muscular, la estabilidad y la función física en general.
- **Entrenamiento cardiovascular**: ayuda a mejorar la salud del corazón y los pulmones, y aumenta la resistencia aeróbica.
- **Entrenamiento de equilibrio y estabilidad**: este tipo de entrenamiento se centra en mejorar la capacidad de mantener el equilibrio y previene riesgo de caídas del paciente frágil.
- **Entrenamiento de flexibilidad**: ayuda a mejorar la amplitud de movimiento en las articulaciones, lo que es importante para mantener la movilidad y prevenir lesiones musculoesqueléticas.

En pacientes desnutridos, los entrenamientos de fuerza son cruciales por diversas razones: previenen la pérdida muscular, al estimular la síntesis de proteínas; mejoran la función muscular y la capacidad funcional; fortalecen los huesos, reduciendo el riesgo de osteoporosis; estimulan el apetito, promoviendo la recuperación nutricional. Además, el ejercicio, incluido el entrenamiento de fuerza, eleva el estado de ánimo y la calidad de vida, vitales para pacientes desnutridos que pueden padecer depresión o disminución del bienestar emocional.

La intensidad óptima para el ejercicio de fuerza

Se debe tener muy en cuenta la capacidad específica del paciente, la tolerancia al ejercicio y la gradualidad de la intensidad.

Los ejercicios de fuerza deben realizarse con pesas o gomas elásticas, la intensidad debe hacerse con un enfoque en la técnica adecuada y que al finalizar las repeticiones haya un esfuerzo o fatiga muscular; la carga óptima se basa en la percepción del esfuerzo (escala de Borg) y en ir aumentándola de manera gradual, también se pueden utilizar porcentajes específicos de la 20 repetición máxima (20RM) para así garantizar la seguridad y efectividad del programa de ejercicio de fuerza (**Tabla** 7-7).

Tabla 7-7. Tabla de modelo de planificación del ejercicio de fuerza (elaboración propria)

	Recomendaciones para la progresión e intensidad del trabajo de fuerza	
Semanas	Series y repeticiones	Carga optima
1 y 2	2 series/10 repeticiones	Moderadamente pesado o el 50 % de la 20RM
3 y 4	2 series/12-15 repeticiones	Moderadamente pesado o el 50-60 % de la 20RM
5 y 6	3 series/12 repeticiones	Moderadamente pesado o el 50-60 % de la 20RM
7 y 8	2 series/10 repeticiones	Pesado o el 70 % de la 20RM
9 y 10	2 series/12-15 repeticiones	Pesado o el 70 % de la 20RM
11 y 12	3 series/12-15 repeticiones	Pesado o el 70 % de la 20RM

CONCLUSIONES

Las pruebas funcionales son herramientas clave para evaluar la capacidad física y detectar disminuciones funcionales en pacientes, antes de que sean perceptibles para ellos mismos. La dinamometría de mano, el test de "*Timed Up and Go*" y la prueba de sentadilla en 30 segundos son particularmente relevantes para medir la fuerza muscular, la movilidad y la resistencia, respectivamente. Estas pruebas no solo permiten identificar fragilidad y riesgo de caídas, sino que también sirven como indicadores pronósticos en la planificación de intervenciones personalizadas, contribuyendo a una recuperación funcional más efectiva en pacientes vulnerables.

BIBLIOGRAFÍA

- Contreras-Bolívar V, Sánchez-Torralvo FJ, Ruiz-Vico M, *et al*. GLIM Criteria Using Hand Grip
- Fernández-Jiménez R, Dalla-Rovere L, García-Olivares M, *et al*. Phase Angle and Handgrip Strength as a Predictor of Disease-Related Malnutrition in Admitted Patients: 12-Month Mortality. Nutrients. 28 de abril de 2022;14 (9):1851.
- Izquierdo M. Guía práctica para la prescripción de un programa de entrenamiento físico multicomponente para la prevención de la fragilidad y caídas en mayores de 70 años. España: Vivifrail, 2017.
- Murillo A, Casas Herrero A. Síndrome de fragilidad y estado nutricional: valoración, prevención y tratamiento. Nutrición Hospitalaria. 2019;36.
- Padilla Colón CJ, Sánchez Collado P, Cuevas MJ. Beneficios del entrenamiento de fuerza para la prevención y tratamiento de la sarcopenia. Nutrición Hospitalaria. 2014;29(5):979-88.
- Pereiro AX, Campos-Magdaleno M, Navarro-Pardo E, *et al*. Normative scores for the Timed Up & Go in a Spanish sample of community-dweller adults with preserved functionality. Aten Primaria. 2021 Aug-Sep; 53(7).
- Sánchez Torralvo FJ, Porras N, Abuín Fernández J, *et al*. Normative reference values for hand grip dynamometry in Spain. Association with lean mass. Nutr Hosp [Internet]. 16 de enero de 2018 [citado 10 de enero de 2023].

ABSTRACT GRÁFICO AG-6-7

Aspectos a tener en cuenta para la realización de las técnicas morfofuncionales

	Impedanciometría	Ecografía nutricional®	Dinamometría	Pruebas funcionales (Up&Go y sentadillas)
Posición del evaluador	Lateral al paciente	Lateral al paciente	En frente al paciente	Lateral o en frente al paciente
Posición del paciente	En decúbito supino con los brazos y piernas separados. Limpiar la piel	En decúbito supino	Sentado con el hombro abducido al tronco y el codo flexionado a 90°	Empezar las pruebas sentado en una silla apoyada a la pared
Localización de la medida	Posicionar los electrodos con una distancia mínima 5 cm en mano y pie derecho (preferentemente)	Tercio inferior desde el borde superior de la rótula y la espina ilíaca anterosuperior. Punto medio entre apéndice xifoides y ombligo	Utilizar la mano dominante	Medir 3 m desde la silla para el Up&Go
Elaboración del informe con los valores	Rz, Xc, PhA (sPhA), hidratación, nutrición, BCM (BCM/h)	Área, Circunferencia, Ejes: X/Y, eje Y en contracción, adiposo. Tejido adiposo total, superficial, preperioneal. VAT/SAT	Mano dominante (derecha/izquierda): media y máxima	Up&Go en segundos N° repeticiones en 30 s 5R-STS en segundos
Observaciones				

Aplicaciones clínicas de la valoración morfofuncional® en diversas patologías

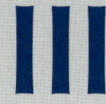

Valoración morfofuncional® aplicada a pacientes con cáncer

8

M. Montes Ibarra, A. Limon-Miro, T. Gormaz Rencoret, L. Ramirez Fuentes, C. García García y C. Prado

INTRODUCCIÓN

El cáncer es una enfermedad compleja y multifacética, caracterizada por el crecimiento incontrolado de células anormales en el cuerpo. Los mecanismos responsables del cáncer son diversos e incluyen mutaciones genéticas, alteraciones en la regulación del ciclo celular y entorno microambiental del tumor, que favorecen el desarrollo y la supervivencia de las células cancerosas.

Uno de los desafíos más significativos en el manejo del cáncer es la aparición de síntomas asociados a la enfermedad (variando según su etiología y localización), como dolor, fatiga, cambios de peso involuntario y alteraciones metabólicas. Estos desafíos, si no se abordan adecuadamente, pueden comprometer gravemente tanto el estado nutricional como la supervivencia del paciente. En este contexto, se estima que aproximadamente el 70 % de los pacientes con cáncer desarrollan desnutrición. Entre las manifestaciones de esta desnutrición, la baja masa muscular es considerada un criterio fenotípico, afectando a alrededor del 40 % de los pacientes. Esta condición puede ser provocada por varios factores, como una ingesta reducida, bajos niveles de actividad física, efectos del cáncer y/o sus tratamientos.

Durante el crecimiento tumoral y el tratamiento (quimioterapia o radioterapia) se producen alteraciones metabólicas significativas. Estas incluyen una respuesta inflamatoria que estimula la degradación de proteínas en el músculo esquelético y provoca cambios metabólicos asociados al síndrome de caquexia. Este síndrome se caracteriza por una pérdida de peso y masa muscular severa, acompañada de una disminución de la fuerza muscular y su funcionalidad. Este síndrome de desgaste es multifactorial y ocurre entre el 50 al 80 % de los pacientes.

La desnutrición, la pérdida muscular y la caquexia son frecuentes en pacientes con cáncer y se asocian con malos resultados, independientemente del peso corporal o del índice de masa corporal (IMC). Condiciones que a menudo son subestimadas, afectando no sólo la calidad de vida del paciente, sino que también pueden influir negativamente en la respuesta al tratamiento oncológico y en el pronóstico general de la enfermedad.

La evaluación de la composición corporal ha adquirido una importancia singular en el área de oncología, en donde la detección y evaluación temprana de la composición se han asociado con mejores resultados clínicos. Dado que el cáncer requiere un enfoque de cuidado multimodal, es esencial integrar intervenciones de apoyo, como la nutrición y el ejercicio, para mejorar la ingesta de energía y nutrientes, la función y masa muscular, la calidad de vida y los resultados del tratamiento a mediano y largo plazo. En este capítulo proporcionamos una descripción detallada de las técnicas de valoración morfofuncional® utilizadas para detectar y diagnosticar las alteraciones de la composición corporal y de la función en pacientes con cáncer.

BASES TEÓRICAS DE LA VALORACIÓN MORFOFUNCIONAL® EN PACIENTES CON CÁNCER

Ángulo de Fase Determinado por Bioimpedancia Eléctrica

El ángulo de fase (AF) es una medida derivada de la relación entre la resistencia y la reactancia en los tejidos biológicos, que indica cómo se mueve la corriente eléctrica a través de las células del cuerpo. Cuando las membranas están intactas y saludables, este retraso es más significativo, lo que resulta en un AF mayor. Sin embargo, cuando las membranas celulares están dañadas o "enfermas", el retraso en la transmisión de la corriente se reduce, lo que lleva a un AF menor.

La impedancia, que mide la oposición al flujo de corriente, se compone de resistencia y reactancia. La resistencia es constante, mientras que la reactancia varía con la frecuencia y refleja la resistencia capacitiva de las membranas celulares. El AF, calculado como la relación angular entre reactancia y resistencia, proporciona información sobre la distribución de corriente entre espacios extracelulares e intracelulares y el estado de las membranas celulares. Por lo tanto, es fundamental que las máquinas de bioimpedancia eléctrica (BIA) proporcionen al menos dos de estos valores para calcular el AF y generar predicciones precisas. Dado que los equipos de BIA usan fórmulas específicas para diferentes poblaciones, es importante basarse en mediciones en bruto, como el AF, para evaluar la composición corporal y la salud celular de manera precisa (Fig. 8-1). Investigaciones previas han vinculado el AF con la masa y la función muscular. Una revisión sistemática y un meta-análisis realizado por Arab *et al.* (2021) con 2.625 participantes revelaron una correlación positiva entre el AF y la supervivencia en pacientes con cáncer, mostrando que aquellos con un AF más bajo tenían una reducción del 23 % la tasa de supervivencia. Además, otra revisión sistemática realizada por Matthews *et al.* (2021) encontró que el AF está relacionado con complicaciones postoperatorias en 4 de 6 estudios en pacientes sometidos a cirugía por cáncer. En nuestro grupo también se han realizado análisis de correlación de AF, masa celular corporal (BCM), riesgo de desnutrición, sarcopenia y complicaciones en diferentes cohortes de pacientes con cánceres generales (AnyVIDA), cáncer de colon, y en pacientes con cáncer ORL (Estudio VALOR).

Tomografía computarizada

Las tomografías computarizadas (TC) generan imágenes de alta resolución, permitiendo cuantificar con mayor precisión la composición corporal. Las TC segmentan la calidad muscular, tejido adiposo subcutáneo y visceral, con ayuda de *softwares* automatizados.

Los *softwares* automatizados actuales facilitan el análisis de composición corporal, pero las TC no se usan rutinariamente, debido a su alto costo, la exposición a radiación, las limitaciones de los equipos y la falta de un grupo de referencia saludable. Sin embargo, en pacientes oncológicos se pueden aprovechar las TC realizadas por otras razones médicas para evaluar su composición corporal. Estos programas pueden desarrollar análisis complejos, incluyendo la identificación de puntos de referencia y segmentaciones completas, impulsando la medicina de precisión, especialmente en oncología. A pesar de estos avances, sigue siendo crucial la intervención humana en la identificación de puntos de referencia críticos, como la tercera vértebra lumbar, por su correlación con la composición corporal general. En cánceres de cabeza, cuello o pulmón se deben adaptar los puntos de referencia, usando imágenes torácicas, aunque estos puntos alternativos no están completamente validados.

En una publicación de nuestro grupo analizamos la concordancia entre los métodos manuales y semiautomatizados en pacientes con cáncer colorrectal o de mama avanzado. Encontramos una fuerte consistencia del 90 % en la correlación entre la composición corporal y la mortalidad, sin importar el método empleado. Las soluciones de software mejoran la eficiencia analítica y proporcionan informes detallados que transforman la evaluación de la composición corporal y amplían la investiga-

PROS	TÉCNICA	CONTRAS

Tomografía computarizada (TC)

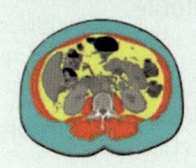

- Alta resolución
- Presión
- Medición de la "calidad" del músculo
- Separación de los tejidos adiposo subcutáneo
- Software automatizado disponible
- Disponible frecuentemente en cáncer y otras condiciones

- Exposición a radiación
- Costo
- Limitación al tamaño del sujeto
- Valores de referencia de la cohorte sana son escasos

Absorciometría de rayos X de doble energía (DXA)

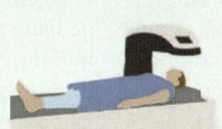

- Rápido, no invasivo
- Conveniencia y confort, protocolo sin prueba previa
- Cuantificación directa de la composición corporal
- Valores para densidad y masa ósea
- Seguro para mediciones en serie-baja radiación
- Mediciones por región y de cuerpo completo

- Restricciones por peso y talla
- Requiere de técnico con licencia
- Error del operador
- No se pueden comparar datos de máquinas de diferentes fabricantes
- No es mòvil
- Altos costos de compra y operación
- No se puede discernir específicamente la masa y calidad del músculo esquelético (como en la TC)

Bioimpedancia eléctrica (BIA)

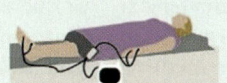

- Seguro
- Potencialmente portátil
- Observaciones longitudinales útiles
- Costo variable del instrumento

- Medición sensible a las condiciones del sujeto como hidratación y actividad reciente
- Predicciones del instrumento pueden ser específicas de la población

Ecografía nutricional®

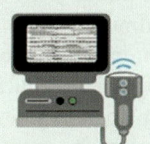

- Portátil
- Costo bajo/moderado
- Sin radiación
- Disponible en muchos hospitales
- Útil en asesoría de cambios muscules
- De utilidad en unidades de cuidado intensivo

- Requiere de personal cualificado
- Carece de protocolos/valores de corte
- Medición sensible a edema, grosor del tejido adiposo subcutáneo, ángulo del transductor y compresión del tejido

Circunferencia de la pantorrilla (CP)

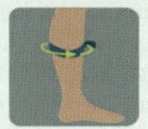

- Rápido, no invasivo
- Bajo costo
- Portátil
- Alta correlación con músculo esquelético
- Factores de ajuste disponibles para IMC y edema

- Marcador sustituto de la masa muscular
- Afectado en casos de edema y obesidad
- No detecta cambios a corto plazo

Figura 8-1. Resumen de pros y contras de los enfoques antropométricos y de composición corporal comúnmente utilizados para estimar/medir la masa muscular.
Adaptado de: Prado *et al.*, JPEN J Parenter Enteral Nutr. 2023 Feb; 47(Suppl 1): S54–S68.

ción. Estas herramientas prometen optimizar el análisis y ofrecer nuevas perspectivas que podrían revolucionar la atención al paciente y los resultados de los tratamientos.

Absorciometría de rayos X de doble energía

La absorciometría dual de rayos X (DXA) se ha utilizado con menor frecuencia para evaluar la composición corporal en pacientes con cáncer. Sin embargo, es una técnica ampliamente disponible para el diagnóstico de osteoporosis y, con exploraciones adicionales, puede analizar la composición corporal sin generar una carga significativa para el paciente. Por lo tanto, la DXA tiene el potencial de convertirse en una herramienta valiosa para evaluar la composición corporal en pacientes oncológicos, a pesar de su limitada mención en la literatura.

Entre las ventajas de la DXA se encuentran su rapidez, el hecho de ser no invasiva, la baja exposición a la radiación y su capacidad de cuantificar de manera directa la composición corporal (**Fig. 8-1**). Esta técnica emplea rayos X con diferentes niveles de energía para escanear el cuerpo, lo que permite diferenciar entre varios tipos de tejidos con una exposición mínima a la radiación. Además de medir el porcentaje de grasa corporal, la DXA puede dividir el cuerpo en tres compartimentos: grasa, densidad mineral ósea y tejido blando magro. Aunque el tejido blando magro se puede evaluar en todo el cuerpo, es especialmente relevante para el cáncer la evaluación en las extremidades (brazos y piernas). Esto es importante porque el tejido blando magro apendicular se utiliza comúnmente para evaluar la masa muscular baja y la sarcopenia. Aunque no mide directamente el músculo, el tejido blando magro apendicular incluye músculo junto con otros tejidos, como el conectivo, la piel y el tejido fibrótico. Otras desventajas serían las restricciones de peso y talla del paciente, la necesidad de técnicos con licencia para realizar el estudio y la falta de movilidad del equipo.

El estudio de Bennett *et al.* demostró que la DXA es un marcador confiable de la composición corporal en pacientes con cáncer, mostrando mayor concordancia con el modelo multicompartimental 4C para medir la masa libre de grasa, superando a la pletismografía por desplazamiento de aire y BIA. Esto sugiere que los modelos multicompartimentales pueden ser útiles para monitorizar cambios individuales en la composición corporal y mejorar la efectividad de tecnologías clínicas accesibles.

Circunferencia de la pantorrilla

La circunferencia de la pantorrilla es un método antropométrico fácil de implementar, que se correlaciona bien con la masa muscular total según estudios en cadáveres y resonancias magnéticas. También puede rastrear la pérdida de masa muscular que ocurre con el envejecimiento, ya que se observa una pérdida más pronunciada en las extremidades inferiores. Es económico, no invasivo y portátil, pero su precisión puede disminuir en presencia de edema y no detecta cambios a corto plazo en la masa muscular (**Fig. 8-1**).

La circunferencia de la pantorrilla ha ganado relevancia clínica, debido a nuevos factores de ajuste para personas con exceso de peso, ya que el tejido adiposo puede afectar la estimación de la masa muscular. Estos ajustes, basados en el IMC, reducen la circunferencia en 3, 7 o 12 cm, según el IMC del individuo. Los resultados se comparan con puntos de corte específicos para baja masa muscular: ≤ 34 cm para hombres y ≤ 33 cm para mujeres, con variaciones según el sexo y la población. González *et al.* también proponen categorías adicionales de baja masa muscular: moderada y severa, y se ha desarrollado una corrección para el edema, restando 2 cm en hombres y 1,6 cm en mujeres.

El siguiente video muestra como realizar la medición de circunferencia de la pantorrilla (https://www.youtube.com/watch?v=IsGT LlZmdec&t=6s). Sin embargo, para pacientes encamados, la medición se realiza con la persona en posición supina, la rodilla izquierda doblada a 90° y se mide el diámetro más grande de la pantorrilla. La cinta métrica debe estar ajustada, pero sin comprimir el tejido, y la medición se registra con precisión al milímetro

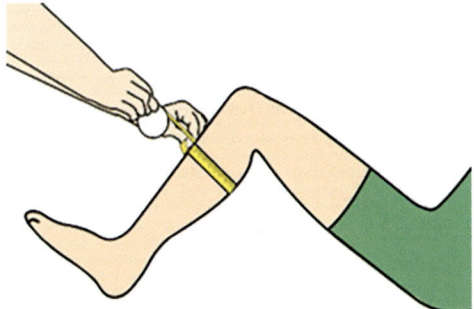

Figura 8-2. Técnica de medición de la circunferencia de la pantorrilla en pacientes encamados.

más cercano, asegurando que las mediciones repetidas coincidan dentro de un margen de 0,5 cm (**Fig. 8-2**).

Ecografía nutricional®

La ecografía nutricional® es una herramienta no invasiva en creciente uso para evaluar la composición corporal, utilizando ondas sonoras de alta frecuencia para obtener imágenes detalladas de los tejidos. Está compuesta por dos dimensiones centradas en la valoración de la FFM (ecografía muscular) y en la evaluación de la FM (ecografía del tejido adiposo). Su portabilidad, precisión y capacidad para detectar cambios a lo largo del tiempo lo hacen útil en entornos clínicos y de investigación. Los dispositivos modernos son compactos y permiten estandarizar la presión durante la evaluación, mejorando la consistencia. Sin embargo, requiere personal capacitado y se enfrenta desafíos de factores como el edema, el estado de hidratación y los ángulos de la sonda (**Fig. 8-1**). Existen protocolos estandarizados a nivel nacional para realizar las mediciones tanto en el cuádriceps como en la zona abdominal, que se han aplicado en estudios clínicos observacionales de diferentes cohortes de pacientes con cáncer, en los cuales se han establecido puntos de corte predictores de mortalidad a 12 meses en pacientes con cáncer ORL al inicio de la radioterapia (área del recto femoral < 2,7 cm²; Estudio Valor).

Aunque se sabe menos del uso del ultrasonido en entornos oncológicos, pequeños estudios han mostrado una buena correlación entre el ultrasonido y la TC, así como con los cambios longitudinales en la composición corporal. El estudio de Hashida *et al.* mostró que las mediciones de composición corporal con ultrasonido y TC en pacientes trasplantados de células madre están fuertemente correlacionadas, especialmente, en músculos como los bíceps y cuádriceps. Por su parte, el estudio de Escriche-Escuder *et al.* en pacientes con cáncer de mama metastásico utilizó ultrasonido para monitorizar cambios en la composición corporal durante una intervención de ejercicio. A pesar de la muestra era pequeña, se observó un aumento en el grosor muscular y una reducción del tejido adiposo, lo que se asoció con una mejor calidad de vida. Ambos estudios subrayan el potencial del ultrasonido en oncología.

Valoración Funcional y Calidad de Vida

La evaluación de la función muscular mediante dinamometría es otro componente esencial en la valoración morfofuncional®. La fuerza de prensión manual (HGS) se ha asociado positivamente con la calidad de vida en pacientes con cáncer colorrectal y puede ser un predictor independiente de la supervivencia global.

ESQUEMA PRÁCTICO DE VALORACIÓN MORFOFUNCIONAL®

Para garantizar que las personas con cáncer sean evaluadas, tratadas y monitorizadas de manera sistemática y oportuna, ofrecemos el siguiente protocolo y recomendaciones para su aplicación en la práctica clínica.

1. Detección del riesgo de desnutrición y sarcopenia: existen herramientas validadas para detectar el riesgo de desnutrición, como detección universal de la desnutrición (MUST, por sus siglas en inglés), detección de la desnutrición (MST) y detección del riesgo nutricional 2002 (NRS-2002). Además de las herramientas SARC-F y SARC-CalF para la detección de sarcopenia, sobre todo en adultos mayores, el consenso del grupo de trabajo en composición corporal

de la Iniciativa de Liderazgo Global sobre Desnutrición (GLIM, por sus siglas en inglés) podría facilitar esto último.

2. Evaluación de la composición corporal y de la función: es útil implementar nuevas técnicas de valoración nutricional para avanzar en la obtención de datos clínicos que permitan evaluar y monitorizar a los pacientes en función de su fenotipo. En práctica clínica se puede realizar tanto la impedanciometría como el ultrasonido; el acceso a equipos no es costoso, pero sí se necesita personal entrenado en función de los protocolos. Si no disponemos de técnicas instrumentales, se puede utilizar la medición de la circunferencia de la pantorrilla para identificar la baja masa muscular, y debe usarse junto con herramientas validadas dentro del marco GLIM para diagnosticar desnutrición. Aunque no existe criterio de valoración funcional (dinamometría, Test "*Timed&Up and Go*", etc.) en la propuesta GLIM, es importante evaluar la funcionalidad para apoyar a las medidas morfológicas de baja masa muscular y también para realizar el diagnóstico en sarcopenia. Es cierto que la medida de la funcionalidad no aporta información de la masa muscular pero sí está íntimamente relacionada, y ofrece un valor añadido de la situación clínica del paciente.

3. Promover una atención multimodal: La pérdida muscular en pacientes oncológicos es prevalente y multifactorial, por lo que se requiere un enfoque multidisciplinario para prevenirla en cada etapa del cuidado. Profesionales como dietistas, médicos, enfermeros, fisiólogos del ejercicio, fisioterapeutas y terapeutas ocupacionales deben colaborar en el protocolo de atención.

4. Brindar educación nutricional a los pacientes, sus familias y cuidadores: es clave aumentar el nivel de concienciación sobre la prevalencia y consecuencias de la desnutrición y baja masa muscular, así como los signos tempranos de dichas condiciones para garantizar una atención oportuna. El conocimiento limitado de los profesionales de salud sobre las necesidades nutricionales de poblaciones clínicas y adultos mayores

puede dificultar una intervención adecuada. Además, deben ser conscientes de que la pérdida muscular puede ocurrir sin cambios en el peso corporal, especialmente, en adultos mayores con obesidad. Las instituciones y profesionales, con el apoyo de familias y cuidadores, deben implementar estrategias educativas para prevenir la desnutrición y la pérdida muscular, incluyendo consejos, recursos accesibles, conferencias, talleres y cursos de cocina sobre cómo aumentar la ingesta calórica y proteica.

Otros aspectos de la valoración morfofuncional®, como la ingesta dietética, los parámetros bioquímicos y la calidad de vida, se incluyen en la infografía del capítulo.

INFORME DE VALORACIÓN MORFOFUNCIONAL®

La VMF se ha convertido en una herramienta clave para la personalización del tratamiento en pacientes con cáncer, permitiendo administrar una medicina de precisión adaptada al fenotipo individual. Evaluando la composición corporal, la fuerza muscular y el rendimiento físico, la VMF ayuda a ajustar dosis y tipos de tratamientos oncológicos para reducir los efectos secundarios y mejorar la tolerancia. También permite predecir y monitorizar la toxicidad del tratamiento, ya que pacientes con baja masa muscular o capacidad funcional tienen mayor riesgo de efectos adversos severos, facilitando así tratamientos más seguros y eficaces.

En este contexto, la nutrición desempeña un papel esencial. Muchos pacientes con cáncer experimentan un estado nutricional deficiente, lo que impacta negativamente en los resultados clínicos. La pérdida severa de masa muscular es una manifestación común, que puede ocurrir en cualquier etapa del tratamiento, desde el curativo hasta el paliativo, y que a menudo coexiste con la obesidad. La intervención nutricional adecuada es clave para prevenir y revertir la pérdida de masa muscular.

Es importante comprender las necesidades nutricionales de los pacientes con cáncer, incluyendo requerimientos energéticos (25-30 kcal/kg/día) y proteicos (1,0-1,5 g/kg/día). Además, se pueden ver beneficiados del aporte de nutrientes específicos, como los aminoácidos de cadena ramificada, β-hidroxi β-metilbutirato, glutamina, carnitina, creatina, y ácidos grasos, como EPA y DHA. Estas estrategias, junto con enfoques multimodales que integran nutrición, ejercicio de resisten-cia y farmacología, son fundamentales para contrarrestar la pérdida de masa muscular en pacientes con cáncer.

Al integrar la VMF con estrategias nutricionales personalizadas, se puede mejorar significativamente la capacidad de los pacientes para soportar el tratamiento oncológico, reducir la pérdida de masa muscular y promover el anabolismo muscular durante la recuperación.

CONCLUSIONES

El manejo del cáncer requiere un enfoque de cuidado multimodal, en el que la integración de intervenciones de apoyo, como la nutrición y el ejercicio, es esencial. Estas estrategias no solo mejoran la ingesta de nutrientes y la masa muscular, sino que también optimizan la funcionalidad física, la calidad de vida y los resultados del tratamiento. Para lograr esto es fundamental utilizar diversas técnicas de medición para la evaluación corporal, como hemos discutido anteriormente. Cada una de estas herramientas presenta sus propias ventajas y desventajas, lo que las hace útiles en diferentes contextos clínicos.

Además, es crucial disponer de una guía práctica que estandarice la evaluación de pacientes con cáncer, asegurando que se detecte la sarcopenia de manera temprana, se realice una evaluación corporal precisa y se promueva un enfoque de atención multimodal. Esto incluye no solo la intervención nutricional, sino también la educación continua para los pacientes, lo que les permitirá participar activamente en su propio cuidado y mejorar sus resultados a largo plazo.

BIBLIOGRAFIA

- Arab A, Karimi E, Vingrys K et al. Is phase angle a valuable prognostic tool in cancer patients' survival? A systematic review and meta-analysis of available literature. Clinical Nutrition. 2021 May 1;40(5):3182-90.
- Bennett JP, Ford KL, Siervo M, et al. Advancing body composition assessment in patients with cancer: First comparisons of traditional versus multicompartment models. Nutrition. 2024 Sep;125:112494.
- Casey P, Alasmar M, McLaughlin J, et al. The current use of ultrasound to measure skeletal muscle and its ability to predict clinical outcomes: a systematic review. J Cachexia Sarcopenia Muscle. 2022 Oct;13(5):2298-309.
- Cederholm T, Jensen GL, Correia MITD, et al. GLIM criteria for the diagnosis of malnutrition - A consensus report from the global clinical nutrition community. Clin Nutr. 2019 Feb;38(1):1-9.
- Cespedes Feliciano EM, Popuri K, Cobzas D, et al. Evaluation of automated computed tomography segmentation to assess body composition and mortality associations in cancer patients. J Cachexia Sarcopenia Muscle. 2020 Oct 1;11(5):1258–69.
- Fernández-Jiménez R, García-Rey S, Roque-Cuéllar MC, et al. Ultrasound Muscle Evaluation for Predicting the Prognosis of Patients with Head and Neck Cancer: A Large-Scale and Multicenter Prospective Study. Nutrients. 2024;16:387.
- García-Almeida JM, García-García C, Ballesteros-Pomar MD, et al. Expert Consensus on Morphofunctional Assessment in Disease-Related Malnutrition. Grade Review and Delphi Study. Nutrients. 2023 Jan 25;15(3):612. http://doi:10.3390/nu15030612
- García Almeida JM, García García C, Vegas Aguilar IM, et al. Morphofunctional assessment of patient's nutritional status: a global approach. Evaluación morfofuncional del estado nutricional de los pacientes: un nuevo enfoque. Nutr Hosp. 2021;38(3):592-600. doi:10.20960/nh.03378
- García-García C, Vegas-Aguilar IM, Rioja-Vázquez R, et al. Rectus Femoris Muscle and Phase Angle as Prognostic Factor for 12-Month Mortality in a Longitudinal Cohort of Patients with Cancer (AnyVida Trial). Nutrients. 2023 Jan 19;15(3):522. doi: 10.3390/nu15030522.
- Gonzalez MC, Mehrnezhad A, Razaviarab N, et al. Calf circumference: cutoff values from the NHANES 1999-2006. Am J Clin Nutr. 2021 Jun 1;113(6):1679-1687.
- Hashida N, Tada Y, Suzuki M, et al. Reliability and vali-

dity of ultrasound to measure of muscle mass following allogeneic hematopoietic stem cell transplantation. Sci Rep. 2022 Dec 1;12(1).

- Judge SM, Nosacka RL, Delitto D, *et al.* Skeletal Muscle Fibrosis in Pancreatic Cancer Patients with Respect to Survival. JNCI Cancer Spectr. 2018 Jul;2(3):pky043.

- Matthews L, Bates A, Wootton SA, *et al.* The use of bioelectrical impedance analysis to predict post-operative complications in adult patients having surgery for cancer: A systematic review. Clinical Nutrition. 2021 May 1;40 (5):2914-22.

- Prado CM, Ford KL, Gonzalez MC*et al.* Nascent to novel methods to evaluate malnutrition and frailty in the surgical patient. JPEN J Parenter Enteral Nutr. 2023 Feb;47 Suppl 1(Suppl 1):S54-S68.

- Prado CM, Landi F, Chew STH, *et al.* Advances in muscle health and nutrition: A toolkit for healthcare professionals. Clin Nutr. 2022 Oct;41(10):2244-63.

- Prado CM, Laviano A, Gillis C, *et al.* Examining guidelines and new evidence in oncology nutrition: a position paper on gaps and opportunities in multimodal approaches to improve patient care. Support Care Cancer. 2022 Apr;30(4):3073-83.

- Prado CM, Purcell SA, Laviano A. Nutrition interventions to treat low muscle mass in cancer. J Cachexia Sarcopenia Muscle. 2020 Apr;11(2):366-80.

- Prior-Sánchez I, Herrera-Martínez AD, Zarco-Martín MT, *et al.* Prognostic value of bioelectrical impedance analysis in head and neck cancer patients undergoing radiotherapy: a VALOR® study. Front Nutr. 2024;11: 1335052.

- Stratton RJ, Hackston A, Longmore D, *et al.* Malnutrition in hospital outpatients and inpatients: prevalence, concurrent validity and ease of use of the 'malnutrition universal screening tool' ('MUST') for adults. Br J Nutr. 2004 Nov;92(5):799-808.

- Yamanaka A, Yasui-Yamada S, Furumoto T, *et al.* Association of phase angle with muscle function and prognosis in patients with head and neck cancer undergoing chemoradiotherapy. Nutrition. 2022 Nov 1;103-4.

ABSTRACT GRÁFICO AG-8

Paciente con cáncer

Fisiopatología y desnutrición

- ↑ Catabolismo proteico
- ← Inflamación
- ↑ Gasto energético
- Caquexia
- Tratamientos oncológicos
- ↓ Actividad física
- ↓ Ingesta calórica
- Sarcopenia
- ↓ Fuerza muscular
- Pérdida muscular

Desnutrición en cáncer

Valoración específica de la patología

- ✓ Detección del riesgo de desnutrición y sarcopenia
- ✓ Evaluación de la composición corporal y de la función
- ✓ Atención multimodal
- ✓ Ofrecer educación nutricional

Propuesta de valoración morfofuncional® de la DRE en práctica clínica

	Visita basal	Revisión a corto plazo (3-6 meses)	Revisión a largo plazo (> 6 meses)
Ingesta dietética		Recordatorio de 24 h	
Antropometría		%PP, Circunferencia de pantorrilla, Circunferencia de cintura	
Test de desnutrición y sarcopenia		MUST, SARC-F, MST, NRS-2002, GLIM	
Parámetros bioquímicos		PCR/albúmina/prealbúmina	
Técnicas composición corporal	AF por BIA, DXA, TC (según contexto)	En cada visita algún método usado en basal	En cada visita método usado en basal
Ultrasonido	Ecografía del recto anterior del cuádriceps y ecografía abdominal		
Dinamometría	Test de la marcha 6M, TUG, SPPB, sentadillas	En cada visita	
Pruebas funcionales		Según clínica	Según clínica
Adherencia nutricional/ejercicio		En cada visita	
Test calidad de vida	EORTC QLQ-C30/NutriQoL®	Según clínica	Mínimo anual

Orientación terapéutica

- ✓ **Requerimientos energéticos** (25-30 kcal/kg/día) kg/día), **proteínas** (1,0-1,5 g/kg/día), y **nutrientes específicos a valorar:** aminoácidos de cadena ramificada, β-hidroxi β-metilbutirato, glutamina, carnitina, creatina, y ácidos grasos como EPA y DHA
- ✓ **Ejercicios de resistencia** basados en recomendaciones por fisioterapeutas

AF: ángulo de fase; BIA: bioimpedancia eléctrica; DXA: absorciometría dual de rayos X; GLIM: iniciativa de liderazgo global; MUST: detección universal de la desnutrición; MST: detección de la desnutrición; NRS-2002: detección del riesgo nutricional 2002; PP: pérdida de peso; SARC-F: detección de sarcopenia; TC: tomografía computarizada

Cirugía

9

M. J. Ocón Bretón, A. Arroyo Sebastián y J. M. Ramírez Rodríguez

INTRODUCCIÓN

El estrés quirúrgico induce una respuesta metabólica, cuyo objetivo es proporcionar sustratos energéticos para mantener las funciones vitales, reparar los tejidos lesionados y mantener el sistema inmune. Esta agresión quirúrgica genera inflamación sistémica, aumento de las demandas metabólicas y catabolismo proteico, amenazando la homeostasis, la salud muscular, el estado nutricional y la recuperación del enfermo.

La pérdida de masa muscular y la desnutrición relacionada con la enfermedad (DRE) son especialmente prevalentes en los pacientes sometidos a cirugía mayor oncológica abdominal, ya que la ingesta y la absorción nutricional suelen estar comprometidas como consecuencia del propio tumor y/o de los efectos secundarios del tratamiento médico oncológico. Otros factores que inciden negativamente en el estado muscular y nutricional son la edad avanzada, las comorbilidades asociadas que cursan con inflamación crónica, el ayuno perioperatorio, las pérdidas por drenajes o sondas y la inmovilización.

Actualmente, conocemos por el estudio PREMAS, que la prevalencia de DRE preoperatoria en nuestro país, usando los criterios GLIM, es del 39 %. Empleando estos mismos criterios, las cifras de prevalencia en el paciente quirúrgico pueden oscilar entre un 30 y un 60 % de los casos, dependiendo del tipo de población estudiada. La baja masa muscular y/o la sarcopenia también son muy prevalentes en el entorno quirúrgico y su rango se encuentra en el 12-70 % según la técnica o criterio diagnóstico empleado.

La DRE afecta negativamente a la evolución quirúrgica y se asocia con cambios en la composición corporal y en la capacidad funcional, además de con un deterioro de la función inmunológica y cardiorrespiratoria. Está ampliamente confirmado que la DRE en el paciente quirúrgico es un factor de riesgo independiente de mortalidad y de complicaciones postoperatorias.

En una revisión sistemática de 10 estudios, que incluyeron a 11.700 pacientes oncológicos, se demostró que la DRE, definida por los criterios GLIM, se asocia con peor pronóstico (HR: 1,56; 95 % IC: 1,38-1,75) y con un aumento del riesgo de complicaciones postoperatorias totales (RR: 1,82; 95 % IC: 1,28-2,60), complicaciones graves (RR: 2,10; 95 % IC: 0,97-4,57), infecciosas (RR: 1,78; 95 % IC: 1,12-2,82), dehiscencia de anastomosis (RR: 1,32; 95 % IC: 0,98-1,79) y neumonía (RR: 2,60; 95 % IC: 2,09-3,23).

BASES TEÓRICAS DE LA VALORACIÓN MORFOFUNCIONAL®

Tomografía computarizada (TC)

Esta técnica está consiguiendo cada día más adeptos para utilizarse en entornos clínicos de la cirugía oncológica, ya que las imágenes están disponibles al ser realizadas con el propósito original del diagnóstico y seguimiento del cáncer. Proporciona una evaluación precisa del tejido muscular esquelético y del tejido adiposo visceral y subcutáneo, así como de la infiltración grasa muscular.

En una revisión sistemática y metaanálisis de 18.891 pacientes con cáncer colorrectal se demostró que una baja masa muscular antes de la cirugía se asociaba con mayor riesgo de complicaciones postoperatorias (infecciosas y cardiopulmonares), mortalidad, prolongación de la estancia hospitalaria y toxicidad por la quimioterapia, así como con menor supervivencia global y supervivencia libre de enfermedad.

La radiodensidad muscular también ha sido ampliamente estudiada en el contexto quirúrgico, siendo varios los autores que sugieren que la mioesteatosis es un potente predictor emergente de peores resultados clínicos postoperatorios. La baja calidad muscular se ha asociado con peor supervivencia y mayor riesgo de mortalidad y complicaciones postoperatorias en diferentes tipos de cirugías abdominales.

Impedancia bioeléctrica (BIA) y ángulo de fase (AF)

En una revisión sistemática, donde se incluyeron 12 estudios con 1.508 pacientes, se demostró una asociación entre el AF y/o las medidas de composición corporal con el riesgo de complicaciones postoperatorias en pacientes sometidos a cirugía electiva por cáncer. En particular, el AF fue la medición de la BIA que se asoció de forma más consistente con la predicción de resultados postoperatorios.

Datos semejantes se han observado en el reciente estudio PHAVAS (*PHase Angle Value in Abdominal Surgery*), donde se han analizado a 542 pacientes incluidos en un programa RICA (recuperación intensificada en cirugía abdominal), sometidos a resección gástrica, pancreática y hepatobiliar. En dicho estudio se concluyó que el AF es un predictor independiente de complicaciones postoperatorias.

Ecografía

Los ultrasonidos son una técnica emergente y prometedora que tienen grandes ventajas para su uso en el ámbito quirúrgico. En un estudio realizado en 200 pacientes, el 67 % de ellos quirúrgicos, se demostró que el grosor del musculo recto anterior del cuádriceps medido con ecografía era buen predictor del área muscular esquelética medida por TC (R^2 0,74,

$p < 0,001$). En otro estudio reciente, donde se evaluó a 174 pacientes intervenidos de neoplasia colorrectal también se encontró una fuerte correlación entre la TC y la ecografía del área de recto femoral ($r = 0,67$; $p < 0,005$). La ecografía fue capaz de discriminar a los pacientes con peor pronóstico en cuanto a la duracion de la estancia hospitalaria y destino del alta (AUC-ROC = 0,64, $p = 0,015$).

En pacientes ancianos sometidos a cirugía por neoplasias gastrointestinales se observó que la medición ecográfica del grosor del musculo cuádriceps y la ecointensidad se asociaron significativamente con fragilidad y con mayor riesgo de complicaciones postoperatorias.

Dinamometría

En pacientes con tumores gastrointestinales existen diferentes estudios y metaanálisis que demuestran que una baja fuerza de prensión manual antes de la cirugía se asocia con peores resultados clínicos postoperatorios, como mayor riesgo de complicaciones totales, neumonía, íleo, prolongación de la estancia en UCI y mortalidad a corto y medio plazo.

Además, también se ha observado en diferentes entornos quirúrgicos que la dinamometría presenta buena correlación con otras mediciones, como el AF, la masa libre de grasa y el índice de masa muscular esquelética medida por BIA. Se ha documentado que la baja fuerza muscular es un factor pronóstico más potente que la baja masa muscular.

Test funcionales

En cirugía oncológica abdominal, varios estudios respaldan la asociación entre un bajo rendimiento físico preoperatorio, medido con varios tests funcionales (velocidad de la marcha, TUG, test de la marcha de los 6 minutos) y el mayor riesgo de complicaciones postoperatorias, así como el destino al alta.

Probablemente el test de la marcha de los 6 minutos (6MMW) se ha posicionado como la herramienta más utilizada en el ámbito quirúrgico, por ser buen predictor de complicaciones respiratorias postoperatorias y porque nos ayuda a monitorizar el efecto de los programas de prehabilitacion multimodal. Un punto de corte < 325 m predice complicaciones respiratorias con una especificidad del 100 %.

Otras pruebas más complejas, como el test de esfuerzo cardiopulmonar (sobre todo, el pico de VO$_2$) también se asocian con mayor riesgo de complicaciones postoperatorias globales y complicaciones respiratorias.

ESQUEMA PRÁCTICO DE LA VALORACIÓN MORFOFUNCIONAL®

Con lo expuesto previamente, resulta imprescindible la realización de una valoración nutricional específica precoz y continuada en el paciente quirúrgico (Fig. 9-1).

Primer paso. Aproximación diagnóstica básica general que debe ser realizada por el personal sanitario que atiende en primera instancia al enfermo e incluye los apartados siguientes:

- **Cribado nutricional validado**. Se recomiendan cuestionarios, como *MUST, MST, NRS-2002, MNA-SF* o la herramienta más específica para el paciente quirúrgico, denominada *"Perioperative Nutrition Screen"* *(PONS)*.
- **Cribado de sarcopenia validado**. Se propone el empleo del *SARC-F* o, lo que es más recomendable, la determinación conjunta del cuestionario SARC-F con la medición de la circunferencia de la pantorrilla (*SARC-calF*).
- **Antropometría**. Medición de la talla, peso, circunferencia braquial y circunferencia de la cintura y cálculo del índice de masa corporal (IMC) y del porcentaje de pérdida de peso.
- **Valoración de la ingesta nutricional**. Empleo de un cuestionario estructurado sencillo (recordatorio de 24 horas o recuento por cuartiles de ESPEN) o el incluido dentro de un cuestionario de valoración nutricional (valoración global subjetiva [VGS] o *Mini Nutritional Assessment* [MNA]).
- **Parámetros bioquímicos**. Determinación de albúmina, prealbúmina y PCR.
- **Diagnóstico de DRE**. Se recomienda el empleo de los criterios GLIM, aunque también se pueden usar cuestionarios estructurados, como VGS o MNA.

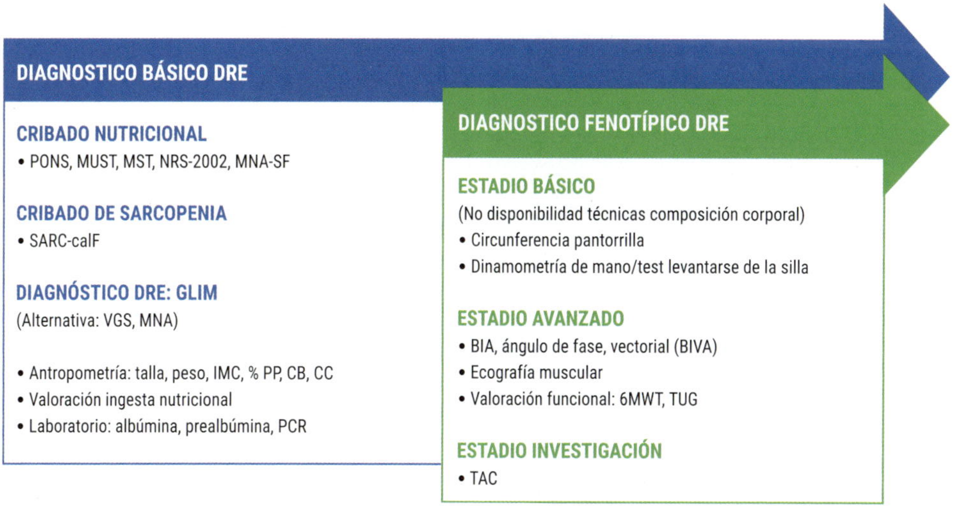

DIAGNOSTICO BÁSICO DRE

CRIBADO NUTRICIONAL
- PONS, MUST, MST, NRS-2002, MNA-SF

CRIBADO DE SARCOPENIA
- SARC-calF

DIAGNÓSTICO DRE: GLIM
(Alternativa: VGS, MNA)

- Antropometría: talla, peso, IMC, % PP, CB, CC
- Valoración ingesta nutricional
- Laboratorio: albúmina, prealbúmina, PCR

DIAGNOSTICO FENOTÍPICO DRE

ESTADIO BÁSICO
(No disponibilidad técnicas composición corporal)
- Circunferencia pantorrilla
- Dinamometría de mano/test levantarse de la silla

ESTADIO AVANZADO
- BIA, ángulo de fase, vectorial (BIVA)
- Ecografía muscular
- Valoración funcional: 6MWT, TUG

ESTADIO INVESTIGACIÓN
- TAC

Figura 9-1. Protocolo práctico de VMF de la DRE en el paciente quirúrgico.
PONS: *Perioperative Nutrition Screen*. MUST: *Malnutrition Universal Screening Tool*. MST: *Malnutrition Screening Tool*. NRS-2002: *Nutrition Risk Screening 2002*. MNA-SF: *Mini Nutritional Assessment Short Form*. VSG: valoración global subjetiva. MNA: *Mini Nutritional Assessment*. IMC: índice de masa corporal. PP: perdida de peso. CB: circunferencial braquial. CC: circunferencia de la pantorrilla. PCR: proteína C reactiva. BIA: impedancia bioeléctrica. 6MWT: test de la marcha de los 6 minutos. TUG: test levántate y anda. TAC: tomografía axial computarizada.

Segundo paso. Aproximación diagnóstica fenotípica de la DRE que deberá ser realizada fundamentalmente en consultas de Endocrinología y Nutrición. Dependerá de las técnicas disponibles en cada centro y se podría categorizar en tres estadios:

- *Estadio básico* (no disponibilidad de técnicas de composición corporal). Se determinará la fuerza muscular preferiblemente con la dinamometría de mano (fuerza de agarre) o con el *test de levantarse de la silla* junto con la medición de la masa muscular con una herramienta alternativa a las técnicas de composición corporal, como la circunferencia de la pantorrilla (ajustada por IMC > 25 kg/m^2).
- *Estadio avanzado*. Añadir al estadio básico el empleo rutinario de la impedancia bioeléctrica (BIA) con determinación del AF y su representación vectorial. Su principal limitación es el grado de hidratación

y de adiposidad. Como apoyo a la BIA, también será aconsejable la realización de una ecografía muscular a nivel del musculo recto anterior del cuádriceps, midiendo su área y grosor. Como limitación de esta técnica destaca su estandarización y la ausencia de valores de referencia en la población quirúrgica. Será necesaria la medición de la funcionalidad determinada a través de un test funcional, como el 6MMW o el TUG.
- *Estadio de investigación*. Posibilidad de empleo de la TC. Se requieren protocolos estandarizados y se desaconseja el análisis de un solo músculo.

INFORME DE VALORACIÓN MORFOFUNCIONAL®

Las diferentes modalidades de terapia médica nutricional durante todo el periodo perioperatorio del paciente quirúrgico quedan reflejadas en la **figura 9-2**.

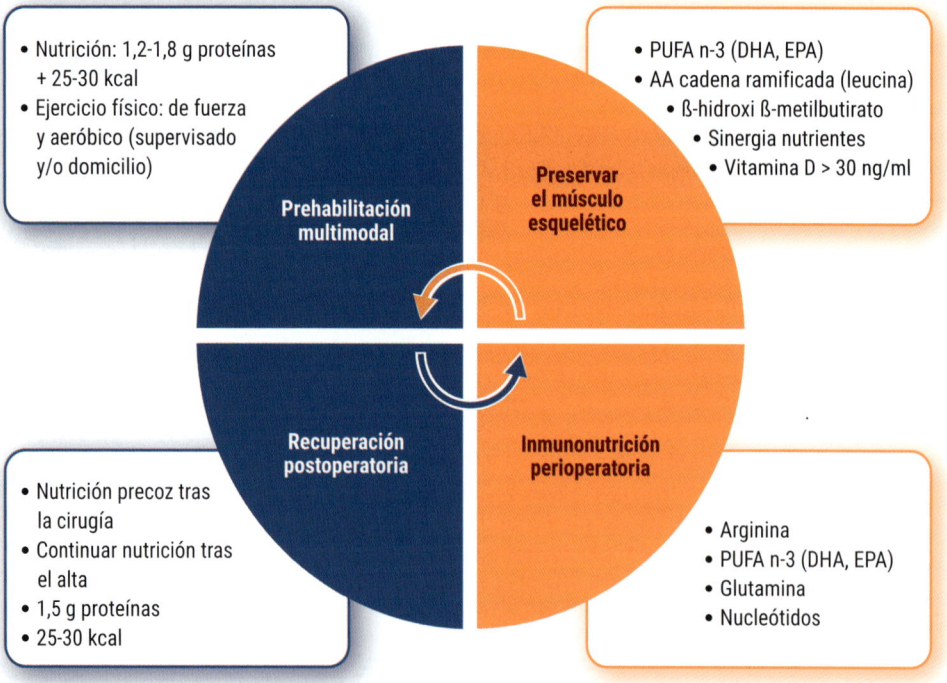

Figura 9-2. Resumen de la terapia medica nutricional individualizada en el paciente quirúrgico.
Kcal: Kilocalorías. PUFA n-3: Ácidos grasos poliinsaturados omega-3. DHA: ácido docosahexaenoido. EPA: ácido eicosapentaenoico. AA: aminoácidos.

Terapia nutricional preoperatoria. La prehabilitación multimodal

En pacientes oncológicos, un programa de prehabilitación durante 3-4 semanas previas a la cirugía, mejora la capacidad funcional, fundamentalmente, determinada con el test 6MMW antes y después de la cirugía, y también puede mejorar la fuerza de prensión manual tras la cirugía. Aunque la prehabilitacion atenúa la pérdida de masa magra postoperatoria, no se puede confirmar que esta estrategia ofrezca un beneficio significativo en la masa muscular antes y después de la cirugía cuando se utiliza en este corto periodo de 3-4 semanas. Cuando se prolonga el tiempo de prehabilitacion a 15 semanas (coincidiendo con la quimioterapia neoadyuvante), sí que se ha demostrado una menor pérdida de masa muscular postoperatoria.

En pacientes no oncológicos, donde el periodo de prehabilitación puede ser más prolongado (12 semanas), sí se ha demostrado que mejora la FFM (masa libre de grasa), el índice de FFM y el AF preoperatorio. El mismo efecto positivo en la fuerza muscular, las pruebas de rendimiento físico, la FFM y la MME (masa muscular esquelética) es observado en pacientes que van a ser sometidos a cirugía bariátrica con programas de prehabilitación de 12-18 semanas.

Terapia medica nutricional

Se recomienda la implementación de una dieta mediterránea que contenga una cantidad adecuada de calorías (25-30 kcal/día) y que aporte, al menos, 1,2-1,8 g de proteínas/kg/día. Este aporte proteico debe estar repartido entre las 3 comidas principales, proporcionando 25-30 g de proteínas en cada comida. Así mismo, parece recomendable administrar un suplemento de 30 g de proteínas después del ejercicio físico y 1 hora antes de dormir. Además de la cantidad, también es importante la fuente proteica y es recomendable la ingesta de proteínas de alta calidad (suero y caseína de la leche), que contenga, al menos, 10 g de aminoácidos esenciales, de los cuales 2-3 g de leucina, por su importante efecto anabólico.

Ejercicio físico

Se recomienda una combinación de ejercicio aeróbico y de fuerza, de intensidad moderada-alta, durante 60 minutos 2-3 veces por semana. Parece aconsejable alternar un programa de ejercicio supervisado junto con plan estructurado de ejercicios en el domicilio del paciente (con asesoramiento previo o entrenamiento virtual).

Terapia nutricional postoperatoria. La nutrición precoz

Iniciar precozmente la alimentación oral en las primeras 24 horas después de la cirugía es una estrategia segura y factible incluso en cirugías del tracto gastrointestinal alto. A pesar de ello, resulta difícil poder cubrir los requerimientos proteicos precozmente. Tenemos constancia de que más del 50 % de los pacientes tienen una ingesta proteica insuficiente (< 1 g/kg peso) durante la primera semana postcirugía, lo que se asocia con un retraso en su recuperación funcional y mayor necesidad de rehabilitación.

Está documentado que una dieta oral/enteral proteica precoz en forma de alimentos sólidos o suplementos nutricionales orales (SNO) o nutrición enteral (NE), comparada con la alimentación oral tardía o la ingesta precoz de líquidos claros sin proteínas, se asocia con una reducción significativa de la mortalidad y, en algunos casos, con una menor pérdida de fuerza de prensión manual. Por todo ello, y de forma práctica, se debe recomendar el empleo de módulos de proteínas o SNO hiperproteicos en los pacientes que no cubran sus requerimientos nutricionales los primeros días después de la cirugía y, en especial, a los pacientes previamente desnutridos, con sarcopenia o con fragilidad. En pacientes seleccionados podría ser necesaria la administración de NE hiperproteica a través de una sonda nasoyeyunal o una yeyunostomia colocada durante el acto quirúrgico.

Terapia nutricional tras el alta. La recuperación

Debido a la alta prevalencia de desnutrición y sarcopenia preoperatorias es importante mantener la terapia nutricional y el ejercicio físico más allá del entorno hospitalario, es decir, continuar en el domicilio del paciente.

Después de una intervención del tracto gastrointestinal alto, más del 50 % de los pacientes presentan una pérdida de peso superior al 10 % a los 6-12 meses de la cirugía. El empleo de SNO durante 3 meses después de la cirugía se asocia con una pérdida de peso significativamente menor, un IMC y una masa muscular más altos y menor prevalencia de sarcopenia medida por TC. Esta atenuación en la pérdida de peso se puede mantener hasta los 6-12 meses postoperatorios. La NE domiciliaria durante 2-3 meses también ha demostrado ser beneficiosa, al mejorar las concentraciones plasmáticas de proteínas viscerales y la función física, y reducir la incidencia de desnutrición medida con la VGS.

Aunque la ingesta proteica en el paciente quirúrgico sigue sin estar definida, puede usarse como punto de partida entre 1,2-2,0 g/kg/día, estimándose una ingesta óptima 1,5 g/kg/día. Lograr cubrir las recomendaciones proteicas debe ser la principal prioridad nutricional después de la cirugía y durante la recuperación domiciliaria, seguida de los objetivos de ingesta de energía.

Nutrientes específicos

Actualmente, existen pocos estudios que analicen el potencial de la nutrición personalizada en el fenotipado morfofuncional del paciente quirúrgico. También existe limitada documentación científica que evalúe el efecto aislado o sinérgico de ciertos nutrientes específicos (aminoácidos y derivados, ácidos grasos omega-3, vitamina D, etc.) sobre la cantidad, calidad y funcionalidad del músculo en el enfermo quirúrgico.

Proteínas, aminoácidos y sus metabolitos

Las proteínas y, concretamente, algunos aminoácidos, como *leucina*, *glutamina* y *arginina*, resultan imprescindibles para la salud muscular. Existe cierta evidencia del beneficio de la suplementación durante 4 semanas con leucina a dosis de 2-4 g/día de forma aislada,

o en combinación con glutamina, para atenuar la pérdida de la masa muscular postoperatoria en pacientes con trasplante hepático y con cirugía oncológica gastrointestinal y de cabeza y cuello. En relación con el β-**hidroxi**-β-**metil-butirato** (HMB), una reciente revisión sistemática en pacientes oncológicos, la mitad de ellos quirúrgicos encontró alguna evidencia de que la suplementación con 3 g de HMB de forma aislada o en combinación con arginina y glutamina puede ejercer un efecto beneficioso sobre la masa y la función muscular y sobre las complicaciones quirúrgicas cuando se administra en el periodo pre y posoperatorio, al menos, durante 2-8 semanas.

Ácidos grasos poliinsaturados omega-3 (PUFA n-3)

El ácido eicosapentaenoico (EPA) y el docosahexaenoico (DHA) podrían aportar un beneficio en la prevención de la pérdida muscular en el entorno perioperatorio, debido a su efecto antiinflamatorio y a que pueden modular por sí mismos la síntesis proteica muscular. Aunque parece demostrado que la suplementación con PUFA n-3 en pacientes quirúrgicos puede reducir los marcadores inflamatorios, la evidencia es limitada y no concluyente en cuanto a preservar/mejorar la masa magra y la composición corporal.

Inmunonutrición

El empleo oral/enteral de una combinación de inmunonutrientes, como la arginina, los PUFA n-3 y los ribonucleótidos es un área de interés en cirugía, debido a los efectos conocidos en la mejora de los parámetros inmunológicos e inflamatorios. Se han demostrado beneficios clínicos relacionados con la reducción de las complicaciones infecciosas postoperatorias, la estancia hospitalaria y los costes, fundamentalmente, en pacientes oncológicos desnutridos, cuando se emplean durante el periodo perioperatorio. La cuestión sigue siendo si la administración exclusivamente preoperatoria (5-7 días antes de la cirugía) ofrece ventajas no solo en comparación con la dieta normal, sino también en comparación con la SNO estándar, ya que los metaanálisis y revisiones sistemáticas ofrecen resultados contradictorios.

Aún está por verse si los efectos en la mejora de los parámetros inflamatorios se traducirán en resultados favorables en el fenotipo morfo-funcional. Hay algún dato aislado a favor del aumento en los valores del AF con el empleo de la inmunonutrición.

CONCLUSIONES

- La desnutrición y la baja masa muscular son muy prevalentes en el entorno quirúrgico y se asocian con peores resultados clínicos postoperatorios.
- Dado el impacto negativo que ejercen sobre el pronóstico del paciente quirúrgico, es imprescindible realizar una valoración nutricional específica precoz y continuada. En dependencia de las técnicas disponibles en cada centro, se podrá emplear desde la antropometría básica hasta métodos más avanzados de composición corporal.
- La nutrición hiperproteica junto con algunos nutrientes específicos en sinergia multimodal con el ejercicio de fuerza puede tener un efecto positivo en la evolución postquirúrgica y en mejorar la función y la masa muscular.

BIBLIOGRAFÍA

- Ford KL, Prado C, Weimann A, *et al*. Unresolved issues in perioperative nutrition: A narrative review. Clin Nutr. 2022;41:1578-90.
- García-Malpartida K, Aragón-Valera C, Botella-Romero F, *et al*. Effects of Immunonutrition on Cancer Patients Undergoing Surgery: A Scoping Review. Nutrients. 2023 Apr 5;15:1776.
- Matsui R, Sagawa M, Inaki N, *et al*. Impact of Perioperative Immunonutrition on Postoperative Outcomes in Patients with Upper Gastrointestinal Cancer: A Systematic Review and Meta-Analysis of Randomized Controlled Trials. Nutrients. 2024 Feb 20;16:577.
- Molenaar C, Minnella EM, Coca-Martinez M, *et al*. Effect of Multimodal Prehabilitation on Reducing Postoperative Complications and Enhancing Functional Capacity Following Colorectal Cancer Surgery. The PRE-HAB Randomized Clinical Trial. JAMA Surg. 2023;158:572-81.
- Noorian S, Kwaan MR, Jaffe N, *et al*. Perioperative nutrition for gastrointestinal surgery: On the cutting edge. Nutr. Clin. Pract. 2023;38:539-56.
- Prado C, Orsso CE, Pereira SL, *et al*. Effects of β-hydroxy β-methylbutyrate (HMB) supplementation on muscle mass, function, and other outcomes in patients with cancer: a systematic review. J Cachexia Sarcopenia Muscle. 2022;13:1623-41.
- Prado CM, Ford KL, González MC, *et al*. Nascent to novel methods to evaluate malnutrition and frailty in the surgical patient. J Parenter Enteral Nutr. 2023;47(suppl 1):S56-S68.
- Pu H, Heighes PT, Simpson F, Wang Y, *et al*. Early oral protein-containing diets following elective lower gastrointestinal tract surgery in adults: a meta-analysis of randomized clinical trials. Perioper Med (Lond). 2021 Mar 23;10:10.
- Skorepa P, Ford KL, Alsuwaylihi A, *et al*. The impact of prehabilitation on outcomes in frail and high-risk patients undergoing major abdominal surgery: A systematic review and meta-analysis. Clin Nutr. 2024;43: 629-648.
- Wobith M, Weimann A. Oral Nutritional Supplements and Enteral Nutrition in Patients with Gastrointestinal Surgery. Nutrients. 2021 Jul 30;13:2655.

ABSTRACT GRÁFICO AG-9

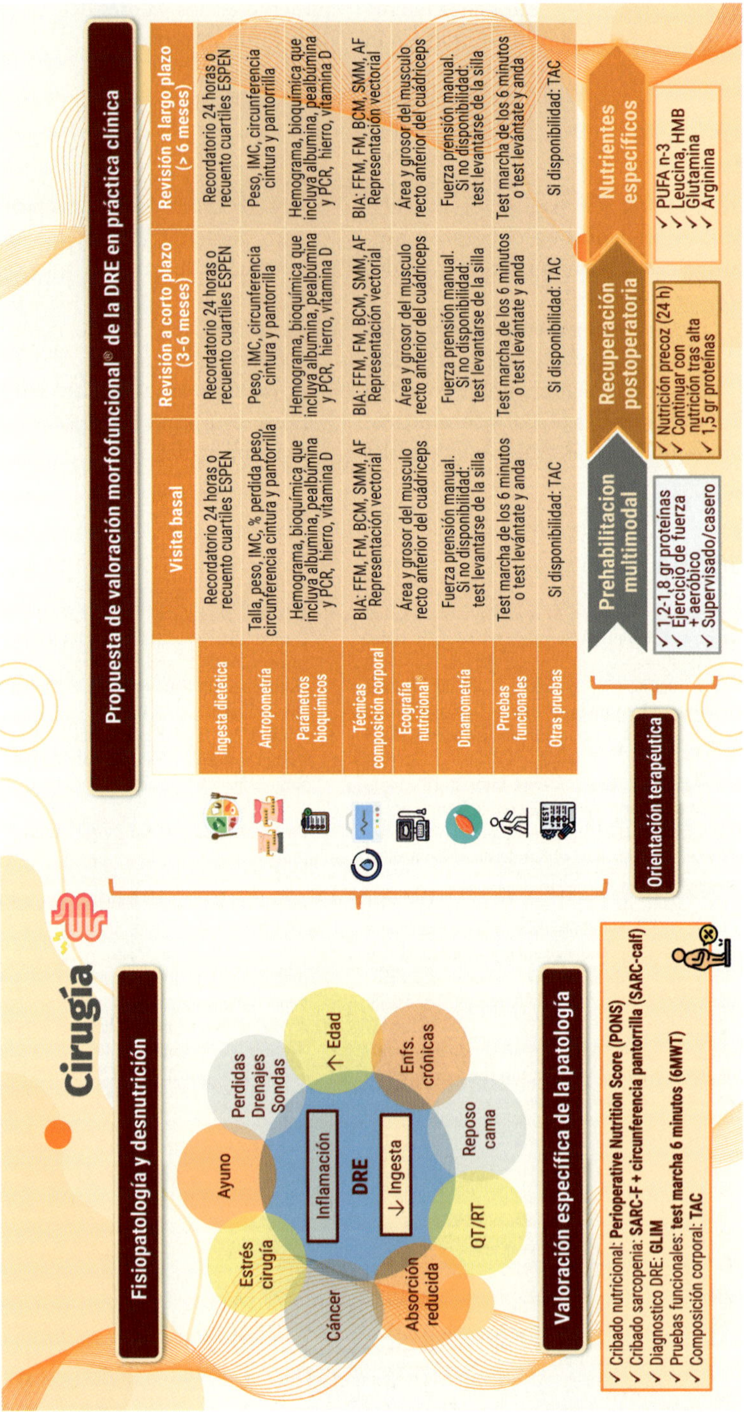

Cirugía

Fisiopatología y desnutrición

- Ayuno
- Perdidas Drenajes Sondas
- ↑ Edad
- Enfs. crónicas
- Reposo cama
- Inflamación
- DRE
- ↓ Ingesta
- QT/RT
- Estrés cirugía
- Cáncer
- Absorción reducida

Valoración específica de la patología

✓ Cribado nutricional: **Perioperative Nutrition Score (PONS)**
✓ Cribado sarcopenia: **SARC-F + circunferencia pantorrilla (SARC-calf)**
✓ Diagnostico DRE: **GLIM**
✓ Pruebas funcionales: **test marcha 6 minutos (6MWT)**
✓ Composición corporal: **TAC**

Propuesta de valoración morfofuncional® de la DRE en práctica clínica

	Visita basal	Revisión a corto plazo (3-6 meses)	Revisión a largo plazo (> 6 meses)
Ingesta dietética	Recordatorio 24 horas o recuento cuartiles ESPEN	Recordatorio 24 horas o recuento cuartiles ESPEN	Recordatorio 24 horas o recuento cuartiles ESPEN
Antropometría	Talla, peso, IMC, % perdida peso, circunferencia cintura y pantorrilla	Peso, IMC, circunferencia cintura y pantorrilla	Peso, IMC, circunferencia cintura y pantorrilla
Parámetros bioquímicos	Hemograma, bioquímica que incluya albumina, pealbumina y PCR, hierro, vitamina D	Hemograma, bioquímica que incluya albumina, pealbumina y PCR, hierro, vitamina D	Hemograma, bioquímica que incluya albumina, pealbumina y PCR, hierro, vitamina D
Técnicas composición corporal	BIA: FFM, FM, BCM, SMM, AF Representación vectorial	BIA: FFM, FM, BCM, SMM, AF Representación vectorial	BIA: FFM, FM, BCM, SMM, AF Representación vectorial
Ecografía nutricional®	Área y grosor del musculo recto anterior del cuádriceps	Área y grosor del musculo recto anterior del cuádriceps	Área y grosor del musculo recto anterior del cuádriceps
Dinamometría	Fuerza prensión manual. Si no disponibilidad: test levantarse de la silla	Fuerza prensión manual. Si no disponibilidad: test levantarse de la silla	Fuerza prensión manual. Si no disponibilidad: test levantarse de la silla
Pruebas funcionales	Test marcha de los 6 minutos o test levántate y anda	Test marcha de los 6 minutos o test levántate y anda	Test marcha de los 6 minutos o test levántate y anda
Otras pruebas	Si disponibilidad: TAC	Si disponibilidad: TAC	Si disponibilidad: TAC

Orientación terapéutica

Prehabilitacion multimodal
✓ 1,2-1,8 gr proteínas
✓ Ejercicio de fuerza + aeróbico
✓ Supervisado/casero

Recuperación postoperatoria
✓ Nutrición precoz (24 h)
✓ Continuar con nutrición tras alta
✓ 1,5 gr proteínas

Nutrientes específicos
✓ PUFA n-3
✓ Leucina, HMB
✓ Glutamina
✓ Arginina

Enfermedad digestiva y hepática

10

M. L. Fernández Soto, J. M. Guardia Baena y F. J. Vílchez López

INTRODUCCIÓN

Las enfermedades digestivas y hepáticas implican un alto riesgo nutricional, al existir con frecuencia una reducción de la ingesta secundaria a síntomas de impacto nutricional, asociada, además, a los posibles efectos secundarios de ciertos tratamientos. Se añade un incremento en el gasto energético, debido al catabolismo y a la inflamación, y en muchas de estas enfermedades se produce una disminución en la síntesis y almacenamiento de nutrientes y/o una reducción en la capacidad de absorción (por mala digestión, alteración de la mucosa intestinal, sobrecrecimiento bacteriano, etcétera), que podemos encontrar como uno de los criterios GLIM de desnutrición a nivel etiológico.

La prevalencia de desnutrición, según diferentes series, oscila del 20 al 85 % en enfermedad inflamatoria intestinal (EII), siendo generalmente, superior en la enfermedad de Crohn (EC) que en la colitis ulcerosa (CU), del 17 al 62 % en la pancreatitis crónica (PC) y del 65 al 100 % en pacientes con cirrosis hepática (CH) (prácticamente, en el 100 % de los pacientes en estadio Child C y hasta en el 25 % de los pacientes con estadio Child A). La prevalencia descrita de sarcopenia se encuentra en torno al 46 % en pacientes con EII y del 23-60 % en pacientes con cirrosis (hasta el 100 % en pacientes con la enfermedad avanzada). También, como en la población general, existe una gran prevalencia de sobrepeso/obesidad, siendo del 40 % en pacientes con EII y pancreatitis crónica y del 25-70 % en pacientes con cirrosis. Esto puede dificultar el uso de medidas antropométricas clásicas, de forma aislada, por su utilidad limitada para la valoración nutricional y, en cambio, la valoración morfofuncional® ofrece una visión de mayor precisión.

Las guías de práctica clínica de la ESPEN, en estos grupos de pacientes, hacen referencia a la necesidad de cribado, aunque no profundizan en el apartado de la valoración nutricional ni de tipo morfofuncional.

Establecen que las personas con EII están en riesgo nutricional y deben someterse a un cribado de desnutrición en el momento del diagnóstico y, posteriormente, de forma regular.

Los pacientes con pancreatitis aguda se consideran con riesgo nutricional alto-moderado y se recomienda utilizar métodos de cribado validados. Los pacientes con pancreatitis grave se consideran siempre en situación de alto riesgo nutricional. En la pancreatitis crónica, el riesgo de malnutrición es alto y su diagnóstico también es prevalente, debiendo evaluarse el estado nutricional, según los síntomas, las funciones orgánicas, la antropometría y los valores bioquímicos. No debe utilizarse únicamente el índice de masa muscular (IMC) porque no evalúa la sarcopenia ni composición corporal como sucede por ejemplo en el paciente obeso, por lo que se recomienda estudiar la composición corporal en estos pacientes.

En la cirrosis hepática se debe utilizar, por su mayor sensibilidad, la herramienta de cribado conocida como *Royal Free Hospital Nutrition Prioritizing Tool*, dado que incorpora la sobrecarga de volumen entre los criterios a valorar. Los expertos recomiendan utilizar la medida de la BIVA®, el ángulo de fase (AF) y la fuerza de prensión de la mano como factores de riesgo de mortalidad.

En la esteatohepatitis no alcohólica, la cirrosis y en trasplante hepático, la presencia de sarcopenia es un potente factor predictivo de mortalidad y morbilidad. Se deben usar herramientas de imagen (absorciometría de rayos X de energía dual [DEXA] o, de forma oportunista, tomografía computarizada [TC]/resonancia magnética [RM]) para diagnosticar baja masa muscular. Destacan la importancia que adquiere la valoración de la masa y la fuerza muscular y la incorporación de parámetros bioeléctricos, como el AF.

BASES TEÓRICAS DE LA VMF EN PACIENTES CON PATOLOGÍAS DIGESTIVAS Y HEPÁTICAS

La mayoría de los estudios que avalan la evidencia de cada una de las técnicas tienen limitaciones metodológicas; La mayoría de los estudios que avalan la evide cada una de las técnicas tienen limitaciones metodológicas (tamaños muestrales pequeños, diferentes dede sarcopenia...) lo que pone de manifiesto que es necesario continuar investigando en el campo de la composición corporal y los resultados en salud en las diferentes patologías.

DEXA

Se afecta por la hidratación de los tejidos blandos, por lo que puede sobreestimar la masa muscular en pacientes con ascitis (en dicho caso se recomienda considerar la masa muscular apendicular de los miembros, excluyendo el abdomen) y no detecta la mioesteatosis. La sarcopenia en la enfermedad hepática crónica de diferentes etiologías se ha relacionado con fibrosis hepática y mortalidad.

TC

Las cifras de normalidad no están validadas por la heterogeneidad de la población en cuanto a su relación con los resultados en salud:

EII

Según los datos de un metaanálisis, que evaluó el índice de masa musculoesquelética (SMI) en una TC desde 6 meses antes hasta 1 mes después de la intervención, se observó una pre-

valencia de sarcopenia (definida por un SMI < 39-41 cm²/m² en mujeres y < 52-55 cm²/m² en varones) superior en la EC frente a la CU (61 % versus 37 %). En un análisis ajustado por covariables objetivaron mayor necesidad de cirugía y tasa de complicaciones entre los sarcopénicos, sin diferencias cuando se estratificaba por enfermedad de base (EC o CU).

Pancreatitis crónica

En un trabajo donde se evaluó la masa muscular a nivel de L3 mediante TC, la prevalencia de sarcopenia osciló del 15 al 62 %, destacando que del 11 al 47 % de los pacientes con IMC > 25 kg/m² presentaban sarcopenia, lo que de nuevo pone de manifiesto la limitación del IMC para el diagnóstico. En algunos de los estudios incluidos, la presencia de sarcopenia se asocia con insuficiencia pancreática exocrina, con mayor pérdida de sangre y menor éxito del trasplante de islotes tras la pancreatectomía y con una reducción en la calidad de vida.

Cirrosis hepática

La prevalencia de sarcopenia oscila del 25 al 57 % y, de forma general, se relaciona con un incremento en el riesgo de encefalopatía hepática, de estancia hospitalaria y de mortalidad.

Impedanciometría

En cuanto a su relación con los resultados en salud:

EII

El AF es inferior en pacientes con EII respecto a sanos, tanto en el grupo de pacientes con EC como con CU. Se ha observado también que el AF es inferior en pacientes con enfermedad activa respecto a pacientes en remisión y con una correlación negativa con la actividad de la enfermedad, la edad y una correlación positiva con masa libre de grasa (FFM) y la dinamometría. También la masa celular corporal (BCM) se asocia con extensión de la enfermedad.

El AF se asocia con la gravedad de la desnutrición y con el déficit de micronutrientes, aumentando el riesgo de hipovitaminosis D. El AF se modifica en respuesta al tratamiento con infliximab y la prehabilitación preoperatoria incrementa el AF tanto en EC como en CU, siendo más evidente en pacientes con mayor riesgo nutricional.

Pancreatitis crónica

El 17 % de una serie de pacientes presentaba sarcopenia (definida por SMI mediante BIA < 6,76 kg/m^2 en mujeres o < 10,76 kg/m^2 en varones. La presencia de insuficiencia pancreática exocrina fue factor de riesgo de sarcopenia. El número de hospitalizaciones durante el seguimiento, la estancia y la mortalidad fueron mayores en los pacientes con sarcopenia y se observó una reducción de la calidad de vida.

Enfermedades hepáticas

Cirrosis hepática

El AF se correlaciona con la masa muscular de forma independiente de la presencia de ascitis o edema y su disminución es un factor de riesgo de sarcopenia. Se asocia con la gravedad de la enfermedad, presentando una correlación negativa con los índices de Child-Pugh y MELD en diversos estudios. También se relaciona con la morbimortalidad: un AF < 4,6° se asocia con incremento del riesgo de hospitalización y caídas. Un AF < 4,9° se asocia con mayor riesgo de encefalopatía hepática, inflamación y ascitis. La reducción del AF también se ha relacionado con la mortalidad en varios estudios. Además, el AF se asocia con la respuesta al tratamiento: se incrementa en relación con un programa de ejercicio aeróbico.

Hígado graso no alcohólico (NAFLD)

El AF se comporta como factor predictor y es un factor de riesgo independiente de desarrollo de NAFLD; también se asocia con la gravedad de la enfermedad, mostrándose una correlación negativa entre el AF y el grado de fibrosis hepática. El incremento de grasa visceral y la reducción de SMI se asocian con riesgo y severidad de NAFLD.

Cáncer colorrectal

El AF es predictor de las complicaciones del cáncer en las mujeres y del riesgo de sarcopenia. Se correlaciona además con el área y circunferencia del recto femoral y con la grasa abdominal subcutánea superficial, y con la masa y calidad muscular en los varones.

Ecografía nutricional®

Cirrosis hepática

La masa muscular se correlaciona con el SMI medido por TC y se relaciona con morbimortalidad: el incremento de la masa muscular se asocia con una reducción en el riesgo de hospitalización y mortalidad conforme aumenta el índice diámetro psoas/altura. En pacientes con enfermedad hepática terminal, candidatos a trasplante hepático en UCI, se observa una reducción del recto anterior del cuádriceps de 0,013 cm^2/m^2 por día de estancia y un incremento del área se relaciona con reducción del riesgo de mortalidad.

Cirugía hepática

La masa muscular, medida en recto anterior y tibial anterior, se encuentra preservada y se reduce la mioesteatosis en el grupo de pacientes que reciben suplementación tras la cirugía hepática secundaria a patología tumoral.

Dinamometría

Se han propuesto valores de referencia para la sarcopenia primaria, pero no para poblaciones específicas, como las afectadas por patología digestiva (EII, CH y PC). Otro inconveniente es que en pacientes con encefalopatía hepática no es válida porque requiere la colaboración del paciente.

EII

En la mayoría de los estudios, la fuerza de la mano fue inferior en la EC activa frente a la EC en remisión, aunque estos datos no concuerdan con los de otras series.

Enfermedades hepáticas

Cirrosis hepática

La reducción de dinamometría se asocia a ascitis, encefalopatía y mortalidad.

NAFLD

La dinamometría patológica incrementa el riesgo de NAFLD y se correlaciona de forma inversa con la gravedad de la enfermedad.

Cirugía de tumores gastrointestinales

En un metaanálisis se observó una prevalencia de dinamometría patológica del 12 al 63 %, asociándose con un incremento de complicaciones totales, neumonía, íleo y mortalidad a corto plazo.

Pruebas funcionales

Existen pocos estudios específicos en pacientes con patología digestiva, aunque hay algunos datos en cirrosis hepática en lista de trasplante. El incremento de 100 m en el test de la marcha se asocia con una reducción de la mortalidad y cada reducción de 1 punto en el SPPB se relaciona con un incremento del 19 % en la mortalidad. Estas técnicas no son valorables en pacientes con encefalopatía hepática.

La valoración morfofuncional® integrada se resume en la **tabla 10-1**.

Tabla 10-1. Valoracion nutricional morfofuncional en patología digestiva

	EII	Pancreatitis crónica	Cirrosis hepática
Cribado nutricional	Cualquier test validado: MUST, NRS-2002, VGS	Cualquier test validado: MUST, NRS-2002, VGS	*Royal Free Hospital Nutrition Prioritizing Tool*
Antropometría clásica	Peso, talla, IMC, % PP, IC, CP, ASMI:CP/altura	Peso, talla, IMC, % PP, IC, CP, ASMI: CP/altura/peso, talla, IMC, %PP, IC, CP, ASMI: CP/altura	Peso, talla, IMC, % PP, IC, CP, ASMI: CP/altura/peso, talla, IMC, %PP, IC, CP, ASMI: CP/altura
Bioquímica	Vitaminas: E, D, A, K, glucosa, Fe, ácido fólico, B12, ferritina, PCR, albúmina, PA, Ca, Mg, Zn	Vitaminas: E, D, A, K, glucosa, HbA1c, Fe, ácido fólico, B12, ferritina, PCR, albúmina, PA, PTH, Ca, Mg, Se, Zn	Vitaminas: E, D, A, K, glucosa, HbA1c, Fe, ácido fólico, B12, ferritina, PCR, albúmina, PA, Ca, Mg, Se, Zn
Fuerza muscular	Dinamometría Jamar	Dinamometría Jamar	Dinamometría Jamar
Composición corporal	BIVA®/AF Ecografía nutricional® Opcional: DEXA/TAC	BIVA®/AF Ecografía nutricional® Opcional: DEXA/TAC	BIVA®/AF Ecografía nutricional® Opcional: DEXA/TCBIVA/AF Ecografía nutricional® Opcional: DEXA/TAC
Test funcionales	Test de la marcha SPPB	Test de la marcha SPPB	Test marcha SPPB
Test para el cribado de la sarcopenia	SARC-F	SARC-F	SARC-F
Cuestionarios de calidad de vida	IBDQ	*Short Form 36*	LDQOL

AF: ángulo de fase. ASMI (Índice muscular esquelético apendicular. Puntos de corte para la sarcopenia según EWGSOP2). BIVA®: análisis vectorial de la impedancia bioeléctrica. CP: circunferencia de la pantorrilla. EII: enfermedad inflamatoria intestinal. Peso perdido: % PP: peso habitual-peso actual/peso habitual, IC: índice de la cintura. IBDQ: *Inflammatory Bowel Disease Questionnaire*. LDQOL: *Liver Disease Quality of Life Questionnaire*. PA: prealbúmina. SPPB: batería corta de pruebas de rendimiento físico.

ESQUEMA PRÁCTICO DE VMF, LIMITACIONES Y LÍNEAS DE DESARROLLO

La VMF permite un abordaje nutricional más individualizado más allá de los parámetros clásicos, como el peso o el IMC que presentan por sí solos limitaciones puesto que no permiten valorar la composición corporal ni la funcionalidad. Dentro de la VMF, la dinamometría se relaciona con complicaciones mayores y mortalidad de la cirrosis, con morbimortalidad postoperatoria tras cirugía de tumores gastrointestinales y con riesgo de NAFLD. Las pruebas funcionales se han relacionado con mortalidad en pacientes con cirrosis hepática y diversos parámetros bioeléctricos, concretamente el AF, y ecográficos se relacionan con la severidad de la enfermedad, morbimortalidad, estancia hospitalaria y respuesta al tratamiento en diversas enfermedades digestivas. En la actualidad, la TC es el *gold standard* para la determinación de la masa muscular, empleando un *software* específico. No obstante, siguen siendo necesarios más estudios y de mayor calidad para validar estas conclusiones.

Dentro de las limitaciones es preciso, para cada patología, validar métodos de cribado particulares, es decir, determinar la prevalencia de desnutrición en cada una de ellas de manera uniforme. Conocer mejor el valor pronóstico de la desnutrición, según los criterios GLIM, por patologías concretas, determinar la prevalencia de sarcopenia y su implicación pronóstica en cada patología. Las líneas de desarrollo deben ir dirigidas a poder establecer puntos de corte patológicos

poblacionales, específicos para cada proceso y para cada una de las técnicas empleadas en la VMF. Mediante este fenotipado se podrá valorar de forma más exacta y comprender mejor la evolución tras el tratamiento médico nutricional y el ejercicio (Tabla 10-2).

INFORME DE VMF EN LAS ENFERMEDADES DIGESTIVAS Y HEPÁTICAS

Actualmente, son pocos los estudios que han implementado algunas de las técnicas de VMF en estas patologías. Como ejemplo, encontramos el de un grupo de pacientes con EII frente a un grupo de controles sanos, donde en los pacientes con EII se observó una reducción en los valores de IMC, BCM, índice de BCM y dinamometría, detectando que esta última se correlaciona mejor con el BCM que el IMC. También se ha publicado recientemente una serie de pacientes con cáncer (35 % biliopancreático y tracto GI superior o inferior), donde el 94 % estaban desnutridos, según los criterios GLIM. Se les realizó BIA, eco nutricional®, dinamometría y test *Up and go*, destacando la buena correlación entre los parámetros bioeléctricos y musculares (masa, fuerza y función), y se detectó que el AF y el área del recto anterior eran factores predictivos de mortalidad independientes en el análisis multivariante. Además, se establecen valores para los que existen diferencias en la supervivencia a 12 meses tanto para el AF (< 5,9° en varones y < 5,3° en mujeres) como para el área del recto anterior (< 4,47 cm² en varones; < 2,73 cm² en mujeres).

Tabla 10-2. Cuestionario de adherencia al tratamiento nutricional		
Dimensión	**Ítems**	**Respuesta (puntos)**
Conocimientos	C1: ¿Sabe usted por qué está tomando la nutrición?	Sí (1) / No (0)
	C2: ¿Conoce el nombre comercial de la nutrición que se le administra?	Sí (1) / No (0)
	C3: ¿Considera que conoce la forma en la que se tiene que tomar la nutrición?	Sí (1) / No (0)
	Puntuación:	
	0	Desconocedor
	1-2	Conocedor medio
	3	Buen conocedor
Dificultades	D1: ¿Ha tenido en algún momento que dejar de tomar o administrarse la nutrición?	Sí (0) / No (1)
	D2: ¿Varió alguna vez la cantidad indicada?	Sí (0) / No (1)
	D3: ¿Cambia por algún motivo los horarios de las tomas?	Sí (0) / No (1)
	Puntuación:	
	0	Mal cumplidor
	1-2	Cumplidor medio
	2	Buen cumplidor
Puntuación total de adherencia al tratamiento nutricional	**Suma de las 2 dimensiones (C + D)**	**Clasificación**
	0-2	Baja
	3-4	Media
	5-6	Alta

Wanden-Berghe C, Cheikh Moussa K, Sanz-Valero J. Adherencia a la Nutrición Enteral Domiciliaria. Hosp Domic. 2018;2(1):11-8.

CONCLUSIONES

Desde el punto de vista clínico, las enfermedades digestivas y hepáticas son patologías en auge, donde la VMF emerge como un factor diferenciador independiente de las limitaciones de las publicaciones, ya que aporta valor diagnóstico en enfermedades donde la composición corporal es cambiante y donde existen artefactos derivados de la inflamación, el edema y la sarcopenia, que se puede ver enmascarada detrás de un IMC. La VMF aumenta la precisión de la valoración de la enfermedad digestiva y hepática, y nos ayuda, por tanto, a entender la evolución y el pronóstico mediante la monitorización de los cambios en el propio paciente a través de la BIA, con la ecografía nutricional® tanto en resultados cuantitativos y los cualitativos, así como los dinámicos con la contracción muscular o en la dinamometría y los diferentes test funcionales.

BIBLIOGRAFÍA

- Bischoff SC, Bager P, Escher J, *et al*. ESPEN guideline on Clinical Nutrition in inflammatory bowel disease. Clin Nutr. 2023;42(3):352-79.
- Bischoff SC, Ockenga J, Eshraghian A, *et al*. Practical guideline on obesity care in patients with gastrointestinal and liver diseases -Joint ESPEN/UEG guideline. Clin Nutr. 2023;42(6):987-1024.
- Casirati A, Crotti S, Raffaele A, *et al*. The use of phase angle in patients with digestive and liver diseases. Rev Endocr Metab Disord. 2023;24(3):503-24.
- Chen G, Lv Y, Ni W, Shi Q, *et al*. Associations between Phase Angle Values Obtained by Bioelectrical Impedance Analysis and Nonalcoholic Fatty Liver Disease in an Overweight Population. Can J Gastroenterol Hepatol. 2020 Aug 4;2020:8888405.
- García-Almeida JM, García-García C, Vegas-Aguilar IM, *et al*. Nutritional ultrasound®: Conceptualisation, technical considerations and standardisation. Diabetes Nutr (Engl Ed). 2023;70(Suppl. 1):74-84.
- García-García C, Vegas-Aguilar IM, Rioja-Vázquez R, *et al*. Rectus Femoris Muscle and Phase Angle as Prognostic Factor for 12-Month Mortality in a Longitudinal Cohort of Patients with Cancer (AnyVida Trial). Nutrients. 2023 Jan 19;15(3):522.
- Hari A, Berzigotti A, Štabuc B, *et al*. Muscle psoas indices measured by ultrasound in cirrhosis - Preliminary evaluation of sarcopenia assessment and prediction of liver decompensation and mortality. Dig Liver Dis. 2019;51:1502-7.
- Jiang X, Xu X, Ding L, *et al*. Predictive value of preoperative handgrip strength on postoperative outcomes in patients with gastrointestinal tumors: a systematic review and meta-analysis. Support Care Cancer. 2022;30:6451-2.
- Kuan LL, Dennison AR, Garcea G. Prevalence and Impact of Sarcopenia in Chronic Pancreatitis: A Review of the Literature. World J Surg. 2021;45:590-7.
- Lu ZL, Wang TR, Qiao YQ, *et al*. Handgrip Strength Index Predicts Nutritional Status as a Complement to Body Mass Index in Crohn's Disease. J Crohns Colitis. 2016;10:1395-400.
- Olesen SS, Büyükuslu A, Køhler M, *et al*. Sarcopenia associates with increased hospitalization rates and reduced survival in patients with chronic pancreatitis. Pancreatology. 2019;19:245-51.
- Pinto Gálvez SM, García-Mora U, Salgado-Álvarez GA, *et al*. Body composition and phase angle by bioimpedance in patients with MAFLD. Gastroenterol Hepatol. 2022;45(7):535-42.
- Soós A, Hegyi P, Szakács Z, *et al*. Sarcopenia as an independent predictor of the surgical outcomes of patients with inflammatory bowel disease: a meta-analysis. Surg Today. 2020;50:1138-50.
- Vegas-Aguilar IM, Guirado-Peláez P, Fernández-Jiménez R, *et al*. Exploratory Assessment of Nutritional Evaluation Tools as Predictors of Complications and Sarcopenia in Patients with Colorectal Cancer. Cancers. 2023;15:847.
- Więch P, Dąbrowski M, Bazaliński D, *et al*. Bioelectrical Impedance Phase Angle as an Indicator of Malnutrition in Hospitalized Children with Diagnosed Inflammatory Bowel Diseases-A Case Control Study. Nutrients. 2018 Apr 17;10(4):49.

ABSTRACT GRÁFICO AG-10

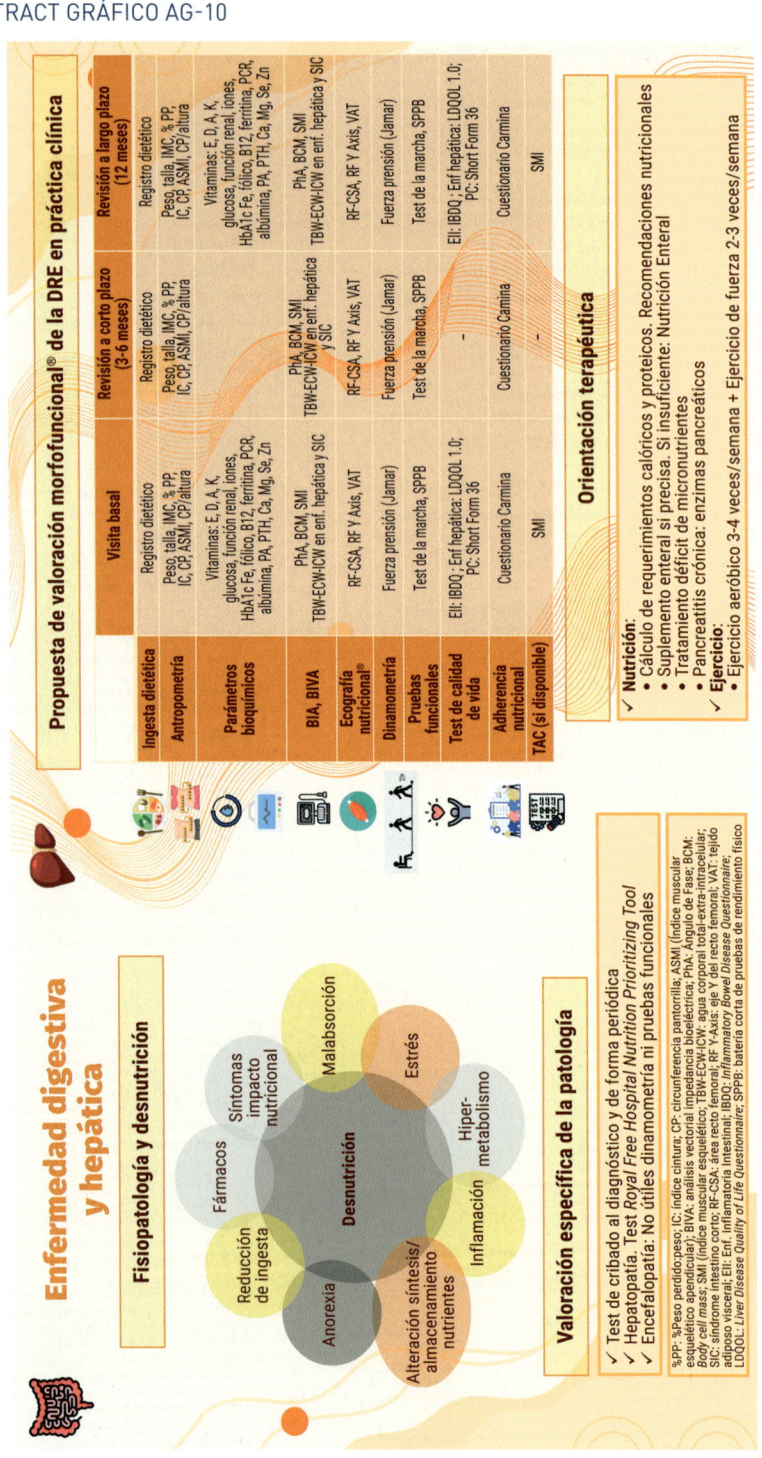

Fallo intestinal e intestino corto

11

J. J. Alfaro Martínez, M. Maíz Jiménez y A. Zugasti Murillo

INTRODUCCIÓN

El fallo intestinal (FI) es una enfermedad grave, que se caracteriza por una capacidad insuficiente del intestino delgado para absorber los nutrientes y el agua necesarios para mantener la homeostasis metabólica. Es un desafío clínico muy significativo en el campo de la nutrición clínica. Este trastorno puede manifestarse de varias maneras y comprender sus mecanismos subyacentes es crucial para su manejo efectivo.

El FI puede tener diversas causas, que van desde enfermedades inflamatorias crónicas del intestino hasta resecciones quirúrgicas extensas. Independientemente de la causa subyacente, el comportamiento de la enfermedad se caracteriza por la pérdida de la superficie de absorción intestinal, la disminución de la motilidad gastrointestinal en algunos casos y la pérdida excesiva de fluidos en otros. Estos cambios reducen significativamente la capacidad del intestino delgado para absorber nutrientes, líquidos y electrolitos, lo que puede provocar desnutrición, deshidratación y desequilibrios hidroelectrolíticos.

Los mecanismos responsables del FI son diversos y pueden incluir desde la inflamación crónica hasta la alteración de la barrera epitelial intestinal y la disfunción de los transportadores de nutrientes. En algunas enfermedades, como la enfermedad de Crohn o la enteritis por radiación, la inflamación crónica puede causar fibrosis y estenosis intestinal, lo que limita la absorción de nutrientes. Además, la resección quirúrgica del intestino delgado puede eliminar áreas significativas de tejido funcional, lo que provoca una reducción drástica de la superficie de absorción disponible.

La ESPEN (Sociedad Europea de Nutrición Clínica y Metabolismo) establece una clasificación funcional de los tipos de FI, de acuerdo con la duración y gravedad de la insuficiencia intestinal:

- Tipo I: FI agudo. Esta es una enfermedad aguda, de corto plazo y, generalmente, autolimitada. Es común en el entorno perioperatorio después de cirugía abdominal y/o en asociación con enfermedades críticas, donde los pacientes requieren tratamiento nutricional intravenoso (nutrición parenteral, NPT) durante unos días o algunas semanas.

- Tipo II: FI agudo prolongado. Esta es una enfermedad crítica prolongada, que se produce, a menudo, en pacientes metabólicamente inestables, que requieren cuidados multidisciplinarios complejos y NPT durante semanas o meses. Es una enfermedad poco común que se acompaña de complicaciones sépticas, metabólicas y nutricionales complejas, y se observa con mayor frecuencia en el contexto de una catástrofe intraabdominal.

- Tipo III: FI crónico. Esta es una enfermedad crónica en pacientes metabólicamente estables que requieren NPT prolongada o durante toda su vida. Se trata del fracaso orgánico más raro y el menos conocido. Puede ser reversible o irreversible y evoluciona después de un FI agudo prolongado (tipo II) o como resultado de enfermedades gastrointestinales o sistémicas progresivas y devastadoras, adquiridas o congénitas, benignas o malignas.

Además, se ha propuesto una clasificación clínica en función de las necesidades de energía y volumen requeridos por vía endovenosa.

Los síntomas del FI pueden variar según la gravedad y la causa subyacente de la enfermedad. Los pacientes pueden experimentar diarrea crónica, esteatorrea, pérdida de peso, desnutrición, deshidratación y deficiencias de vitaminas y minerales. Además, la intolerancia alimentaria y la aparición de complicaciones, como la desnutrición relacionada con la enfermedad, la sarcopenia y las afectaciones psicosociales, pueden agravar todavía más el cuadro clínico.

En adultos, la definición aceptada de intestino corto es un intestino delgado funcionante de longitud inferior a los 200 cm y suele ser el resultado de una resección intestinal masiva o de enfermedades intestinales congénitas. Es la causa más habitual de FI tipo III. Las manifestaciones clínicas asociadas a un intestino corto se denominan síndrome de intestino corto (SIC). Según la anatomía, se distinguen tres tipos de SIC: yeyunostomía terminal, anastomosis yeyuno-cólica y anastomosis yeyuno-ileal. Las complicaciones a largo plazo del SIC pueden deberse a mecanismos relacionados con la misma resección intestinal o con la NPT.

BASES TEÓRICAS DE LA VALORACIÓN MORFOFUNCIONAL® EN FI E INTESTINO CORTO

Los pacientes con SIC presentan malabsorción y, en función del tipo, pérdidas excesivas de líquidos, por lo que experimentan frecuentemente desnutrición y alteración en el estado de hidratación. Como se ha comentado anteriormente, la anatomía y función del intestino restante afectan al estado nutricional, ya que determinan la capacidad de absorción de agua y nutrientes. Se han descrito cambios en la composición corporal en pacientes con SIC que han recibido o reciben nutrición parenteral domiciliaria (NPD), consistentes en un aumento de la masa grasa y una reducción de la masa libre de grasa. Además, se ha descrito que el 50 % de los pacientes con FI pueden tener baja fuerza muscular. Se ha descrito también que un 37 % de los pacientes con insuficiencia intestinal pueden presentar sarcopenia, según los criterios de la EWGSOP. Este porcentaje aumenta hasta el 59-73 % en pacientes con FI.

Las alteraciones de la composición corporal presentes en los pacientes con FI tienen además implicaciones pronósticas. El ángulo de fase y la fuerza muscular medida por dinamometría se han correlacionado de manera independiente con la tasa de reingresos y la estancia hospitalaria. Además, los pacientes con baja masa muscular, baja fuerza muscular y bajo ángulo de fase tienen menos supervivencia.

Durante el destete, ocurren cambios en la composición corporal que dependen principalmente de la anatomía (sobre todo, si existe o no colon en continuidad), del mecanismo causante del FI y, sobre todo, del método mediante el cual se alcanza dicha autonomía. Esta autonomía se puede alcanzar mediante adaptación espontánea, quirúrgica o con el uso de análogos de GLP-2. Se ha descrito que, a pesar de alcanzar la independencia, los pacientes con SIC pueden presentar desnutrición en un 50-60 %, un bajo ángulo de fase en un 30-50 % y sarcopenia en un 16-27 %. Es en estos casos cuando la valoración morfofuncional® (VMF) nos puede orientar sobre cómo realizar este destete y en qué casos es preciso reiniciar NPD o fluidoterapia intravenosa. El tratamiento con análogos de GLP-2 puede ayudar a mantener un mejor estado nutricional y de la masa muscular durante este proceso con respecto a otros métodos para alcanzar la independencia.

La monitorización del estado nutricional en estos pacientes es un reto, especialmente, en aquellos que reciben NPD. Las medidas antropométricas clásicas pueden verse interferidas por los cambios en la hidratación. Las técnicas de composición corporal nos pueden ayudar a diferenciar los diferentes compartimentos corporales para poder llevar a cabo una mejor monitorización.

El análisis de impedancia bioeléctrica (BIA) es una herramienta portátil y no invasiva que sirve para evaluar la composición corporal, el estado nutricional y la hidratación. La técnica tiene ciertas limitaciones en pacientes con

SIC. Las variaciones en la hidratación tisular pueden dar lugar a errores en las ecuaciones predictivas, sobrestimando la masa corporal. Es por ello que el uso de los datos sin procesar y el análisis vectorial (BIVA®) pueden utilizarse como métodos alternativos que eviten estos errores, ofreciendo una mejor estimación de los compartimentos corporales.

Existe algún estudio en la literatura que ha utilizado otros métodos de valoración de la composición corporal, como pueden ser la absorciometría de rayos X de energía dual (DEXA), la tomografía computarizada a nivel de L3, la pletismografía de desplazamiento de aire o mediante el uso de ecografía a diferentes niveles, sin que la evidencia disponible pueda detectar superioridad de una técnica frente a otra.

En cuanto a la medida de la fuerza muscular, en los estudios publicados, la medida más utilizada es la fuerza de prensión medida por dinamometría. Además, como se ha descrito anteriormente, esta medida se ha correlacionado con un peor pronóstico. Se podrían utilizar otros métodos de valoración de fuerza muscular validados según la disponibilidad o experiencia de cada centro, aunque no existen datos en la literatura.

En cuanto a la medición del rendimiento físico, la técnica que más se ha utilizado en los escasos estudios disponibles, es el test de *timed up and go* (TUG). Esta prueba, al igual que otras en las que se mide la capacidad del paciente de pasar de sedestación a bipedestación, pueden estar limitadas por la presencia de estomas o fístulas en la pared abdominal, por lo que habría que buscar otras alternativas, como la velocidad de la marcha o el test de los 6 minutos.

Según la última guía de la ESPEN sobre NPD/FI crónico, la monitorización del estado nutricional e hidratación depende de la situación del paciente y del entorno en la que se realice. La monitorización se debe realizar de manera más estrecha los primeros meses tras el alta hospitalaria, si presenta un estoma de alto débito o cuando existe algún cambio en la situación clínica. En pacientes inestables se recomienda peso/IMC diario, 1-2 veces por semana en hospitalizados o mensualmente en pacientes estables en su domicilio. En el caso de la composición corporal y del estado de hidratación se recomienda realizarla en todas las visitas en caso de pacientes con NPD. En cuanto a la determinación de la fuerza muscular o el rendimiento, no se dan recomendaciones específicas, pero para poder hacer una VMF completa, se debería realizar también coincidiendo con las demás determinaciones durante las visitas.

Por tanto, la evaluación de la composición corporal es importante en el seguimiento de estos pacientes. En pacientes con SIC, se deben evaluar las mediciones de la composición corporal y, especialmente, el análisis vectorial (BIVA®), para detectar cambios en la hidratación y los cuidados generales. Si bien se recomienda realizar la determinación en ayunas, en pacientes que reciben muchas horas de NPD habría que tener eso en cuenta a la hora de interpretar los resultados.

ESQUEMA PRÁCTICO DE VALORACIÓN MORFOFUNCIONAL® (PROTOCOLO SEGÚN LA EXPERIENCIA CLÍNICA), LIMITACIONES Y LÍNEAS DE DESARROLLO

El modo de llevar a la práctica la VMF con un paciente afecto de SIC-FI dependerá de la disponibilidad técnica y de personal y de la organización de la consulta.

Una posibilidad es que antes de pasar a la consulta médica, se practique por otro personal sanitario la bioimpedancia (de preferencia, la vectorial), la ecografía nutricional®, la dinamometría de mano y un test funcional, junto con el peso del paciente y la toma de otras constantes de interés, de forma que estos datos, junto con los de la anamnesis, resto de exploración física y determinaciones de laboratorio sean valoradas en el momento de atender en consulta al paciente.

Si no es posible realizar la VMF antes de la consulta médica, una propuesta de protocolo, basada en la experiencia de los autores, es la siguiente:

1. Tras la anamnesis, se procede a pesar (y tallar, si procede) al paciente.

2. Una vez pesado, pasa a la camilla, donde se realiza el resto de la exploración física.
3. A continuación, se hace la medida de la bioimpedancia.
4. El siguiente paso es la realización de ecografía nutricional®.
5. Hecho esto, el paciente vuelve a su silla, donde se le realizará la medición de fuerza prensora con el dinamómetro de mano.
6. Finalmente se realiza la prueba funcional que se haya determinado.

La VMF supone la recogida de un gran volumen de datos. Especialmente, son de interés los datos de estimaciones basadas en el BIVA®, como masa celular corporal, masa grasa y libre de grasa y otros datos de composición muscular, y debe quedar constancia de estos en la historia clínica del paciente. En el caso de la historia clínica electrónica, la mejor opción sería que existiera una adecuada conectividad entre los distintos dispositivos utilizados en la VMF y el sistema de historia clínica, en formatos que permitan, por una parte, la utilización clínica de la información y la generación de informes, y su tratamiento estadístico con fines de investigación. En su defecto, pueden ser de gran ayuda la utilización de formularios informáticos estandarizados (ya sean formularios web o instalados localmente), en los que se introducen los datos numéricos de la VMF y generan un informe normalizado en formato de texto que es posible copiar y pegar en la historia clínica electrónica (y que, aunque sea un texto, al ser normalizado, puede permitir su explotación con fines de investigación). No obstante, esta opción no está exenta de errores a la hora de introducir los datos y consume un tiempo que deja de estar disponible para atender al paciente.

Una limitación de la VMF en el paciente con SIC-FI, especialmente, de la BIVA®, es que puede variar notablemente en función del estado de hidratación del paciente, concretamente, en pacientes que no se administran NPD o fluidoterapia endovenosa todos los días, los resultados pueden ser distintos si el paciente acude a consulta habiendo recibido el tratamiento endovenoso la noche anterior o si lo hace uno o más días después de la última administración. Una forma de solventar este problema sería protocolizar el momento de la consulta y VMF respecto a los días de administración de nutrición parenteral/fluidoterapia domiciliaria o, al menos, ajustar el protocolo para cada paciente, de forma que el sesgo sea siempre el mismo. Si esto no fuera posible, es necesario recoger en la historia clínica cuándo se ha administrado el paciente la última bolsa e interpretar los resultados de la BIVA® (y en menor medida, de la ecografía nutricional®), teniéndolo en cuenta.

Otra limitación de la BIVA® es que la interpretación de los valores eléctricos crudos, resistencia y reactancia, puede ser complejo, incluso críptico, especialmente, si no se tiene una gran experiencia, mientras que las estimas que ofrecen los aparatos de bioimpedancia, como masa magra, masa grasa, masa celular corporal, etcétera se basan en ecuaciones de regresión que se han obtenido con población, en general sana, que es distinta a un paciente con SIC-FI y que, además, muchas veces están protegidas por el *copyright*.

Teniendo en cuenta que, en el BIVA®, una vez representados los valores de Rz/h y Xc/h del paciente sobre la elipse de tolerancia, la distancia de estos al eje largo de la elipse nos informa de la cantidad de tejido corporal, mientras que su distancia al eje corto informa de la cantidad de fluido, es posible hacer un cambio de sistema de referencia y una estandarización de los resultados, de forma que el nuevo sistema de referencia no tenga su origen en los valores de Rz/h y Xc 0,0, sino en las medias poblacionales (centro de la elipse); el eje de abscisas sería el eje corto de la elipse y el eje de ordenadas, el eje largo de la misma. Estos valores se pueden estandarizar, dando el valor 1 cuando el punto de Rz/h Xc/h se sitúa sobre la elipse de tolerancia del 95 %. Además, para indicar que hacia la derecha se pierde tejido y hacia arriba se pierde fluido, los hemiejes de los números negativos serían el superior y el derecho, informando así de los parámetros eléctricos de un paciente. El valor en el nuevo eje de las X, que llamamos parámetro de nutrición (PN), nos informaría directamente de la cantidad de tejido, y el valor en el nuevo eje de las Y, que llamamos parámetro de hidratación (PH), de la cantidad de fluido.

La combinación de signos, positivo o negativo, de PN y PH nos informaría del cuadrante de la elipse en la que se sitúa el paciente y el módulo del vector que va desde el centro de la elipse al punto de Rz/h, Xc, estandarizado de la misma manera, nos informa de su cercanía/lejanía a la media o, dicho de otra forma, si está dentro de la elipse del 50, 75 o 95 % o fuera de las mismas (**Fig. 11-1**).

Esta forma de informar de los resultados de una BIVA® sigue utilizando valores eléctricos crudos y no se basa en estimas ni ecuaciones de regresión, pero es más fácil de entender que un par de valores de R/h, Xc/h y permite también de una forma sencilla ver cambios, de una visita a otra, del estado de nutrición e hidratación y mantener o ajustar el tratamiento nutricional/fluidoterapia en función de estos.

INFORME DE VALORACIÓN MORFOFUNCIONAL®

De lo expuesto en los puntos anteriores se deduce cómo la VMF puede modular el tratamiento del FI-SIC, dirigiéndolo mediante al fenotipado morfofuncional de la siguiente forma:

• La BIVA® nos informa del estado de hidratación:
  – Un vector de impedancia situado en el cuadrante inferior derecho informa del exceso de fluidos, aunque esto también puede deberse a inflamación/enfermedad. Por ello, una vez excluida esta situación (valoración clínica, parámetros bioquímicos, por ejemplo, PCR), debe ajustarse el volumen administrado.
  – Un vector de impedancia situado en el cuadrante superior derecho informa de déficit de fluidos, comparado con población de referencia, pero debe tenerse en cuenta que la BIVA® valora el líquido extra e intracelular, por lo que cuando la masa celular corporal es pequeña (pocas células, poco tejido), el vector de impedancia se situará en ese cuadrante (pero alejado del eje mayor de la elipse). Es decir, en un paciente en el que su vector de impedancia se sitúe en el cuadrante superior derecho, pero cerca del eje mayor de la elipse, la BIVA® nos estará informando del déficit de hidratación y será necesario ajustar este parámetro en el tratamiento, mien-

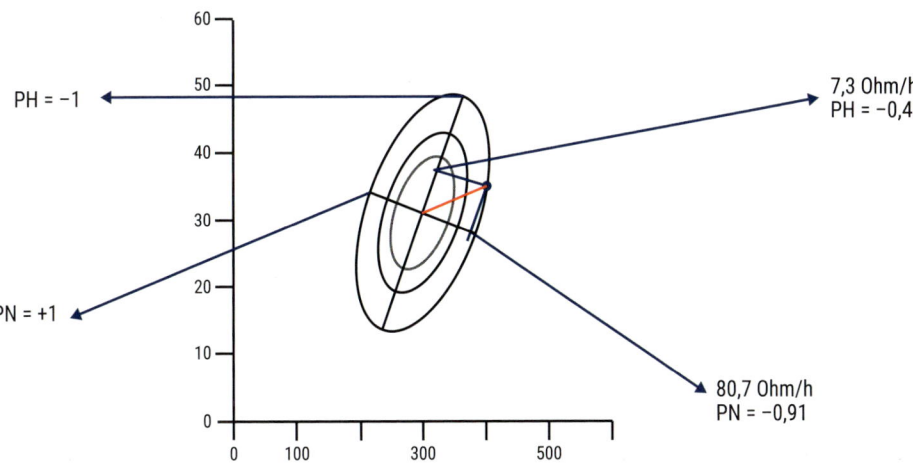

Figura 11-1. Ejemplo de una medida de BIA con Rz/h 400 Ohm/m y Xc/h 35 Ohm/m expresada con nuevos parámetros. El cambio de sistema de referencia implica unas medidas de 80,7 Ohm/m en el eje de nutrición y 7,3 Ohm/m en el eje de hidratación, que, tras estandarizar, suponen un PN = –0,91 y un PH = –0,4

tras que si se sitúa más hacia la derecha, alejado del eje mayor de la elipse, el estado de hidratación puede ser adecuado y tratarse de un paciente con baja masa celular.

- La BIVA® y la ecografía nutricional® nos informan sobre los tejidos:
  - Vectores muy hacia la derecha respecto al eje mayor de la elipse en la BIVA®, y diámetros y área de recto anterior del cuádriceps femoral disminuidos, informan de desnutrición. En este caso orientan hacia un aumento de aporte calórico-proteico en el tratamiento, junto con ejercicio físico.
  - La ecografía nutricional® (tejido adiposo subcutáneo del muslo, grasa subcutánea abdominal y grasa preperitoneal) informa del compartimento graso. La BIVA® tiene la limitación de "no ver" este compartimento, pero cambios en el peso sin cambios en la bioimpedancia informan indirectamente de cambios en tejido adiposo. Los cambios en tejido adiposo, junto con la valoración de tejido no adiposo/muscular orientan sobre la necesidad de hacer ajustes en el aporte fundamentalmente energético.

- La valoración funcional (dinamometría y test funcionales), junto con el estado tisular y clínico, contribuyen a dirigir la indicación de tratamiento con ejercicio físico, fundamentalmente, ejercicios de fuerza, aunque siempre teniendo en cuenta la limitación que la presencia de fístulas y estomas pueden suponer a la hora de realizar e interpretar las mediciones y en la prescripción del ejercicio.

CONCLUSIONES

En conclusión, el FI y el SIC representan un desafío clínico significativo en la práctica de la nutrición clínica. Comprender el comportamiento de la enfermedad, los mecanismos subyacentes y los síntomas asociados es fundamental para el manejo efectivo de esta. La VMF permite un mejor conocimiento de la situación del paciente y un ajuste más preciso del tratamiento nutricional/fluidoterapia. El enfoque multidisciplinar, que incluye la colaboración entre endocrinos, gastroenterólogos, cirujanos y otros profesionales de la salud es esencial para proporcionar una atención integral y mejorar los resultados clínicos de los pacientes con FI.

BIBLIOGRAFÍA

- Cuerda C, Pironi L, Arends J, Bozzetti F, Gillanders L, Jeppesen PB, Joly F, Kelly D, Lal S, Staun M, Szczepanek K, Van Gossum A, Wanten G, Schneider SM, Bischoff SC; Home Artificial Nutrition & Chronic Intestinal Failure Special Interest Group of ESPEN. ESPEN practical guideline: Clinical nutrition in chronic intestinal failure. Clin Nutr. 2021 Sep;40(9):5196-220.
- Fassini PG, Nicoletti CF, Pfrimer K, et al. Bioelectrical impedance vector analysis as a useful predictor of nutritional status in patients with short bowel syndrome. Clin Nutr. 2017;36(4):1117-21.
- Köhler M, Olesen SS, Rasmussen HH. Body composition predicts clinical outcome in patients with intestinal failure on long-term home parenteral nutrition. Clin Nutr ESPEN. 2018;28:193-200.
- Oke SM, Rye B, Malietzis G, et al. Survival and CT defined sarcopenia in patients with intestinal failure on home parenteral support. Clin Nutr. 2020;39(3):829-36.
- Pironi L, Boeykens K, Bozzetti F, et al. ESPEN practical guideline: Home parenteral nutrition. Clin Nutr. 2023; 42(3):411-30.
- Pironi L, Cuerda C, Jeppesen PB, et al. ESPEN guideline on chronic intestinal failure in adults - Update 2023. Clin Nutr. 2023;42(10):1940-2021.
- Wauters L, Dermine S, de Dreuille B, et al. Malnutrition with Low Muscle Mass Is Common after Weaning off Home Parenteral Nutrition for Chronic Intestinal Failure. Nutrients. 2023;15(2):338.

ABSTRACT GRÁFICO AG-11

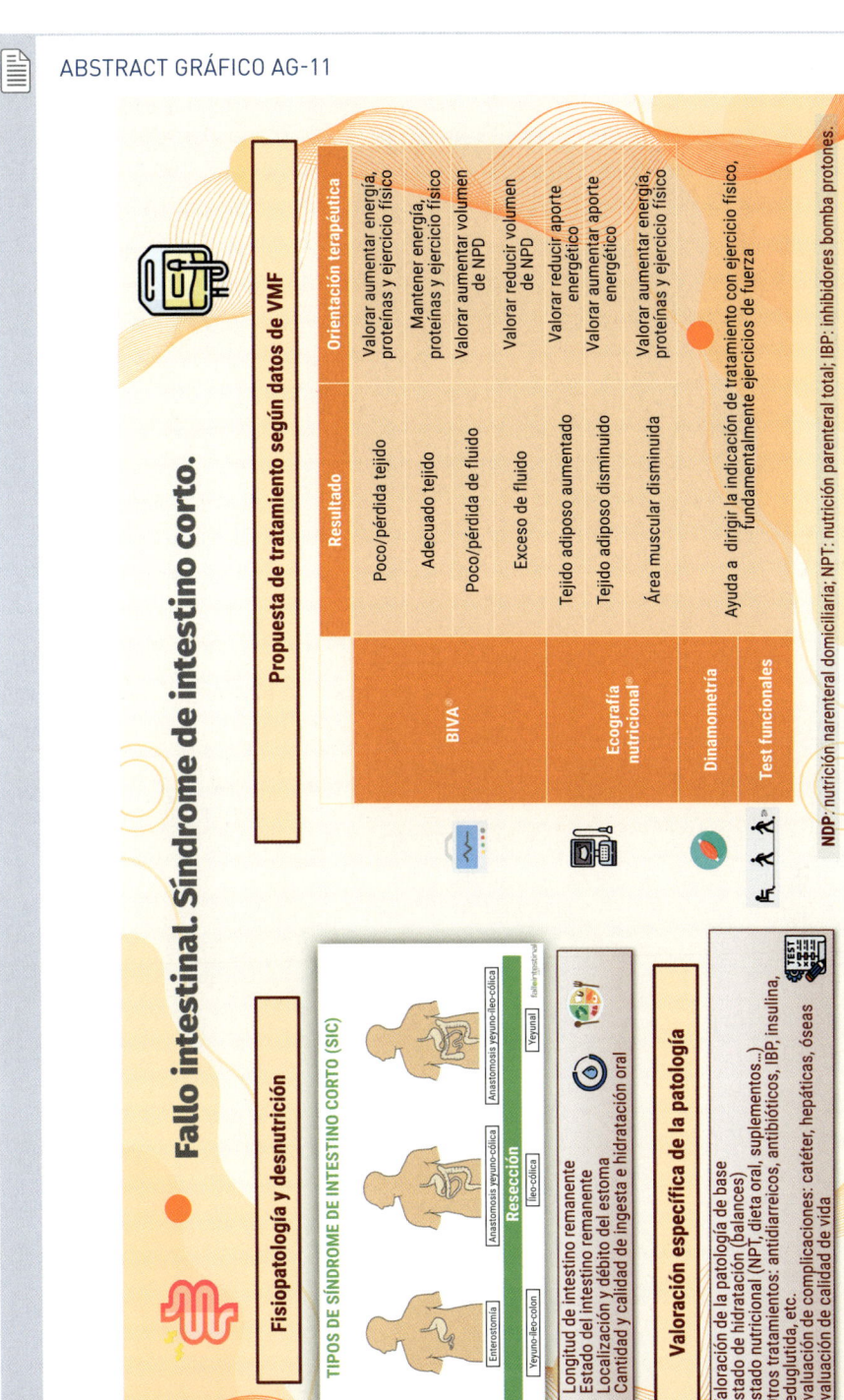

Fallo intestinal. Síndrome de intestino corto.

Fisiopatología y desnutrición

Propuesta de tratamiento según datos de VMF

	Resultado	Orientación terapéutica
BIVA®	Poco/pérdida tejido	Valorar aumentar energía, proteínas y ejercicio físico
	Adecuado tejido	Mantener energía, proteínas y ejercicio físico
Ecografía nutricional®	Poco/pérdida de fluido	Valorar aumentar volumen de NPD
	Exceso de fluido	Valorar reducir volumen de NPD
	Tejido adiposo aumentado	Valorar reducir aporte energético
	Tejido adiposo disminuido	Valorar aumentar aporte energético
Dinamometría	Área muscular disminuida	Valorar aumentar energía, proteínas y ejercicio físico
Test funcionales	Ayuda a dirigir la indicación de tratamiento con ejercicio físico, fundamentalmente ejercicios de fuerza	

NDP: nutrición parenteral domiciliaria; **NPT**: nutrición parenteral total; **IBP**: inhibidores bomba protones.

TIPOS DE SÍNDROME DE INTESTINO CORTO (SIC)

Enterostomía — Yeyuno-ileo-colon — Anastomosis yeyuno-cólica

Resección — ileo-cólica

Anastomosis yeyuno-íleo-cólica — Yeyunal (fallida e ileostomía)

Resección

› Longitud de intestino remanente
› Estado del intestino remanente
› Localización y débito del estoma
› Cantidad y calidad de ingesta e hidratación oral

Valoración específica de la patología

› Valoración de la patología de base
› Estado de hidratación (balances)
› Estado nutricional (NPT, dieta oral, suplementos...)
› Otros tratamientos: antidiarreicos, antibióticos, IBP, insulina, teduglutida, etc.
› Evaluación de complicaciones: catéter, hepáticas, óseas
› Evaluación de calidad de vida

Nutrición parenteral

12

C. Cuerda Compés, R. López Urdiales y L. Hernández Montoliu

INTRODUCCIÓN

La nutrición parenteral (NP) es un tratamiento médico nutricional que consiste en la administración de fórmulas de macro y micronutrientes a través de una vía venosa.

La NP puede emplearse tanto en el hospital como en el domicilio de los pacientes (nutrición parenteral domiciliaria, NPD).

La NP en ámbito hospitalario se utiliza en pacientes con enfermedad aguda o aguda sobre crónica para prevenir o tratar la desnutrición, cuando existe una contraindicación para utilizar la vía digestiva (íleo paralítico, obstrucción intestinal, hemorragia digestiva aguda y vómitos, entre otras). También puede utilizarse como complementaria (NPC) a la alimentación oral/nutrición enteral, cuando esta es insuficiente. En el ámbito hospitalario puede administrarse en infusión continua durante 24 horas o de forma cíclica en períodos más cortos, de 12-18 horas, en pacientes estables, para facilitar su movilidad y evitar o mejorar las posibles complicaciones hepáticas asociadas a la misma.

Las publicaciones iniciales sobre el efecto de la NP en la composición corporal de pacientes con desnutrición fueron estudios de investigación que utilizaron métodos isotópicos, DEXA, activación de neutrones y biopsias musculares, entre otros. En estos estudios se demuestra que la desnutrición se caracteriza por un aumento del agua extracelular (ECW, por sus siglas en inglés) y disminución de la masa celular corporal (BCM, por sus siglas en inglés), y que durante el tratamiento con NP disminuye el ECW y mejora el peso, fundamentalmente, a expensas de masa grasa.

La NPD está principalmente indicada en pacientes que presentan un fallo intestinal crónico (FIC) y se encuentran en una situación estable para su traslado al domicilio. Las causas más frecuentes de fallo intestinal son: síndrome de intestino corto, trastornos de la motilidad intestinal, enfermedades extensas de la mucosa intestinal, obstrucción intestinal mecánica, y fístulas intestinales. La NPD se emplea tanto en pacientes con patología benigna como maligna. En el domicilio, la NP se suele administrar de forma cíclica en 12-18 horas, preferentemente, por la noche.

Desde hace varias décadas se han publicado múltiples estudios sobre la composición corporal de los pacientes con NPD con diferentes técnicas (DEXA [absorciometría de rayos X de energía dual], BIA [bioimpedancia], pletismografía, ecografía, dinamometría y tests funcionales). Sin embargo, falta incluir el uso de las técnicas más modernas de valoración morfofuncional® (VMF) en la práctica clínica habitual.

BASES TEÓRICAS DE LA VMF EN PACIENTES CON NP

La VMF incluye un conjunto de técnicas clásicas (antropometría, dinamometría) y emergentes (entre las que destacan la ecografía, la BIA y la tomografía computarizada [TC]), junto con test funcionales, que evalúan el estado nutricional del paciente de forma holística.

La NP se utiliza para facilitar la recuperación de los pacientes en el hospital, o como tratamiento nutricional "salvavidas" en los pacientes con FIC en su domicilio. La prescripción de la NP requiere una evaluación personalizada de los requerimientos de energía, macro y micronutrientes, así como del estado de hidratación de cada paciente. Los requerimientos energéticos pueden calcularse mediante calorimetría indirecta (no siempre disponible en la práctica clínica) o estimarse mediante el uso de fórmulas. En la mayoría de los pacientes se emplea la fórmula de 25-30 kcal/kg de peso, con las limitaciones existentes en el peso de los pacientes (peso actual o referido, ideal o ajustado, que pueden modificarse por edemas o ascitis, entre otros factores). El conocimiento de la BCM con los datos obtenidos mediante BIA (en ausencia de calorimetría indirecta) podría ayudar a personalizar la prescripción de la NP y el cálculo de los requerimientos nutricionales, evitando complicaciones relacionadas con la infra o sobre nutrición de los pacientes. Por otro lado, en los pacientes con NP es muy importante establecer el estado de hidratación. La NP aporta agua y electrolitos de forma personalizada para conseguir un balance hídrico adecuado. El estado inflamatorio de los pacientes, dependiendo de la gravedad de la enfermedad y de su situación aguda o crónica, va a favorecer la sobrehidratación (aumento del agua corporal total, TBW por sus siglas en inglés) y la redistribución del agua en los compartimentos corporales, con aumento del ECW. Además, la desnutrición relacionada con la enfermedad va a producir un descenso de la BCM y del agua intracelular (ICW por sus siglas en inglés). Por otro lado, muchos de los pacientes subsidiarios de NP presentan pérdidas importantes de fluidos a través de drenajes, ostomías y fístulas, entre otros, que pueden producir deshidratación con descenso del TBW y ECW. Las variaciones del ECW pueden llegar a ser muy amplias, más del 30 %, frente a solo un 2 % en los cambios del ICW. En la valoración del estado de hidratación, el método de referencia son los estudios isotópicos, si bien en la práctica clínica se emplean otros, como el cálculo del balance hídrico, la exploración física, los cambios en el peso, la medida de la presión venosa central, la presencia de alcalosis metabólica, la medición de la osmolaridad en plasma y orina o la eliminación de sodio en orina. Las técnicas de BIA que utilizan estimaciones cuantitativas de la hidratación para calcular TBW, ICW y ECW

pueden tener errores de hasta 3-4 litros en el cálculo. La bioimpedancia vectorial (BIVA®) permite conocer el estado de hidratación y la BCM sin que se produzcan artefactos por el peso. Enfatiza la posición del vector derivado de valores bioeléctricos crudos, normalizados por la altura, permitiendo su fácil interpretación con las elipses de tolerancia, generadas a partir de una población de referencia caucásica sana y en función del sexo. Puede detectar cambios en la hidratación tisular de 500 mL en tiempo real, siendo de gran ayuda para la monitorización del tratamiento nutricional y su efectividad. Aunque la evaluación del agua por BIVA® no es capaz de discernir entre el efecto de la inflamación y las alteraciones hemodinámicas de sobrecarga de volumen, la adición de otros parámetros crudos, como el ángulo de fase (AF), puede ser de gran ayuda. Asimismo, la ecografía nutricional® puede aportar datos para evaluar la hidratación mediante la existencia de edema en el tejido celular subcutáneo y de líquido intramuscular e intrafascial.

ESQUEMA PRÁCTICO DE LA VMF EN PACIENTES CON NUTRICIÓN PARENTERAL

Pacientes con NP en el hospital

En los pacientes hospitalizados, la VMF, mediante técnicas a pie de cama, rápidas y reproducibles, como el peso o el índice de masa corporal (IMC), la circunferencia de pantorrilla, BIA, ecografía nutricional®, dinamometría y test funcionales, se debería incluir en la práctica clínica para el diagnóstico de la DRE, de acuerdo con los criterios GLIM, y para registrar la presencia de sarcopenia. Un mejor fenotipado de los pacientes permite una nutrición más individualizada. Aunque todavía no se conocen bien los puntos de corte de muchas de las medidas incluidas en estas técnicas en diferentes patologías, su uso progresivo ayudaría a la validación de estas. No existen recomendaciones claras, pero de acuerdo con algunos protocolos de estudios realizados se podría repetir cada semana mientras dure la NP, para valorar la efectividad del tratamiento.

En los pacientes con cáncer, muchos de ellos, también, pacientes quirúrgicos, se podrían incluir los resultados obtenidos por TC (más cercano al ingreso, o prequirúrgico) en la VMF, dado que esta prueba diagnóstica está incluida en el seguimiento de la enfermedad primaria, y tiene un valor pronóstico.

Método de medida. La medida de la BIA en pacientes hospitalizados se debería realizar teniendo en cuenta los protocolos descritos en el capítulo 6. En la revisión de la literatura realizada no hemos encontrado si durante la BIA se interrumpió la administración de NP o fluidos intravenosos a los pacientes ingresados. Este factor debería estudiarse en estudios posteriores.

Pacientes con NPD

La VMF se debería incluir en la práctica clínica diaria para la toma de decisiones en el seguimiento de estos pacientes, para su correcto fenotipaje del estado nutricional y funcional y para ajustar el tratamiento con NPD.

La periodicidad de las mediciones se podría realizar al inicio y, posteriormente, cada 3-6 meses, coincidiendo con las revisiones del paciente en el hospital, incluyendo métodos rápidos y disponibles en las consultas, como el peso o IMC, circunferencia de pantorrilla, BIA, ecografía, dinamometría y test funcionales. Se recomienda medir la densidad mineral ósea cada 12-18 meses mediante DEXA (que podría utilizarse para una valoración más completa de la composición corporal). También se puede utilizar la TC si está disponible en el seguimiento habitual de estos enfermos por su patología de base.

Método de medida. Para la realización de la BIA en pacientes con NPD se debería seguir el protocolo del **capítulo 6**. Además, en algunos estudios se recomienda que se interrumpa la NPD 8 horas antes de la prueba.

ESTUDIOS DE VMF EN PACIENTES CON NP

En la **tabla 12-1** se describen brevemente los resultados de los principales estudios encontrados que han utilizado técnicas de VMF en pacientes con nutrición parenteral, la mayoría de ellos en el ámbito domiciliario. La BIA y la dinamometría son las principales técnicas empleadas, seguidos de la TC. No hemos encontrado ningún estudio que haya utilizado la ecografía nutricional® como parte de la valoración de estos pacientes. En cuanto a las condiciones de medida, son heterogéneas y no se describen en todos los estudios. En nuestra revisión, muy pocos estudios establecen puntos de corte para la valoración de los resultados de las diferentes técnicas de VMF; en la mayoría de ellos, los autores comparan resultados en dos grupos de pacientes, o con un grupo control, o bien en los mismos pacientes antes y después del tratamiento con NP.

CONCLUSIONES

La utilización de las técnicas de VMF en los pacientes con NP (tanto en el hospital como en el domicilio) se debería incluir de forma progresiva en la práctica clínica habitual para un correcto fenotipaje diagnóstico y una adecuada prescripción de la NP y monitorización de la misma. En muchas ocasiones la inercia terapéutica y la falta de tiempo impiden una mayor utilización de estas técnicas. Se necesita más experiencia clínica y en investigación para interpretar los resultados de las mismas y establecer puntos de corte poblacionales que ayuden en la toma de decisiones.

Tabla 12-1. Estudios que han utilizado técnicas de valoración morfofuncional® para analizar el efecto de la nutrición parenteral en diferentes ámbitos

Referencia	Tipo de NP	Población (N)	Técnicas y aparatos	Resultados	Condiciones de medida	Puntos de corte
Tjellesen et al. (1996)	D	NPD > 6 m (37) Controles (19)	Densitómetro Norland XR-36 DXA	El IMC estaba significativamente más bajo en los pacientes, con más afectación del peso que de la talla. FFM y TBMC estaban significativamente reducidos respecto al grupo control	No se indican	No se establecieron
Matarese et al. (2002)	D	NPD por patología benigna (8)	Densitómetro Lunar DPXL (Lunar Corporation, EE. UU.)	Aumento a los 3 meses, sobre todo, de FFM, y no tanto de TBMC, sin cambios en la masa magra	Sin NP al medir (no especifican tiempo)	No se establecieron
Carlsson et al. (2004)	D	SIC (19), con NPD (8)	BIS (Xitron Hydra 4200, EE. UU.); DXA (Scanexport Medical, Suecia)	No hubo diferencias significativas en los grupos con/sin NPD en TBW y FFM. Los límites de acuerdo entre BIA y DEXA son amplios, indicando que los métodos no son intercambiables	Suspensión de la NP > 4 horas antes (n = 6) o durante 24 h (n = 2)	No se establecieron
Girke et al. (2016)	D	NPD por patología maligna (36) o por patología benigna (12)	BIA (Nutriguard-SM Data Input, Alemania). Dinamometría (Nicolas MMT, 01160; Lafayette Instrument, R. U.). Podómetro (AiperMotion 320PC, Alemania)	En tumores avanzados: a las 4 semanas de la NPD empeoraba el AF y el ratio ECM/BCM, sin cambios en la actividad física. En patología benigna: mejoría de AF, ratio ECM/BCM y actividad física. Sin cambios en dinamometría	No se indican	No se establecieron
Cotogni et al. (2018)	D	Cáncer avanzado con QT y NPD (65)	BIA tetrapolar de frecuencia única (STA-BIA 50-kHz, Akern, Italia)	Seguimiento de 90 días: aumento de peso, IMC, ingesta oral de calorías y proteínas, FM y disminución de TBW. Resistencia, reactancia y AF se relacionaron con la supervivencia	En decúbito supino, vejiga vacía, en ayunas, sin recibir NPD en las últimas 8 h	No se establecieron

(Continúa.)

Tabla 12-1. Estudios que han utilizado técnicas de valoración morfofuncional® para analizar el efecto de la nutrición parenteral en diferentes ámbitos [cont.]

Referencia	Tipo de NP	Población (N)	Técnicas y aparatos	Resultados	Condiciones de medida	Puntos de corte
Køhler et al. (2018)	D	FIC con más de un año de NPD (77)	BIA BioScan 920-II (Maltron, R.U.). Dinamómetro North Coast (NC70142, North Coast Medical, EE. UU.)	Un tercio de los pacientes tenían un índice de FFM bajo, con un riesgo de mortalidad cuatro veces superior. Los pacientes con un AF bajo tenían más reingresos y estancias hospitalarias más largas y cinco veces más mortalidad	Ayunas de 4 h, y evitar agua las 2 últimas horas. No actividad física en las últimas 8 h	AF < 5° en hombres y < 4,6° en mujeres, según Kyle [2012]. Fuerza prensil, según Bohannon (2006)
Jones et al. (2018)	D	FIC con NPD (50)	BIA (Tanita BC-420; Tanita Europe Ltd, R.U.). Ecografía (BodyMetrix, IntelaMetrix, EE. UU.). ADP (Bodpod, COSMED Srl, R.U.). Dinamómetro Takei 5001 analógico (Takei Scientific Instruments Co. Ltd., Japón)	Se encontró una FFM baja en un 18 % de los pacientes con BIA, y en un 44 %, con ecografía. La BIA correlacionaba mejor la composición corporal con el ADP, sobre todo, para medir la masa grasa	Ayunas de 2 h. al menos, y entre periodos de infusión de NPD. Dinamómetro en la mano no dominante. Para realizar el ADP: el paciente debe estar en bañador, sin gafas ni joyas	Baja FFM, según Schutz (2002)
Oke et al. (2020)	D	FIC (64)	TC (L3). Programa sliceOmatic versión 4.3 (Tomovision, Canadá). Dinamómetro (Takei Analogue, Japón)	Los pacientes con FIC tenían valores bajos de SMI, sobre todo, con malignidad o enfermedad inflamatoria, y con más sarcopenia en varones. La sarcopenia mejoraba con la NPD	Fuerza prensil en la mano no dominante, la mejor de 3 intentos	TC, según Mourtzakis 2008 Fuerza, según edad y sexo, límite percentil 85
Graungaard et al. (2022)	D	FIC (31)	BIA (Bioscan 920-II, Maltron Int, R.U.). Dinamómetro (NC70142; North Coast Medical, EE.UU.)	El ejercicio físico mejoraba significativamente la composición corporal (masa muscular e índice de masa muscular) y la función física. Se observó reducción de la sarcopenia medida con SARC-F	Evitar la actividad física en las últimas 8 h, ayuno de sólidos y líquidos de 2 h	No se establecieron

(Continúa.)

Tabla 12-1. Estudios que han utilizado técnicas de valoración morfofuncional® para analizar el efecto de la nutrición parenteral en diferentes ámbitos (cont.)

Referencia	Tipo de NP	Población (N)	Técnicas y aparatos	Resultados	Condiciones de medida	Puntos de corte
Casaer et al. (2013)	C	Pacientes críticos de neurocirugía (15)	TC (procesamiento de imágenes con algoritmo de MeVisLab, MeVis Medical Solutions AG, Alemania)	Pérdida de músculo femoral en una semana de estancia en la UCI, independientemente de recibir NP precoz o tardía (antes de 2 o después de 7 días). La NP precoz aumentaba el contenido graso del músculo, en correlación con el aporte calórico. La grasa subcutánea no cambiaba. La NP precoz no evitó la pérdida muscular del paciente crítico	Músculo femoral en el punto medio entre el borde craneal del trocánter mayor y el borde lateral del cóndilo lateral femoral. Músculo abdominal en el borde superior de la vértebra L5	No se establecieron (cada paciente se comparó consigo mismo y con el grupo control)
Sunario et al. (2021)	C	Postquirúrgico por cáncer gastrointestinal (8) Fallo intestinal en críticos (22)	BIA (Seca mBCA 525, Alemania)	Buena reproducibilidad con BIA. AF se asoció significativamente con albúmina, recuento total linfocitario y aumento de estancia hospitalaria. Los pacientes con malnutrición grave según el VGS tenían un AF bajo	No se mencionan	AF menor de 5°
Adami et al. (1993)	H	Pacientes con desnutrición proteica tras BPD por obesidad (30)	BIA (BIA 109, Akern-RJL, Italia)	Los pacientes desnutridos tenían una ratio ECM/BCM mayor. Con la NP, la ratio disminuía. No había correlación entre los parámetros bioquímicos y la ratio ECM/BCM	No se especifican	No se establecieron
Caccialanza et al. (2015)	H	Pacientes con hipofagia, no quirúrgicos, con NPC (30)	BIVA® (Nutrilab, Akern/RJL, Italia). Dinamometría (DynEx, Akern/MD Systems, Italia)	Los pacientes que alcanzaron los requerimientos de energía (20) presentaron mejoría de AF y preservaron HG/SMM	No se especifican	No se establecieron (compararon entre ellos)

(Continúa.)

Tabla 12-1. Estudios que han utilizado técnicas de valoración morfofuncional® para analizar el efecto de la nutrición parenteral en diferentes ámbitos (cont.)

Referencia	Tipo de NP	Población (N)	Técnicas y aparatos	Resultados	Condiciones de medida	Puntos de corte
Caccialanza et al. (2018)	H	Pacientes con hipofagia y cáncer, con NPC (131)	BIVA® (Nutrilab, Akern/RJL, Italia). Dinamometría (DynEx, Akern/MD Systems, Italia)	La NP complementaria durante 7 días (108) mejoró significativamente el AF y la fuerza prensil	No se especifican	No se establecieron (compararon con ellos mismos)
López-Rodriguez-Arias et al. (2021)	H	Cirugía por cáncer colorrectal (156): NPP (82) o fluidoterapia (74)	TC en la vértebra L3 (software NIH)	La NPP redujo las complicaciones postoperatorias un 15,4 % en pacientes con alto riesgo por composición corporal (frente a reducción del 1,7 % en pacientes con bajo riesgo)	Medición de SMI a nivel de la vértebra L3	Criterios Body Composition Elche

ADP: análisis de la composición corporal. AF: ángulo de fase. BCM: masa celular corporal. BIA: bioimpedancia. BIVA®: bioimpedancia vectorial. BPD: derivación biliopancreática. DEXA: absorciometría de rayos X de energía dual. ECM: masa corporal extracelular. FFM: tejido libre de grasa. FIC: fallo intestinal crónico. HG: fuerza prensil de la mano. NP: nutrición parenteral. NPC: nutrición parenteral complementaria. NPD: nutrición parenteral domiciliaria. NPP: nutrición parenteral periférica. SMI: índice musculoesquelético. SMM: masa musculoesquelética. TBMC: contenido mineral óseo total. TBW: aumento del agua corporal total.TC: tomografía computarizada.

BIBLIOGRAFÍA

- Adami GF, Marinari G, Gandolfo P, *et al.* The use of bioelectrical analysis for monitoring body composition changes during nutrtional support. Surg Today. 1993;23:867-70.
- Bellido D, García-García C, Talluri A, *et al.* Future lines of research on phase angle: Strengths and limitations. Reviews in Endocrine and Metabolic Disorders. 2023;24:563-83.
- Caccialanza R, Cereda E, Caraccia M, *et al.* Early 7-day supplemental parenteral nutrition improves body composition and muscle strength in hypophagic cancer patients at nutritional risk. Support Care Cancer. 2019;27:2497-506.
- Caccialanza R, Cereda E, Klersy C, *et al.* Phase angle and handgrip strength are sensitive early markers of energy intake in hypophagic, non-surgical patients at nutritional risk, with contraindications to enteral nutrition. Nutrients. 2015;7:1828-40.
- Carlsson E, Bosaeus I, Nordgren S. Body composition in patients with short bowel syndrome: An assessment by bioelectric impedance spectroscopy (BIS) and dual-energy absorptiometry (DXA). Eur J Clin Nutr. 2004;58:853-9.
- Casaer MP, Langouche L, Coudyzer W, *et al.* Impact of early parenteral nutrition on muscle and adipose tissue compartments during critical illness. Crit Care Med. 2013;41:2298-2309.
- Cotogni P, Monge T, Fadda M, *et al.* Bioelectrical impedance analysis for monitoring cancer patients receiving chemotherapy and home parenteral nutrition. BMC Cancer. 2018;18:990.
- Earthman CP. Body composition tools for assessment of adult malnutrition at the bedside: A tutorial on research considerations and clinical applications. J Parenter Enteral Nutr. 2015;39:787-822.
- García Almeida JM, Bellido Guerrero D, Botella Romero F, editores. Valoración morfofuncional® de la desnutrición relacionada con la enfermedad. Madrid: Editorial Médica Panamericana, 2022.
- Girke J, Seipt C, Markowski A, *et al.* Quality of life and nutrition condition of patients improve under home parenteral nutrition: an exploratory study. Nutr Clin Pract. 2016;31:659-65.
- Graungaard S, Geisler L, Andersen JR, *et al.* Prevalence of sarcopenia in patients with chronic intestinal failure-how are SARC-F and the EWGSOP algorithm associated before and after physical exercise intervention. J Parenter Enteral Nutr. 2023;47:246-52.
- Jones DJ, Lal S, Gittins M, *et al.* Practical measurement of body coposition using bioelectrical impedance, air displacement pletysmography and ultrasound in stable outpatients with short bowel syndrome receiving home parenteral nutrition: comparison of agreement between the methods. J Hum Nutr Diet. 2018;32:288-94.
- Kohler M, Olesen SS, Rasmussen HH. Body composition predicts clinical outcome in patients with intestinal failure on long-term home parenteral nutrition. Clin Nutr ESPEN. 2018;28:193-200.
- López-Rodríguez-Arias F, Sánchez-Guillén L, Lillo-García C, *et al.* Assessment of body composition as an indicator of early peripheral parenteral nutrition therapy in patients undergoing colorectal cancer surgery in an enhanced recovery program. Nutrients. 2021;13:3245.
- Matarese LE, Steigwer E, Seidner DL, *et al.* Body composition changes in cachectic patients receiving home parenteral nutrition. J Parenter Enteral Nutr. 2002;26:366-71.
- Oke SM, Rye B, Malietzis G, *et al.* Survival and CT defined sarcopenia in patients with intestinal failure on home parenteral support. Clin Nutr. 2020;39:829-36.
- Pironi L, Boeykens K, Bozzetti F, *et al.* ESPEN guideline on home parenteral nutrition. Clin Nutr. 2020;39:1645-66.
- Tjellesen L, Staun M, Rannem T, *et al.* Body composition in patients on home parenteral nutrition. Scand J Clin Lab Invest. 1996;56:295-303.

ABSTRACT GRÁFICO AG-12

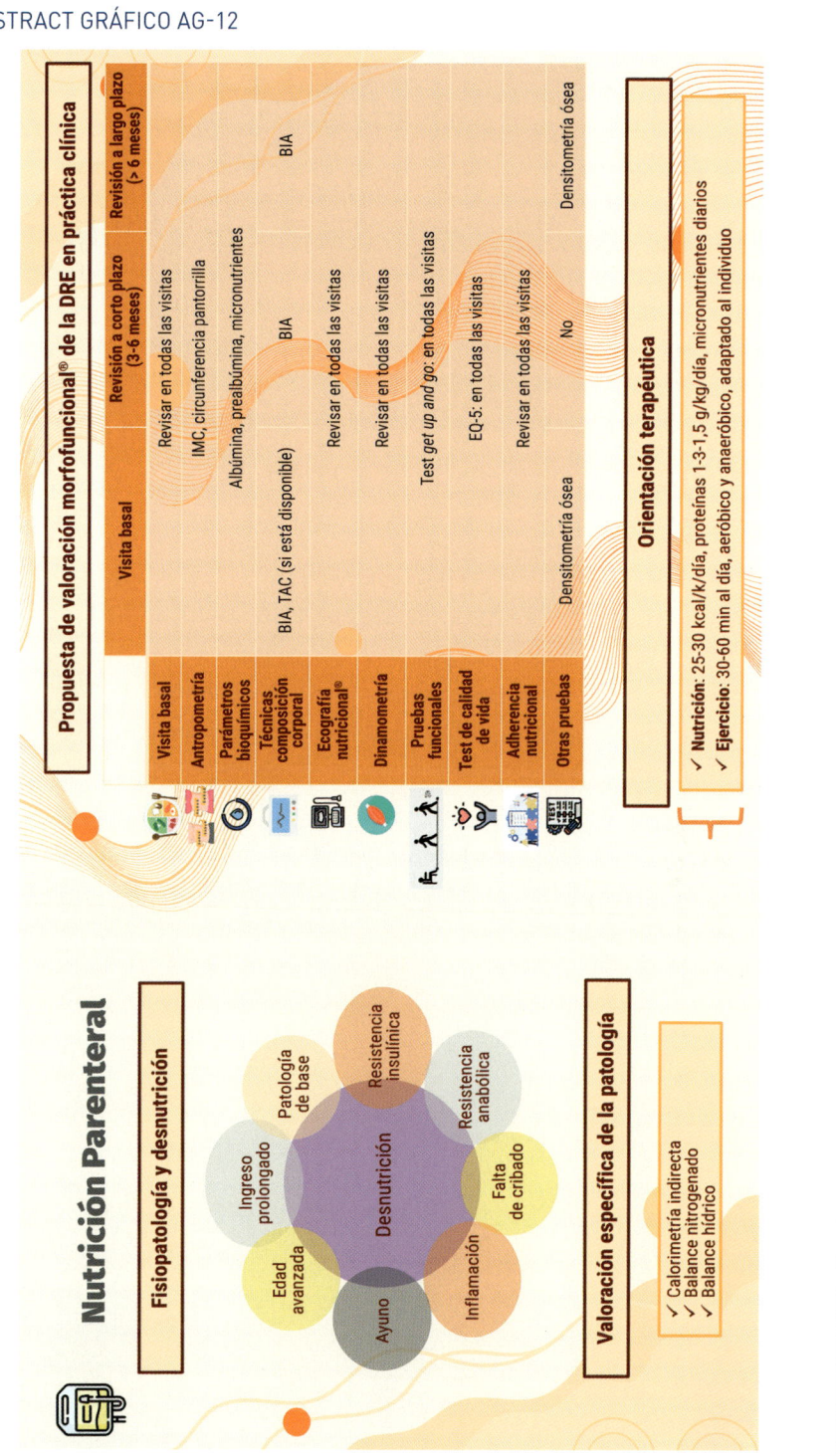

Nutrición Parenteral

Fisiopatología y desnutrición

Patología de base · Resistencia insulínica · Resistencia anabólica · Falta de cribado · Inflamación · Ayuno · Edad avanzada · Ingreso prolongado · Desnutrición

Valoración específica de la patología
- ✓ Calorimetría indirecta
- ✓ Balance nitrogenado
- ✓ Balance hídrico

Propuesta de valoración morfofuncional® de la DRE en práctica clínica

	Visita basal	Revisión a corto plazo (3-6 meses)	Revisión a largo plazo (> 6 meses)
Visita basal		Revisar en todas las visitas	
Antropometría		IMC, circunferencia pantorrilla	
Parámetros bioquímicos		Albúmina, prealbúmina, micronutrientes	
Técnicas composición corporal	BIA, TAC (si está disponible)	BIA	BIA
Ecografía nutricional®		Revisar en todas las visitas	
Dinamometría		Revisar en todas las visitas	
Pruebas funcionales		Test *get up and go*: en todas las visitas	
Test de calidad de vida		EQ-5: en todas las visitas	
Adherencia nutricional		Revisar en todas las visitas	
Otras pruebas	Densitometría ósea	No	Densitometría ósea

Orientación terapéutica
- ✓ **Nutrición:** 25-30 kcal/k/día, proteínas 1-3-1,5 g/kg/día, micronutrientes diarios
- ✓ **Ejercicio:** 30-60 min al día, aeróbico y anaeróbico, adaptado al individuo

Valoración morfofuncional® en la patología neurodegenerativa

13

J. J. López Gómez, N. C. Iglesias Hernández y L. A. Calles Romero

INTRODUCCIÓN

Las enfermedades neurodegenerativas se caracterizan por una pérdida progresiva de neuronas relacionadas anatómica y funcionalmente, como las de la corteza cerebral, los ganglios basales o el cerebelo. La alteración de las neuronas en estas patologías no solo se asocia a determinadas localizaciones anatómicas, sino que también se relaciona con un deterioro específico de partes estructurales de las neuronas, como dendritas, axones o mielina. Estas enfermedades suelen empeorar con el tiempo y no tienen cura, aunque pueden tener fases de estabilidad. El término enfermedad neurodegenerativa comprende un gran número de patologías con distintas causas, pero las patologías más frecuentes y con mayor repercusión nutricional a este nivel son la enfermedad de Parkinson, la esclerosis múltiple, las enfermedades de motoneurona y la enfermedad de Alzheimer.

La prevalencia de estas enfermedades es diferente en función del origen fisiopatológico de las mismas y de su pronóstico. De esta manera, se estima que la prevalencia de la enfermedad de Parkinson es de 94/100.000 habitantes y, sobre todo, se observa en personas de edad avanzada, a partir de los 70 años. Por otra parte, la esclerosis múltiple es una enfermedad con una prevalencia de 2,5 millones en todo el mundo. En España es de 120/100.000 habitantes con 1.800 casos nuevos/año, pero que suele aparecer en pacientes con una edad más temprana. Las enfermedades de motoneurona y su entidad más frecuente, la esclerosis lateral amiotrófica, presentan una prevalencia menor de 2,7-7,4/100.000 habitantes, aunque su pronóstico es peor y su implicación en la calidad de vida del paciente y de los familiares es de un alto impacto, debido a que la supervivencia media es de 3-5 años. Existen otros síndromes neurodegenerativos con implicación en el estado nutricional, como la enfermedad de Huntington, la distrofia miotónica de Steinert o el síndrome de ataxia progresiva, pero con una prevalencia mucho menor.

El factor común en estas tres enfermedades es el desarrollo de malnutrición en su progresión. En la esclerosis lateral amiotrófica (ELA) se encuentra un porcentaje de desnutrición del 46 % al diagnóstico de la enfermedad; esta desnutrición se asocia a un incremento del riesgo de fallecimiento (OR: 4,6 (IC 95 %: 1,5-13,9). Por otra parte, en la enfermedad de Parkinson (EP), la prevalencia de desnutrición es del 15 % en pacientes de edad avanzada y hasta el 24 % de los pacientes se encuentran en riesgo medio o alto de desnutrición, debido en gran medida a que hasta un 80 % de los pacientes pueden tener disfagia relacionada con alteración de la motilidad orofaríngea y/o esofágica. En la esclerosis múltiple (EM), un 20 % de los pacientes padecen desnutrición, según los criterios de la *Global Leadership Initiative on Malnutrition* (GLIM). En muchos casos, esta entidad puede estar infradiagnosticada, a menudo por la falta de métodos adecuados para su diagnóstico, como los distintos componentes de la valoración morfofuncional®. No obstante, el desarrollo de la desnutrición en estas patologías suele tener una serie de puntos comunes, como el hipermetabolismo asociado a su desarrollo y la disminución del aporte energético debido las complicaciones neuromusculares relacionadas con la dificultad en la ingesta, dificultad en la movilidad, el deterioro en la función respiratoria y el trastorno de la deglución, conocido como disfagia. Este desequilibrio entre las necesidades energético-proteicas del paciente y el consumo disminuido de nutrientes para satisfacerlas conduce a la desnutrición.

La evaluación adecuada de los distintos componentes de la valoración nutricional (valoración de la ingesta, evaluación bioquímica, monitorización de la composición corporal y caracterización de la función muscular), utilizando un punto de vista morfofuncional, nos puede ayudar, por una parte, a estimar el adecuado aporte energético-proteico de estos pacientes, a detectar el riesgo de desnutrición y a diagnosticar de manera temprana la desnutrición. Así podremos implantar un tratamiento médico nutricional adaptado al paciente y evitar las consecuencias negativas de la desnutrición.

La valoración morfofuncional® en el paciente con patologías neurodegenerativas tiene unas características diferenciales que es necesario conocer. La evaluación de la ingesta se encuentra mediatizada por el desarrollo de disfagia, característico de estos pacientes, y la posibilidad de necesitar nutrición enteral a través de vías de acceso. La detección de variables de resultado específicas tanto en composición como en función deben evaluar objetivos diferentes de los habituales, dada la característica progresiva de estas enfermedades y su especial influencia sobre la cantidad y calidad muscular.

En este capítulo manejaremos los trastornos de la esfera neuromuscular y las patologías desmielinizantes, que pueden asociarse a trastornos nutricionales en sus etapas más tempranas. Las patologías que asocian deterioro cognitivo se tratarán en otro capítulo.

VALORACIÓN DE LA INGESTA

La valoración de la ingesta es fundamental para prevenir y tratar los problemas nutricionales que pueden aparecer en las enfermedades neurodegenerativas. Nos permite evaluar el modo de alimentación e hidratación de los pacientes, los horarios y la composición cuantitativa y cualitativa de su dieta, para poder relacionarla con la valoración morfofuncional® y orientar el tratamiento nutricional de forma adecuada.

Los métodos habitualmente empleados se basan en la evaluación de la cantidad de ingesta o en la frecuencia de consumo de alimentos y líquidos, y se obtienen de forma retrospectiva o prospectiva. En la **figura 13-1** se muestran los principales cuestionarios utilizados.

Además, existen tests de valoración nutricional, que incluyen preguntas relacionadas con la ingesta, como son la valoración global subjetiva y el *Mini-Nutritional Assessment*.

La valoración de la ingesta debe realizarse de forma periódica, especialmente, en pacientes con desnutrición o en riesgo de padecerla, así como en los pacientes con disfagia. Las dietas de textura modificada pueden acarrear una menor ingesta global de líquidos y sólidos. Los cuestionarios de adherencia a la dieta, disponibles también para dietas de disfagia, permiten constatar a posteriori el seguimiento o no de las indicaciones pactadas y los motivos que pueden dificultar su instauración.

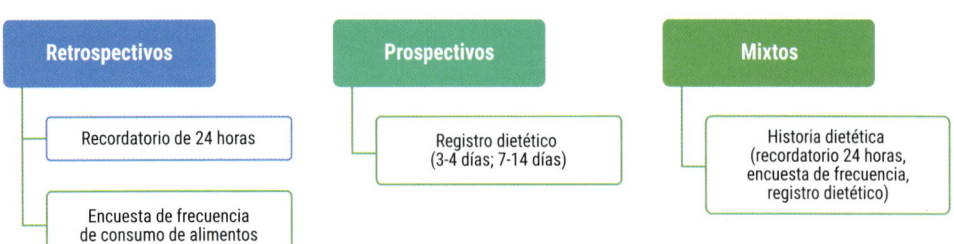

Figura 13-1. Métodos de valoración de la ingesta.

Disfagia

Las patologías neurodegenerativas con frecuencia asocian alteraciones de la deglución. La disfagia es uno de los factores que más impacta en las ingestas de estos pacientes y puede condicionar alteraciones en la eficacia de la deglución, como la desnutrición y la deshidratación, y alteraciones en la seguridad, como las broncoaspiraciones. De hecho, la neumonía aspirativa es una las causas más frecuentes de mortalidad en pacientes con EP.

La deglución es un proceso complejo que requiere una serie de acciones neuromusculares rápidas y coordinadas. Muchas enfermedades y trastornos, que afectan al sistema nervioso central y periférico, pueden provocar alteraciones en las estructuras implicadas en la deglución, con una etiología multifactorial. El propio envejecimiento asocia cambios en la fisiología de la deglución, conocidos como presbifagia, que pueden afectar o agravar la disfagia secundaria a las patologías neurológicas.

La disfagia puede estar presente en ell diagnóstico, como ocurre en más del 30 % de los pacientes con EM o ELA, o bien aparecer durante el curso de la enfermedad. Más del 50 % de los pacientes con EP, distrofia miotónica tipo 1 (DM1) o EM la desarrollarán a lo largo de la evolución. Las alteraciones de la deglución son características de los pacientes con ELA bulbar, si bien el fenotipo espinal también puede debutar con ellas o acabar presentándolas con el tiempo.

La presencia de disfagia influye de forma directa en el estado nutricional, condiciona la capacidad para la toma de medicaciones, aumenta la morbimortalidad y merma la calidad de vida.

Cribado

Dada la trascendencia de la disfagia en las patologías neurodegenerativas es fundamental realizar un cribado precoz de la misma. Existen cuestionarios genéricos, como el Eating Assessment Tool-10 (EAT-10), con una validez y fiabilidad ampliamente demostradas, que es el recomendado por las principales guías para el *screening* de disfagia en pacientes con ELA,

DM-1 y EM. La prueba del agua se ha empleado clásicamente como cribado, pero solo debe realizarse si el reflejo de la tos y el nauseoso están conservados. Para etapas tempranas e intermedias de EP contamos con la prueba de disfagia de Munich (MDT-PD) y con el cuestionario sobre alteraciones de la deglución (TSDQ), que evalúa las fases oral y faríngea de la deglución, ponderando el riesgo de disfagia. También se ha desarrollado un cuestionario de disfagia en EM (DYMUS), si bien estas pruebas específicas deben de ser formalmente validadas frente a pruebas instrumentales.

Se recomienda el despistaje de disfagia en el diagnóstico de estas enfermedades, siempre que acontezcan síntomas sugestivos de ella y, en particular, las guías recomiendan la evaluación trimestral en los pacientes con ELA y anual en la DM1.

Factores predictores y otras peculiaridades. La disfagia del paciente con DM1 tiene la peculiaridad de que suele ocasionar más dificultad para tragar alimentos sólidos, a diferencia de otras enfermedades neurológicas, como la ELA o la EP, en las que la dificultad suele ser para alimentos de textura líquida o mezcla de dobles texturas.

La gravedad de la enfermedad, la pérdida de peso, el babeo y la demencia son predictores clínicos importantes para la aparición de disfagia en la EP. En el caso de la EM se ha relacionado con la duración de la enfermedad, la disfunción cerebelosa y puntuaciones altas en la escala expandida del estado de discapacidad (EDSS).

Pruebas diagnósticas

La aproximación clínica de la disfagia debe incluir la evaluación del sello labial, la cantidad de saliva, la fuerza de la lengua, su movilidad y su tono y la capacidad para masticar o toser, entre otras. Una de las herramientas clínicas más utilizadas es el test de volumen viscosidad (MECV-V), en el que se le dan al paciente líquidos a diferentes volúmenes y viscosidades y se monitoriza la aparición de signos de alarma, como la tos, la desaturación o cambios en

Tabla 13-1. Recomendaciones de las principales guías para el estudio de enfermedades neurodegenerativas en cuanto al cribado, periodicidad y realización de pruebas diagnósticas de disfagia

	Cribado disfagia	Periodicidad	Pruebas diagnósticas
ELA	*Eating Assessment Tool-10* (EAT-10)	Al diagnóstico y cada 3 meses	Test de volumen viscosidad (MECV-V) Fibroendoscopia de la deglución (FEES) Videofluoroscopia (VDF)
Esclerosis múltiple	*Eating Assessment Tool-10* (EAT-10) Cuestionario de disfagia en EM (DYMUS)	Al diagnóstico y de forma periódica en función de la clínica	MECV-V FEES VDF
Enfermedad de Parkinson	*Eating Assessment Tool-10* (EAT-10) Prueba de disfagia de Munich (MDT-PD) Cuestionario sobre alteraciones de la deglución (TSDQ)	Al diagnóstico y según síntomas	FEES >VDF MECV-V Manometría esofágica
Distrofia miotónica tipo 1	*Eating Assessment Tool-10* (EAT-10)	Al diagnóstico y de forma anual	MECV-V FEES VDF

la voz. Las aspiraciones silentes pueden pasar desapercibidas con esta prueba.

Las pruebas instrumentales, como fibroendoscopia de la deglución (FEES) o videofluoroscopia (VFD), son el *gold standard* para el diagnóstico de esta entidad en patologías como ELA, EM o DM1. Las guías sugieren que en la EP la primera prueba a realizar ante sospecha de disfagia orofaríngea sea el FEES frente a la VFD, mientras que la manometría estaría indicada en caso de disfagia esofágica (Tabla 13-1).

COMPOSICIÓN CORPORAL

La evaluación de la composición corporal supone un desafío en el paciente con patología neurodegenerativa, por dos razones principales: la dificultad para diferenciar si el deterioro de la composición corporal (pérdida de masa muscular) está relacionado con un tratamiento nutricional insuficiente o por la propia progresión de la enfermedad; por otra parte, la limitación de la movilidad en estos pacientes, a veces, dificulta la realización de una valoración adecuada de esta composición corporal.

Antropometría

La antropometría es la forma más accesible y generalizada de evaluar la composición corporal en cualquier paciente. El índice de masa corporal (IMC) y el porcentaje de pérdida de peso son los dos parámetros más estudiados en estos pacientes en relación con su sencillez. En la enfermedad de Parkinson, los pacientes suelen tener un IMC más bajo que la población control. En la esclerosis múltiple existen datos similares a la enfermedad de Parkinson, con un IMC menor que los controles sanos; por el contrario, el exceso de peso mostró un mayor riesgo de iniciar la enfermedad y el desencadenamiento de brotes. Además, este exceso de peso se asoció a un aumento del riesgo de sarcopenia. En la ELA, el IMC al diagnóstico y la pérdida de IMC se asociaron con un mayor riesgo de mortalidad; de hecho, la pérdida de 1 punto de IMC aumentó el riesgo de muerte entre un 9 y un 23 %, resultados similares a los observados con el porcentaje de pérdida de peso. Por otra parte, la pérdida de IMC en el desarrollo de la enfermedad se relacionó también con un incremento en la mortalidad; por esta razón se recomienda el mantenimiento de IMC en rangos entre 25 y 35 kg/m² en estos pacientes.

A pesar de estos datos. en la mayor parte de los estudios no se observa una relación entre el IMC y la funcionalidad en estos pacientes, independientemente de la enfermedad que se evalúe. Esto pone en valor la necesidad de utilizar técnicas específicas de evaluación de la composición corporal para poder caracterizar adecuadamente la funcionalidad y la eficacia del tratamiento médico nutricional.

En el caso de no tener herramientas de medida de la composición corporal avanzadas en la consulta, la determinación de los perímetros, especialmente, la circunferencia de la pantorrilla, es un marcador adecuado para el cribado de la sarcopenia en estos pacientes. En el caso de la EP, la circunferencia de pantorrilla menor de 31 cm en mujeres y de 34 cm en varones muestra una adecuada precisión para diagnosticar sarcopenia comparado con DEXA.

Bioimpedaciometría eléctrica

La bioimpedanciometría (BIA) es una técnica que nos permite evaluar la funcionalidad corporal a través de la interpretación de parámetros eléctricos directos, obtenidos de su determinación y la composición corporal a través de fórmulas estimativas aplicadas a estos parámetros eléctricos. En general, es necesario interpretar de una manera adecuada esta técnica, en función de la patología neurodegenerativa estudiada, debido a sus distintas características fisiopatológicas y su desarrollo asimétrico en ciertas condiciones. Por esta razón, la técnica de realización también debe adaptarse a cada uno de los casos, pues puede no servir con la determinación de un único hemicuerpo a la hora de evaluarla.

En el paciente con EP, el ángulo de fase suele correlacionarse con la edad. De hecho, el desarrollo de deterioro muscular en estos pacientes se relaciona con edades más avanzadas. Desde el punto de vista diagnóstico, el uso del ángulo de fase nos puede ayudar a predecir el desarrollo de sarcopenia desde un punto de vista preclínico. El punto de corte del ángulo de fase para la sarcopenia en EP sería 4,5°, según Yilmaz *et al*.

En la ELA, el ángulo de fase es un marcador pronóstico. Es decir, los valores bajos del ángulo de fase se han relacionado con un mayor riesgo de mortalidad. De hecho, un valor de ángulo de fase elevado al diagnóstico redujo el riesgo de fallecimiento un 20 % y el descenso de 1 grado de ángulo de fase incrementó un 20 % la mortalidad en estos pacientes. Además, en estos pacientes, el ángulo de fase se correlacionó con la escala *Functional Oral Intake Score* (FOIS), la *Swallowing Rating Scale* y la fuerza de la lengua, lo que se asoció a un ángulo de fase más bajo con peores puntuaciones en las escalas de disfagia y un mayor riesgo de padecerla.

Al evaluar las estimaciones de composición corporal, obtenidas a partir de la BIA en el paciente con ELA en la evolución del paciente, un descenso de la masa libre de grasa se ha relacionado con mayor riesgo de mortalidad y un aumento de la masa grasa se ha asociado con una mejoría en la supervivencia.

En la EM, la utilización de la BIA arroja datos diferentes a los de otras enfermedades neurodegenerativas debido a sus características especiales y su edad más temprana de aparición. En estos pacientes se ha observado un aumento del porcentaje de masa grasa y un descenso de la masa libre de grasa. Este aumento del porcentaje de masa grasa se ha relacionado con un mayor desarrollo de sarcopenia. Por otra parte, en otro estudio, en el que se compararon la masa libre de grasa y la masa grasa con varias escalas de discapacidad, se observó que el porcentaje de masa libre de grasa era inversamente proporcional a la tendencia a la discapacidad en pacientes afectos de EM.

Ecografía muscular

La ecografía muscular ha emergido última-mente como una técnica prometedora en la evaluación de los pacientes con desnutrición, en especial, en los pacientes con patología neu-rodegenerativa, dada su facilidad de uso a la hora de evaluar al paciente en la consulta y su sensibilidad para el visionado directo del músculo (**Fig. 13-2**).

En el paciente con EP se ha utilizado la eco-grafía muscular del gastrocnemio y del bíceps braquial para la evaluación de la sarcopenia. Estos dos músculos se han identificado como predictores válidos de baja masa muscular apendicular en estos pacientes.

En el paciente con ELA, el grosor del rec-to femoral mostró valores más bajos en los pacientes con desnutrición diagnosticada mediante criterios GLIM. La diferencia en el grosor entre pacientes con desnutrición y sin desnutrición fue más marcada al medir el grosor total del cuádriceps (recto anterior y vasto intermedio). Además, el grosor total del cuádriceps se relacionó con el riesgo de mortalidad. A la hora de evaluar la calidad muscular mediante ecografía muscular se utili-zan parámetros como el índice X-Y, que corre-laciona el grosor del recto anterior (eje Y) con el diámetro transversal de dicho músculo. Esto puede orientar la forma muscular; además la ecogenicidad ayuda a evaluar esta calidad mus-cular. En el paciente con ELA, el índice X-Y y la ecogenicidad se correlacionan de manera inversa con la dinamometría de mano; esto puede ayudar a evaluar el grado de funcionali-dad de este músculo en esta patología.

Más allá de la extendida ecografía del cuá-driceps femoral y otros grupos musculares im-plicados en la movilidad de las extremidades, la disminución del grosor del músculo ma-setero, medida por ecografía, se ha asociado con menor capacidad de masticación y mayor presencia de disfagia en pacientes ancianos. Se necesitan estudios que corroboren estos resultados en patologías neurodegenerativas.

No obstante, necesitamos más evidencia clínica sobre la utilidad de la ecografía en la valoración nutricional de estas patologías y la detección de variables que nos permitan diferenciar entre la propia progresión de la enfermedad y el efecto del tratamiento médico

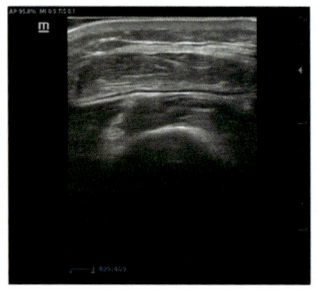
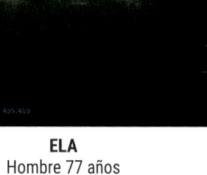
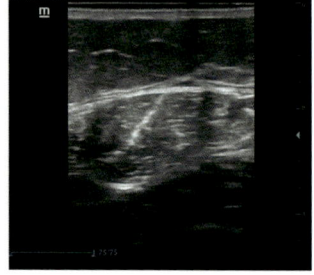

ELA	ESCLEROSIS MÚLTIPLE	ENFERMEDAD DE PARKINSON
Hombre 77 años	Hombre 75 años	Mujer 74 años
IMC: 23,46 kg/m²	IMC: 26,56 kg/m²	IMC: 26,76 kg/m²
Eje Y: 0,84 cm	Eje Y: 1,59 cm	Eje Y: 1,35 cm
Eje X: 3,57 cm	Eje X: 3,59 cm	Eje X: 3,51 cm
X/Y: 4,25	X/Y: 2,25	X/Y: 2,6
RA+VI: 1,46 cm	RA+VI: 3,04 cm	RA+VI: 2,6 cm
TASC: 0,33 cm	TASC: 0,73 cm	TASC: 1,5 cm
Ángulo de Fase: 4,7°	Ángulo de Fase: 5,1°	Ángulo de Fase: 4,8°
Dinamometría: 4 kg	Dinamometría: 21 kg	Dinamometría: 12 kg

Figura 13-2. Valoración morfofuncional® en pacientes con distintas enfermedades neurodegenerativas. ELA: Esclerosis Lateral Amiotrófica. Eje Y: diámetro anteroposterior recto anterior. Eje X: diámetro transversal recto anterior. X/Y: índice entre el eje X y el eje Y. RA+VI: grosor total del cuádriceps (recto anterior + vasto intermedio). TASC: tejido adiposo subcutáneo.

nutricional sobre los distintos componentes de la composición corporal (cantidad y calidad muscular, y evaluación de la masa grasa).

TÉCNICAS AVANZADAS

Las técnicas óptimas para la determinación de la composición corporal son la tomografía computarizada (TC) para la masa muscular y la absorciometría dual con rayos X (DEXA) para la masa grasa. No obstante, los estudios realizados en este sentido en la patología degenerativa son escasos. En la EP se evaluó el efecto de determinados tratamientos farmacológicos sobre la masa muscular esquelética determinada por TC. Un estudio de Uc *et al.* mostró una mejoría de la masa muscular del cuádriceps femoral, al asociar albuterol a la levodopa. Esto es prometedor a la hora de evaluar el efecto de determinadas intervenciones sobre la masa muscular en estos pacientes. Por otra parte, en el paciente con ELA se ha observado que la depleción de la masa grasa determinada por TC se asociaba con mayor riesgo de mortalidad. En este sentido, evaluar mediante DEXA la depleción de la masa grasa en la ELA se ha relacionado con una progresión más rápida de la enfermedad que evaluar el tejido adiposo a través de DEXA. En fases avanzadas de la EP se observó un incremento de masa grasa asociado a un descenso de la masa muscular valorada a través de DEXA. Estos podrían constituir los criterios de obesidad sarcopénica.

FUNCIÓN MUSCULAR

Las pruebas que evalúan la fuerza y la funcionalidad muscular nos ayudan a caracterizar la progresión y a monitorizar el efecto de los tratamientos farmacológicos y nutricionales en las enfermedades degenerativas.

La dinamometría de mano es una de las técnicas más extendidas para el diagnóstico de sarcopenia. En el caso de las enfermedades neurodegenerativas, dada la alteración muscular producida, la tasa de sarcopenia y otras alteraciones a este nivel son especialmente significativas, por lo que en muchos casos

hablaremos de una sarcopenia secundaria. Otra técnica que permite la evaluación de la fuerza muscular es la prueba de levantarse de la silla, que, además, puede utilizarse para la evaluación del rendimiento físico. Esta técnica puede verse alterada en las fases iniciales de las enfermedades neurodegenerativas, sobre todo, en aquellas con un deterioro asimétrico, pudiendo observarse alteraciones en pacientes con una mejor funcionalidad de la observada. Otra técnica muy utilizada es la prueba *Get Up and Go* (TUG) o Levántate y Anda. Esta prueba permite evaluar la capacidad funcional y categoriza la intensidad de la sarcopenia, que, dependiendo de la patología neurodegenerativa evaluada, puede verse interferida por la propia fisiopatología de la enfermedad.

Enfermedad de Parkinson

En la EP, el uso de la dinamometría de mano sirve para la evaluación de la sarcopenia, según los criterios de sarcopenia primaria, establecidos por el *European Working Group on Sarcopenia in Older People* (EWGSOP2). No obstante, en esta patología, la evaluación de la dinamometría de mano también puede servir para la predicción de la intensidad de la enfermedad, como se observó en el estudio de Da Silva *et al.*, que demostró que esta prueba puede predecir el empeoramiento según la *Unified Parkinson's Disease Rating Scale* (UPDRS) III. Por otra parte, en la EP, la dinamometría de mano puede servir como método de monitorización de distintas estrategias de rehabilitación, mostrando mejoría ante planes de ejercicio y nutricionales, como en el estudio de Nielsen *et al.* Esto sugiere que, a pesar de la condición progresiva de la enfermedad, podemos establecer estrategias de mejoría de estos parámetros. La mejoría de la dinamometría en esta enfermedad también se asocia a una mejoría en la calidad de vida de estos pacientes.

Esclerosis múltiple

La EM suele tener una afectación muscular más larvada que el resto de las patologías, por lo que la realización de las pruebas de fuerza muscular y de rendimiento físico pueden ayudar a detectar fases tempranas del deterioro muscular o a monitorizar el efecto del tratamiento médico sobre la progresión. La dinamometría de mano se ha evaluado en la EM y ha demostrado resultados dispares, según el estudio de Lamers *et al.*, este parámetro está alterado en pacientes con discapacidad, que se encuentran en silla de ruedas, independientemente del grado de manipulación. Además, esta herramienta tiene relación predictiva sobre la funcionalidad de la extremidad superior y una relación directa con la calidad de vida en el paciente con EM. Otras pruebas de fuerza muscular, como la prueba de levantarse de la silla, es una herramienta utilizada para evaluar la capacidad funcional en EM y es muy útil a la hora de evaluar el grado de discapacidad. Tanto la dinamometría como la prueba de levantarse de la silla son marcadores adecuados para evaluar programas de entrenamiento y rehabilitación en el paciente con EM. Se ha planteado el uso de dispositivos de monitorización continua de estos parámetros para la evaluación de la función motora habitual en estos pacientes.

Esclerosis lateral amiotrófica

En la ELA, la utilización de la dinamometría de mano está muy limitada, sobre todo, en pacientes con inicio espinal, debido a que una de las primeras alteraciones observadas es la atrofia de músculos interóseos de la mano, que impiden la realización adecuada de la dinamometría y que pueden plantear una alteración en la fuerza que no tiene por qué estar relacionada con la velocidad de la marcha u otras pruebas de rendimiento físico. En fases iniciales de la enfermedad pueden ser útiles pruebas, como el TUG o, incluso, la prueba de levantarse de la silla. No obstante, el empeoramiento de estas pruebas puede relacionarse con la propia progresión de la enfermedad y no siempre con un tratamiento médico nutricional deficiente. En estos pacientes, la progresión lenta del deterioro puede ser un objetivo de monitorización en estos pacientes y un indicador de la eficacia de los tratamientos tanto nutricional como rehabilitador (estimulación neuromuscular magnética, ejercicio adaptado).

A pesar de las limitaciones, estas técnicas pueden ser muy útiles en la caracterización de la patología y en la monitorización del tratamiento. En la patología neurodegenerativa, lo ideal sería realizar la prueba más adaptada en función de la afectación basal neuromuscular del paciente.

CALIDAD DE VIDA

Concepto de Calidad de Vida Relacionada con la Salud (CVRS)

Se refiere a la percepción subjetiva que una persona tiene sobre su bienestar físico, mental y social en relación con su estado de salud/enfermedad y cómo afecta esto a su calidad de vida (CV). La medición de CVRS en las enfermedades neurodegenerativas aporta una dimensión holística y resulta útil para determinar la carga de enfermedad, detectar los beneficios en la salud producidos por tratamientos e intervenciones médicas. Aquí se resumen algunos de los cuestionarios más utilizados de CVRS en general, aplicables también a enfermedades neurodegenerativas: Cuestionario SF-36 (*Short Form-36 Health Survey*). Cuestionario EQ-5D (*EuroQol-5 Dimensions*). Cuestionario WHOQOL-BREF (*World Health Organization Quality of Life-BREF*). Hay pocos cuestionarios que midan la CV relacionada con el estado nutricional, a pesar de la importancia que supone para el bienestar de las personas. El más utilizado y conocido es el Cuestionario CaVEN (Calidad de Vida Relacionado con el Estado Nutricional).

Los cuestionarios específicos más utilizados para las diferentes enfermedades neurodegenerativas son:

1. Cuestionario PDQ-39 (*Parkinson Disease Questionnaire-39*). Consta de 39 ítems divididos en 8 dominios: actividades diarias, movilidad, autogestión, bienestar emocional, relaciones sociales, apoyo social, actividades sociales y tiempo libre durante el último mes. Cada ítem tiene 5 opciones de respuesta 0 (nunca) – 4 (siempre o incapaz). Las puntuaciones van desde el 0 al 100. Las puntuaciones más bajas indican un mejor estado de salud autopercibido.

2. Cuestionario PDQL (*Parkinson's Disease Quality of Life Questionnaire*): consta de 37 ítems, divididos en cuatro dimensiones: síntomas parkinsonianos, síntomas sistémicos, función social y función emocional. La puntuación de cada ítem varía de 1 (continuamente) a 5 (nunca) y va de 37 a 185 puntos. Las puntuaciones más bajas indican mejor CVRS.

3. Cuestionario MSQOL-54 (*Multiple Sclerosis Quality of Life-54*): consta de 54 ítems, divididos en 12 escalas, que evalúan la intensidad en las 4 últimas semanas. Mide las siguientes dimensiones: salud física, limitaciones debidas a problemas emocionales, dolor, bienestar emocional, energía, percepción de salud, función social, función cognitiva, preocupación por la salud, calidad de vida en conjunto, función sexual, cambios en la salud y satisfacción con la salud sexual. La puntuación total abarca un rango de 0-100, donde el valor más elevado indica mejor CVRS.

4. Cuestionario ALSAQ-40 (*Amyotrophic Lateral Sclerosis Questionnaire-40*): consta de 40 preguntas agrupadas en 5 dimensiones: movilidad, actividades de la vida diaria, comer y beber, comunicación y función emocional. Cada ítem va del 0 al 4, de acuerdo con la intensidad de los síntomas durante las 2 últimas semanas (que abarca de nunca a siempre). Cada dimensión oscila de 0 a 100, donde un valor más bajo refleja mejor CVRS.

5. Cuestionario ALSFRS-R (*Amyotrophic Lateral Sclerosis Functional Rating Scale*). Consta de 12 ítems agrupados en 4 dominios funcionales: bulbar, motricidad fina, motricidad gruesa y respiratoria. Cada ítem recibe la puntuación del 4 (normal) al 0 (síntomas graves). La puntuación oscila de 0-48. Un valor más alto, indica mejor CVRS.

BIOQUÍMICA

Proteínas viscerales

Actualmente, sabemos que las concentraciones de albúmina y prealbúmina no son útiles como medidas del componente proteico corporal ni de la masa muscular. No son, como tales, marcadores nutricionales, pero sí reactantes de fase aguda negativos y disminuyen cuando existe una situación inflamatoria. Por tanto, se asocian a situaciones con aumento de riesgo nutricional. Se ha determinado que hay aumento de morbilidad y mortalidad, relacionados con la hipoalbuminemia. Algunos autores recomiendan utilizar el cociente PCR (proteína C reactiva)/albúmina para evaluar el riesgo de morbimortalidad. Sin embargo, no hay puntos de corte y los resultados no son concluyentes.

Otros parámetros para la valoración del *pool* proteico visceral son las proteínas transportadoras y almacenadoras de hierro (ferritina y transferrina) y las lipoproteínas. En este caso se observó que el cambio de alguno de estos biomarcadores (ferritina y lipoproteínas de baja densidad) estaban relacionadas con la variación de la masa libre de grasa en pacientes con ELA.

Micronutrientes

La principal función de los micronutrientes es su efecto catalítico en sistemas enzimáticos, ya sea como cofactores o componentes de metaloenzimas. Otro rol esencial es la actividad antioxidante, la modulación de la inmunidad celular y la cicatrización de las heridas. La desregulación de los micronutrientes provoca trastornos neurológicos o empeoramiento de la sintomatología por desmielinización, daño axonal y daño nervioso central y periférico.

La deficiencia de micronutrientes puede producir neuropatía nutricional o puede empeorar los síntomas de las enfermedades degenerativas; por ello, se debe realizar un screening inicialmente y durante el seguimiento de la enfermedad. Se debe realizar tratamiento sustitutivo en pacientes con riesgo o desarrollo de deficiencia. No hay evidencias sólidas para iniciar tratamiento si los valores son normales.

A continuación, se resumen las indicaciones de determinación de micronutrientes en algunas de las enfermedades que nos ocupan:

1. EP: el estrés oxidativo y la disminución en las concentraciones de vitaminas A, E, D,

C, B1, B6 y B9 desempeñan un papel importante en la etiopatogénesis de la EP. Es necesario evitar la deficiencia y tratarla en caso de que se produzca.

2. ELA y otras formas de enfermedad de motoneurona: es beneficioso monitorizar las concentraciones de vitamina E y D y suplementar en caso de deficiencia.

3. EM y otras enfermedades desmielinizantes: se recomienda monitorizar las concentraciones de vitamina A, D y E, y suplementar si es necesario.

El diagnóstico precoz de las deficiencias y la adecuada sustitución de micronutrientes son necesarias para reducir el estrés oxidativo, mejorar la metabolización de los sustratos y asegurar la correcta actividad enzimática y evitar la progresión de daño en el sistema nervioso.

MENSAJES PARA LLEVAR A CASA

- La disfagia es una condición muy prevalente en las enfermedades neurodegenerativas, que acarrea un alto de riesgo de desnutrición, deshidratación y neumonías aspirativas, y es una causa importante de morbimortalidad en estos pacientes. La evaluación de la ingesta centrada en este síntoma es muy importante para una adecuado diagnóstico y tratamiento nutricional.

- El IMC se correlaciona con el pronóstico, pero es una herramienta poco específica para el diagnóstico de desnutrición y sarcopenia. La circunferencia de la pantorrilla tiene una alta precisión para el diagnóstico de sarcopenia.

- El ángulo de fase se relaciona con el pronóstico en los pacientes con EP y ELA. En la EM, los parámetros de composición corporal estimados por BIA muestran que un descenso de la masa libre de grasa con un aumento de la masa grasa se correlaciona con sarcopenia y mayor tendencia a la discapacidad.

- La ecografía muscular sirve para determinar la cantidad de músculo de cara al diagnóstico de desnutrición y el pronóstico de mortalidad en el paciente con ELA (en especial, el grosor total del cuádriceps [recto anterior y vasto intermedio]). Además, permite la determinación de la calidad muscular con una correlación con la dinamometría de mano.

- La evaluación de la función muscular, a pesar de las limitaciones en la patología neurodegenerativa, puede ser muy útil para la caracterización de la patología y la monitorización del tratamiento. En la patología neurodegenerativa, lo ideal sería realizar la prueba más adaptada en función de la afectación basal neuromuscular del paciente.

- El diagnóstico precoz de las deficiencias y la adecuada sustitución de micronutrientes son necesarias para reducir el estrés oxidativo, mejorar la metabolización de los sustratos y asegurar la correcta actividad enzimática, y evitar la progresión de daño en el sistema nervioso.

- La condición progresiva de estas enfermedades hace especialmente importante la evaluación de la calidad de vida de manera reglada en estos pacientes para conocer el efecto del tratamiento nutricional.

INFORME TIPO

Valoración de la ingesta:
- Test EAT-10
- Test Método de Exploración Volumen Viscosidad (Test MECV-V):
  - Seguridad:
    - Textura
    - Volumen
  - Eficacia:
    - Textura
    - Volumen
- Videoendoscopia de la deglución:
  - Escala DOSS

Antropometría:
- Peso: kg; talla: m; IMC: kg/m²
- Peso habitual: kg; porcentaje de pérdida de peso: %
- Circunferencia de la pantorrilla: cm

Composición corporal:
- BIA:
  - Ángulo de fase

- Masa libre de grasa (%):
- Masa grasa (%)

Ecografía muscular:
- Recto anterior del cuádriceps: Eje Y: cm; Eje X: cm; Índice X/Y: cm
- Recto anterior del cuádriceps + Vasto intermedio (grosor total del cuádriceps): cm

Función muscular:
- Dinamometría de mano: kg
- Test de Levantarse de la Silla: segundos
- Test Levántate y Anda: segundos
-

Bioquímica:
- Proteínas viscerales:
  - Albúmina: g/dL
  - Ferritina: mg/dL

- LDL: mg/dL
- Microutrientes:
  - Enfermedad de Parkinson: Vitaminas A, C, D, E, B1, B6 y B9
  - Esclerosis múltiple: Vitaminas D y E
  - Esclerosis lateral amiotrófica: Vitaminas A, D y E

Calidad de vida:
- Enfermedad de Parkinson:
  - PDQ-39 (0-100)
  - PDQL (37-85)
- Esclerosis Múltiple:
  - MSQOL-54 (0-100)
- Esclerosis lateral amiotrófica:
  - ALSAQ-40 (0-100)
  - ALSFRS-R (0-48)

CONCLUSIONES

La patología neurodegenerativa tiene una presentación muy heterogénea y unas consecuencias nutricionales importantes, el adecuado diagnóstico y monitorización del tratamiento nutricional es básico a la hora de marcar unos objetivos claros y poder actuar de una manera temprana para disminuir la tasa de las complicaciones. Es necesario conocer el distinto comportamiento fisiopatológico de cada enfermedad a la hora de seleccionar e interpretar las pruebas de valoración morfofuncional® más adecuadas. No obstante, aún es necesario generar evidencia realizando la valoración nutricional de una manera estandarizada y agregando datos de manera multicéntrica para profundizar en la utilidad de cada una de las pruebas.

BIBLIOGRAFÍA

- Burgos R, Bretón I, Cereda E, et al. ESPEN guideline clinical nutrition in neurology. Clin Nutr. 2018;37:354-96.
- Da Silva Rocha Paz T, Santos de Britto VL, Yamaguchi B, et al. Hand Function as Predictor of Motor Symptom Severity in Individuals with Parkinson's Disease. Gerontology. 2021; 67(2):160-7.
- Del Olmo García D, González Martín JD, Pérez Pelayo M. Tratamiento Médico Nutricional en las Enfermedades Neurodegenerativas. En: Manual de Endocrinología y Nutrición. Sociedad Española de Endocrinología y Nutrición (SEEN). Editor: EC Ediciones. 13/10/2023
- Evans DC, Corkins MR, Malone A, et al. The use of visceral proteins as nutrition markers: an Aspen position paper. Nutr Clin Pract. 2020;0:0. DOI: 10.1002/ncp.10588.
- Gomes de Luna JR, Pessoa Lima D, Carneiro Gomes V, et al. Screening tools for sarcopenia in mild to moderate Parkinson's Disease: Assessing the accuracy of SARC-F and Calf Circumference. J Pakinson's Disease. 2023;13: 947-59.
- González-Fernández M, Arbones-Mainar JM, Ferrer-Lahuerta E, et al. Ultrasonographic Measurement of Masseter Muscle Thickness Associates with Oral Phase Dysphagia in Institutionalized Elderly Individuals. Dysphagia. 2021 Dec;36(6):1031-9. doi: 10.1007/s00455-020-10234-8. Epub 2021 Jan 19. PMID: 33462765.
- Granado de la Orden S, Serrano Zaceño C, Belmonte Cortés S. Quality of life, dependency and mental health scales of interest to nutritional studies in the population Nutr Hosp. 2015;31(Suppl. 3):265-271.
- Gutiérrez Gutiérrez G, Díaz-Manera J, Almendrote M, et al. Clinical guide for the diagnosis and follow-up of myotonic dystrophy type 1, MD1 or Steinert's disease.

Neurologia (Engl Ed). 2020 Apr;35(3):185-206. English, Spanish. doi: 10.1016/j.nrl.2019.01.001. Epub 2019 Apr 16. PMID: 31003788.

- Jekinson C, Bromberg MB, Peters M. Quality of life measurement in neurodegenerative and related conditions. Cambridge Univesity Press 2011. ISBN 978-0-521-82901-4

- Kahoda Brodska H, Klempir J, Zavora J, et al. The role of micronutrients in neurological disorders. Nutrients. 2013;15:4129.

- López Gómez JJ. Valoración de la ingesta. En: Valoración morfofuncional® de la desnutrición relacionada con la enfermedad. Madrid (España): Editorial Médica Panamericana, 2022: 81-6.

- López Gómez JJ, Díaz-Martín C, Castillo-García T, et al. Tratamiento médico nutricional en la esclerosis lateral amiotrófica: ¿actuamos o reaccionamos? Un caso clínico y revisión multidisciplinar. Nutr Hosp. 2024; 41(3):712-23.

- López-Gómez JJ, Izaola-Jauregui O, Almansa-Ruiz L, et al. Use of muscle ultrasonography in Morphofunctional assessment of Amyotrophic Lateral Sclerosis (ALS). Nutrients. 2024;16:1021.

- Matusik E, Durmala J, Ksciuk B, et al. Body composition in multiple sclerosis patients and its relationship to the disability level, disease duration and glucocorticoid therapy. Nutrients. 2022;14(20):4249.

- Pau M, Casu G, Porta M, Pilloni G, et al. Timed Up and Go in men and women with Multiple Sclerosis: Effect of muscular strength. J Bodyw Mov Ther. 2020; 24(4): 124-30.

- Wanden-Berghe C, Sanz-Valero J, Escribá-Agüir V, et al. Evaluation of quality of life related to nutritional status. British Journal of Nutrition. 2009;101:950-60.

- Yilmaz M, Atik-Altinok Y, Seyidoglu Yuksel D, et al. Evaluation of sarcopenia and phase angle in elderly patients with Parkinson's Disease. Int J Neurosci. 2024;26: 1-8.

ABSTRACT GRÁFICO AG-13

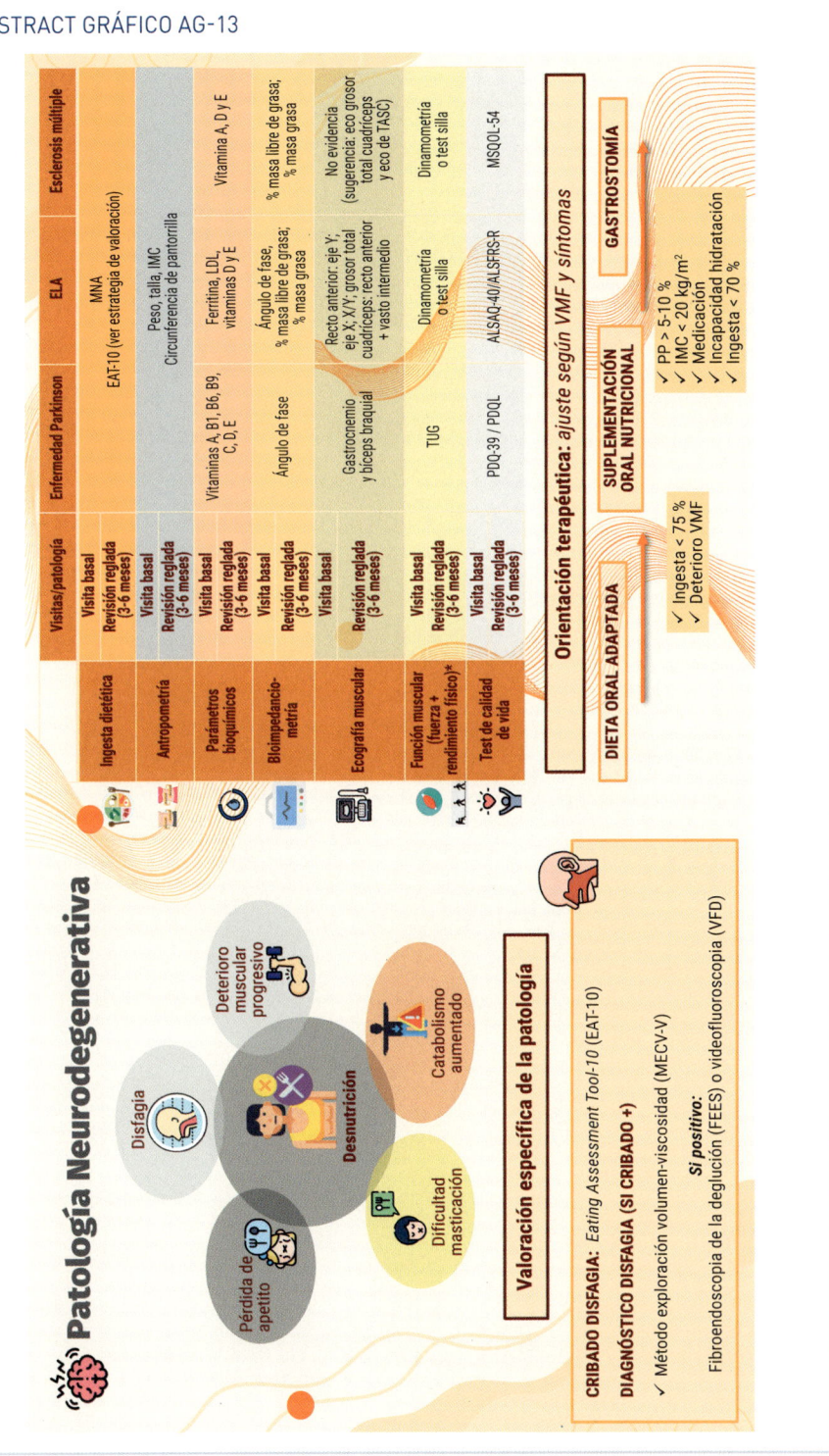

Demencia

14

A. I. Sánchez Marcos, J. P. Suárez Llanos y F. Pita Gutiérrez

INTRODUCCIÓN

La demencia se corresponde con un síndrome clínico de deterioro cognitivo progresivo, que interfiere con la capacidad de independencia del paciente en la vida diaria. Los déficits cognitivos se pueden presentar como pérdida de memoria, agnosia, apraxia y deterioro de la función ejecutiva. La demencia es incurable y progresiva, de modo que el deterioro de las capacidades cognitivas, verbales y funcionales será cada vez más grave. La principal causa de la demencia (60-80 % de los casos) es la enfermedad de Alzheimer. Otras causas son la demencia vascular, la demencia con cuerpos de Lewy y la demencia frontotemporal. La prevalencia de demencia en España se estima en un 7 % para pacientes entre 70 y 75 años, llegando al 20 % en el tramo de 80 a 84 años, por lo que se estima que en España hay más de 700.000 personas afectadas. Se cree que llegarán a los dos millones en 2050.

La progresión de la demencia es variable, con una mediana de supervivencia tras el inicio de los síntomas que oscila entre 3 y 12 años, y desde el diagnóstico, entre 3 y 6,6 años. La demencia leve se caracteriza por desorientación y pérdida de memoria. Cuando progresa a moderada se produce la pérdida de independencia para realizar las actividades instrumentales de la vida diaria. En estas etapas, el déficit de atención y el deterioro de la función ejecutiva pueden condicionar una menor y peor ingesta de nutrientes, con riesgo de desnutrición. La demencia avanzada equivale a la fase terminal de la enfermedad que se caracteriza por un deterioro cognitivo grave: incapacidad de reconocer a miembros de la familia, mínima capacidad verbal, imposibilidad para deambular de forma independiente, dependencia para cualquier actividad de la vida diaria e incontinencia fecal y urinaria. En esta fase, la estimación de la supervivencia se calcula inferior a 6 meses para la mayoría de los pacientes. En base a la evidencia científica, en esta fase se recomienda la alimentación oral asistida o de confort y no se recomienda la colocación de una sonda para nutrición enteral.

BASES TEÓRICAS DE LA VALORACION MORFOFUNCIONAL EN ESTA PATOLOGÍA

Sarcopenia, edad avanzada y demencia

La demencia, al asociarse con la edad avanzada, tiene lógicamente una elevada prevalencia no solo de sarcopenia, sino incluso de caquexia, siendo más frecuente en estados de deterioro cognitivo más avanzados. En una revisión sistemática y metanálisis realizados en 2023 se objetivó que, en una muestra de más de 23.000 pacientes, la *odds* ratio ajustada entre la presencia de sarcopenia y deterioro cognitivo moderado fue de 1,46 (IC 1,31-1,62). En otro estudio retrospectivo realizado en el Reino Unido se observó que la sarcopenia se asociaba a una mayor incidencia de peor estado cognitivo en pacientes mayores seguidos durante 10 años.

Además de la menor movilidad propia de la edad, existen otros factores de riesgo que pueden estar implicados en el aumento de aparición de sarcopenia en la demencia, por ejemplo, de tipo vascular (enfermedad cerebrovascular, diabetes mellitus, hipertensión arterial y otros), cambios hormonales propios de la edad o un estado de inflamación crónica. El insuficiente aporte nutricional también puede colaborar en la aparición de la sarcopenia y en el deterioro cognitivo. De hecho, diferentes estudios orientan al factor protector de una dieta mediterránea con un adecuado aporte proteico en la aparición de esta. Diversos estudios han establecido una relación entre el músculo esquelético y el cerebro a través de la secreción de mioquinas, por lo que una baja masa muscular también puede desempeñar un papel relevante en el desarrollo del deterioro cognitivo a través de esta vía.

La pérdida de la función muscular tanto en miembros superiores como inferiores puede preceder a la pérdida de masa muscular en etapas tempranas de pacientes de edad avanzada, pudiendo ser un marcador de esta. La consecuencia de la asociación sarcopenia-demencia es mayor riesgo de mortalidad, peor calidad de vida, fragilidad o depresión. Además, la sarcopenia se ha relacionado no solo con mayor riesgo de caídas, sino con el propio miedo a caerse en ancianos con demencia, evaluada con una escala propia diseñada para dicho propósito.

Se ha relacionado la sarcopenia con una retracción del lóbulo cerebral frontal en pacientes mayores que desarrollan demencia. Un estudio encontró relación entre un índice de masa esquelética apendicular (ASMI) disminuido, medido mediante bioimpedancia (BIA), así como una sarcopenia confirmada, medida con prensión de mano y posteriormente test de la marcha, con una hipoperfusión vascular en determinados centros corticales clave del sistema nervioso autónomo.

Cribado de la sarcopenia

Hay escasos estudios que hayan evaluado cómo cribar sarcopenia en la demencia, y estos han utilizado el test más utilizado en la práctica clínica para la población general, que es el SARC-F, incluso en su versión reducida con 3 ítems, pero ambos han conseguido una escasa sensibilidad respecto a los criterios de sarcopenia EWGSOP2, lo mismo que el cribado *Mini Sarcopenia Risk Assessment* (MSRA-5).

Esta falta de sensibilidad está seguramente asociada a la irregularidad de las respuestas de los pacientes con deterioro cognitivo, que tienden a magnificar sus capacidades físicas o, incluso, son incapaces de contestarlas. Por esto, ha surgido el SARC-F-Proxy, realizado por el cuidador, que presenta una sensibilidad significativamente mayor respecto a los criterios de sarcopenia EWGSOP2 y es, por tanto, una herramienta más lógica y útil que la realizada por los propios pacientes. De hecho, en un estudio que compara el SARC-F con su versión Proxy, un 32 % de los pacientes no pudieron completar de manera autónoma el cuestionario. En dicho estudio, realizado en pacientes hospitalizados, la sensibilidad del SARC-F-Proxy respecto a dichos criterios fue del 85,9 % cuando lo realizaba personal de enfermería, de un 77 %, si lo realizaba su cuidador habitual y del 63 %, si lo realizaba el propio paciente.

Valoración morfológica

ASM (masa muscular apendicular esquelética) mediante BIA

Dentro de los métodos habituales de evaluación de sarcopenia, la mayoría de los trabajos analizan la composición corporal con el ASMI mediante BIA, aunque, en determinados casos, la masa muscular se analiza mediante fórmulas predictivas, sobre todo, en estudios longitudinales poblacionales. Estas fórmulas varían según la zona geográfica en que se realice la prueba, siendo la fórmula más universal la propuesta por Lee *et al.*, que es masa esquelética apendicular (ASM)/altura en m², en la que ASM = 0,244 * peso + 7,8 * altura + 6,6 * sexo – 0,098 * edad + raza – 3,3 (mujer = 0 y varón = 1; raza = 0 en población blanca, 1,9 en negra y – 1,6 en asiáticos).

Ecografía. Es la medida del área muscular del recto femoral en personas mayores. Es útil para la evaluación cuantitativa de la masa muscular en este grupo, así como su grosor. También se ha empleado el área y el grosor del músculo gastrocnemio, aunque la medida de la masa muscular en este grupo tiene peor correlación con el rendimiento físico que la medida de la fuerza muscular. Se ha encontrado también en ancianos (entre los que no se excluían pacientes con deterioro cognitivo) una relación entre el grosor de la lengua y el masetero medidos por ecografía y la presencia de disfagia.

Absorciometría de rayos X de energía dual (DEXA). La ASM y la masa magra (MM) total se relacionan con atrofia cerebral, de manera que, a mayor sarcopenia, mayor deterioro cognitivo en Alzheimer. Aunque la medida de ASM por DEXA es un método preciso, accesible y no invasivo para evaluar la MM y tiene puntos de corte de sarcopenia definidos, no es una técnica apropiada para la monitorización de la sarcopenia en este grupo de pacientes, ya que en algunos centros no está accesible y es improbable que se realicen mediciones seriadas solo para este fin.

BIA y bioimpedancia vectorial (BIVA®). En estos pacientes existen varias limitaciones para la interpretación de estas, como las alteraciones de la frecuencia por deshidratación, la edad o las alteraciones cutáneas en esta población. En general, en fases iniciales de la demencia existe menor masa libre de grasa (FFM) y mayor masa grasa (FM), empeorando la FFM con mayor gravedad de la demencia, mientras que en la demencia avanzada disminuyen ambas. En la demencia tipo Alzheimer se han encontrado ángulos de fase (PhA) menores que en controles sin esta enfermedad, situándose, generalmente, a la derecha de las elipses de confianza por disminución de la masa celular (BCM). También se ha encontrado un incremento del cociente agua extracelular/agua intracelular (ECW/ICW) mayor del ya existente por edad en los controles sin Alzheimer.

Resonancia magnética (RM). El grosor del músculo temporal en la RM ha demostrado correlación con sarcopenia y ASM medido mediante DEXA. Además, la grasa intramuscular del masetero y el volumen muscular de la lengua, evaluados por RM fueron capaces de predecir el diagnóstico de malnutrición y la probabilidad de desarrollar malnutrición en los 5 años siguientes a pacientes con demencia moderada.

Valoración funcional

Dinamometría. La funcionalidad se valora generalmente con fuerza de prensión manual, aunque en algunos casos también se analizan los miembros inferiores mediante dinamometría de la fuerza de extensión de la rodilla. No se mide igual en todos los trabajos, aunque, en general, se usan los puntos de corte EWGSOP-2. Se ha observado una mejor correlación entre la fuerza muscular con progresión de demencia que con la masa muscular.

Test funcionales. La afectación funcional se incrementa cuanto mayor es el grado de demencia. Para la confirmación de la sarcopenia, la mayoría de los estudios utilizan el test de la marcha, pero de diferentes longitudes (2,5, 4 o 6 metros) y, en menor medida, el test *Timed Up and Go* (TUG) o *Short Physical Performance Battery* (SPPB).

ESQUEMA PRÁCTICO DE VALORACIÓN MORFOFUNCIONAL® (PROTOCOLO SEGÚN LA EXPERIENCIA CLÍNICA), LIMITACIONES Y LÍNEAS DE DESARROLLO

Esquema práctico

Cribado

- DRE: MNA, MNA-SF, MUST.
- Sarcopenia: SARC-F (si no es posible, SARC-F-Proxy).
- Disfagia. EAT-10:
  - En caso de Parkinson: *Swallowing Disturbance Questionnaire o Munich Dysphagia Test-Parkinson Disease*.
  - Si el test es positivo, valorar el posible desarrollo de un método de exploración clínica volumen-viscosidad (MECV-V), fibroendoscopia de la deglución o videofluoroscopia para diagnóstico y adaptación dietética.
- Fragilidad: Criterios de Fried.

Anamnesis y exploración física

- **Historia clínica y encuestas dietéticas**:
  - Grado de demencia.

- Síntomas: anorexia, trastornos digestivos y síntomas de disfagia.
- Tratamientos que pueden interferir/afectar a la ingesta.
- Encuestas dietéticas (recordatorio de 24 h, ingesta por cuartiles…).
- **Exploración física y antropometría**:
  - Aspecto general, signos de desnutrición/deshidratación.
  - Peso, talla (o estimación por talón-rodilla o antebrazo), índice de masa corporal (IMC).
  - Peso habitual y porcentaje de pérdida ponderal/tiempo.
  - Pliegue tricipital, circunferencia del brazo, circunferencia muscular del brazo, circunferencia de la pantorrilla y si es posible: perímetro de cintura.

Valoración morfofuncional® (VMF)

- **Cálculo de ASMI (con ASM según la fórmula de Lee).**
- **Eco nutricional®:**
  - Grosor y área del músculo recto femoral.
  - Grosor y área del músculo gastrocnemio (peor correlación con rendimiento físico que la dinamometría).
- **Si hay colaboración (según el grado de demencia):**
  - **Dinamometría.**
  - **Test funcionales:**
    - TUG.
    - Test de la marcha de 6 m.
    - SPPB.
- **Si están disponibles:**
  - **RM.** Grosor del músculo temporal, grasa intramuscular del masetero y volumen muscular de la lengua.
  - **BIA.**

Pruebas de laboratorio

Hemograma y bioquímica general con concentraciones de vitamina D, B6, B12, ácido fólico y homocisteína, especialmente en enfermedad de Parkinson en tratamiento con levodopa.

Limitaciones

La principal limitación para la valoración morfofuncional® en los pacientes con demencia es la falta de colaboración del paciente cuando el deterioro cognitivo avanza, especialmente, teniendo en cuenta que la relación sarcopenia-gravedad de la demencia se ha relacionado más con la pérdida de función muscular que con la pérdida de masa muscular. Por esto, cuando no sea posible realizar el SARC-F, la VMF deberá realizarse con la información aportada por los cuidadores con el SARC-F-Proxy.

Además, existe una gran heterogeneidad en los trabajos en la definición de sarcopenia, método de medición y puntos de corte utilizados. En general, los más utilizados son los criterios de la EWGSOP-2.

Líneas de desarrollo

- Implantación de cribado nutricional y de sarcopenia en consultas de Neurología desde estadios precoces del deterioro cognitivo.
- Estandarización y puntos de corte de grosor de la lengua en RM.
- Estandarización de valores de BIA.
- Tipo y cantidad de nutrientes necesario para frenar el deterioro cognitivo además de revertir la sarcopenia.

INFORME DE VALORACIÓN MORFOFUNCIONAL® EN PACIENTES CON DEMENCIA

En el caso de que la demencia sea leve o moderada, la VMF es eficiente para la detección de desnutrición y sarcopenia. En el caso de que la demencia esté avanzada, el tratamiento será sintomático, sin buscar un objetivo nutricional. Por esto, la VMF no es eficiente en estos pacientes.

El tratamiento personalizado se orienta en función de la presencia de desnutrición, sarcopenia y disfagia:

- Consejo dietético: enriquecimiento calórico-proteico, con alimentos de alta densi-

dad calórico-proteica y asegurando aporte proteico. Adaptación de la textura si fuese necesario por disfagia.
* Suplementos nutricionales orales: se deben administrar si con la ingesta oral no se alcanza el 75 % de los requerimientos nutricionales o si durante el seguimiento no mejora la desnutrición y/o sarcopenia.
* Ejercicio físico: adaptado e individualizado a cada paciente.

CONCLUSIONES

* La demencia es incurable y progresiva, con riesgo de desnutrición.
* La asociación sarcopenia-demencia conlleva mayor riesgo de mortalidad, peor calidad de vida, fragilidad o depresión.
* La principal limitación para la valoración morfofuncional® en los pacientes con demencia es la falta de colaboración del paciente en fases avanzadas.
* Si la demencia está avanzada, el tratamiento es sintomático y la valoración morfofuncional® no es eficiente.
* El tratamiento personalizado se orienta en función de la presencia de desnutrición, sarcopenia y disfagia.

BIBLIOGRAFÍA

* Borda MG, Bani Hassan E, Weon JH, *et al.* Muscle Volume and Intramuscular Fat of the Tongue Evaluated With MRI Predict Malnutrition in People Living With Dementia: A 5-Year Follow-up Study. Le Couteur D, editor. Journals Gerontol Ser A. 2022 Feb 3;77(2):228-34.
* Cho J, Park M, Moon W-J, *et al.* Sarcopenia in patients with dementia: correlation of temporalis muscle thickness with appendicular muscle mass. Neurol Sci. 2022 May 30;43(5):3089-95.
* Chou HH, Lai TJ, Yen CH, Chang PS, Pan JC, Lin PT. Sarcopenic Obesity Tendency and Nutritional Status Is Related to the Risk of Sarcopenia, Frailty, Depression and Quality of Life in Patients with Dementia. Int J Environ Res Public Health. 2022;19(5).
* Demura T, Okuno T, Miwa T, *et al.* Sarcopenia and decline in appendicular skeletal muscle mass are associated with hypoperfusion in key hubs of central autonomic network on 3DSRT in older adults with progression of normal cognition to Alzheimer's disease. Geriatr Gerontol Int. 2023 Jan 16;23(1):16-24.
* Jo D, Yoon G, Kim OY, *et al.* A new paradigm in sarcopenia: Cognitive impairment caused by imbalanced myokine secretion and vascular dysfunction. Biomed Pharmacother. 2022;147:112636.
* Lamers S, Kasim Z, Rodríguez-García WD, *et al.* Validation of SARC-F-Proxy for the Screening of Sarcopenia in Older Patients with Cognitive Impairment. J Frailty, Sarcopenia Falls. 2023;8(4):204-10.
* Lee RC, Wang Z, Heo M, *et al.* Total-body skeletal muscle mass: development and cross-validation of anthropometric prediction models. Am J Clin Nutr. 2000 Sep;72 (3):796-803.
* Maniscalco L, Veronese N, Ragusa FS, *et al.* Sarcopenia using muscle mass prediction model and cognitive impairment: A longitudinal analysis from the English longitudinal study on ageing. Arch Gerontol Geriatr. 2024 Feb;117:105160.
* Ogawa Y, Kaneko Y, Sato T, *et al.* Sarcopenia and muscle functions at various stages of Alzheimer disease. Front Neurol. 2018;9(AUG).
* Pita Gutiérrez F, Álvarez Hernández J, Ballesteros-Pomar MD, *et al.* Resumen ejecutivo del documento de posicionamiento sobre el empleo de la nutrición enteral en la demencia avanzada. Endocrinol Diabetes y Nutr. 2022 Dec;69(10):878-87.
* Ülger Z, Ayçiçek GŞ, Kara Ö, *et al.* Ultrasonographic/regional muscle measurements for diagnosing sarcopenia in older adults with and without dementia. Turkish J Med Sci. 2022;52(6).
* Volkert D, Chourdakis M, Faxen-Irving G, *et al.* ESPEN guidelines on nutrition in dementia. Clin Nutr. 2015;34(6):1052-73.
* Yang Y, Xiao M, Leng L, *et al.* A systematic review and meta-analysis of the prevalence and correlation of mild cognitive impairment in sarcopenia. J Cachexia Sarcopenia Muscle. 2023 Feb 18;14(1):45-56.

ABSTRACT GRÁFICO AG-14

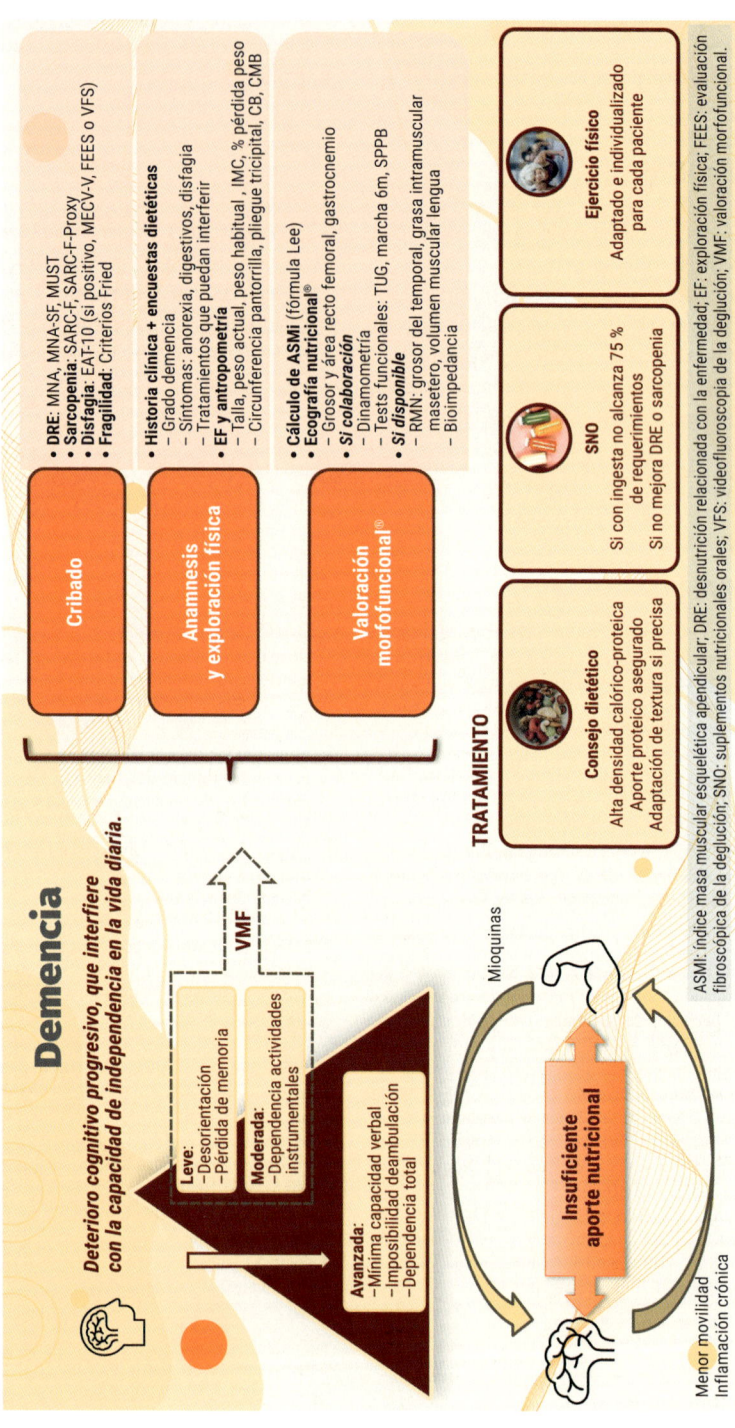

Demencia

Deterioro cognitivo progresivo, que interfiere con la capacidad de independencia en la vida diaria.

Leve:
– Desorientación
– Pérdida de memoria

Moderada:
– Dependencia actividades instrumentales

Avanzada:
– Mínima capacidad verbal
– Imposibilidad deambulación
– Dependencia total

VMF

Menor movilidad
Inflamación crónica

Mioquinas

Insuficiente aporte nutricional

Cribado

- **DRE:** MNA, MNA-SF, MUST
- **Sarcopenia:** SARC-F, SARC-F-Proxy
- **Disfagia:** EAT-10 (si positivo, MECV-V, FEES o VFS)
- **Fragilidad:** Criterios Fried

Anamnesis y exploración física

- **Historia clínica + encuestas dietéticas**
  – Grado demencia
  – Síntomas: anorexia, digestivos, disfagia
  – Tratamientos que puedan interferir
- **EF y antropometría**
  – Talla, peso actual, peso habitual, IMC, % pérdida peso
  – Circunferencia pantorrilla, pliegue tricipital, CB, CMB

Valoración morfofuncional®

- **Cálculo de ASMi** (fórmula Lee)
- **Ecografía nutricional®**
  – Grosor y área recto femoral, gastrocnemio
- *Si colaboración*
  – Dinamometría
  – Tests funcionales: TUG, marcha 6m, SPPB
- *Si disponible*
  – RMN: grosor del temporal, grasa intramuscular masetero, volumen muscular lengua
  – Bioimpedancia

TRATAMIENTO

Consejo dietético
Alta densidad calórico-proteica
Aporte proteico asegurado
Adaptación de textura si precisa

SNO
Si con ingesta no alcanza 75 % de requerimientos
Si no mejora DRE o sarcopenia

Ejercicio físico
Adaptado e individualizado para cada paciente

ASMi: índice masa muscular esquelética apendicular; DRE: desnutrición relacionada con la enfermedad; EF: exploración física; FEES: evaluación fibroscópica de la deglución; SNO: suplementos nutricionales orales; VFS: videofluoroscopia de la deglución; VMF: valoración morfofuncional.

15

P. Matía Martín, F.M. Cuesta Triana y N. Pérez Ferre

INTRODUCCIÓN

El término **sarcopenia** ha ido evolucionando en los últimos años. Ya en 1989 Rosenberg describía una pérdida de masa muscular esquelética (MME) que acompañaba al proceso de envejecimiento y se expresaba como deterioro funcional. Este concepto hacía referencia a lo que posteriormente se denominó sarcopenia primaria, para diferenciarlo de la sarcopenia secundaria, en la cobraban importancia la comorbilidad y la inflamación, esta última habitualmente presente en enfermedades agudas y crónicas.

El desarrollo del concepto permitió describir un impacto pronóstico sobre la evolución de diversas enfermedades y así se ha demostrado un efecto directo sobre la incidencia de hospitalización, el riesgo de discapacidad, las complicaciones perioperatorias, la estancia media hospitalaria o incluso la muerte prematura. Es en el año 2016, la inclusión de la sarcopenia en la décima Clasificación Internacional de Enfermedades (ICD-10; M62.84), facilitó su reconocimiento como enfermedad potencialmente tratable.

En la última década se ha trabajado sobre su conceptualización en un intento por homogeneizar las definiciones, lo que permitiría mejorar la precisión diagnóstica y el desarrollo de medios de diagnóstico. En la fase preliminar de **cribado** (recomendada una vez al año en mayores de 65 años o tras una enfermedad relevante), la herramienta SARC-F (por sus siglas en inglés: *Strength, Assistance with walking, Rising from a chair, Climbing stairs, and Falls*) es la más usada y ha sido validada en varios contextos clínicos. Existe una versión con ma-

yor sensibilidad y precisión diagnóstica denominada SARC-CalF, que incluye la medición del perímetro de la pantorrilla (Tabla 15-1). Se han desarrollado otras versiones de SARC-F, así como adaptaciones de cuestionario *Mini Sarcopenia Risk Assessment* (MSRA), cuya descripción excede los objetivos de este capítulo. Desde un punto de vista clínico se debería sospechar cuando se detecta la presencia de debilidad, deterioro funcional o existencia de caídas.

Para el diagnóstico de la sarcopenia, en nuestro medio, se ha aceptado la segunda revisión del Grupo Europeo para el Estudio de la Sarcopenia (*European Working Group on Sarcopenia in Older People*-EWGSOP2-; figura 15-1). De forma simplificada hace referencia a sarcopenia probable cuando se detecta una alteración en la fuerza muscular. Para catalogar la sarcopenia como definitiva es necesario utilizar medidas de MME (absorciometría de rayos X de doble energía –DXA–, tomografía computarizada –TC–, bioimpedancia –BIA–, ecografía, etc.). Finalmente, las pruebas funcionales permitirían definir la severidad de la sarcopenia. Esta última fase integraría valoraciones como la velocidad de la marcha, la prueba de caminar 400 metros o el SPPB (*Short Physical Performance Battery*). No obstante, cabe mencionar otras iniciativas de definición de la sarcopenia, como las llevadas a cabo por el *Asian Working Group for Sarcopenia* (AWGS) –considera baja MME y capacidad física o fuerza muscular reducidas–, la *Australian and New Zealand Society for Sarcopenia and Frailty Research* (ANZSSFR) –no considera imprescindible la medida de la MME y se apoya con algunas modificaciones en la pro-

Tabla 15-1. Cuestionario SARC-F y SARC-CalF

Fuerza	¿Qué dificultad encuentra en levantar 4,5 kg?	0: ninguna 1: alguna 2: mucha/incapaz
Asistencia andando	¿Qué dificultad encuentra en cruzar una habitación?	0: ninguna 1: alguna 2: mucha/incapaz
Levantarse de una silla	¿Qué dificultad encuentra para trasladarse desde una silla/cama?	0: ninguna 1: alguna 2: mucha/incapaz
Subir escaleras	¿Qué dificultad encuentra en subir un tramo de diez escalones?	0: ninguna 1: alguna 2: mucha/incapaz
Caídas	¿Cuántas veces se ha caído en el pasado año?	0: ninguna 1: 1-3 veces 2: ≥ 4 veces
Perímetro de la pantorrilla	¿Cuál es la medida de la pantorrilla derecha mientras las piernas están relajadas y los pies separados 20 cm?	0: Hombre ≥ 34 cm* 10: Hombre < 34 cm* 0: Mujer ≥ 33 cm* 10: Mujer < 33 cm*

Sombreada más oscuro la medida extra que sugiere el cuestionario SARC-CalF sobre el SARC-F
Tomado de: Malmstrom TK, Miller DK, Simonsick EM *et al*. SARC-F: a symptom score to predict persons with sarcopenia at risk for poor functional outcomes. J Cachexia Sarcopenia Muscle 2016;7:28-36 y de Barbosa-Silva TG, Menezes AM, Bielemann RM, *et al*. Enhancing SARC-F: Improving Sarcopenia Screening in the Clinical Practice. J Am Med Dir Assoc. 2016;17(12):1136-41.
Cuestionario SARC-F: ≥ 4: riesgo elevado de sufrir sarcopenia.
Cuestionario SARC-CalF: ≥ 11: riesgo elevado de sufrir sarcopenia.
*Según los puntos de corte definidos en la publicación original.

puesta de EWGSOP2–, la *Foundation for the National Institutes of Health* (FNIH) –otorga mayor importancia a la debilidad muscular, equiparándola a la fuerza, tras detectar baja función física (velocidad de la marcha), pero reconoce la importancia de la medida de la MME (DXA)–, el *Sarcopenia Project, International Working Group on Sarcopenia* (IWGS) –define la sarcopenia como la coexistencia de baja velocidad de la marcha y MME disminuida medida por DXA–, el *Sarcopenia Definitions and Outcomes Consortium* (SDOC) –fuerza muscular y velocidad de la marcha reducidas, sin considerar relevante la MME– y el *South Asian Working Action Group on SARCOpenia* (SWAG-SARCO) –que otorga la misma relevancia a la fuerza, a la masa y a la función muscular, y define la sarcopenia con la alteración de dos de ellas, cualesquiera que sean–. Recientemente se han publicado criterios para una definición conceptual de sarcopenia (*Glo-*

bal Leadership Initiative in Sarcopenia -GLIS), donde se mantienen los parámetros de MME y fuerza, añadiendo un tercer componente denominado fuerza específica muscular (relación entre la fuerza y el tamaño del músculo), desechando del concepto la severidad de la sarcopenia y la capacidad física (siendo esta una consecuencia de la sarcopenia, pero no un componente de esta); también se ha descartado de la definición la alteración morfológica del músculo (infiltración grasa, atenuación, etc.). Aún no se han detallado los criterios operativos para su diagnóstico, que verán la luz en los próximos meses.

La existencia de criterios de baja funcionalidad muscular y deterioro funcional, que categorizan a la sarcopenia como severa, son comunes a otra entidad denominada **fragilidad**, que es definida por la Organización Mundial de la Salud (OMS) como una situación de vulnerabilidad frente a problemas de salud que

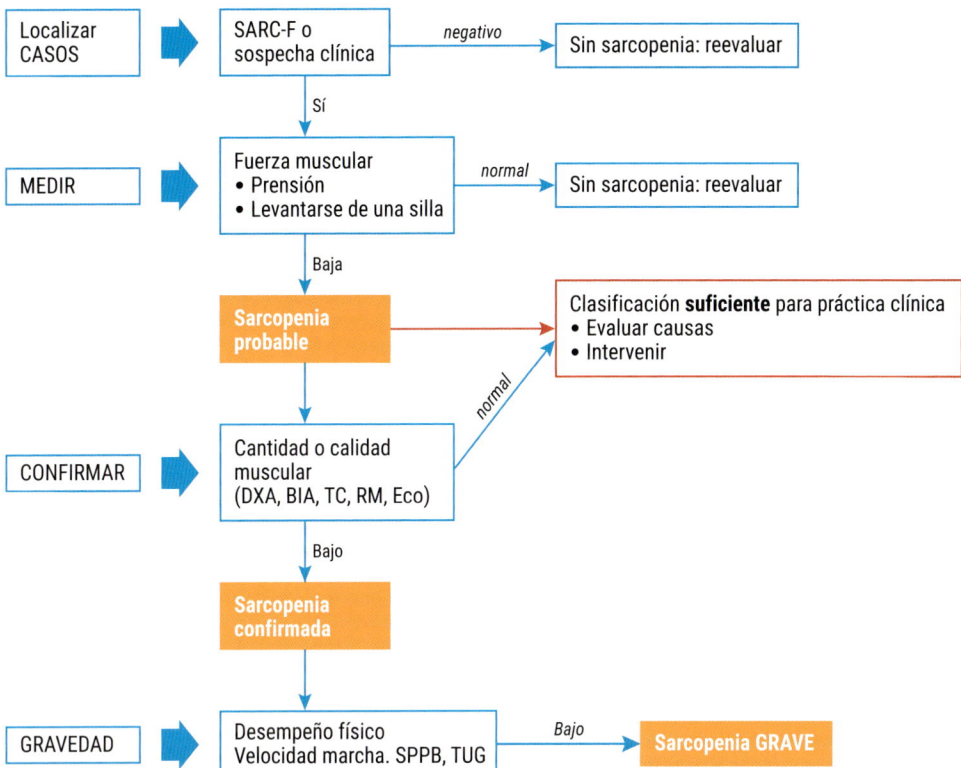

Figura 15-1. Algoritmo diagnóstico de sarcopenia propuesto por el consenso europeo.
Modificado de: Cruz-Jentoft AJ, Bahat G, Bauer J, *et al.* Sarcopenia: revised European consensus on definition and diagnosis [published correction appears in Age Ageing. 2019;48(4):601]. Age Ageing. 2019;48(1):16-31. doi:10.1093/ageing/afy169
DXA: absorciometría de rayos X de doble energía. BIA: bioimpedancia. TC: tomografía computarizada. RM: resonancia magnética. SPPB: *Short Physical Performance Battery*. TUG: *Timed Up and Go test*.

limita la reacción del individuo frente a acontecimientos estresantes. Su detección también es esencial, ya que se asocia con caídas, cuadro confusional, hospitalización prolongada y deterioro de la calidad de vida.

El proceso diagnóstico se basa en dos enfoques: a) la consideración de un fenotipo de fragilidad física con cinco criterios donde se acepta la existencia de fragilidad si están presentes tres o más –fragilidad como síndrome– y b) su expresión como un acúmulo de déficits sobre múltiples sistemas. Hasta el momento no existe un acuerdo sobre cuál es la herramienta ideal para identificar la fragilidad. Fried desarrolló una aproximación según el fenotipo basado en dos cohortes del estudio *Cardiovascular Health Study*. Otros autores

crearon un índice de fragilidad a partir de un grupo de 70 déficits médicos obtenidos de la valoración clínica del *Canadian Study of Health and Aging*. De forma simplificada, otros investigadores han utilizado descriptores sencillos y gráficos para definir y graduar la fragilidad con el objetivo de crear una herramienta sencilla, denominada *Clinical Frailty Scale*, que además es predictor de mortalidad a los tres meses, aunque es menos sensible en función de la comorbilidad del sujeto. Morley *et al.* diseñaron en 2012 una herramienta de cribado, denominada escala FRAIL, que permitía clasificar a los sujetos como robustos, frágiles o prefrágiles y, además, se comportaba como buen predictor de estancia media hospitalaria y de mortalidad a los tres meses. En la **tabla 15-2** se muestran

Tabla 15-2. Algunas de las escalas más utilizadas para definir la fragilidad en la práctica clínica

Escala	Formato	Componentes	Puntuación	Administración
Fenotipo de fragilidad física (Fried)	Cuestionario + ejecución	5 ítems (categórica sí/no) • **Pérdida involuntaria de peso** (> 4,5 kg o > 5 %, último año) • **Marcha lenta** (en el 20 % más bajo, ajustado por sexo y altura –caminata de 4,5 m–) • **Baja fuerza de prensión de la mano** (en el 20 % más bajo ajustado por sexo e IMC) • **Agotamiento** ("agotamiento" autorreferido)* • **Bajo nivel de actividad física** (< 5° percentil por edad y sexo) –hombres < 383 Kcal/semana; mujeres < 270 Kcal/semana)**	• Robusto: 0 • Prefrágil: 1-2 • Frágil: ≥ 3	15-20 minutos

FRAIL SCALE (International Academy of Nutrition and Aging)	Cuestionario	5 preguntas (categóricas sí/no):
		• Fatiga autorreferida: ¿Cuánto tiempo durante las 4 últimas semanas se sintió cansado?
		  1. Todo el tiempo; 2. La mayoría de las veces; 3. Parte del tiempo; 4. Poco tiempo; 5. En ningún momento.
		  (las respuestas 1 o 2 = 1 punto; resto de respuestas = 0)
		• Resistencia: ¿Tiene alguna dificultad para subir 10 escalones sin descansar por usted mismo sin ningún tipo de ayuda?
		• Deambulación: ¿Tiene alguna dificultad para caminar una manzana por sí mismo, sin ayudas?
		• Comorbilidad (> 5 patologías) – hipertensión, diabetes, cáncer (que no sea un cáncer de piel de menor importancia), enfermedad pulmonar crónica, ataque cardíaco, insuficiencia cardíaca congestiva, angina de pecho, asma, artritis, ictus y enfermedad renal–
		• Pérdida ponderal (> 5%)
		  (sí = 1 punto; no = 0 puntos)
			• Robusto: 0
			• Prefrágil: 1-2
			• Frágil: ≥ 3
				< 5 minutos

CLINICAL FRAILTY SCALE	Subjetivo	1. **Muy en forma**: personas que están fuertes, activas, enérgicas y motivadas. Son personas que suelen practicar ejercicio con regularidad. Son los que más en forma están para su edad. 2. **En forma**: personas que no tienen síntomas de enfermedad activa, pero están menos en forma que las de la categoría 1. Suelen practicar ejercico o son muy activas de forma esporádica. Por ejemplo, según la estación del año. 3. **En buen estado**: personas cuyos problemas médicos están bien controlados, pero que no practican actividad física de forma regular más allá de los paseos habituales. 4. **Vulnerable**: personas no dependientes para actividades de la vida diaria, pero a menudo los síntomas limitan algunas actividades.	• Prefragilidad = 4 • Fragilidad ≥ 5	< 5 minutos

5. **Fragilidad leve**: personas que a menudo tienen un enlentecimiento más evidente y necesitan ayuda en actividades instrumentales de la vida diaria (economía, transporte, labores domésticas que requieren esfuerzo, medicación). Por lo general, la fragilidad leve incapacita progresivamente para salir solos de compras o a pasear, hacer la comida y las tareas domésticas.

6. **Fragilidad moderada**: personas que necesitan ayuda en todas las actividades realizadas fuera de casa y las tareas domésticas. En casa, a menudo tienen dificultad con las escaleras, necesitan ayuda para bañarse y podrían necesitar asistencia mínima (estimulación, acompañamiento) para vestirse.

7. **Fragilidad grave**: personas completamente dependientes para el cuidado personal, por cualquier causa (física o cognitiva). Aun así, parecen estables y sin riesgo de fallecer en los siguiente 6 meses.

8. **Fragilidad muy grave**: personas totalmente dependientes y acercándose al final de la vida. En general, no podrían recuperarse ni de una enfermedad leve.

9. **Enfermo terminal**: llegando al final de la vida. Esta categoría es para personas con esperanza de vida menor de 6 meses, tengan o no tengan signos evidentes de fragilidad.

Puntuación de fragilidad en personas con demencia.

Todo paciente con demencia se considera un paciente frágil y el grado de fragilidad se corresponde con el grado de demencia.

– Demencia leve (5. fragilidad leve): síntomas comunes de demencia leve incluyen olvidar detalles de acontecimientos recientes, aunque recuerden el acontecimiento en sí, repetir la misma pregunta/historia y aislamiento social.

– Demencia moderada (6. fragilidad moderada): la memoria reciente está muy deteriorada, aunque parezca que recuerdan bien los acontecimientos del pasado. Con indicaciones, pueden realizar solos sus cuidados personales.

– Demencia grave (7. fragilidad grave): los cuidados personales no son posibles sin ayuda.

IMC: índice de masa corporal.

*En el artículo original se consideró la existencia del criterio si se contestaba de forma positiva a dos cuestiones relacionadas con el estado de "baja energía" en la *Center for Epidemiologic Studies Depression Scale* (CES-D Scale). En nuestro medio, se han utilizado las respuestas afirmativas de las preguntas 15 ("Pérdida de energía") o 20 ("Cansancio o fatiga) en el Inventario de Depresión de Beck (BDI-2), disponible en https://www.psi.uba.ar/academica/carrerasdegrado/psicologia/sitios_catedras/obligatorias/070_psicoterapias1/material/inventario_beck. pdf (último acceso 30 de abril de 2024).

**Valores descritos en la publicación original, utilizando el cuestionario *Minnesota Leisure Time Activities*.

Para una revisión más exhaustiva de las escalas disponibles, se remite al lector a: https://efrailty.hsl.harvard.edu/index.html (último acceso 1 de agosto de 2024).

tres de las herramientas más utilizadas en la práctica clínica para definir la presencia de fragilidad. Para una visión más completa sobre las escalas genéricas y algunas específicas se remite al lector a la página https://efrailty.hsl.harvard.edu/index.html (último acceso 1 de agosto de 2024). Debe tenerse en cuenta que la comparación entre diversas herramientas no siempre es posible.

Es interesante destacar las interrelaciones existentes entre diferentes conceptos de interés en nutrición clínica. La pérdida de peso involuntaria es un criterio compartido entre fragilidad física y desnutrición, según los criterios GLIM (*Global Leadership Initiative on Malnutrition*). El criterio de baja función muscular es integrado tanto en fragilidad como en sarcopenia.

BASES TEÓRICAS

A continuación se detallan las herramientas de valoración morfofuncional® (VMF) que se han considerado en el diagnóstico de sarcopenia y en el de fragilidad, así como en la re evaluación tras la instauración de un tratamiento. Se ha limitado la revisión a los datos sobre sarcopenia primaria a partir de grandes consensos, sin tener en cuenta la sarcopenia en diferentes patologías –salvo los resultados recientemente publicados en España en pacientes hospitalizados (estudio DRECO), por su interés– ni la obesidad sarcopénica (ver capítulos correspondientes). El estudio de la desnutrición en sarcopenia y en fragilidad siempre es relevante, pero no se repetirán aquí los puntos de corte de desnutrición según la estrategia GLIM, ni los aspectos relacionados con la valoración de la ingesta con el fin de optimizar el espacio disponible en esta revisión, aunque sí se considerará este aspecto en el informe a emitir en estos pacientes.

Antropometría

Para el diagnóstico de **sarcopenia**, un parámetro útil es la medida del perímetro de la pantorrilla (cuestionario SARC-CalF y estimación de la MME y de la MME apendicu-

lar –MMEA– para confirmar la presencia de sarcopenia).

En cuanto a la definición de **fragilidad**, algunas herramientas consideran la pérdida involuntaria de peso (en términos absolutos o relativos con respecto al peso inicial). En el fenotipo de fragilidad física se sugiere ajustar la fuerza prensora de la mano por el índice de masa corporal (IMC).

En la revisión bibliográfica realizada también se han encontrado otros datos antropométricos que podrían considerarse en estos pacientes. Un IMC bajo se asocia con riesgo de presentar **sarcopenia** probable en sujetos mayores no institucionalizados. La circunferencia muscular del brazo tiene buena correlación con el índice de MMEA (IMMEA -MMEA/talla^2 -m^2-). El perímetro cervical parece ser predictor de sarcopenia en mujeres con edades superiores a los 65 años no institucionalizadas. Además, su medida se relaciona también con la posibilidad de presentar **fragilidad**. En análisis multivariantes, el perímetro del muslo se correlaciona de forma positiva con la funcionalidad física valorada mediante velocidad de marcha y fuerza de prensión.

Parámetros analíticos

El test de dilución de creatina se propone por el EWGSOP2 como un posible marcador de cantidad muscular, disponible solo para protocolos de investigación en este momento.

Otros biomarcadores no se reconocen sensibles ni específicos para el diagnóstico de sarcopenia (SWAG-SARCO) ni de fragilidad, pero pueden ser útiles en la evaluación de causalidad. Deben realizarse más estudios para definir biomarcadores en estas circunstancias (práctica clínica e investigación).

Dinamometría

A la hora de categorizar la **sarcopenia** como probable, la medición de la fuerza de prensión de la mano continúa siendo la medida esencial por su sencillez, aunque la fuerza de extensión de la rodilla podría ser mejor predictor funcional en ancianos institucionalizados. Sigue siendo un tema de debate si los valores debieran ajustarse por otros componentes de tamaño o composición corporal. Su medida también es importante para la puntuación de algunas de las escalas de **fragilidad**.

Bioimpedancia (BIA) y ángulo de fase

Los grandes consensos sobre **sarcopenia** mencionan la BIA como una de las herramientas candidatas a la medida de la MME, pero la relegan a un segundo plano tras la DXA, dadas las limitaciones derivadas de la aplicación de fórmulas predefinidas para la determinación de dicho compartimento corporal.

El ángulo de fase se interpreta como indicador de la integridad de las membranas celulares y se asocia de forma significativa con la calidad muscular y con la presencia de **fragilidad**. Además, refleja la funcionalidad física mejor que el índice de masa muscular esquelética (IMME -MME/talla^2 -m^2-) y se asocia con la presencia de mioesteatosis. Por otro lado, el valor de la MMEA medida por BIA ha demostrado una fuerte correlación con el fenotipo de fragilidad.

Ecografía

El potencial de la ecografía radica en su aplicabilidad y en la capacidad de valorar de forma simultánea calidad y cantidad muscular, aunque requiere un esfuerzo por estandarizar las medidas. A los parámetros clásicos de grosor, área transversal del músculo –cantidad muscular–, ángulo de penación, longitud del fascículo (grosor del músculo (mm) * sen (ángulo de penación)$^{-1}$) y ecointensidad –calidad muscular–, se van añadiendo otros como el volumen –definido solo para grupos musculares y no para músculos individuales– (0,3 * grosor muscular + 30,5 * longitud del miembro), la rigidez muscular (medida por elastografía: valores bajos se asocian a menor masa muscular, velocidad de la marcha disminuida, menor capacidad para subir escaleras y fuerza de prensión reducida), la microcirculación del músculo y el potencial de contracción (área transversal en relajación/área transversal en contracción máxima –aunque esta puede depender de la presencia de enfermedad, de dolor y del cumplimiento del paciente–).

En una revisión sistemática muy reciente se detalla que la precisión diagnóstica de la ecografía se clasifica como baja-moderada para el diagnóstico de **sarcopenia** en función de los parámetros empleados, los músculos estudiados (para una revisión detallada de los mismos se remite al lector a la bibliografía recomendada), los grupos de población y los puntos de referencia utilizados. En este último punto insisten los autores del grupo SARCUS para el estudio de la sarcopenia mediante medidas ecográficas. No se han identificado estudios sobre precisión diagnóstica de tecnologías más recientes como la elastografía o la imagen ecográfica panorámica.

En cuanto a la detección de **fragilidad**, esta se debe entender como un síndrome multifactorial, por lo que el empleo de una sola medida ecográfica sería un enfoque simplista, aunque en algunos estudios ya se ha demostrado la capacidad para discriminar entre pacientes frágiles y no frágiles en el periodo prequirúrgico.

Absorciometría de rayos X de doble energía

La DXA es la técnica que más se ha utilizado en estudios relevantes sobre **sarcopenia**, aunque su aplicación clínica es limitada por su baja portabilidad y el alto coste del equipo. Mide tejidos blandos no grasos, pero no específicamente MME, por lo que puede estar sometida a errores. No puede valorar la calidad muscular, pero sí la distribución de los tejidos blandos por segmentos corporales.

Tomografía computarizada (TC)

Es aplicable en la práctica clínica en enfermedades que requieran esta prueba de imagen y en protocolos de investigación. En el caso de sujetos con fractura de cadera, el área transversal del músculo psoas se ha demostrado ser un buen predictor pronóstico y tener una correlación positiva moderada con la MMEA. Entre los parámetros más interesantes destaca la densidad muscular, marcador de infiltración grasa, que se correlaciona muy bien con parámetros funcionales, como la velocidad de la marcha, la fuerza de prensión y la prueba de levantarse de una silla. La imagen obtenida mediante TC del músculo cuádriceps es útil para el diagnóstico de los cambios producidos por la **sarcopenia**: pérdida de MME, debilidad muscular y deterioro de la función muscular.

Algunas medidas obtenidas mediante TC sobre el nivel L3 han demostrado su asociación con la presencia de **fragilidad**. Es el caso de la densidad muscular y del tejido adiposo visceral.

Resonancia magnética (RM)

El empleo de la RM se puede considerar como una prueba *gold stándar*, sin embargo, su aplicabilidad en la práctica clínica es limitada. Algunos autores defienden la idea de aprovechar las resonancias cerebrales y medir de forma específica la masa del músculo masetero y de la lengua para estimar la MMEA con una buena correlación y aproximarse al diagnóstico de sarcopenia. Se están publicando cada vez más estudios que valoran la MME con esta técnica a partir de protocolos de adquisición rápida de imágenes (masa muscular libre de grasa e infiltración grasa muscular).

Test funcionales

La prueba de levantarse de una silla se puede utilizar como equivalente de la fuerza de prensión para diagnosticar una **sarcopenia** probable (EWGSOP2). El tiempo requerido para realizar 10 repeticiones se relaciona con medidas ecográficas, como el grosor muscular del recto anterior del cuádriceps.

Entre las medidas de valoración funcional destaca la *Short Physical Performance Battery* 23 (SPPB) como medida de función de extremidades inferiores, que se correlaciona de forma positiva con la existencia de **fragilidad** categorizada tanto con criterios fenotípicos o como modelo acumulativo de déficits. Es un buen factor predictor de eventos adversos.

Algunos autores animan a utilizar el concepto de plasticidad de la marcha, definido

como la habilidad para adaptar el patrón de marcha bajo condicionantes de estrés en términos de velocidad y variabilidad del paso. Esto permite introducir el concepto de reserva de la marcha, considerado como la habilidad para incrementar la velocidad de la marcha en función de las necesidades. Tanto la reserva de la marcha como la plasticidad se comportan como mejores predictores de **fragilidad** que la propia velocidad de la marcha, además se asocian con discapacidad para realizar actividades básicas e instrumentales, depresión y miedo a sufrir caídas. En la práctica clínica se sugiere combinar varios parámetros de marcha para mejorar la predicción de fragilidad y definir mejor los diferentes fenotipos de fragilidad existentes.

Calidad de vida

La percepción de la perspectiva del paciente es un elemento clave para la evaluación de las intervenciones en salud. En sarcopenia solo existe una herramienta específica validada, que se denomina SarQol® (*Sarcopenia Quality of Life Questionnaire*). Existe una forma abreviada que puede simplificar su uso. Entre los aspectos todavía no aclarados destacan los siguientes: la respuesta al cambio todavía no ha sido medida, así como la validez de contenido. La evidencia disponible hasta el momento se ha obtenido en su mayor parte de estudios transversales. No existen puntos de corte bien definidos y, normalmente, se emplean valores continuos. Por último, la escala solo ha sido empleada en ancianos con sarcopenia no institucionalizados, aunque ya se ha publicado su utilidad en un subgrupo de mujeres con obesidad sarcopénica. Incluso, se ha objetivado la relación existente entre parámetros obtenidos mediante ecografía muscular del músculo recto anterior y la puntuación de SarQol®. En todo caso, la valoración de la calidad de vida se debería completar con cuestionarios genéricos, como SF-36, capaces de aportar una valoración más integral del paciente con sarcopenia.

En estudios relacionados con fragilidad se han utilizado cuestionarios genéricos, como WHOQOL-BREF® y WHOQOL-OLD®.

ESQUEMA PRÁCTICO DE LA VALORACIÓN MORFOFUNCIONAL® EN PACIENTES CON SARCOPENIA Y/O FRAGILIDAD

A la espera de una nueva definición operativa de **sarcopenia** (GLIS), en la **tabla 15-3** se recogen los puntos de corte sugeridos según los consensos publicados en los últimos años y descritos a partir de cohortes de gran relevancia o en estudios realizados en España. Desde un punto de vista práctico, se sugieren (en negrita) los que mejor pueden aproximarse a la realidad de nuestro medio. Además, se comentan las fortalezas y limitaciones de las técnicas empleadas.

Los parámetros antropométricos, no exentos de riesgo de error, pueden ser muy útiles en ámbitos donde no se dispone de técnicas de composición corporal validadas. Solo en un consenso se propone utilizar la circunferencia muscular del brazo cuando la medida de la pantorrilla no es fiable, pero no se han definido puntos de corte. Podrían emplearse valores inferiores al percentil 10 de la población estudiada, pero esta recomendación debe plantearse solo como una aproximación de los autores de esta revisión.

Los datos analíticos descritos en la tabla acompañan a la valoración de la sarcopenia, pero no pueden considerarse biomarcadores diagnósticos, salvo en lo que concierne al test de dilución de creatina (ingestión de D3-creatina para medir el enriquecimiento de D3-creatinina en orina), relacionado con la MME y limitado a estudios de investigación.

La medida de la fuerza muscular, esencial para el diagnóstico, suele estimarse mediante la fuerza de prensión de la mano, pero en ausencia de dinamómetro puede emplearse el test de la silla (5 repeticiones) como un subrogado de este parámetro. Debe prestarse atención al tipo de dinamómetro que se ha utilizado para definir dichos puntos de corte en los estudios relacionados.

Para los datos derivados de BIA se sugieren los umbrales establecidos a partir de la MME –fórmula de Janssen–, corregida por la altura, en un estudio realizado en España considerando -2 desviaciones estándar de la media de una población joven de referencia en Cataluña (Masanes, 2012). Este parámetro, con distintos umbrales de detección, ha sido más utilizado en estudios que emplean la BIA que la MMEA, pero esta última es más referenciada actualmente y varios equipos de BIA ofrecen este dato en su software. EWGSOP2 recomienda emplear los valores crudos de la BIA para aplicar la fórmula de Sergi en la estimación de este parámetro. Los valores para el ángulo de fase deben analizarse aún de forma exploratoria.

Varios estudios han evaluado puntos de corte para diagnosticar sarcopenia mediante ecografía, algunos en poblaciones muy específicas, definiendo valores para distintos grupos musculares. El recto femoral, de referencia en la Ecografía Nutricional®, ha sido evaluado en diferentes estudios, pero el lugar anatómico elegido ha sido diferente –generalmente, en el punto medio de la mitad proximal de la pierna, con diferentes referencias anatómicas–, por lo que la comparación de puntos de corte resulta difícil y no se menciona en esta revisión, pero se remite al lector a literatura actualizada sobre este tema (Staempfli *et al*). Recientemente, el estudio DRECO ha propuesto puntos de corte específicos para diferentes grados de sarcopenia o riesgo en pacientes hospitalizados, utilizando la Ecografía Nutricional®, basándose en medidas de referencia de BIA y en el *Timed Up and Go test* (TUG), con buenos valores predictivos negativos, pero bajos predictivos positivos, y con áreas bajo la curva (AUC; curvas ROC) diferentes, en función del parámetro y del grado de sarcopenia.

La DXA es la técnica de imagen más reconocida en los consensos sobre sarcopenia. En la **tabla 15-3** se muestran los parámetros que pueden ser estimados, con sus valores de referencia, pero en la práctica clínica es difícil su aplicación por la falta de portabilidad y por la necesidad de contar con personal entrenado para su realización, lo que limita la independencia del personal implicado en el cuidado del paciente y la repetición del estudio.

La TC cada vez está siendo más utilizada de forma oportunista para valorar la sarcopenia en patologías que la requieren para su seguimiento. En la **tabla 15-3** se mencionan un

Tabla 15-3. Puntos de corte en valoración morfofuncional® del paciente con sarcopenia

Parámetro	Punto de corte propuesto	Relevancia clínica	Consideraciones/limitaciones
Antropometría – Circunferencia de pantorrilla	< 33 cm ♀; < 34 cm ♂ [SARC-CalF*; AWGS*; SWAG-SARCO; ANZSSFR§] < 31 cm [EWGSOP2] **< 33-31 cm ♀; < 34-32 cm ♂** [disminución moderada y severa en cada caso; NHANES 1999–2006]# Puede estimarse el IMMEA a partir de la circunferencia de la pantorrilla con la siguiente fórmula: [-10,427 + [circunferencia de la pantorrilla -cm-x 0,768] – [edad –años-x 0,029] + [sexo x 7,523]]/[talla² -m²-] –https://www.seen.es/portal/calculadoras/calculadora-masa-muscular-esqueletica [último acceso 1 de agosto de 2024]	– Aproximación al diagnóstico de sarcopenia establecida cuando no existen otras herramientas de valoración de la composición corporal. Predice rendimiento y supervivencia en mayores.	– No siempre es una buena medida de la MME [presencia de edema, linfedema....].
– Test de Yubi-Wakka	Perímetro mayor de la pantorrilla menor que el perímetro trazado entre los dedos índice y pulgar de cada mano [AWGS*]		
– Circunferencia muscular del brazo	Sin puntos de corte definidos [SWAG-SARCO] [valorable < 10° percentil población española; https://www.seen.es/nutricion-interactiva/composicion.html; –último acceso 1 de agosto de 2024-]		
Parámetros analíticos – Biomarcadores comunes	Albúmina, proteínas totales, hemoglobina, vitamina D, ácido úrico, magnesio, calcio, triglicéridos, testosterona, estrógenos, creatinina, CPK. PCR [SWAG-SARCO], hormonas tiroideas.	– Relacionados más con la evaluación de las causas de sarcopenia que con su diagnóstico, salvo el test de dilución de creatinina que se relaciona con la cantidad de MME.	– No reconocidos de forma habitual en los consensos sobre sarcopenia.
– Biomarcadores especializados con interés académico	FSH, factor neurotrófico derivado del cerebro, IGF-1, GH, DHEA-S, ratio cortisol/DHEA-S, LDL–colesterol, selenio, vitaminas C y E, AGEs, carbonilación de proteínas, adiponectina, miostatina, factor de crecimiento tumoral B, procolágeno N-terminal tipo III, IL-6, TNF-α, cistatina C, prealbúmina [SWAG-SARCO]¶ Test de dilución de creatina [EWGSOP2]		

Dinamometría de mano – Valor máximo de 2-3 medidas; generalmente en miembro dominante	< 16 kg ♀; < 27 kg ♂ (EWGSOP2) < 20 kg ♀; < 35,5 kg ♂ (SDOC) < 18 kg ♀; < 28 kg ♂ (AWGS) < 16 kg ♀; < 26 kg ♂ (FNIH) < 18 kg ♀; < 27,5 kg ♂ (SWAG-SARCO) **< 10° percentil población española** (https://www.nutricionhospitalaria.org/articles/01052/show[E]; https://scielo.isciii.es/scielo.php?pid=S0212-16112008000100006&script=sci_abstract&tlng=en) -[último acceso 1 de agosto de 2024)	– Parámetro predictor de caídas, limitación funcional, fractura de cadera y mortalidad.	– Deben utilizarse dinamómetros bien calibrados, cuidando la técnica de medida y la interpretación de los resultados. – Ha de revisarse el tipo de dinamómetro utilizado cuando se comparan puntos de corte. – Puede verse afectada por alteraciones musculoesqueléticas, dolor o enfermedad aguda, no relacionadas con sarcopenia. – El estado confusional, el deterioro cognitivo y la negativa del paciente pueden limitar su implementación.
– Fuerza/IMC	< 0,79 kg/kg/m² ♀; < 1,05 kg/kg/m² ♂ (SDOC) < 0,56 kg/kg/m² ♀; < 1,0 kg/kg/m² ♂ (FNIH)		
– Fuerza/grasa corporal total	< 0,65 kg/kg ♀; < 1,66 kg/kg ♂ (SDOC)		
– Fuerza/masa magra del brazo	< 3,26 kg/kg ♀; < 6,08 kg/kg ♂ (SDOC)		
– Fuerza/peso corporal	< 0,337 kg/kg ♀; < 0,45 kg/kg ♂ (SDOC)		
Test de la silla EWGSOP2 (fuerza muscular según EWGSOP2 y capacidad física según AWGS)	**> 15 segundos en levantarse 5 veces** (EWGSOP2) ≥ 12 segundos en levantarse 5 veces (AWGS; SWAG-SARCO)	– Equiparable a la fuerza muscular en tren inferior según algunos consensos. – Relacionado con eventos adversos.	– Requiere de la colaboración del paciente. – Puede verse afectada por alteraciones musculoesqueléticas, dolor o enfermedad aguda, no relacionadas con sarcopenia.
Fuerza de extensión de la rodilla	< 16 kg ♀; < 18 kg ♂ (AWGS; SWAG-SARCO)	– Mayor relación con fuerza en tren inferior y, teóricamente, mayor predicción de caídas.	– No recomendado de forma general por su baja accesibilidad en clínica.

(Continúa.)

Tabla 15-3. Puntos de corte en valoración morfofuncional® del paciente con sarcopenia (*cont.*)

Parámetro	Punto de corte propuesto	Relevancia clínica	Consideraciones/limitaciones
BIA – MMEA/talla[2] – MME/ talla[2] – Ángulo de fase	< **7,0 kg/m² ♂; < 5,7 kg/m² ♀** (AWGS; SWAG-SARCO) < **8,31 kg/m² ♂; < 6,68 kg/m² ♀** (Masanes *et al*; España; a partir de la fórmula de Janssen –MME (kg): [[talla²(cm²)/R x 0,401) + (sexo –0 mujer, 1 hombre– x 3,825) + (edad [años] x – 0,071)] + 5,102) ≤ 4,55°; ≤ 4,46°; ≤ 4,05° ♂/≤ 3,55° ♀; ≤ 5,05°	– Accesible en la práctica clínica. Portátil. – EWGSOP2 recomienda utilizar los datos crudos de la BIA para aplicar la fórmula de Sergi [MMEA (kg): – 3.964 + (0.227 x [talla²(cm²)/R] + (0.095 x peso (kg) + (1.384 x sexo –0 mujer,1 hombre–) + (0.064 x Xc).	– Interferida por el estado de hidratación y por comorbilidades como enfermedad hepática e insuficiencia cardiaca. – Limitado empleo en pacientes con marcapasos y otros dispositivos cardiacos. – Requiere cierta colaboración por parte del paciente. – Los consensos sobre sarcopenia la consideran una medida menos válida que la DXA. – Sólo el ángulo de fase puede considerarse una medida indirecta de calidad muscular.
Ecografía Nutricional® – ATRF	– **Riesgo de sarcopenia** ♂ 3,48 ♀ 2,97 (cm²)[¥] – **Sarcopenia probable** ♂ 3,48 ♀ 3,37 (cm²)[¥] – **Sarcopenia establecida** ♂ 3,48 ♀ 2,40 (cm²)[¥] – **Sarcopenia grave** ♂ 3,41 ♀ 3,12 (cm²)[¥]	– Accesible en la práctica clínica. Portátil. – Correlación positiva con la fuerza muscular y negativa con funcionalidad. – La medida puede realizarse de manera rápida tras 5 minutos de reposo en decúbito supino para área transversal del músculo, grosor muscular y ecogenicidad. – Medida válida cuando se compara con DXA, TC y RM. – Permite valorar calidad muscular y relación entre fuerza y tamaño del músculo.	– Los datos sobre puntos de corte son escasos y en áreas musculares diversas. La estandarización de la medida es esencial para la validez de los datos (rotación de la pierna y elevación del cabecero entre ellos). – Se recomienda no hacer ejercicio físico 30 minutos antes de la medida. – Aunque presenta buena concordancia intra- e inter observador, se recomienda utilizar la media de 3 medidas.
– Eje X RF	– **Riesgo de sarcopenia** ♂ 40,1 ♀ 37,41 (mm)[¥] – **Sarcopenia probable** ♂ 40,21 ♀ 32,57 (mm)[¥] – **Sarcopenia establecida** ♂ 38,30 ♀ 34,41 (mm)[¥] – **Sarcopenia grave** ♂ 37,82 ♀ 37,69 (mm)[¥]		
– Eje Y RF	– **Riesgo de sarcopenia** ♂ 9,66 ♀ 8,57 (mm)[¥] – **Sarcopenia probable** ♂ 9,66 ♀ 7,85 (mm)[¥] – **Sarcopenia establecida** ♂ 9,66 ♀ 10,40 (mm)[¥] – **Sarcopenia grave** ♂ 8,65 ♀ 8,77 (mm)[¥]		
– Ratio eje X/eje Y RF	– **Riesgo de sarcopenia** ♂ 4,63 ♀ 4,95[¥] – **Sarcopenia probable** ♂ 4,64 ♀ 4,95[¥] – **Sarcopenia establecida** ♂ 4,66 ♀ 4,16[¥] – **Sarcopenia grave** ♂ 4,67 ♀ 4,26[¥]		

Técnica / Medida	Valores	Ventajas / Indicaciones	Limitaciones / Observaciones
			– Se ha sugerido normalizar la medida del grosor muscular por el peso o el IMC; también el área transversal del músculo por la talla, pero se carece de datos definitivos. – Sin recomendaciones estandarizadas sobre la definición de alteración de la ecogenicidad en sarcopenia. – La medida del ángulo de penación muestra una gran varianza. – Si se necesitan estimar las medidas musculares fuera de la exploración in vivo, los investigadores del grupo SARCUS recomiendan utilizar el software ImageJ®.
DXA – MMEA	< 20 kg ♂; < 15 kg ♀ (EWGSOP2) < 19,75 kg ♂; < 15,02 kg ♀ (FNIH)	– La mayor parte de los consensos sobre la materia, admiten esta técnica de imagen en primer lugar sobre el resto.	– No siempre accesible en la práctica clínica; dificultad para reevaluar resultados en corto espacio de tiempo. – Parámetro no claramente relacionado con efectos adversos asociados a sarcopenia (SDOC). – No mide tejido muscular en sí mismo, por lo que puede dar lugar a errores en la interpretación de los resultados. – No define calidad del músculo.
– MMEA/talla²	< 7,0 kg/m² ♂; < 5,5 kg/m² ♀ (EWGSOP2) < 7,0 kg/m² ♂; < 5,4 kg/m² ♀ (AWGS; SWAG-SARCO) < 7,23 kg/m² ♂; < 5,67 kg/m² ♀ (IWGS)		
– MMEA/IMC	< 0,789 kg/kg/m² ♂; < 0,512 kg/kg/m² ♀ (FNIH; AWGS)		
– MMEA/peso corporal	< 30,8 % ♂; < 24,3 % ♀ (AWGS)		
TC – SMI Psoas (L3)	< 5° percentil: < 220,7 mm²/m²; < 0,56 U Hounsfield/kg ♂; < 149,5 mm²/m²; < 0,53 U Hounsfield/kg ♀ (SWAG-SARCO: voluntarios sanos)	– *Gold* estándar en la valoración de la composición corporal. – Útil en protocolos de investigación o en pacientes en los que por otras causas se realiza TC.	– No reconocido de forma habitual en los consensos relacionados con sarcopenia para la práctica clínica.

(Continúa.)

Tabla 15-3. Puntos de corte en valoración morfofuncional® del paciente con sarcopenia (cont.)

Parámetro	Punto de corte propuesto	Relevancia clínica	Consideraciones/limitaciones
- Área transversal del músculo (T5, T8, T10, L3) –masa muscular total– (cm²) - SMI (T5, T8, T10, L3) –masa muscular total– (cm²/m²) - Atenuación muscular (T5, T8, T10, L3) (UH) - Indicador de MME (UH* cm²/m²)	**Z score < -2 ajustado por edad y sexo** (*Framingham Heart Study:* https://muscle-metrics.mgh.harvard. edu/; último acceso 1 de agosto de 2024) **Z score < -2 ajustado por edad y sexo** (*Framingham Heart Study:* https://muscle-metrics.mgh.harvard. edu/; último acceso 1 de agosto de 2024) **Z score < -2 ajustado por edad y sexo** (*Framingham Heart Study:* https://muscle-metrics.mgh.harvard. edu/; último acceso 1 de agosto de 2024) **Z score < -2 ajustado por edad y sexo** (*Framingham Heart Study:* https://muscle-metrics.mgh.harvard. edu/; último acceso 1 de agosto de 2024)	- En algunos protocolos se ha utilizado la medida de la MME en L3 o en la región media del muslo (mayor correlación con volumen muscular total), valorando también calidad del músculo.	- La radiación emitida y los costes asociados limitan su aplicabilidad, sobre todo si deben hacerse medidas repetidas para evaluación de resultados. - Dudas sobre la representatividad del músculo psoas en la MME total.
RM	Sin puntos de corte establecidos en esta entidad	- *Gold* estándar en la valoración de la composición corporal. - Apto en protocolos de investigación. - En algunos protocolos se ha utilizado la medida de la MME en L3 o en la región media del muslo (mayor correlación con volumen muscular total). - Recientemente se está valorando el volumen muscular libre de grasa y la infiltración grasa del músculo en la región del muslo.	- No reconocida en los consensos de práctica clínica por su elevado coste y su baja accesibilidad. - La infiltración grasa muscular determinada por esta técnica se ha asociado a mayor mortalidad.
Relación fuerza muscular/ MMEA **Relación fuerza muscular/ volumen muscular**	Sin puntos de corte establecidos	- Medida de la calidad muscular propuesta por la definición conceptual GLIS.	- Pendiente de criterios operativos.

Test funcionales			
– SPPB	≤ **8 puntos** (EWGSOP2) ≤ 9 puntos (AWGS; SWAG-SARCO)	– Predicen efectos adversos. – Aplicables en la mayor parte de entornos clínicos.	– Pueden verse afectados por alteraciones musculoesqueléticas, dolor o enfermedad aguda, no relacionadas con sarcopenia. – Requieren la colaboración del paciente. – Imposible en pacientes encamados.
– Velocidad de la marcha (marcha de 4 m, de 6 minutos)	≤ **0,8 m/s** (EWGSOP2; SDOC; FNIH; SWAG-SARCO) ≤ 1 m/s (AWGS; IWGS)		
– TUG	≥ **20 segundos** (EWGSOP2) > 10,2 segundos (SWAG-SARCO)		
– Caminata de 400 m	**No puede o ≥ 6 min** (EWGSOP2)		
Calidad de vida			
– SarQoL®	Sin puntos de corte establecidos; puntuación más alta asociada a mejor calidad de vida	– Consistente y fiable para poder ser utilizada en estudios de investigación y en práctica clínica. – Validado en castellano (https://www.sarqol.org/en/sarqol_form; último acceso 1 de agosto de 2024)	– Se necesitan estudios para valorar su sensibilidad al cambio.

EWGSOP2: *European Working Group on Sarcopenia*; NHANES: *National Health and Nutrition Examination Survey*; SDOC: *Sarcopenia Definitions and Outcomes Consortium*; AWGS: *Asian Working Group for Sarcopenia*; ANZSSFR: *Australian and New Zealand Society for Sarcopenia and Frailty Research*; IWGS: *International Working Group on Sarcopenia*; FNIH: *Foundation for the National Institutes of Health*; SWAG-SARCO: *South Asian Working Action Group on SARCOpenia*; MME: masa muscular esquelética; IMMEA: índice de masa muscular esquelética appendicular; CPK: creatinfosfoquinasa; PCR: proteína C reactiva; FSH: hormona folículoestimulante; IGF–1: factor de crecimiento similar a la insulina tipo 1; GH: hormona de crecimiento; DHEA-S: Dehidroepiandrosterona sulfato; AGEs: Productos finales de glucosilación avanzada; IL–6: Interleucina 6; TNF–α: Factor de necrosis tumoral α; IMC: índice de masa corporal; BIA: bioimpedancia; R: reactancia; Xc: reactancia; ATRF: área transversal del recto femoral; RF: recto femoral; IMC: índice de masa corporal; DXA: absorciometría de rayos X de doble energía; MMEA: masa muscular esquelética apendicular; TC: tomografía computarizada; SMI: *Skeletal mass index* (área transversal muscular/talla²); UH: unidades Hounsfield; RM: resonancia magnética; GLIS: *Global Leadership Initiative in Sarcopenia*; SPPB: *Short Physical Performance Battery*; TUG: *Timed Up and Go test*; SarQoL®: *Sarcopenia Quality of Life*.
*Considerado cribado de sarcopenia.
§Puede utilizarse como un subrogado de la cantidad de masa muscular en hospitalizados cuando no existen otras técnicas.
#Se recomienda ajustar la medida por el IMC (+4 cm si IMC < 18,5 kg/m²; -3 cm si IMC 25-29,9 kg/m²; -7 cm si IMC 30-30,9 kg/m²; -12 cm si IMC > 40 kg/m²).
¶Ver listado completo en la literatura referenciada.
ᴱPuntos de corte utilizados en el estudio DRECO (paciente hospitalizado en riesgo de desnutrición)
¥Estudio DRECO. Puntos de corte aplicables a pacientes hospitalizados con riesgo de desnutrición (sarcopenia secundaria)

estudio realizado en voluntarios sanos, pero en población asiática, lo que limita la validez en nuestro medio, y los datos vertidos tras un análisis secundario de la cohorte Framingham en sujetos sin patología oncológica. Este resulta de gran interés porque se acompaña de una aplicación gratuita que permite la determinación de percentiles y de Z *score*, según sexo y edad (https://muscle-metrics.mgh.harvard.edu/; último acceso 1 de agosto de 2024). Es muy útil para valorar cambios temporales en el mismo sujeto en función de estos datos normativos a medida que avanza la edad.

La valoración de la sarcopenia mediante RM se limita a protocolos de investigación, pero no debe dejar de considerarse esta opción en diseños de gran calado con recursos suficientes para realizar medidas rápidas con esta técnica (puede consultarse la bibliografía recogida en https://amramedical.com/; último acceso 1 de agosto de 2024).

Para realizar las pruebas de funcionalidad, que no requieren un aparataje específico, debe tenerse en cuenta la adaptación del medio físico en el que el paciente sea valorado.

El estudio de la calidad de vida mediante SarQol® (autocompletado) servirá para aportar datos de PROMs (*Patient-Reported Outcome Measures*, por sus siglas en inglés), cada vez más valorados como eventos relevantes en salud. El acceso a la puntuación global y de los dominios individuales puede hacerse a través de la página https://sarqol.org/en/userlogin/register (último acceso 1 de agosto de 2024). El registro permite acceder de forma gratuita al formulario interactivo, apto para la práctica clínica, y tras solicitud, a una base de datos predefinida en Access para investigación no financiada por terceros.

En la **tabla 15-4** se muestran las herramientas de valoración morfofuncional® (VMF) aptas para el diagnóstico y el seguimiento de la **fragilidad** que recogen algunas de las escalas más utilizadas. La evolución ponderal, el IMC (solo reconocido por una escala revisada), la albúmina sérica como marcador bioquímico (también mencionada por una sola herramienta), la fuerza muscular (dinamometría de mano) y los test funcionales forman parte de esta pléyade de ex-

ploraciones relacionadas con la VMF en fragilidad. Tras la detección de fragilidad se recomienda realizar una valoración geriátrica integral que vuelve a requerir alguna de las técnicas descritas.

No se recogen de nuevo en la tabla, pero las guías recomiendan prevenir la fragilidad, abordando la sarcopenia y la desnutrición, entre otros factores asociados, por lo que en la valoración del paciente deben incluirse estos ítems.

Para la medida de los PROMs se recomienda la medida de la calidad de vida mediante la escala WHOQOL-BREF®, instrumento genérico derivado del WHOQOL-100 (OMS), que consta de cuatro dimensiones: salud física, salud psicológica, relaciones sociales y medio ambiente, y que ha sido empleado en varios estudios sobre este aspecto en fragilidasd (https://www.who.int/publications/i/item/WHOQOL-BREF; último acceso 1 de agosto de 2024).

Tras la primera valoración, en pacientes con sarcopenia y/o con fragilidad se recomienda una revaluación tras 3-6 meses de tratamiento y, después, anual en unidades especializadas contando con el apoyo de Atención Primaria. Además, habrá de revaluarse al paciente tras episodios relevantes en salud. Datos derivados del estudio SPRINTT (pacientes con sarcopenia y con fragilidad) sugieren que pueden ser medidas adecuadas para valorar el cambio tras la intervención: la velocidad de la marcha (caminata de 400 m o marcha de 4 minutos), la puntuación de la escala SPPB, la fuerza de prensión de la mano –fragilidad y sarcopenia– y la MMEA, corregida o no por el IMC (en el estudio emplearon DXA, pero esta medida podría adaptarse a BIA en ausencia de dicha técnica) –sarcopenia–.

Son muchos los aspectos que deben valorarse en estudios futuros, pero merece la pena destacar la estandarización de puntos de corte específicos por población y por técnica, la valoración de la sensibilidad al cambio de las herramientas, la próxima definición operativa de fuerza específica del músculo según los criterios GLIS y el desarrollo de la ecografía (particularmente, la Ecografía Nutricional® en nuestro medio) como instrumento portátil y accesible en la clínica para valorar la sarcope-

Tabla 15-4. Puntos de corte en valoración morfofuncional® del paciente con fragilidad

Parámetro	Punto de corte propuesto	Relevancia clínica	Consideraciones/limitaciones
Antropometría – Pérdida de peso	– > 4,5 kg o ≥ 5%, último año (Fenotipo Fried) – > 5% en 1 año (FRAIL scale) – > 5% en 2 años de forma involuntaria (SOF index) – 6 kg o más durante los últimos 6 meses; 3 o más kg durante el último mes de manera no intencionada (Tilburg Frailty Indicator) – ¿Durante los últimos 6 meses ha perdido el paciente mucho peso de manera no intencionada? – > 3 kg en 1 mes; > 6 kg en 2 meses– (Groningen Frailty Indicator) – ¿Ha perdido recientemente peso, de tal forma que la ropa le ha quedado amplia? –Edmonton Frail Scale– – > 4,5 kg en el último año (CGA-FI)	– Medida objetiva y fácil de obtener en diversos entornos clínicos.	– Se requieren datos de peso corporal en el tiempo.
– IMC	– < 21 kg/m² (CGA-FI)		
Parámetros analíticos – Albúmina sérica	< 3,5 g/dl (CGA-FI)	– Disponible en la mayor parte de ámbitos sanitarios. – Reproducible. – Relación con inflamación.	– No específica del concepto de fragilidad.
#Dinamometría de mano	– 20% más baja ajustado por sexo e IMC (Fenotipo Fried) – ♀ < 20 kg; ♂ <32 kg (dominante; CGA-FI)	– Valora la dimensión física de la fragilidad.	– Deben utilizarse dinamómetros bien calibrados, cuidando la técnica de medida y la interpretación de los resultados. – Ha de revisarse el tipo de dinamómetro utilizado cuando se comparan puntos de corte. – El estado confusional, el deterioro cognitivo y la negativa del paciente pueden limitar su implementación.

(Continúa.)

Tabla 15-4. Puntos de corte en valoración morfofuncional® del paciente con fragilidad (cont.)

Parámetro	Punto de corte propuesto	Relevancia clínica	Consideraciones/limitaciones
Test funcionales – #Velocidad de la marcha – #TUG – #Test de la silla – Test de equilibrio (tándem, semitándem y pies juntos)	– 20 % más baja, ajustada por sexo y altura (Fenotipo; Fried) – <1 m/segundo (CGA-FI) – ≥11 segundos (*Edmonton Frail Scale*) – ¿Es capaz de levantarse de la silla 5 veces sin apoyos? (SOF *index*) – >11,2 segundos –5 repeticiones– (CGA-FI)	– Predicen efectos adversos. – Aplicables en la mayor parte de entornos clínicos.	– Pueden verse afectados por alteraciones musculoesqueléticas, dolor o enfermedad aguda, no relacionadas con sarcopenia. – Requieren la colaboración del paciente. – Imposible en pacientes encamados.
Calidad de vida – WHOQOL-BREF®	Sin puntos de corte establecidos; puntuación más alta asociada a mejor calidad de vida	– Cuestionario genérico desarrollado por la OMS y traducido al castellano. Utilizado en diversos estudios sobre fragilidad, valora otras dimensiones de la fragilidad además de la física. Disponible en: https://www.who.int/tools/whoqol/whoqol-bref –último acceso 1 de agosto de 2024–.	– Se requieren más estudios longitudinales.

Se muestran los valores a partir de los cuales se considera fragilidad/prefragilidad. Para una revisión detallada se remite a: https://efrailty.hsl.harvard.edu/index.html (último acceso 1 de agosto de 2024). Sólo se han detallado los puntos de corte de las herramientas generales sobre fragilidad; no de las específicas. IMC: *índice de masa corporal;* TUG: *Timed Up and Go test;* SOF: *Study of Osteoporotic Fractures;* CGA-FI: *Frailty Index Based in the Comprehensive Geriatric Assessment;* WHOQOL-BREF®: instrumento genérico derivado del WHOQOL-100. #Evaluación integral geriátrica.

nia en todos los contextos clínicos. No deben olvidarse los estudios de coste efectividad y la evaluación de resultados centrados en el paciente de forma longitudinal (calidad de vida).

INFORME DE VALORACIÓN MORFOFUNCIONAL® EN PACIENTES CON SARCOPENIA Y/O FRAGILIDAD

En la figura 15-2 se muestra una propuesta de informe en pacientes valorados por sarcopenia y/o fragilidad.

A pesar de que son dos entidades distintas, los tratamientos recomendados de forma general en sarcopenia (en algunos consensos se habla de plantear terapia incluso cuando la sarcopenia solo es probable) y fragilidad se superponen, y pueden resumirse en: explicar el problema de base a paciente y familia y buscar causas (no olvidar la tríada hueso-articulación-músculo); asegurar el tratamiento nutricional (25-30 kcal/kg/día; 1-1,2 g de proteínas/kg/día para prevención; 1-1,5 g/kg/día para tratamiento –reducir si el filtrado glomerular es inferior a 30 mL/min/1,73 m²–); valorar suplementación proteica, incluyendo la proteína sérica (pueden considerarse aminoácidos esenciales, β-hidroxi-metil-butirato –HMB–, creatina y ácidos grasos omega 3); ejercicio físico multicomponente; optimización ambiental (ayudas físicas y apoyo psicológico y social); tratamiento de las comorbilidades y revisión del tratamiento farmacológico habitual. Existe muy escasa evidencia para iniciar un tratamiento con vitamina D si no existe déficit. Lo mismo sucede con la testosterona y con la terapia hormonal sustitutiva en mujeres (esta última no en obesidad ni en mayores de 65 años). Otros fármacos solo pueden considerarse en el campo de la investigación en este momento.

CONCLUSIONES

Sarcopenia y fragilidad son dos entidades relacionadas que requieren de herramientas de cribado y de diagnóstico específicas para cada una de ellas. Para ambas se han publicado diferentes escalas, consensos y guías clínicas, en diferentes ámbitos poblacionales o con distintos márgenes conceptuales, lo que dificulta un acuerdo unánime tanto para la aplicación en práctica clínica como para la realización de proyectos de investigación. La VMF en estas situaciones es esencial para categorizar y evaluar después la respuesta al tratamiento, aunque debe avanzarse en una definición diagnóstica precisa.

BIBLIOGRAFÍA

- Antoniadou E, Giusti E, Capodaglio P, *et al*; Expert Panel. Frailty recommendations and guidelines: an evaluation of the implementability and a critical appraisal of clinical applicability by the ISPRM Frailty Focus Group. Eur J Phys Rehabil Med. 2024; 60(3):530-9.
- Bhasin S, Travison TG, Manini TM, *et al*. Sarcopenia Definition: The Position Statements of the Sarcopenia Definition and Outcomes Consortium. J Am Geriatr Soc. 2020;68(7):1410-18.
- Chen LK, Woo J, Assantachai P, *et al*. Asian Working Group for Sarcopenia: 2019 Consensus Update on Sarcopenia Diagnosis and Treatment. J Am Med Dir Assoc. 2020; 21(3):300-307.e2.
- Cruz-Jentoft AJ, Bahat G, Bauer J, *et al*; Writing Group for the European Working Group on Sarcopenia in Older People 2 (EWGSOP2), and the Extended Group for EWGSOP2. Sarcopenia: revised European consensus on definition and diagnosis. Age Ageing. 2019;48(1):16-31. Erratum in: Age Ageing. 2019;48(4):601.
- Dent E, Morley JE, Cruz-Jentoft AJ, *et al*. International Clinical Practice Guidelines for Sarcopenia (ICFSR): Screening, Diagnosis and Management. J Nutr Health Aging. 2018;22(10):1148-61. doi: 10.1007/s12603-018-1139-9. PMID: 30498820.
- Dhar M, Kapoor N, Suastika K, *et al*. South Asian Working Action Group on SARCOpenia (SWAG-SARCO) - A consensus document. Osteoporos Sarcopenia. 2022;8(2):35-57.
- De Luis Roman D, García Almeida JM, Bellido Guerrero D, *et al*. Ultrasound Cut-Off Values for Rectus Femoris for Detecting Sarcopenia in Patients with Nutritional Risk. Nutrients. 2024;16(11):1552.
- Di Vincenzo O, Marra M, Di Gregorio A, *et al*. Bioelectrical impedance analysis (BIA) -derived phase angle in

---

SARCOPENIA
- **SARC-F**: ...... puntos   **SARC-CalF**: ...... puntos

----Si cribado + continuar con la valoración--
- Peso ...... kg; Talla ...... m; IMC ...... kg/m²; Sexo: Varón ☐ Mujer ☐
- **Circunf. pantorrilla** ...... cm (corrección por IMC + ... /– ......); corregido: ...... cm. No válida por edema u otros ☐
- Perímetro muscular del brazo ...... cm (percentil ......)
- **IMMEA** estimada por circunf. pantorrilla ...... kg/m²
- **Estimación de ingesta de:**
  • Calorías: Baja ☐ Adecuada ☐ Elevada ☐
  • Proteínas: Baja ☐ Adecuada ☐ Elevada ☐
- **Análisis:** PCR ..... mg/L, albúmina ..... g/dL, glucosa ..... mg/dL, creatinina ..... mg/dL, hemoglobina ..... g/dL, vitamina D ..... ng/m., Otros: ......
- **Dinamometría mano dominante:** 1ª medida ..... kg; 2ª medida ..... kg; 3ª medida ..... kg. Percentil valor máximo: .....
- **Test de la silla (5 repeticiones):** ..... segundos
- **BIA:** Modelo   . Software   . R ..... Ohm; Xc ..... Ohm; AF .....°
  MME ..... kg (Janssen ..... kg); IMME ..... kg/m²; MMEA ..... kg (Sergi ..... kg); IMMEA ..... kg/m²; MG ..... %
- **Ecografía Nutricional® (Recto femoral)** ATRF ..... cm²; Eje X ..... mm; Eje Y ..... mm; Ratio eje X/eje Y; Ángulo de penación ..... °
- Ecogenicidad normal ☐ Mioesteatosis ☐ Mionecrosis ☐
- **DXA:** Modelo   . Software   . IMMEA ..... kg/m². MG ..... %
- **TC:** Software segmentación   .
- **Corte:** T5 ☐ T8 ☐ T10 ☐ L3 ☐. Área transversal ..... cm² (Zs .....); SMI ..... cm²/m² (Zs .....); Atenuación ..... UH (Zs .....)
- **Test funcionales:** SPPB ..... puntos. Velocidad de la marcha ..... m/seg. TUG ..... segundos. Caminata 400 m ..... minutos
- **Calidad de vida: SarQoL®** ..... puntos; Dominio 1; Dominio 2; Dominio 3; Dominio 4; Dominio 5; Dominio 6; Dominio 7 (puntos)

FRAGILIDAD
Evento de salud relevante ☐. Disminución de la condición física ☐

----Si cribado + continuar con la valoración--
- Peso ..... kg; Talla ..... m, IMC ..... kg/m². Peso perdido ..... kg. Tiempo en el que ha ocurrido la pérdida ..... meses.
- **Análisis:** Albúmina ..... g/dL
- **Dinamometría mano dominante:** 1ª medida ..... kg; 2ª medida ..... kg; 3ª medida ..... kg. Percentil valor máximo: .....
- **Test funcionales:** SPPB ..... puntos. Velocidad de la marcha ..... m/seg. TUG ..... segundos. Test de la silla (5 repeticiones) ..... seg.
- **Calidad de vida: WHOQOL-BREF®** ..... puntos
- **Fenotipo de fragilidad física (Fried)** ..... puntos; **FRAIL scale** ..... puntos; *Clinical frailty scale* ..... puntos

---

DIAGNÓSTICOS: M62.84 Sarcopenia Probable ☐ M62.84 Sarcopenia Establecida ☐ Robusto ☐ Prefrágil ☐ Frágil ☐

DIAGNÓSTICO NUTRICIONAL:
E46 DRE no especificada ☐ **E44 DRE moderada** ☐ **E43 DRE grave** ☐ **R13.10 Disfagia NO especificada** ☐ **R13.19 Disfagia Neurógena** ☐

RECOMENDACIONES (se adjuntan)   Fecha: .... Fdo: ....

Figura 15-2. Propuesta de informe en pacientes valorados por sarcopenia y/o fragilidad
IMMEA: Índice de masa muscular esquelética apendicular; BIA: bioimpedancia; R: Resistancia; Xc: Reactancia; AF: Ángulo de fase; MME: Masa muscular esquelética; IMME: Índice de masa muscular esquelética; MMEA: Masa muscular esquelética apendicular; MG: Masa grasa; ATRF: Área transversal del recto femoral. DXA: Absorciometría de rayos X de doble energía; TC: Tomografía computarizada. ZS: Z score. SMI: *Skeletal mass index*; SPPB: *Short Physical Performance Battery*; TUG: *Timed Up and Go test*; SarQoL®: *Sarcopenia Quality of Life*; DRE: Desnutrición relacionada con la enfermedad.
En color se muestran datos no recogidos en los esquemas prácticos previos en el texto, pero que pueden ser relevantes para estudios futuros y para comparación de resultados con otros centros.

sarcopenia: A systematic review. Clin Nutr. 2021;40(5): 3052-61.

- Kim DH, Rockwood K. Frailty in Older Adults. N Engl J Med. 2024;391(6):538-48.
- Kirk B, Cawthon PM, Arai H, *et al*; Global Leadership Initiative in Sarcopenia (GLIS) group. The Conceptual Definition of Sarcopenia: Delphi Consensus from the Global Leadership Initiative in Sarcopenia (GLIS). Age Ageing. 2024;53(3):afae052.
- Linge J, Heymsfield SB, Dahlqvist Leinhard O. On the Definition of Sarcopenia in the Presence of Aging and Obesity-Initial Results from UK Biobank. J Gerontol A Biol Sci Med Sci. 2020;75(7):1309-16.
- Perkisas S, Bastijns S, Baudry S, *et al*. Application of ul-trasound for muscle assessment in sarcopenia: 2020 SAR-CUS update. Eur Geriatr Med. 2021;12(1):45-59.
- Staempfli JS, Kistler-Fischbacher M, Gewiess J, *et al*. The Validity of Muscle Ultrasound in the Diagnostic Workup of Sarcopenia Among Older Adults: A Scoping Review. Clin Interv Aging. 2024;19:993-1003.
- Tonnesen PE, Mercaldo ND, Tahir I, *et al*. Muscle Refe-rence Values From Thoracic and Abdominal CT for Sarcopenia Assessment: The Framingham Heart Study. Invest Radiol. 2024;59(3):259-70.
- Zanker J, Sim M, Anderson K, *et al*. Consensus guideli-nes for sarcopenia prevention, diagnosis and management in Australia and New Zealand. J Cachexia Sarcopenia Muscle. 2023;14(1):142-56.

ABSTRACT GRÁFICO AG-15

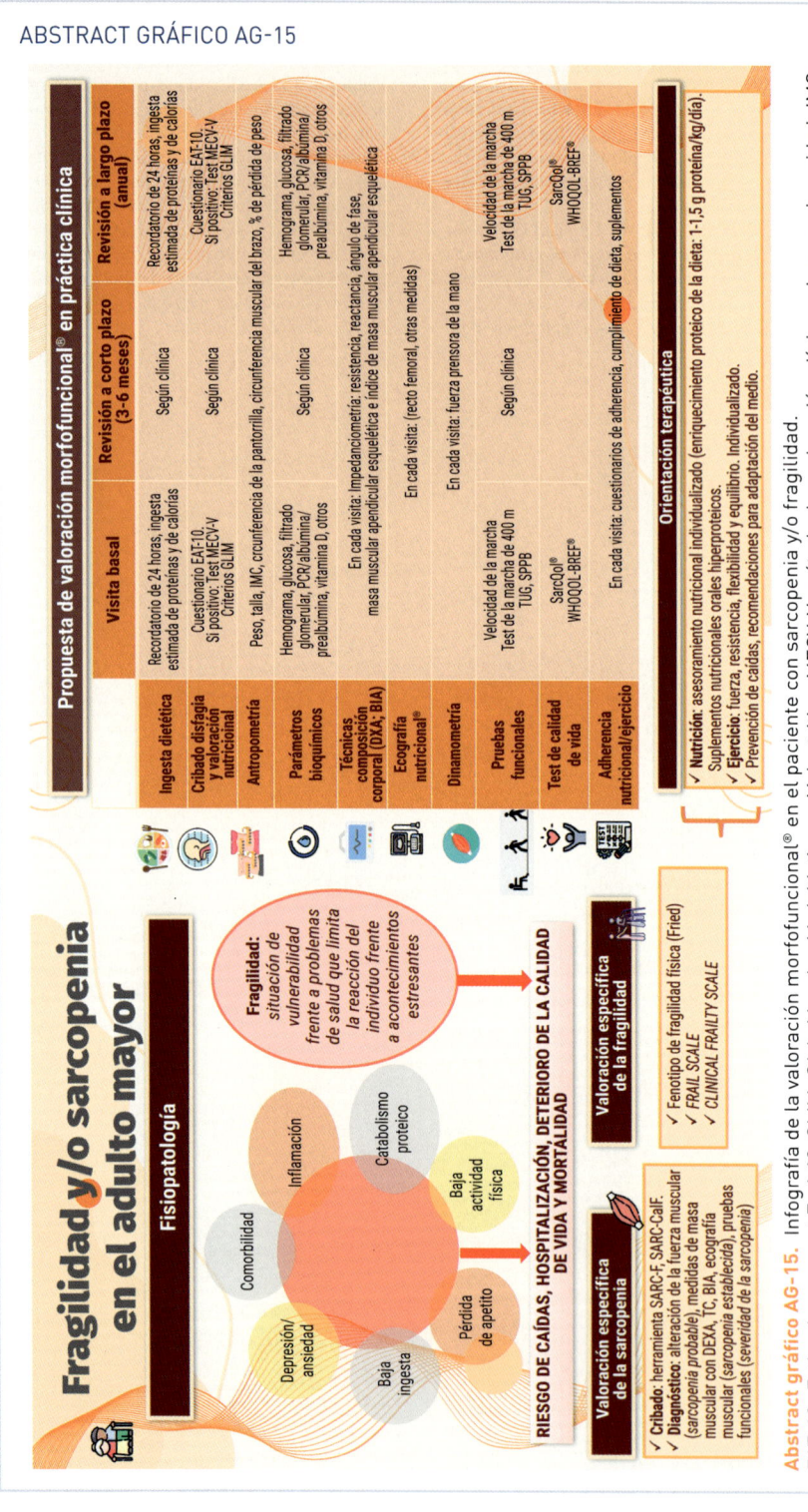

Abstract gráfico AG-15. Infografía de la valoración morfofuncional® en el paciente con sarcopenia y/o fragilidad. EAT-10: *Eating Assessment Tool-10*; GLIM: *Global Leadership Initiative on Malnutrition*; MECV-V: método de exploración clínica volumen-viscosidad; IMC: índice de masa corporal; PCR: proteína C reactiva; DXA: absorciometría de rayos X de doble energía; BIA: bioimpedancia; TUG: *Timed Up and Go test*; SPPB: *Short Physical Performance Battery*.

Pluripatología (no sarcopenia y fragilidad)

16

Á. L. Abad González, B. Voltas Arribas y C. Sánchez Juan

INTRODUCCIÓN

Se define polimorbilidad o multimorbilidad como la coexistencia en una persona de dos o más enfermedades crónicas, que pueden ser patologías médicas o mentales, como, por ejemplo, alteraciones del aprendizaje, síntomas complejos, como fragilidad o dolor crónico, alteraciones sensoriales, como pérdida de visión u oído y abuso de alcohol o drogas. Teniendo en cuenta este concepto, la prevalencia de polimorbilidad afectaría al 30 % de los menores de 65 años y al 55-98 % de los mayores de 65 años. El envejecimiento poblacional y la mayor supervivencia a eventos que anteriormente eran mortales justifica la "epidemia" de polimorbilidad a nivel mundial.

Los dos índices de polimorbilidad más utilizados son el *Charlson Comorbidity Index* (CCI) y el *Comorbidity Illness Rating Scale* (CIRS), que establecen si un paciente es polimórbido.

El paciente polimórbido (PPM) presenta mala calidad de vida, mayor mortalidad y polifarmacia, y mayor número de efectos adversos de medicamentos con un aumento de los costes sanitarios. Debido a esto, a su creciente prevalencia y a la heterogeneidad que presentan estos pacientes, parece prudente ofrecer una atención a los mismos que tenga en cuenta los objetivos personales y prioridades y dirija su atención, de forma global, hacia la complejidad que presenta un paciente con múltiples enfermedades y tratamientos. Por otro lado, convendría generalmente identificar las maneras de conseguir el máximo beneficio de los tratamientos, los tratamientos que puedan ser suprimidos por su limitado beneficio, los fármacos con alto riesgo de efectos adversos, como caídas, hemorragias gastrointestinales o daño renal, los tratamientos con alto coste económico, los tratamientos no farmacológicos como alternativa a algunas medicinas, las citas de seguimiento coordinadas entre facultativos o las posibles alternativas a las mismas.

La NICE (*National Institute for Health and Care Excellence*) ha publicado recientemente su primera Guía para la Valoración y Manejo de la Polimorbilidad. En este documento se establece claramente que no todos los PPM requieren mayor atención que el cuidado habitual de cada una de sus patologías y debería reservarse la atención especial a aquellos cuya comorbilidad sea suficientemente compleja y que afecte significativamente a su expectativa de vida.

Aunque no existen estudios específicos que hayan evaluado la presencia de "desnutrición relacionada con la comorbilidad" o de sarcopenia en el PPM, parece evidente que ambas situaciones coexisten frecuentemente en estos pacientes y que la detección, diagnóstico, abordaje y seguimiento de la desnutrición y la sarcopenia debe redundar en beneficios clínicos, económicos y de calidad de vida en estas personas con multimorbilidad.

BASES TEÓRICAS

La aplicación de una valoración morfofuncional® (VMF) completa en el PPM es determinante para su abordaje correcto, tanto en el entorno nutricional como en el ajuste de fármacos (polifarmacia), dado el valor que aporta para establecer los objetivos, el pronóstico y el seguimiento.

Antropometría

Las técnicas antropométricas son herramientas sencillas para determinar la masa muscular y grasa, aunque con baja sensibilidad para detectar pequeños cambios, por lo que no son útiles en seguimiento a corto plazo. Se recomienda calcular en el PPM el peso, la talla y el índice de masa corporal (IMC), cuantificar la pérdida de peso y medir la circunferencia de la pantorrilla (CP). La CP puede tener valor pronóstico, pero esto no ha sido establecido en pacientes polimórbidos. Se considera masa muscular baja en hombres una CP < 33 cm y en mujeres < 32 cm. Si el IMC está entre 25-30 y 30-40, los valores medidos deben disminuirse 3 y 7 cm, respectivamente.

Parámetros analíticos

Históricamente, se empleaban la albúmina y la prealbúmina como parámetros analíticos en la valoración nutricional. Recientemente, se recomienda el uso de parámetros relacionados específicamente con la inflamación –uno de los criterios etiológicos GLIM– como la proteína C reactiva (PCR). Por desgracia, la evidencia en PPM es escasa. En este sentido, Merker *et al.* evaluaron el impacto del soporte nutricional en la mortalidad de PPM, estratificándolos según las concentraciones de PCR en inflamación baja, moderada o alta (< 10 mg/L, 10-100 mg/L y > 100 mg/L, respectivamente). Se evidenció reducción de la mortalidad entre quienes recibieron apoyo nutricional y tenían una PCR ≤ 100 mg/L (73,2 % de los casos). Por otro lado, es frecuente PPM, sobre todo, mayores, una alta presencia de desnutrición y de deshidratación en relación con baja ingesta. Además, la presencia de una hidratación inadecuada aumenta la mortalidad y duplica el riesgo de discapacidad a los cuatro años. Diagnosticar esa deshidratación tempranamente permitiría realizar intervenciones dirigidas a normalizar el estado de hidratación y prevenir malos resultados. Se puede identificar un paciente con una deshidratación, en relación con baja ingesta, ante el hallazgo de una osmolalidad sérica directa > 300 mOsm/kg, o también, ante una osmolaridad sérica indirecta > 295 mmol/L.

Esta osmolaridad indirecta se puede calcular, de un modo sencillo, utilizando la siguiente ecuación: osmolaridad = 1.86 x (Na$^+$ + K$^+$) + 1.15 x glucosa + urea +14 (todo medido en mmol/L).

Dinamometría

La dinamometría de mano, o fuerza de agarre (FA), valora la fuerza y se asocia con la masa muscular esquelética, la calidad de vida, la mortalidad y el número de reingresos. Además, es uno de los parámetros funcionales que primero se afectan, marcando la evolución del paciente y su calidad muscular. En PPM se considera una FA baja (p ≤ 10), si es inferior a 27 kg en hombres e inferior a 16 kg en mujeres. Además, se describe un aumento de mortalidad por cada 10 kg de descenso de la FA y que una FA de 8,3 kg o menor se asocia con mayor mortalidad y estancia hospitalaria, y con peor calidad de vida. Es importante tener en cuenta que el apoyo nutricional es eficaz para mejorar dicha FA y reducir la mortalidad, sobre todo, en FA baja. En este sentido, Norman *et al.* evidenciaron mejora de un 20 % de la FA en los pacientes tratados con suplementos orales nutricionales más consejo dietético a los 3 meses versus sólo los tratados con consejo dietético (cambio de 26,1 a 31,5 kg, p < 0,0001).

Análisis de impedanciometría bioeléctrica y ángulo de fase

En el paciente crónico con alteraciones de la distribución y contenido de líquidos corporales, varios estudios sugirieron realizar mediciones crudas de impedanciometría bioeléctrica (BIA), como resistencia, reactancia y ángulo de fase (AF) en la práctica clínica.

Respecto a parámetros de la BIA, es difícil establecer puntos de corte para la población del paciente polimórbido porque, en gran parte, depende de otras patologías que puede padecer este. No obstante, se podrían aceptar los puntos de corte del *European Working Group on Sarcopenia in Older People-2* (EWGSOP2) para definir baja masa muscular, teniendo en cuenta la limitación de la precisión de los parámetros BIA convencionales de estimación indirecta mediante ecuaciones de regresión, su predicción de discapacidad y las alteraciones en la hidratación del paciente con multimorbilidad. Por tanto, se puede considerar como baja masa muscular los valores del índice de masa muscular esquelética apendicular, o ASM/altura^2, con resultados inferiores a 7 kg/m^2 en hombres y a 5,5 kg/m^2 en mujeres.

En este sentido, se ha utilizado el AF a 50 kHz como una alternativa valiosa a la masa muscular para predecir la discapacidad, ya que supera la limitación de la precisión de los parámetros BIA convencionales de estimación indirecta. El AF bajo categorizado por el valor de corte (hombre ≤ 4,95°, mujer ≤ 4,35°) se relacionó de forma independiente con un mayor riesgo de discapacidad (*Hazard Ratio* (HA) = 1,95). En consecuencia, un AF bajo puede reflejar un envejecimiento no saludable y mayor mortalidad en pacientes con enfermedades degenerativas y sujetos sanos, lo que es muy importante en nuestra población con multimorbilidad. De hecho, un AF extremo menor de 3,5° cuadriplica la mortalidad en este grupo.

Por otro lado, un AF de 6,5° o superior es normal en sujetos sanos y sirve como marcador de buena salud general. No obstante, un AF alto (por encima de 6,4) en esta población podría estar asociado a mayor deshidratación en pacientes más enfermos y, por tanto, debe interpretarse con cautela.

Ecografía nutricional®

Existe evidencia muy limitada del empleo específico de la ecografía nutricional® en pacientes polimórbidos. Un estudio reciente de 2023 mostró datos muy interesantes sobre valores del área del recto femoral y de la circunferencia del recto femoral en 144 pacientes (edad media 61,4 ± 17,34 años) con desnutrición relacionada con la enfermedad (DRE); un 12 % de los ellos eran polimórbidos y la mayor parte, oncológicos (39 %) o con otras patologías. Además, en este estudio se realizó una distinción de los valores de la impedanciometría bioeléctrica basales entre pacientes con y sin sarcopenia. Estos resultados serían posiblemente extrapolables a los pacientes con polimorbilidad, dado el tipo de paciente incluido, encontrándose una correlación entre los parámetros BIA (ángulo de fase) y las variables ultrasonográficas de masa muscular, como el *Muscle Area of Rectus Femoris Index* (o Índice MARFI) (r = 0,35; p < 0,01). Además, se observó una correlación inversa entre las variables ultrasonográficas de calidad muscular (ecogenicidad) y la fuerza de prensión (r = –0,36; p < 0,01). En el análisis ajustado por edad, el cuartil más alto del índice X-Y tuvo más riesgo de muerte con un *Odds Ratio* (OR) de 4,54 (IC 95 %: 1,11-18,47).

Test funcionales

Otros parámetros sin puntos de corte específicos en el paciente polimórbido, pero con evidencia para establecer su importancia en la gravedad de la sarcopenia que puede padecer este grupo de población, y que serían los mismos que los establecidos por EWGSOP2 son los siguientes: Velocidad de la marcha: ≤ 0,8 m/s; *Short Physical Performance Battery* (SPPB): ≤ 8; Test de levantarse y andar o *Timed Up and Go* (TUG): ≥ 20 s y Test de caminar 400 m: No completarlo o tardar ≥ 6 min.

Otros: absorciometría de rayos X de energía dual, tomografía computarizada y test de calidad de vida

La incorporación de técnicas como la absorciometría de rayos X de energía dual (DEXA) o la tomografía computarizada (TC) en la evaluación nutricional del PPM podría proporcionar información sobre la composición corporal, pero no existe evidencia actual de puntos de corte específicos para estos casos, recomendándose los empleados en pacientes con unas características similares, como puedan ser los pacientes sarcopénicos (véase el capítulo correspondiente). Respecto al uso de tests de calidad de vida en la evaluación del PPM se ha evidenciado mejoría de la calidad percibida –tras el empleo de soporte nutricional– mediante el uso del test EQ-5d y el SF-36, así como peor calidad de vida (mediante uso del EQ-5D QoL) en PPM con DRE con sarcopenia.

ESQUEMA PRÁCTICO DE LA VMF EN PACIENTES POLIMÓRBIDOS

Se propone, como esquema óptimo para la valoración morfofuncional® del paciente con polimorbilidad, primero, identificar a dichos pacientes mediante el uso de alguna de las escalas específicas (Charlson o CIRS) y, seguidamente, realizar una VMF lo más completa posible. Para ello, se recomienda aplicar los siguientes puntos de corte, detallados en la tabla 16-1 y tener en cuenta las consideraciones y limitaciones referidas en la misma. Por último, y tras haber realizado las pruebas de VMF sugeridas, idealmente se debería registrar –en la historia del paciente– los resultados y diagnósticos obtenidos con dicha valoración en un informe "tipo", como el que se describe en el apartado de este capítulo: "Informe de la valoración morfofuncional® en el paciente polimórbido".

Este protocolo recomienda realizar una VMF completa en la primera valoración del paciente, así como cada tres meses inicialmente hasta la mejoría. Posteriormente, indicar las visitas de seguimiento cada 6 meses o más, según la evolución y la presencia de otras comorbilidades que así lo requieran.

Respecto a las líneas de desarrollo, se podrían aceptar los puntos de corte de los criterios del EWGSOP2 para definir baja masa muscular, así como el papel clave de la dinamometría y el ángulo de fase en estos pacientes en situación de polimorbilidad. No obstante, son necesarios más estudios para establecer puntos de corte específicos. En cuanto a la ecografía nutricional®, aunque los resultados de los estudios revisados sugieren que puede ser una buena herramienta, al existir una correlación entre los datos del recto femoral y otros parámetros útiles en la VMF del paciente con multimorbilidad, también carecemos todavía de puntos de corte avalados por estudios específicamente realizados en PPM.

Respecto a los estudios analíticos, la osmolaridad sérica directa, o bien la osmolalidad sérica indirecta, parecen elementos clave en estos pacientes, por la asociación que se da en pacientes polimórbidos y el riesgo de presentar deshidratación. Por tanto, valorar la incorporación de la determinación del estado de hidratación, bien mediante el estudio de la osmolaridad sérica o bien mediante la determinación de la osmolaridad en saliva, podrían resultar de especial interés. Por otro lado, el ángulo de fase se correlacionó significativamente con las concentraciones séricas de colinesterasa, un marcador analítico con potencial uso del estado nutricional, y que en algunos estudios con PPM se ha mencionado, dando pie a la incorporación de esta determinación en futuras líneas de investigación.

Por último, y en relación con la polifarmacia, las investigaciones futuras deberían contribuir a aclarar si los distintos tipos de fármacos y la cantidad de medicamentos contribuyen directamente a acelerar la progresión del desgaste y la disfunción muscular.

INFORME DE LA VALORACIÓN MORFOFUNCIONAL® EN PACIENTES POLIMÓRBIDOS

Una vez realizada una valoración nutricional del PPM, que incluya las técnicas de valoración morfofuncional® comentadas, esa información debe quedar incorporada en la historia clínica del paciente para la adecuada toma de decisiones terapéuticas, así como para monitorizar el impacto de estas en la evolución clínica. En la figura 16-1 se propone un modelo de informe adaptado a la situación de polimorbilidad. Respecto al soporte nutricional en PPM, no existen, en la evidencia científica actual, recomendaciones específicas más allá de las contenidas en las Guías ESPEN de soporte nutricional en pacientes polimórbidos de 2023.

En cualquier caso, se debe tratar siempre la desnutrición que se pueda detectar en dicha valoración, así como la sarcopenia, mediante la implantación de un soporte nutricional individualizado, progresivo y adaptado a cada caso: dieta oral, suplementación oral, nutricional enteral por sonda, etc. Se recomienda: 27-30 kcal/kg/día (en ausencia de calorimetría indirecta), 1,2-1,5 g de proteína/kg/día (0,8 g/kg si el filtrado glomerular es < 30 sin terapia de reemplazo renal), así

Tabla 16-1. Puntos de corte en valoración morfofuncional® del paciente polimórbido

Parámetro	Propuesta de punto de corte	Pronóstico/fortaleza	Consideraciones/limitaciones
Antropometría Circunferencia pantorrilla (cm)	< 33♂ < 32♀	Relacionado con la presencia de sarcopenia.	Si IMC ente 25-30 y 30-40, los valores medidos deben disminuirse entre 3 y 7 cm.
Parámetros analíticos inflamatorios: PCR (mg/L)	Inflamación baja: < 10 Inflamación moderada 10-100 Inflamación grave > 100	Reducción mortalidad, entre quien recibieron apoyo nutricional.	No beneficio si reducción mortalidad tras apoyo nutricional si inflamación grave (> 100 mg/L).
Parámetros analíticos hidratación: Osmolalidad sérica directa (mOsm/Kg) Osmolaridad sérica indirecta (mmol/L)	> 300 > 295	Se asocia con aumento de la mortalidad y riesgo de discapacidad a los 4 años.	Osmolaridad sérica determinada directamente, o bien indirectamente mediante fórmula específica (ver bases teóricas).
Dinamometría (kg)	< 27♂ < 16♀ Alternativa en población española se puede usar puntos de corte de Sánchez Torralbo et al.	Relacionado con la presencia de sarcopenia.	FA ≤ 8,3 kg asocia mayor mortalidad, estancia hospitalaria y peor calidad de vida. Objetivo: aumento FA ≥ 20 % tras soporte nutricional.
Test de la silla (5 veces) (s)	≥ 17	Población de hombres y mujeres entre 70-75 años.	Puede realizarse ante la no disponibilidad de dinamometría.
Bioimpedanciometría ASM/ALTURA2 (BIA) (Kg/m²)	< 7 > 5,5	Relacionado con la presencia de sarcopenia.	Preferible mediciones crudas de BIA como resistencia, reactancia y ángulo de fase por alteraciones en la hidratación en pacientes con multimorbilidad
Ángulo de fase (BIA vectorial) (0)	≤ 4,95♂ ≤ 4,35♀	Valores < 3,5° cuadriplica mortalidad. Estos puntos de corte predicen discapacidad en este grupo.	Valores de ángulo de fase > 6,4° en esta población podría estar asociado a mayor deshidratación en pacientes más enfermos y debe interpretarse con cautela.
Ecografía nutricional® MCRFI (cm/m²) MARFI (cm²/m²) Índice X-Y Ecogenicidad (%)	Valores medios encontrados en pacientes con sarcopenia (no punto de corte). 3,31 1,09 4,12 38,13	Parece un buen marcador pronóstico al existir una correlación positiva entre los datos del recto femoral (MARFI) y el AF y una correlación negativa entre la calidad muscular y la fuerza de prensión.	Hacen falta más estudios poblaciones para establecer puntos de corte.
Pruebas funcionales Velocidad marcha (m/s) TUG (s) Test de la marcha 400 m (min) SPPB	≤ 0,8 > 20 ≥ 6 o no completar ≤ 8	Relacionado con la presencia de sarcopenia severa.	En pacientes polimórbidos es posible que estos puntos de corte varíen, siendo incluso inferiores a los existentes (≤ 0,6 m/s).

IMC: índice de masa corporal, PCR: proteína C-reactiva, Kg: kilogramos, m (metros), FA: fuerza de agarre, ASM: *Appendicular skeletal mass*, BIA: Bioimpedanciometría, MCRFI: *Muscle Circunference of Rectus Femoris Index*, cm: centímetros, MARFI: *Muscle Area of Rectus Femoris Index*, TUG: *Test timed Up and Go*, SPPB: *Short Physical Performance Battery*..

DIAGNÓSTICOS

ÍNDICE CHARLSON   CIRS

ANTROPOMETRÍA

Peso (Kg)   Talla (cm)   IMC   % peso perdido (3-6 meses)   Circunfer. pantorrilla (cm)

ANALÍTICA

PCR   Osmolaridad   Otras

DINAMOMETRÍA

Derecha (Kg)   Izquierda (kg)   Percentil

IMPEDANCIOMETRÍA

Ángulo fase (^{0})   ASM/altura^2 FM (Kg)   FFM (Kg)   FMI (Kg(m^2))   FFMI (Kg/m^2)

ECOGRAFÍA NUTRICIONAL® (Recto femoral)

Circunfer. (MCRFI) (cm/m^2)   Área (MARFI) (cm^2/m^2)   Índice X-Y   Ecogencidad (%)

PRUEBAS FUNCIONALES

Vel. Marcha (m/s)   SPPB   TUG (segundos)   Caminar 400 m (minutos)

OTROS

DEXA   TAC   Calidad de vida

VALORACIÓN MORFOFUNCIONAL®

DIAGNÓSTICO NUTRICIONAL®

☐ E46 DRE NO especificada   ☐ R13.10 Disfagia NO especificada
☐ E44.0 DRE Moderada   ☐ R13.19 Disfagia Neurógena
☐ E43 DRE Grave   ☐ M62.84 Sarcopenia

RECOMENDACIONES (se adjuntan)

Fecha:

Fdo.:

Figura 16-1. Informe de valoración morfofuncional® en el paciente polimórbido.
IMC: índice de masa corporal, PCR: proteína C-reactiva, Kg: kilogramos, ASM: *Appendicular skeletal mass*, FM: *Fat Mass*, FFM: *Free Fat Mass*, FMI: *Fat Mass Index*, FFMI: *Free Fat Mass Index*, MCRFI: *Muscle Circunference of Rectus Femoris Index*, MARFI: *Muscle Area of Rectus Femoris Index*, cm: centímetros, m/s: metros/segundo, SPPB: *Short Physical Performance Battery*, TUG: *Test timed Up and Go*, DEXA: absorciometría de rayos X de energía dual, TAC: tomografía axial computarizada, DRE: desnutrición relacionada con la enfermedad.

como tratar los déficits de micronutrientes que se puedan haber evidenciado. En caso de úlceras de decúbito, valorar suplementar con aminoácidos (glutamina, arginina) y con β-hidroxi-β-metilbutirato (β-HMB). Ante la presencia de comorbilidades con soporte nutricional específico (por ejemplo, diabetes mellitus, insuficiencia renal crónica, etc..) se deberán reajustar aportes nutricionales en función de dicha patología. El ejercicio físico –como estrategia específica para el mantenimiento de una masa muscular sana, así como el dirigido a la recuperación muscular cuando exista sarcopenia– debe ser siempre incorporado como un tratamiento más y se adaptará a las características del paciente, así como a sus patologías. Es importante corregir los desequilibrios que se puedan haber detectado en el estado de hidratación del paciente. Del mismo modo, es necesario revisar en cada visita todos los tratamientos farmacológicos para mantener aquellos que sean necesarios y evitar los problemas de derivados de una situación de polifarmacia.

CONCLUSIONES

La polimorbilidad, o pluripatología, es la coexistencia en una persona de 2 o más enfermedades crónicas. Es una situación asociada al envejecimiento, pero puede darse en sujetos más jóvenes. Cada una de estas patologías puede asociar desnutrición y sarcopenia, por lo que es una situación de vulnerabilidad nutricional. Se puede detectar la polimorbilidad mediante herramientas sencillas como el Charlson Comorbilidity Index. Una adecuada valoración morfofuncional®, en situación de pluripatología, es clave tanto para detectar desnutrición como para establecer el mejor abordaje para estos pacientes.

BIBLIOGRAFÍA

• Ballesteros-Pomar MD, Gajete-Martín LM, Pintor-de-la-Maza B, González-Arnáiz E, González-Roza L, García-Pérez MP, et al. Disease-Related Malnutrition and Sarcopenia Predict Worse Outcome in Medical Inpatients: A Cohort Study. Nutrients. 2021;13(9):2937.

• Cesari M, Kritchevsky SB, Newman AB, Simonsick EM, Harris TB, Penninx BW, et al. Health, Aging and Body Composition Study. Added value of physical performance measures in predicting adverse health-related events: results from the Health, Aging And Body Composition Study. J Am Geriatr Soc. 2009;57(2):251-9. doi: 10.1111/j.1532-5415.2008.02126.x. PMID: 19207142; PMCID: PMC2695653.

• Crovetto Mattassi M, Henríquez Mella C, Pérez Bocaz L. Association between Sarcopenia and Nutritional Status in Chilean Older People Aged 65 Years and Older. Nutrients. 2022;14(24):5228. doi: 10.3390/nu14245228. PMID: 36558390; PMCID: PMC9784207.

• Cruz-Jentoft AJ, Bahat G, Bauer J, Boirie Y, Bruyère O, Cederholm T, et al. Writing Group for the European Working Group on Sarcopenia in Older People 2 (EWGSOP2), and the Extended Group for EWGSOP2. Sarcopenia: revised European consensus on definition and diagnosis. Age Ageing. 2019 Jan 1;48(1):16-31. doi: 10.1093/ageing/afy169. Erratum in: Age Ageing. 2019 Jul 1;48(4):601. PMID: 30312372; PMCID: PMC6322506.

• Farmer C, Fenu E, O'Flynn N, Guthrie B. Clinical assessment and management of multimorbidity: summary of NICE guidance. BMJ. 2016;354:i4843. doi: 10.1136/bmj.i4843. PMID: 27655884.

• Kajiyama S, Nakanishi N, Yamamoto S, Ichikawa T, Okamura T, Hashimoto Y, et al. The Impact of Nutritional Markers and Dietary Habits on the Bioimpedance Phase Angle in Older Individuals. Nutrients. 2023;15(16):3599. doi: 10.3390/nu15163599. PMID: 37630789; PMCID: PMC10458185.

• López-Gómez JJ, García-Beneitez D, Jiménez-Sahagún R, Izaola-Jauregui O, Primo-Martín D, Ramos-Bachiller B, et al. Nutritional Ultrasonography, a Method to Evaluate Muscle Mass and Quality in Morphofunctional Assessment of Disease Related Malnutrition. Nutrients. 2023;15(18):3923. doi: 10.3390/nu15183923. PMID: 37764706; PMCID: PMC10534706.

• Merker M, Felder M, Gueissaz L, Bolliger R, Tribolet P, Kagi-Braun N, et al. Association of baseline inflammation with effectiveness of nutritional support among patients with disease-related malnutrition: a secondary analysis of a randomized clinical trial. JAMA Netw Open. 2020;3:e2006.

• Norman K, Kirchner H, Freudenreich M, Ockenga J, Lochs H, Pirlich M. Three month intervention with protein and energy rich supplements improve muscle function and quality of life in malnourished patients with non-neoplastic gastrointestinal disease -a randomized controlled trial. Clin Nutr. 2008;27(1):48-56. doi: 10.1016/j.clnu.2007.08.011. Epub 2007 Oct 25. PMID: 17964008.

• Uemura K, Doi T, Tsutsumimoto K, Nakakubo S, Kim MJ, Kurita S, et al. Predictivity of bioimpedance phase angle for incident disability in older adults. J Cachexia Sarcopenia Muscle. 2020;11(1):46-54. doi: 10.1002/jcsm.12492. Epub 2019 Aug 22. PMID: 31436391; PMCID: PMC7015240.

• Volkert D, Beck AM, Cederholm T, Cruz-Jentoft A, Hooper l, et al. ESPEN practical guideline: Clinical nutrition and hydration in geriatrics. Clin Nutr. 2022;41 (4):958-89. doi: 10.1016/j.clnu.2022.01.024. Epub 2022 Mar 5. PMID: 35306388)

• Wirth R, Volkert D, Rösler A, Sieber CC, Bauer JM. Bioelectric impedance phase angle is associated with hospital mortality of geriatric patients. Arch Gerontol Geriatr. 2010;51(3):290-4. doi: 10.1016/j.archger.2009. 12.002. Epub 2009 Dec 30. PMID: 20044156.

• Wunderle C, Gomes F, Schuetz P, Stumpf F, Austin P, Ballesteros-Pomar MD, et al. ESPEN practical guideline: Nutritional support for polymorbid medical inpatients. Clin Nutr. 2024;43(3):674-91. doi: 10.1016/j.clnu.2024. 01.008. Epub 2024 Jan 24. PMID: 38309229.

ABSTRACT GRÁFICO AG-16

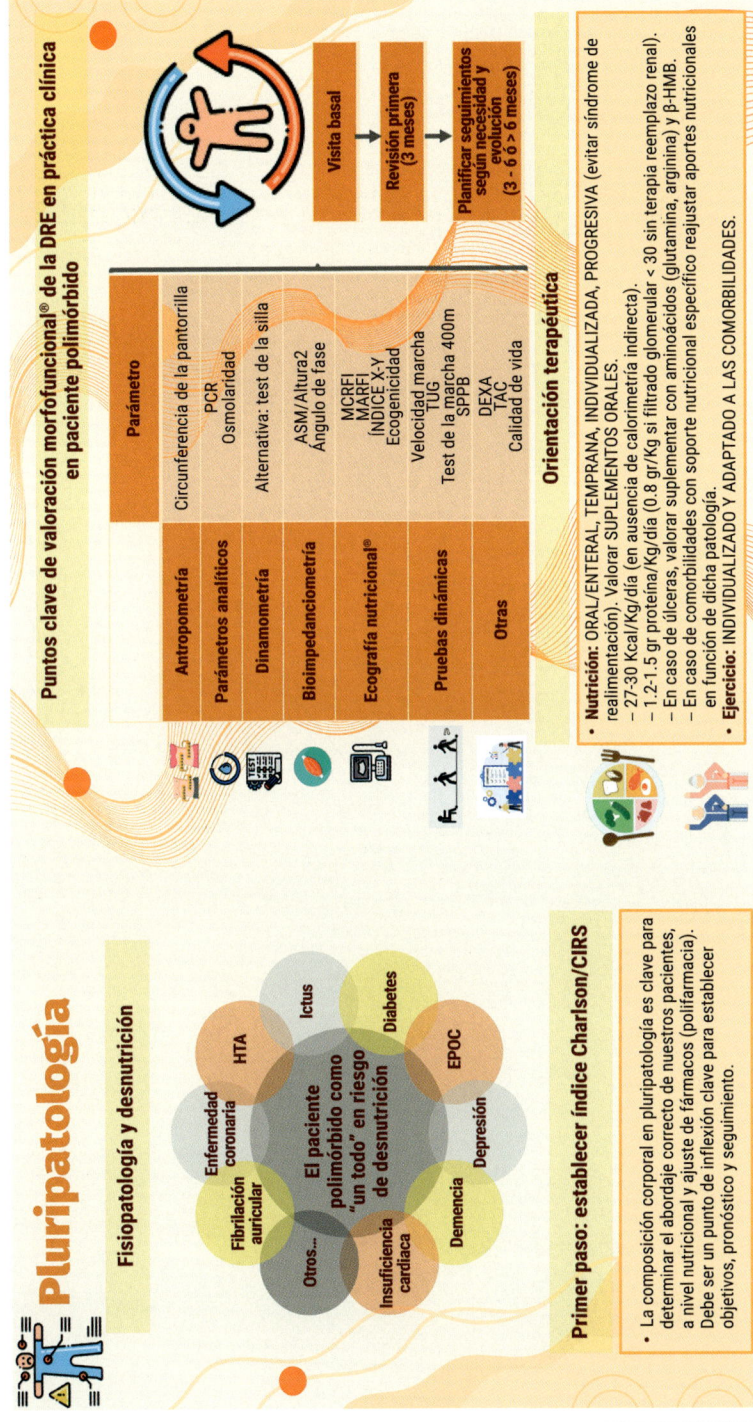

Abstract gráfico AG-16. Infografía de la valoración morfofuncional® en el paciente polimórbido.

HTA: Hipertensión Arterial, EPOC: Enfermedad Pulmonar Obstructiva Crónica, PCR: proteína C-reactiva, ASM: Appendicular Skeletal Mass, MCRFI: Muscle Circunference of Rectus Femoris Index, MARFI: Muscle Area of Rectus Femoris Index, TUG: Test timed Up and Go, SPPB: Short Physical Performance Battery, DEXA: Absorciometría de rayos X de Energía Dual, TAC: Tomografía Axial Computerizada, Kcal: Kilocalorías, Kg: Kilogramo, gr: gramos, β-HMB: β-hidroxi-β-metilbutirato,

Paciente cardíaco

17

M. Civera Andrés, K. García Malpartida y J. Olivares Alcolea

INTRODUCCIÓN

La insuficiencia cardiaca (IC) es una enfermedad compleja y multifactorial. A pesar de los avances en su diagnóstico y tratamiento, se sigue asociando a altas tasas de hospitalización y mortalidad. La IC crónica afecta al 1-2 % de la población, es más frecuente en personas mayores y alcanza una prevalencia del 10 % en mayores de 70 años.

En los pacientes con IC podemos encontrar desnutrición relacionada con la enfermedad (DRE) y otras situaciones relacionadas con la nutrición: sarcopenia, caquexia cardiaca (CC), obesidad sarcopénica y déficits de micronutrientes. En muchas ocasiones pueden coexistir varias de estas alteraciones.

La prevalencia de **DRE** en la IC oscila entre un 10 y un 50 %, según el estadio de la enfermedad. Su fisiopatología es compleja, pues intervienen muchos factores, como la disminución de la ingesta por disnea, seguimiento de dietas restrictivas prescritas, polimedicación, inactividad física y disfagia; edema intestinal, congestión hepática e hipoperfusión intestinal, que producen saciedad precoz, náuseas, anorexia y malabsorción; activación del sistema renina-angiotensina-aldosterona y sistema nervioso vegetativo; otros cambios hormonales y la inflamación que disminuye los mediadores anabólicos y aumenta las sustancias proinflamatorias.

Si tenemos en cuenta la carga inflamatoria, el tipo de DRE más frecuente en pacientes con IC es la relacionada con un estado de inflamación crónica de bajo grado, pero también podemos encontrar DRE sin inflamación cuando predomine la reducción de la ingesta y/o la malabsorción de nutrientes, y DRE relacionada con inflamación aguda en pacientes en unidades de críticos o tras cirugía cardiaca.

Además, los pacientes con IC suelen presentar otras comorbilidades, que por sí mismas, pueden producir desnutrición o agravarla, como la enfermedad pulmonar obstructiva crónica, la insuficiencia renal, la diabetes mellitus y la cardiopatía isquémica.

La **caquexia** es un síndrome multifactorial caracterizado por una pérdida de masa muscular, acompañado o no de pérdida de masa grasa, que no puede ser revertido de forma completa con un tratamiento médico nutricional convencional y que provoca un deterioro funcional progresivo. En su fisiopatología interviene una combinación variable de disminución de la ingesta y alteración del metabolismo, lo que da lugar a un balance energético-proteico negativo. Se han utilizado diferentes definiciones de caquexia cardiaca (CC). Una de las más aceptadas es la de Evans, que la define como la pérdida de peso > 5 % en 12 meses o un índice de masa corporal < 20 kg/m^2 junto a 3 de los 5 siguientes criterios: disminución de fuerza muscular, fatiga, anorexia, índice de masa libre de grasa bajo o una de las siguientes alteraciones analíticas: proteína C reactiva > 10 mg/L, hemoglobina < 12 g/dL o albúmina < 3,5 mg/dL. La CC afecta al 5-15 % de pacientes con IC, sobre todo, pacientes con fracción de eyección disminuida.

La **sarcopenia** secundaria a IC se define como la pérdida de masa muscular que puede asociarse con alteraciones en la calidad del músculo y produce una disminución de la función muscular. Se ha descrito una prevalencia del 14,4 %, aunque dependerá de la edad, del tipo de área asistencial (mayor en

167

pacientes hospitalizados), de la clase funcional (sobre todo en IC con fracción de eyección disminuida y/o concentraciones de péptido natriurético cerebral altas) y del método utilizado para detectarla.

La **obesidad sarcopénica** se refiere al exceso de adiposidad asociado a una baja masa muscular, con las complicaciones de la obesidad y el deterioro de la funcionalidad característicos de la sarcopenia. Se detecta particularmente en pacientes con IC con fracción de eyección preservada. Se desconoce su prevalencia, ya que varía según la definición y el método utilizado.

La detección temprana de la desnutrición y/o las situaciones asociadas a la misma, así como su tratamiento adecuado están asociados con mejor pronóstico.

BASES TEÓRICAS

La estimación de la hidratación y la composición corporal es fundamental en la valoración de la sobrecarga de volumen y el diagnóstico de la desnutrición y otras condiciones (sarcopenia, caquexia y obesidad sarcopénica) que pueden aparecer en el paciente con IC. No obstante, el desequilibrio hídrico hace que la valoración morfofuncional® tenga unas peculiaridades que tenemos que considerar, como veremos a continuación.

Absorciometría de rayos X de energía dual (DXA)

Es una herramienta muy precisa para la valoración del hueso, la masa grasa y la magra. Se considera la técnica de referencia para la determinación de la masa grasa y estima la grasa visceral usando fórmulas predictivas. Sin embargo, no determina el agua corporal y asume un mínimo efecto de la hidratación sobre la masa magra, por lo que la sobrecarga de volumen (según algunos autores, exceso de hidratación > 5 %) puede provocar una sobrestimación de esta.

Impedancia bioeléctrica (BIA)

La BIA monofrecuencia (50 kHz) proporciona una estimación de la composición corporal basada en ecuaciones que no son válidas para pacientes con alteraciones importantes en la hidratación. En situaciones de desequilibrio hídrico y cambios en el peso corporal, como la IC, debemos utilizar el análisis del vector de impedancia bioeléctrica (BIVA®). Este permite clasificar el estado de nutrición e hidratación con medidas eléctricas crudas (resistencia R y reactancia Xc), normalizadas por la altura, sin utilizar ecuaciones ni tener en cuenta el peso corporal. Para su interpretación se utiliza el gráfico RXc y las elipses de tolerancia generadas para una población de referencia caucásica sana diferenciadas por sexos. BIVA® permite predecir un mal pronóstico y es un buen marcador de mortalidad en pacientes con IC.

Por otro lado, el ángulo de fase (arco tangente de la relación entre R y Xc) refleja la integridad de las membranas celulares y la relación entre el agua intra y extracelular. Es un marcador de mortalidad en la IC, al igual que ocurre en otras patologías. BIVA® puede completarse con la relación gráfica del ángulo de fase con la Xc, que representa la relación entre agua intra y extracelular (Biagram©).

La BIA multifrecuencia y la espectroscópica, según algunos estudios, podrían tener ventajas en el cálculo del agua intra y extracelular respecto a la BIA monofrecuencia.

Respecto a la seguridad de la BIA con dispositivos implantados (marcapasos y desfibriladores), los últimos estudios no han mostrado interferencia con su funcionamiento. No obstante, se recomienda seguir las indicaciones de los fabricantes.

Líneas futuras: desarrollar ecuaciones específicas para pacientes con cambios en la hidratación.

Ecografía

La ecografía muscular se considera una técnica útil en pacientes con IC por su bajo coste, simplicidad, disponibilidad y escasa interacción del estado de hidratación en la medición de la masa muscular. En la actualidad hay poca evidencia en el uso de ecografía muscular en pacientes con IC. Un trabajo que utilizó la ecografía del músculo recto anterior para el diagnóstico de sarcopenia en pacientes intervenidos de cirugía cardiaca encontró que los pacientes con menos grosor del cuádriceps permanecían más días en la Unidad de Cuidados Intensivos y necesitaban más días ventilación mecánica. Por otra parte, se objetivó cómo descendía el grosor del cuádriceps a lo largo de la hospitalización. Se estima que la ecografía muscular es una técnica emergente en esta población.

Líneas futuras: estimar puntos de corte para la estandarización de la técnica.

Tomografía axial computarizada (TC) y resonancia magnética (RM)

Estas técnicas permiten el análisis de la masa muscular, la masa grasa y su distribución (subcutánea, visceral e inter e intramuscular). Como desventajas debemos señalar su alto coste y baja disponibilidad, así como la irradiación en el caso de la TC y la incompatibilidad de la RM con los dispositivos implantados (marcapasos y desfibriladores).

Dinamometría y tests funcionales

En pacientes con IC, la disminución de la fuerza de prensión de la mano, medida por dinamometría, se relaciona con reducción de la masa muscular y es predictor de resultados adversos y mortalidad.

La fuerza muscular de estos pacientes no se ha asociado a la etiología de la IC, la clase funcional o la fracción de eyección. En cambio, se ha observado una relación inversa con la edad, el sexo femenino y la actividad física. Además, en un estudio realizado con ecografía, la fuerza muscular se relacionó con la grasa subcutánea y esta, a su vez, con los tests funcionales. Otros autores también observaron una correlación negativa entre la fuerza muscular, el índice musculoesquelético y el aumento del cociente agua extra/intracelular segmentaria de los miembros superiores. Finalmente, en la población general se ha descrito una asociación entre la disminución de la fuerza muscular medida con un dinamómetro, la disminución de la masa cardíaca y los volúmenes cardíacos menores.

Por otro lado, se han descrito varios factores que influyen en el desempeño de los tests funcionales. Así, la inactividad y la necesidad de dar pasos más pequeños, sobre todo, en los pacientes con fracción de eyección disminuida, daría como resultado puntuaciones más bajas en los testa de la marcha.

En un reciente metaanálisis se observó un peor pronóstico (mayor estancia hospitalaria y mayor mortalidad) en pacientes que presentaban menos capacidad funcional mediante el test de los 6 minutos de marcha y en el de la velocidad de la marcha. Sin embargo, los autores puntualizan que hubo mucha heterogeneidad en los puntos de corte de las pruebas funcionales utilizadas. Además, la gran mayoría de los estudios se realizaron con pacientes con fracción de eyección disminuida.

ESQUEMA PRÁCTICO DE VALORACIÓN MORFOFUNCIONAL®

En el paciente con IC, la correcta valoración morfofuncional® conduce a un adecuado diagnóstico de DRE y/o de las diversas situaciones relacionadas (sarcopenia, obesidad sarcopénica y caquexia) (Tabla 17-1) (Fig. 17-1). Todo ello nos permitirá establecer un adecuado fenotipo nutricional.

INFORME DE VALORACIÓN MORFOFUNCIONAL®

La evidencia sugiere que el abordaje nutricional debe ser individualizado, combinando ejercicio y tratamiento médico nutricional en función del fenotipo que se detecte (DRE, sarcopenia, caquexia y/u obesidad sarcopénica).

En relación con la prescripción de ejercicio, la Sociedad Europea de Cardiología recomienda el ejercicio aeróbico regular. Está bien establecido que este tipo de ejercicio tiene un efecto anabólico y, por tanto, disminuye la mortalidad y la hospitalización, si bien en presencia de sarcopenia se requieren, además, ejercicios de fuerza.

Por otra parte, las alteraciones metabólicas de la IC conllevan cambios en el metabolismo de los aminoácidos; por ello, tanto la suple-

Tabla 17-1. Procedimientos para la valoración morfofuncional® de los pacientes con insuficiencia cardiaca

Procedimiento	Técnica/herramienta	Comentarios
Antropometría básica	Peso/talla/IMC/porcentaje de pérdida de peso (especificar tiempo)	Tener en cuenta la presencia de edema periférico (registrarlo)
	Perímetro de cintura	Puntos de corte según la población de estudio
Cribado/evaluación inicial de la **sarcopenia**	SARC-F	≥ 4 puntos
	Dinamometría (fuerza de prensión de la mano) (fuerza muscular)	< 27 kg H/< 16 kg M
	Prueba de la silla (fuerza muscular)	5 veces (≥ 17 s)
Confirmación/gravedad de la **sarcopenia**	Protocolo EWGSOP	Confirmación (valoración de la masa y la calidad muscular)* Gravedad (estudio del rendimiento físico)**
Cribado de **DRE**	MNA-SF	No validado en personas jóvenes
	MUST	
Diagnóstico de **DRE**	GLIM	
Valoración de la ingesta	Cuestionario MEDAS (dieta mediterránea) Ingesta proteica	Utilizar cuestionarios normalizados
Valoración de la hidratación/ composición corporal	BIVA®	Composición corporal/hidratación
	AF	"Salud celular"
Valoración muscular*	Perímetro de la pantorrilla ajustado por IMC	< 70 años: 36 cm H, 34 cm M > 70 años: 32 cm H, 31 cm M
	Dinamometría (fuerza de prensión de la mano)	Utilizar puntos de corte adaptados a la población y al aparato de medida
	BIA convencional	ASMI (sarcopenia: H < 7 kg/m^2 M < 5,5 kg/m^2) Utiliza ecuaciones Puntos de corte: provienen de DXA
	Ecografía nutricional®	También valora la calidad muscular Se requieren puntos de corte
Rendimiento físico**	Test funcionales: SPPB, TUG	
Valoración de la masa grasa (diagnóstico **obesidad sarcopénica**)	BIA convencional	MME/Peso Utiliza ecuaciones
	DXA	ALM/Peso Sobrevalora en hiperhidratación
Determinaciones bioquímicas	Hemograma Función renal Minerales: Na, K, P, Mg Vitaminas: B12 Oligoelementos: Fe Prealbúmina/Proteína C reactiva Perfil lipídico/HbA1c	Según el contexto clínico

AF: Ángulo de Fase. ALM: Apendicular Lean Mass. ASMI: *Appendicular Skeletal Muscle Index*. BIVA®: *Bioelectrical Impedance Vector Analysis*. DRE: Desnutrición Relacionada con la Enfermedad. DXA: *Dual RX absorciometry*. EWGPS: *European Working Group Sarcopenia Old People*. H: hombres. IMC: índice de masa corporal. M: mujeres. MEDAS: *Mediterranean Diet Adherence Screener*. MNA-SF: *Mini Nutritional Assesment Short Form*. MUST: *Malnutrition Universal Screening Tool*. SPPB: *Short Physical Performance Battery*. TUG: *Test Timed-Up and Go*. MME: masa muscular esquelética. HbA1c: hemoglobina glicosilada.

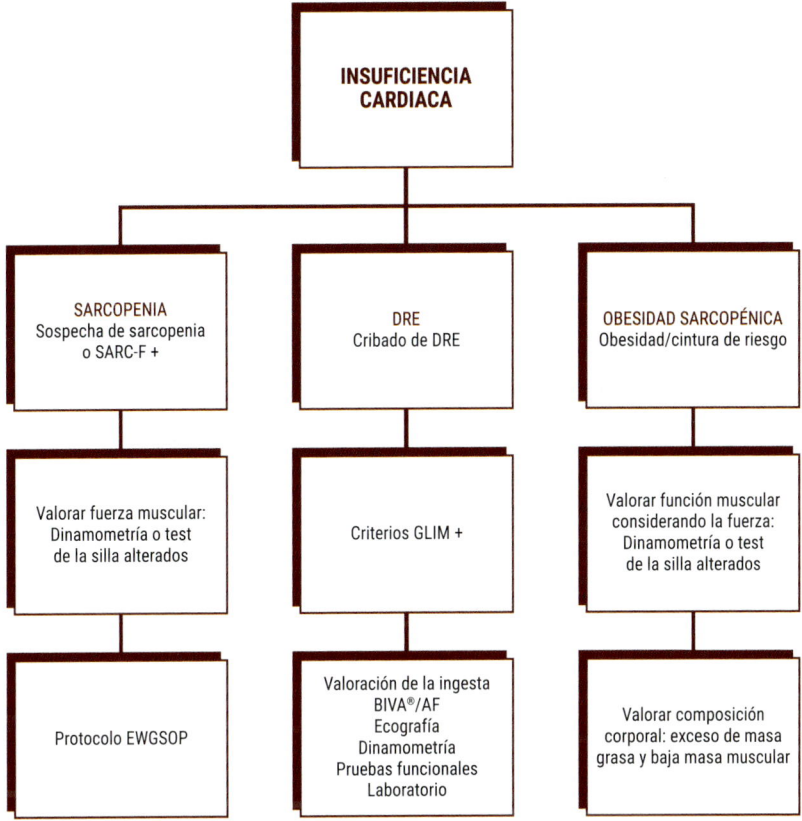

Figura 17-1. Algoritmo de valoración nutricional del paciente con insuficiencia cardiaca.

mentación de proteínas como la de aminoácidos podrían ser útiles en el tratamiento de la pérdida de masa muscular. No obstante, también hay que tener en cuenta el aporte calórico necesario para la recuperación. Así, si el paciente está desnutrido y con bajo peso, se debe realizar una dieta hipercalórica y en caso de obesidad se debe realizar una restricción calórica del 30 %, manteniendo unos aportes de proteínas de alto valor biológico de 1,5 g/kg/día, siempre que la función renal lo permita.

En pacientes con CC, la utilización de un suplemento oral hipercalórico-hiperproteico durante 6 semanas mejoró el peso, la masa grasa (fundamentalmente) y la masa magra. Dos estudios realizados en pacientes ambulatorios aportaron datos sobre el efecto de la suplementación oral con aminoácidos esenciales sobre la capacidad funcional, evaluada con la prueba de caminar 6 minutos. Uno mostró un aumento de la capacidad funcional estadísticamente significativo a los 2 meses de tratamiento y en el segundo se observó un aumento significativo de la capacidad funcional a las 6 semanas del inicio de la suplementación, pero dicho efecto no se mantuvo a las 18 semanas. No hay datos sobre la capacidad funcional en pacientes hospitalizados. Por otro lado, algunos estudios demostraron que el uso de suplementos nutricionales hiperproteicos enriquecidos con β-hidroxi-β-metilbutirato (HMB) reducía la mortalidad y los reingresos a 90 días.

Por último, es importante mencionar el efecto sobre el músculo de los fármacos utilizados para el tratamiento de la diabetes y obesidad. Los agonistas del receptor de GLP-1 antagonizan los factores que favorecen la atrofia muscular. Sin embargo, hay controversias sobre el efecto de los i-SGLT-2 en la sarcopenia; no obstante, parece que el ejercicio de resistencia compensaría el posible efecto desfavorable que pudieran tener sobre ella.

Líneas futuras: estudios de intervención con pautas de ejercicio combinado aeróbico y de fuer- *za asociadas a tratamiento nutricional, teniendo en cuenta la cronoterapia (momento de la suplementación), comparando pacientes con fracción de eyección preservada y no, así como el tipo intervención nutricional (tipo de aminoácidos, lactoproteína sérica, HMB, etcétera).*

CONCLUSIONES

La valoración morfofuncional® en la IC permite establecer un adecuado fenotipo nutricional para un abordaje individualizado de la DRE y/o de las situaciones relacionadas (sarcopenia, obesidad sarcopénica y CC).

La estimación de la hidratación y la composición corporal es fundamental en la va- loración de la sobrecarga de volumen y la situación nutricional de estos pacientes. No obstante, el desequilibrio hídrico hace que dicha valoración tenga unas peculiaridades que se deben tener en cuenta, sobre todo en la utilización de la BIA.

BIBLIOGRAFÍA

- Bianchi VE. Nutrition in chronic heart failure patients: a systematic review. Heart Fail Rev. 2020;25 (6):1017-26.
- Cunha GJL, Rocha BML, Freitas P, et al. Pectoralis major muscle quantification by cardiac MRI is a strong predictor of major events in HF. Heart Vessels. 2022; 37(6):976-85.
- Dimopoulos S, Raidou V, Elaiopoulos D, et al. Sonographic muscle mass assessment in patients after cardiac surgery. World J Cardiol. 2020;12(7):351-61.
- Driggin E, Cohen LP, Gallagher D, et al. Nutrition Assessment and Dietary Interventions in Heart Failure: JACC Review Topic of the Week. J Am Coll Cardiol. 2022;79(16):1623-35.
- Esteban-Fernández A, Villar-Taibo R, Alejo M, et al. Diagnosis and Management of Malnutrition in Patients with Heart Failure. J Clin Med. 2023;12(9):3320.
- Fernández-Pombo A, Rodríguez-Carnero G, Castro AI, et al. Relevance of nutritional assessment and treatment to counteract cardiac cachexia and sarcopenia in chronic heart failure. Clin Nutr. 2021;40(9):5141-55.
- Fuentes-Abolafio IJ, Stubbs B, Pérez-Belmonte LM, Bernal-López MR, Gómez-Huelgas R, Cuesta-Vargas AI. Physical functional performance and prognosis in patients with heart failure: a systematic review and meta-analysis. BMC Cardiovasc Disord. 2020;20(1):512.
- Guerra-Sánchez L, Fresno-Flores M, Martínez-Rincón C. Efecto de una intervención nutricional doble sobre el estado nutricional, la capacidad funcional y la calidad de vida de pacientes con insuficiencia. Nutr Hosp. 2020;37(3):422-31.
- Ito R, Hiraiwa H, Araki T, et al. Prognostic value of malnutrition evaluated using the Global Leadership Initiative on Malnutrition criteria and its association with psoas muscle volume in non-ischemic dilated cardiomyopathy. Heart Vessels. 2022 Dec;37(12):2002-12.
- Krysztofiak H, Wleklik M, Migaj J, et al. Cardiac Cachexia: A Well-Known but Challenging Complication of Heart Failure. Clin Interv Aging. 2020;15:2041-51.
- Markus MRP, Ittermann T, Kim S, Schipf S, et al. Lower muscular strength is associated with smaller left and right chambers and lower cardiac mass in the general population - The Sedentary's Heart. Prog Cardiovasc Dis. 2021;68:36-51.
- Thanapholsart J, Khan E, Lee GA. A Current Review of the Uses of Bioelectrical Impedance Analysis and Bioelectrical Impedance Vector Analysis in Acute and Chronic Heart Failure Patients: An Under-valued Resource? Biol Res Nurs. 2023;25(2):240-9.
- Umehara T, Kaneguchi A, Kawakami W, et al. Association of muscle mass and quality with hand grip strength in elderly patients with heart failure. Heart Vessels. 2022;37(8):1380-6.
- Yokomachi J, Fukuda T, Mizushima Y, et al. Clinical usefulness of phase angle as an indicator of muscle wasting and malnutrition in inpatients with cardiovascular diseases. Asia Pac J Clin Nutr. 2023;32(3):297-307.
- Zugasti Murillo A, Bretón Lesmes I, Ballesteros Pomar MD, et al. Valoración de desnutrición relacionada con la enfermedad (DRE) y de sarcopenia en el paciente con insuficiencia cardiaca (IC). ISBN 978-84-09-46508-8.

ABSTRACT GRÁFICO AG-17

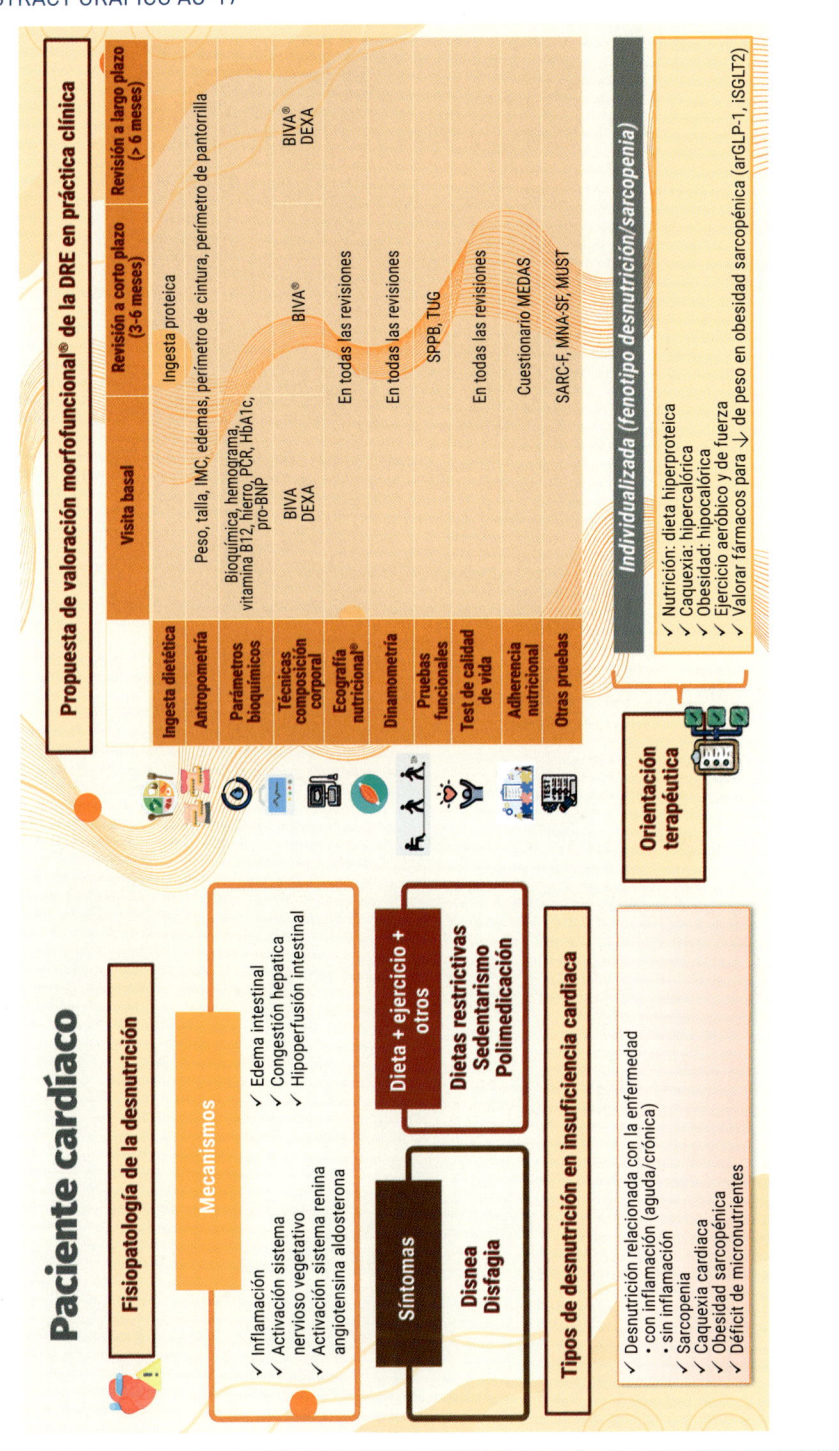

Pacientes con problemas respiratorios

18

G. Olveira Fuster, F. J. Sánchez Torralvo y M. J. Tapia Guerrero

INTRODUCCIÓN

En el contexto de la valoración nutricional integral de personas con patología respiratoria, la valoración morfofuncional® es actualmente un desafío necesario. Más allá de la simplicidad de la recogida de datos antropométricos básicos (peso, talla, índice de masa corporal [IMC] y pérdida de peso), la realidad subyacente es mucho más compleja. Este capítulo se adentra en la necesidad de superar la mirada unidimensional, reconociendo que la valoración nutricional requiere una panorámica más completa y personalizada. De esta forma, pretendemos revisar la evidencia científica existente sobre la valoración morfofuncional® en pacientes con patologías respiratorias y que esto sirva como guía para su aplicación en la práctica clínica habitual.

En el amplio espectro de las enfermedades pulmonares, el conocimiento científico sobre la relación entre la patología respiratoria y el estado nutricional es muy heterogéneo. Así, la fibrosis quística (FQ) y la enfermedad pulmonar obstructiva crónica (EPOC) son las que han recibido mayor atención. Hasta hace pocos años se consideraba que la FQ se asociaba a desnutrición, debido a que casi siempre estaba presente en el momento del diagnóstico y a que la gran mayoría de los pacientes sufría un deterioro de su estado nutricional en el curso de la enfermedad y fallecían muy desnutridos. Por ello, la valoración y el tratamiento nutricional han sido siempre un pilar muy importante en el abordaje multidisciplinar de esta patología. Hoy día, la prevalencia de desnutrición en la FQ ha disminuido notablemente, incrementándose la obesidad y el sobrepeso. Por otro lado, la EPOC, con su alta prevalencia poblacional y su presentación en diferentes fenotipos clínicos, ha inspirado también una cantidad significativa de estudios, que han analizado la relación entre la clínica respiratoria y el estado nutricional. Las bronquiectasias (BQ) no relacionadas con la FQ también han recibido mayor atención en los últimos años, a diferencia de otras patologías más minoritarias, como, por ejemplo, la fibrosis pulmonar idiopática (FPI).

Valoración del estado nutricional: más allá del índice de masa corporal

En estos momentos, la prevalencia de desnutrición (en función del IMC) en la FQ ha disminuido notablemente, aunque siguen comunicándose cifras cercanas al 10-25 %. Sin embargo, si se aplican técnicas de composición corporal, el descenso de masa libre de grasa (MLG) podría llegar al 40-50 %. En personas con BQ, los hallazgos son similares. Por otro lado, en los últimos años está aumentando la preocupación porque en la mayoría de las series existe un porcentaje elevado de personas con FQ con sobrepeso e incluso de obesidad (alrededor de un tercio del total) y se estima que esta cifra siga incrementándose a raíz el tratamiento con los nuevos fármacos moduladores de la proteína CFTR (*cystic fibrosis transmembrane conductance regulator*); por ello, cobra todavía más importancia el conocimiento de la composición y función corporal.

En personas con EPOC, empleando el criterio de la reducción de masa libre de grasa (MLG) (medida por diferentes métodos), la prevalencia de desnutrición oscila entre el 20 %

en pacientes con afectación moderada o grave pero estables y ambulatorios (el 35 % de los que se envían a un programa de rehabilitación) y el 70 % de pacientes ingresados por reagudización respiratoria. En pacientes hospitalizados con insuficiencia respiratoria crónica, solo el 16 % de los que padecen EPOC tienen un IMC inferior a 20 kg/m², pero hasta el 35 % presenta depleción de masa libre de grasa. Esto sugiere que la simple consideración del peso corporal no es suficiente para evaluar el estado nutricional de las personas con EPOC y la atención debería centrarse en las alteraciones de la composición corporal. Hasta hace poco solo se diferenciaban dos tipos de fenotipos en relación con la desnutrición: los EPOC enfisematosos (fenotipo clásico de "soplador rosado" delgado) y los bronquíticos crónicos obesos (fenotipo de "obeso azulado"), objetivando una diferencia en la cantidad de masa grasa, aunque era muy frecuente encontrar en ambos fenotipos una depleción de la MLG. Actualmente, existirían varios fenotipos, teniendo en cuenta no solo la masa libre de grasa y grasa, sino también su distribución corporal, la fuerza muscular y el tipo de miofibrillas que predominan, la masa ósea y el riesgo cardiovascular asociado.

En el contexto de la FPI, el estudio de Faverio *et al.* (2022) destaca que la mayoría de los pacientes en el momento del diagnóstico presenta un estado nutricional aparentemente normal. Sin embargo, es relevante señalar que el 49,2 % muestra signos tempranos de deterioro nutricional y rendimiento físico. Incluso los pacientes con un IMC inicial ≥ 30 kg/m² o antecedentes de pérdida de peso ≥ 5 % en los tres últimos meses presenta desnutrición. Este hallazgo subraya la necesidad de evaluar de manera más holística el estado nutricional en los pacientes con FPI, ya que incluso aquellos con normopeso inicial pueden exhibir signos precoces de deterioro nutricional.

En resumen, la evaluación del estado nutricional en pacientes con patología respiratoria va más allá de la consideración superficial del IMC y requiere un enfoque integral que tenga en cuenta las particularidades de cada enfermedad y sus implicaciones en la composición corporal y el rendimiento físico.

BASES TEÓRICAS DE LA VALORACIÓN MORFOFUNCIONAL® EN ESTA PATOLOGÍA

Ecografía nutricional®

Sánchez-Torralvo *et al.* (2022) realizaron un estudio sobre el empleo de la ecografía nutricional® en personas adultas con fibrosis quística (FQ) durante períodos de estabilidad. En esta investigación se relacionaron los resultados de la ecografía nutricional® con diversas medidas de composición corporal, como parámetros antropométricos, análisis de impedancia bioeléctrica (BIA) y absorciometría de rayos X de doble energía (DEXA).

Los hallazgos revelaron correlaciones elevadas y significativas entre la masa libre de grasa, evaluada mediante BIA, plicometría y DEXA, y los parámetros ecográficos, especialmente, los relacionados con la masa magra. Además, se observaron correlaciones positivas entre las mediciones ecográficas musculares, como el área del recto anterior del cuádriceps, con la dinamometría y el ángulo de fase. También se definieron puntos de corte para predecir la desnutrición, según los criterios GLIM (*Global Leadership Initiative on Malnutrition*).

Además, los parámetros ecográficos del recto anterior también mostraron correlaciones significativas con los parámetros espirométricos, particularmente, con el porcentaje de volumen espiratorio forzado en 1 segundo (FEV 1 %) y el porcentaje de capacidad vital forzada (FVC %), ambos con gran valor pronóstico en esta enfermedad. Estas asociaciones sugieren que la ecografía nutricional® podría ser una herramienta valiosa en la evaluación integral nutricional de personas con FQ (**Fig. 18-1**).

En el estudio multicéntrico de Fernandez-Jiménez *et al.* de 2023 se determinó el valor pronóstico de las técnicas morfofuncionales en personas con FPI. Se emplearon diversas técnicas, como la valoración subjetiva global, el análisis de impedancia bioeléctrica (BIA), la ecografía nutricional® y la dinamometría. Se observó que el área del recto femoral (RF-

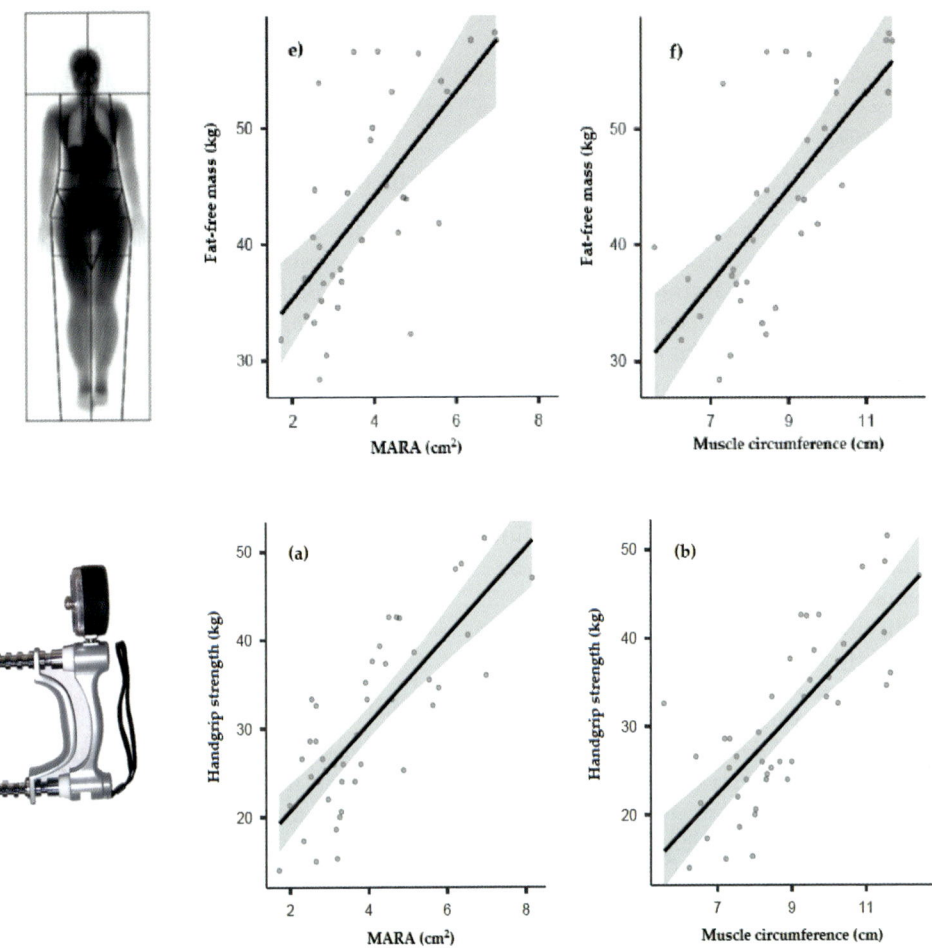

Figura 18-1. Asociación entre ecografía nutricional®, DEXA y dinamometría en pacientes con fibrosis quística.

CSA) se relacionaba significativamente con la mortalidad en pacientes con FPI, siendo una medida del área del recto femoral menor de 3 cm² un factor predictivo de aumento en la mortalidad (AUC = 0,857, sensibilidad del 64,4 % y especificidad del 100,0 %). También se describieron puntos de corte para el ángulo de fase o **AF** = 4,5 (AUC = 0,722, sensibilidad del 72,7 %, especificidad del 66,6 %) y masa celular corporal o **BCM** = 28,8 kg (AUC = 0,609, sensibilidad del 32,4 % y especificidad del 100,0 %).

Aunque el número de pacientes es pequeño, en ambos trabajos se resalta el valor potencial de la ecografía en el diagnóstico de la desnu-

trición y en el seguimiento longitudinal de los pacientes en la práctica clínica.

Impedanciometría (BIA)

En el trabajo de Nishiyama *et al.* (2017) se empleó la BIA para evaluar la relación entre las variables composición corporal, FVC y la supervivencia en pacientes con FPI. Los resultados revelaron que la masa magra era un factor predictivo independiente significativo de la supervivencia, destacando su importancia en este contexto. Contrariamente, el IMC no demostró una asociación significativa con la supervivencia.

En el estudio de Doña *et al.* (2018) se compararon las técnicas de medición de la composición corporal, como la impedancia bioeléctrica, la medida de pliegues cutáneos y la absorciometría de rayos X de doble energía (DEXA) en personas con BQ. Se observó una correlación elevada entre la masa libre de grasa estimada por BIA y por pliegues cutáneos, con las técnicas más complejas (como DEXA), aunque ambas tendían a sobreestimar la MLG en pacientes con bronquiectasias. Este fenómeno podría dar lugar a la clasificación errónea de individuos desnutridos como normonutridos. A pesar de estas limitaciones, se sugiere que, en ausencia de técnicas más avanzadas, la plicometría, especialmente, cuando es realizada por expertos, y la BIA pueden considerarse como herramientas útiles en la práctica habitual para la evaluación de la composición corporal.

En un estudio reciente de personas con EPOC (realizado en 2023 por Benedeto *et al.*) se observó que el ángulo de fase menor se asociaba con mayor hipoxia e hipercapnia. Además, la gravedad de la EPOC se relacionó con una disminución de la masa celular, una clara reducción de la masa muscular esquelética y un deterioro en el intercambio de gases. Las personas desnutridas con EPOC estable y oxigenoterapia domiciliaria experimentaban disnea más intensa en reposo, mayor pérdida de peso en los últimos 12 meses y mayor número de exacerbaciones por año. El análisis de regresión múltiple destacó la importancia del AF en la estimación de la fuerza muscular, tanto en la dinamometría de mano como en la fuerza de los músculos respiratorios, expresada por la relación: presión inspiratoria máxima/presión espiratoria máxima (MIP/MEP). Finalmente, se confirmó la relación entre el ángulo de fase y la mortalidad por todas las causas.

En personas con FPI, Férnández-Jiménez *et al.* demostraron que el ángulo de fase es un buen marcador de la masa celular y del daño celular en personas con FPI. Este ángulo de fase demostró ser un predictor fiable de la mortalidad a los 12 meses y se sugiere su uso como herramienta de cribado para complementar la valoración nutricional en estos pacientes.

En conclusión, la BIA y el ángulo de fase, en particular, podrían emplearse como factores de riesgo de morbilidad y mortalidad en personas con enfermedades respiratorias graves.

Otras técnicas de imagen

Resultados similares a los obtenidos con la ecografía nutricional® o la BIA se han observado en otros estudios que utilizaron diferentes técnicas de imagen, como la tomografía computarizada (TC). En un trabajo de O'Brien *et al.* (2023) se encontró que el área del músculo pectoral medida por TC se asocia con la masa magra evaluada mediante DEXA, y presenta asociaciones con la progresión del enfisema y la enfermedad pulmonar obstructiva crónica (EPOC) en una cohorte de pacientes fumadores. Ya se ha comentado previamente el valor de la DEXA como "*gold standard*" de composición corporal en la práctica clínica.

Dinamometría

En personas con FQ, Contreras-Bolívar *et al.* (2022) observaron asociaciones entre la dinamometría de mano, la masa libre de grasa y la masa ósea (estimada por DEXA), así como con parámetros espirométricos; y negativas con parámetros clínicos (número de reagudizaciones), lo que respalda su utilidad en la valoración nutricional.

En personas con EPOC, la disminución de la fuerza de prensión se asocia a incremento de la mortalidad y de reagudizaciones respiratorias.

Además, la dinamometría es muy útil para el seguimiento de pacientes que se someten a intervenciones tanto nutricionales (suplementos) como de rehabilitación respiratoria (ejercicio), siendo muy sensible al cambio (incluso antes que la composición corporal) (Olveira, 2016), como ilustran los trabajos de nuestro equipo tanto en pacientes con FQ como en pacientes con BQ no FQ.

Por tanto, sugerimos que su medición sea un parámetro habitual en la evaluación de la función en personas con patologías respiratorias, ya que presenta asociaciones significativas tanto con parámetros espirométricos como con la morbimortalidad, siendo, además, sensible a las intervenciones. Por su sencillez podría ser incorporado a la práctica habitual tanto de las consultas de nutrición como las de neumología.

Herramientas funcionales

Independientemente de la utilidad de la dinamometría de mano, en pacientes con problemas respiratorios se suelen utilizar otros test funcionales.

Numerosos estudios respaldan la utilidad del test "*Time Up and Go*" (TUG) en la predicción del historial de caídas y la capacidad de ejercicio en personas con EPOC. Según Mezquita (2016), este test puede predecir el riesgo de caídas con un rendimiento diagnóstico del 80 % en sensibilidad y especificidad.

A su vez, el test de la marcha de 6 minutos (6MMW) se ha consolidado como una herramienta ampliamente utilizada en la evaluación de pacientes con problemas respiratorios. En los pacientes, una baja capacidad de ejercicio (6MWD < 350 m) y una disminución de la actividad física (< 7.128 pasos/día) se asocia con aumento de las exacerbaciones de la enfermedad, peor calidad de vida, puntuaciones más altas en las escalas de depresión y disminución de los parámetros antropométricos y de laboratorio relacionados con el pronóstico de la enfermedad y la mortalidad. Además, el 6MMW sirve para monitorizar las intervenciones tras una rehabilitación pulmonar. En el estudio de Fernández-Jiménez *et al.* de 2013 se establecieron puntos de corte de estas pruebas funcionales para predecir la mortalidad a los 12 meses en personas con FPI: 6MMW = 420 m (AUC = 0,830, sensibilidad del 63,27 % y especificidad del 100,0 %) y TUG = 7,2 s (AUC = 0,771, sensibilidad del 100,0 % y especificidad del 56,67 %). En personas con EPOC también se han validado otras técnicas más sencillas, como la velocidad de la marcha de 4 metros (4MGS), el test de la marcha de dos minutos y otras más complejas, con mediciones objetivas de la actividad física diaria mediante podómetros u otros dispositivos.

PROPUESTA DE INCORPORACIÓN DE LAS HERRAMIENTAS MORFOFUNCIONALES A LOS ALGORITMOS DE DIAGNÓSTICO Y TRATAMIENTO NUTRICIONAL

Este apartado tiene como objetivo proponer un protocolo de evaluación morfofuncional para pacientes con patología respiratoria.

Todas las personas con FQ y las personas muy graves en cualquier enfermedad respiratoria deberían ser derivadas a las Unidades de Nutrición para su valoración integral y tratamiento (pacientes con IMC bajos, con fenotipos reagudizadores [GOLD (*global strategy for prevention, diagnosis and management of COPD*)] independientes del IMC, sujetos ingresados en el hospital con pérdida de peso > 10 %, valoración de pacientes pretrasplante y prequirúrgicos desnutridos). En cada consulta se recomienda realizar una historia clínica y una exploración física exhaustivas, así como realizar pruebas específicas morfofuncionales, que incluyen impedanciometría, ecografía nutricional*, dinamometría y, dependiendo de la edad y gravedad de la enfermedad, test funcionales, como el "*Test Up and Go*". Se recomienda clasificar a los pacientes según los criterios GLIM y se valorarán los cambios longitudinales en el tiempo. La ejecución de estas medidas por profesionales especializados se estima en aproximadamente 20 minutos. En el caso de solicitar DEXA para la valoración de la masa ósea, se recomienda que se aproveche para realizar, además, la valoración de la composición corporal en la misma prueba diagnóstica.

En Neumología ambulatoria se subraya la importancia de recopilar, como mínimo, ciertos parámetros nutricionales básicos en cada consulta. Esto implica la medición de peso y talla, la identificación de pérdida de peso involuntaria a lo largo del tiempo y la evaluación básica de la ingesta alimentaria. Dado su bajo coste y facilidad de estandarización, podría añadirse la medida de perímetro braquial y/o pantorrilla (como medidas indirectas de la masa libre de grasa) y la dinamometría de mano. Asimismo, el test 6MMW es una herramienta indispensable, que está plenamente integrada en las pruebas complementarias de la especialidad.

En ambos ámbitos hay que recordar que tanto la EPOC como las BQ, la FQ o la FPI son enfermedades con un trasfondo de inflamación crónica sistémica, por lo que se recomienda medir la proteína C reactiva (PCR). En BQ se han validado, también, como marcadores de inflamación otras medidas como el número de neutrófilos o el cociente neutrófilos/linfocitos. También se recomienda medir las proteínas viscerales, como la albúmina, que es un buen predictor de morbimortalidad (y sirve para clasificar la inflamación en los criterios GLIM), y la prealbúmina, que es mejor marcador de cambios nutricionales agudos y que ha sido empleada con éxito en pacientes con enfermedades respiratorias crónicas.

Ejemplo de protocolo de valoración morfofuncional® en pacientes con problemas respiratorios

Actualmente, en la consulta de Nutrición del Hospital Regional Universitario de Málaga, donde se atienden personas con FQ y BQ, se lleva a cabo un protocolo concreto de valoración nutricional integral (**Fig. 18-2**). En personas con EPOC u otras patologías con desnutrición detectados en Neumología, también se sigue un protocolo similar, aunque individualizado a las características de los pacientes.

La evaluación de la composición corporal mediante DEXA se realiza de manera diferenciada, dependiendo de si es necesario obtener información específica sobre la densidad ósea en una visita determinada. La impedanciometría se lleva a cabo sistemáticamente en cada consulta. Por ejemplo, con esta técnica y la plicometría hemos objetivado recientemente en personas con FQ incrementos en el peso, en la masa grasa y magra tras la administración de moduladores de la proteína CFTR. La plicometría y la medida de perímetros también se incluye en el protocolo, ya que hemos corroborado su utilidad y concordancia con otras técnicas, como la impedanciometría y la DEXA cuando es realizada por profesionales expertos.

Desde hace dos años, se realiza una ecografía nutricional®, al menos, en las revisiones anuales (o antes, si se producen cambios significativos en el peso o composición corporal por otras técnicas). La dinamometría forma parte integral de cada visita, ya que se encuentra asociada a variables clínicas como las mediciones espirométricas, óseas y de composición corporal. La realización oportunista (si se realiza tomografía computerizada de tórax) de un corte a nivel de la 12ª vértebra dorsal está en investigación.

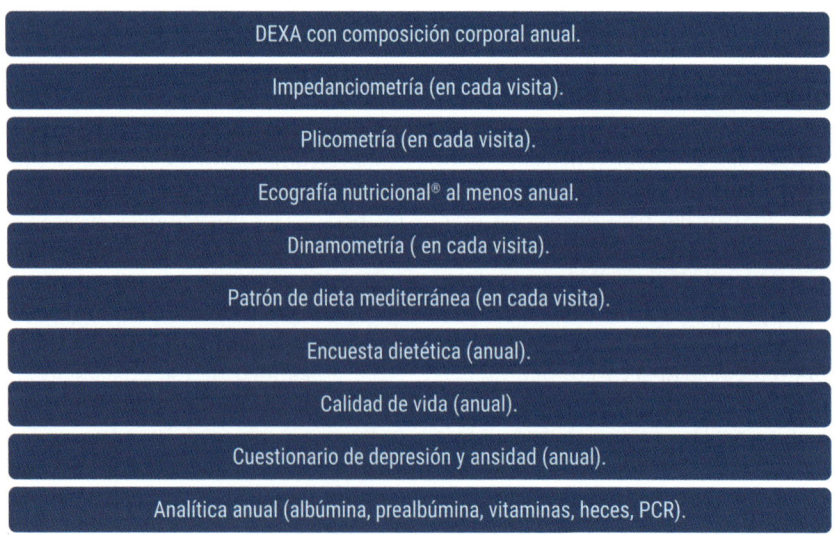

Figura 18-2. Protocolo concreto de valoración nutricional integral en personas con FQ y BQ.

Solo en personas mayores o afectación grave respiratoria y sospecha de sarcopenia se emplea el TUG u otras técnicas funcionales (SPPB, sentadillas) ya que también se valora la prueba de la marcha de 6 minutos realizado en el ámbito de la consulta de Neumología.

El cuestionario sobre el seguimiento de la dieta mediterránea (cuestionario Predimed) es un componente que se recoge en cada consulta y que informa al especialista del patrón dietético que sigue el paciente con el objetivo de mejorar la elección de los alimentos. Además, se lleva a cabo una encuesta dietética anual prospectiva de 4 días para obtener una comprensión más detallada de los hábitos alimenticios (aporte calórico proteico, grasas, hidratos de carbono, fibra y micronutrientes).

Asimismo, como parte de la valoración integral de los pacientes, se evalúa la calidad de vida anualmente (dependiendo del paciente: CFQ-R, QOLB y CAT) y se aplica el cuestionario HADS (Escala de Ansiedad y Depresión Hospitalaria) para la detección de síntomas de depresión y ansiedad, ya que hemos demostrado en estudios previos que las personas con síntomas de depresión y ansiedad tienen peor calidad de vida, independientemente de la gravedad de la enfermedad. En algunos casos es necesaria su derivación a salud mental.

También se realiza una analítica básica en cada visita, y una completa, al menos, una vez al año, abarcando parámetros como la albúmina, prealbúmina, PCR, vitaminas y, en personas con FQ, análisis de heces, curva de glucemia y HbA1c, lo que proporciona una visión conjunta del estado nutricional y de la salud general del individuo.

Líneas de investigación futuras en la valoración morfofuncional® de la patología respiratoria

La valoración morfofuncional® adquiere sentido cuando se complementa con una intervención nutricional y un programa de ejercicio. Como hemos visto en este capítulo, está clara la relación entre el estado nutricional y funcional, y el pronóstico de los pacientes (morbimortalidad). No obstante, en muy pocos estudios se ha valorado el efecto de las intervenciones sobre la reducción de la morbimortalidad y su asociación con la mejora de la composición corporal y función muscular.

Por tanto, es imperativo explorar el papel de la terapia médica nutricional y/o la rehabilitación respiratoria mediante el ejercicio, con el propósito de demostrar cambios significativos en la composición corporal, calidad de vida y/o morbimortalidad en estudios aleatorizados con dos o más ramas de tratamiento.

En futuros estudios de investigación clínica, analizar exclusivamente el IMC no será suficiente como marcador del estado nutricional en pacientes con enfermedades respiratorias. Es importante conocer la precisión y el margen de error de las propias técnicas y su variabilidad intraobservador e interobservador, así como en el seguimiento longitudinal. También será indispensable definir cuál es el mínimo cambio de cada una de las técnicas que se considera que sea clínicamente relevante. Por ejemplo, ¿cuánto tiene que mejorar la fuerza (medida por la dinamometría de mano) o la masa muscular esquelética apendicular o el ángulo de fase (medidos por impedanciometría) para que se asocie a menos reagudizaciones, ingresos o mortalidad?

Además, el conocimiento del cambio en la cantidad muscular (composición) y en la función muscular nos permitirá personalizar las intervenciones para que sean más eficientes. Por ejemplo, los pacientes con dinapenia y menos masa muscular podrían beneficiarse, especialmente, de programas de ejercicio para fortalecimiento muscular y de tratamientos nutricionales dirigidos al músculo como órgano diana y no solo de un aporte calórico para mejorar el peso. Conocer el estado de hidratación y la inflamación también podrá orientar la elección de la terapia médica nutricional.

Un ejemplo ilustrativo de la aplicabilidad de estas estrategias es un ensayo clínico aleatorizado de suplementación nutricional + rehabilitación con ejercicio frente a solo suplementación nutricional en personas con BQ. La combinación de suplementos nutricionales y ejercicio consiguió mejorar la composición corporal, medida a través de DEXA, y la fuerza muscular, medida por dinamometría. También mejoraron las concentraciones de ciertas mioquinas y la calidad de vida de los pacientes.

Otro ejemplo sería el empleo de moduladores de la inflamación, que desempeña un papel crucial en el deterioro de la función respiratoria en personas con FQ y con enfermedades respiratorias, en general. Por ejemplo, en personas adultas con fibrosis quística, la suplementación con una combinación de ácidos grasos omega 3 y ácido gammalinolénico durante un año se asoció a mejoras en la clínica respiratoria (función pulmonar, exacerbaciones y consumo de antibióticos), así como en biomarcadores de la inflamación, a la vez que aumentaba la masa libre de grasa y la fuerza medida por dinamometría (Olveira, 2010).

En personas con EPOC, diversos estudios aleatorizados han demostrado que el uso de suplementos orales se asocia a un aumento de la ingesta, de las medidas de composición corporal (masa libre de grasa, perímetro braquial y pliegue tricipital), de la fuerza (dinamometría, presión inspiratoria y espiratoria máxima) y de la función muscular (6MWD) y, en algunos casos, de la morbimortalidad.

Otro ejemplo paradigmático de que es necesario avanzar en estudios "más allá del IMC" es la reciente comercialización para personas con FQ de fármacos moduladores de la proteína CFTR (específicamente, la terapia triple con elexacaftor, tezacaftor e ivacaftor), que normalizan la función de dicha proteína en pacientes con determinados genotipos. Producen cambios espectaculares en la clínica (reducción de reagudizaciones, mejoras espirométricas y mejorías en la calidad de vida). Además, es un hecho constante que mejoren el peso (incrementando, aproximadamente, entre 1 y 2 puntos de media el IMC, según las series) y otros aspectos, como el control metabólico en personas con diabetes relacionada con la FQ. En este sentido es muy importante dilucidar si este incremento de peso se produce a base de masa magra o grasa y si afecta a la función, ingesta, etc. Algunos autores han publicado que el aumento de peso se hace a expensas de la masa grasa; sin embargo, según nuestra experiencia, usando impedanciometría, plicometría y DEXA a largo plazo (2 años), se produce un aumento de ambos componentes (masa grasa y libre de grasa) así como del ángulo de fase y otros marcadores. La variabilidad en los resultados destaca la necesidad de realizar nuevas investigaciones para clarificar los mecanismos subyacentes y optimizar el abordaje nutricional, evitando el sobrepeso y obesidad, y maximizando la ganancia de masa y fuerza muscular.

CONCLUSIONES

La prevalencia de desnutrición, la alteración de la composición corporal y de la función es muy frecuente en pacientes con problemas respiratorios. Dado su impacto significativo sobre el pronóstico, es crucial identificar y abordar estos problemas de manera temprana.

La valoración morfofuncional® de los pacientes con problemas respiratorios aporta una visión global más allá del IMC. Dependiendo de la disponibilidad y experiencia de los centros, pueden emplearse desde métodos simples (antropometría y dinamometría) hasta técnicas más avanzadas, como bioimpedancia, DEXA, ecografía muscular y otras.

En los próximos años, con la estandarización y publicación de tablas de normalidad, y con la asociación con parámetros clínicos y pronósticos, el valor de estas técnicas se verá aun más reforzado.

Son necesarios estudios de intervención aleatorizados en los que se valore el cambio en la composición y función, su repercusión sobre el pronóstico y que nos orienten sobre cómo se deben personalizar los tratamientos.

Es necesario un enfoque multidisciplinar entre los equipos de Neumología y Endocrinología y Nutrición para la correcta valoración del pacientes con problemas respiratorios. El trabajo en equipo, mediante protocolos consensuados y de derivación de pacientes, podría mejorar la evaluación, tratamiento y seguimiento nutricional, mejorando el pronóstico (morbimortalidad) y calidad de vida de las personas que padecen estas enfermedades.

BIBLIOGRAFÍA

- Barcos VI, Enghelmayer JI. Nutrición en fibrosis pulmonar idiopática: ¿La gran olvidada? [Nutrition in idiopathic pulmonary fibrosis: The great forgotten?]. Medicina (B Aires). 2021;81(4):671-3. Spanish. PMID: 34453820.

- Bordejé Laguna ML. Nuestros grandes olvidados, los enfermos respiratorios crónicos [Our great forgotten, chronic respiratory sufferers]. Nutr Hosp. 2017 May 8;34(Suppl 1):38-45. Spanish. doi: 10.20960/nh.1238. PMID: 28585855.

- Caley LR, Jarosz-Griffiths HH, Smith L, et al. Body mass index and nutritional intake following Elexacaftor/Tezacaftor/Ivacaftor modulator therapy in adults with cystic fibrosis. J Cyst Fibros. 2023 Nov;22(6):1002-9. doi: 10.1016/j.jcf.2023.06.010. Epub 2023 Jul 6. PMID: 37422432.

- Contreras-Bolívar V, Olveira C, Ruiz-García I, et al. Handgrip Strength: Associations with Clinical Variables, Body Composition, and Bone Mineral Density in Adults with Cystic Fibrosis. Nutrients. 2021 Nov 16;13(11): 4107. doi: 10.3390/nu13114107. PMID: 34836360; PMCID: PMC8622157.

- De Benedetto F, Marinari S, De Blasio F. Phase angle in assessment and monitoring treatment of individuals with respiratory disease. Rev Endocr Metab Disord. 2023 Jun;24(3):491-502. doi: 10.1007/s11154-023-09786-5. Epub 2023 Jan 25. PMID: 36694055.

- Doña E, Olveira C, Palenque FJ, et al. Pulmonary Rehabilitation Only Versus With Nutritional Supplementation in Patients With Bronchiectasis: A RANDOMIZED CONTROLLED TRIAL. J Cardiopulm Rehabil Prev. 2018 Nov;38(6):411-8. doi: 10.1097/HCR.0000000000000341. PMID: 29952809.

- Faverio P, Fumagalli A, Conti S, et al. Nutritional assessment in idiopathic pulmonary fibrosis: a prospective multicentre study. ERJ Open Res. 2022 Mar 7;8(1): 00443-2021. doi: 10.1183/23120541.00443-2021. PMID: 35265706; PMCID: PMC8899499.

- Fernández-Jiménez R, Cabrera Cesar E, Sánchez García A, et al. Rectus Femoris Cross-Sectional Area and Phase Angle as Predictors of 12-Month Mortality in Idiopathic Pulmonary Fibrosis Patients. Nutrients. 2023 Oct 22;15(20):4473. doi: 10.3390/nu15204473. PMID: 37892547; PMCID: PMC10609753.

- Grancini V, Gramegna A, Zazzeron L, et al. Effects of elexacaftor / tezacaftor / ivacaftor triple combination therapy on glycaemic control and body composition in patients with cystic fibrosis-related diabetes. Diabetes Metab. 2023 Sep;49(5):101466. doi: 10.1016/j.diabet.2023.101466. Epub 2023 Aug 1. PMID: 37536552.

- Nishiyama O, Yamazaki R, Sano H, et al. Fat-free mass index predicts survival in patients with idiopathic pulmonary fibrosis. Respirology. 2017 Apr;22(3):480-5. doi: 10.1111/resp.12941. Epub 2016 Nov 21. PMID: 27868303.

- O'Brien ME, Zou RH, Hyre N, et al. CT pectoralis muscle area is associated with DXA lean mass and correlates with emphysema progression in a tobacco-exposed cohort. Thorax. 2023;78:394-401.

- Olveira G, Olveira C, Doña E, Palenque FJ, Porras N, Dorado A. Oral supplement enriched in HMB combined with pulmonary rehabilitation improves body composition and health related quality of life in patients with bronchiectasis (Prospective, Randomised Study). Clin Nutr. 2016 Oct;35(5):1015-22. doi: 10.1016/j.clnu.2015.10.001. Epub 2015 Oct 19. PMID: 26522923.

- Olveira G, Olveira C, Gaspar I, Porras N, et al. Fat-free mass depletion and inflammation in patients with bronchiectasis. J Acad Nutr Diet. 2012 Dec;112(12):1999-2006. doi: 10.1016/j.jand.2012.08.013. PMID: 23174686.

- Sánchez-Torralvo FJ, Porras N, Ruiz-García I, et al. Usefulness of Muscle Ultrasonography in the Nutritional Assessment of Adult Patients with Cystic Fibrosis. Nutrients. 2022 Aug 17;14(16):3377. doi: 10.3390/nu14163377. PMID: 36014883; PMCID: PMC9415857.

- Taelman V, Declercq D, Van Biervliet S, et al. Effect of 18 months elexacaftor-tezacaftor-ivacaftor on body mass index and glycemic control in adults with cystic fibrosis. Clin Nutr ESPEN. 2023 Dec;58:73-8. doi: 10.1016/j.clnesp.2023.08.028. Epub 2023 Aug 25. PMID: 38057039.

ABSTRACT GRÁFICO AG-18

Patología respiratoria

Fisiopatología y desnutrición

Desnutrición en patología respiratoria

- ↑ gasto energético
- ↑ Catabolismo proteico
- ↑ Inflamación/oxidación
- ↓ Actividad física
- ↓ Ingesta
- FQ maldigestión/absorción
- FQ diabetes
- Corticoides
- Hipoxia
- Sarcopenia
- Disnea
- Depresión/ansiedad

Valoración específica de la patología

- Espirometría
- Reagudizaciones/disnea
- Saturación basal y tras test de la marcha
- Esputo: características y cultivos
- Otros: pletismografía, difusión de CO

Propuesta de valoración morfofuncional® de la DRE en práctica clínica

	Visita basal	Revisión a corto plazo (3-6 meses)	Revisión a largo plazo (> 6 meses)
Ingesta dietética	Predimed 14/recordatorio 24 h FQ prospectiva 3-5 días	Predimed 14/recordatorio 24 h	Predimed 14/recordatorio 24 h FQ prospectiva 3-5 días anual
Antropometría	Perímetros/pliegue tricipital	Según clínica	Mínimo anual
Parámetros bioquímicos	PCR/albúmina/prealbúmina En BQ: + neutrófilos En FQ: heces/vitaminas/curva glucemia/Hba1c	PCR/albúmina/prealbúmina En BQ: + neutrófilos En FQ: según clínica	PCR/albúmina/prealbúmina En BQ: + neutrófilos En FQ: mínimo anual heces/vitaminas/curva glucemia/Hba1c
Técnicas composición corporal	Impedanciometría DXA coincidiendo con evaluación ósea En investigación: TC D12 oportunista	Impedanciometría en cada visita Otros: según clínica	Impedanciometría en cada visita DXA coincidiendo con evaluación ósea Otros: según clínica
Ecografía nutricional®	Ecografía nutricional	Según clínica	Mínimo anual
Dinamometría	En cada visita	En cada visita	En cada visita
Pruebas funcionales	Test marcha 6M Otros pacientes mayores/sarcopenia (TUG/SPPB/sentadillas)	Según clínica	Anual
Test de calidad de vida	CAT/CFQR/QOL-B	Según clínica	Mínimo anual
Adherencia nutricional/ejercicio	En cada visita	En cada visita	En cada visita
Depresión/ansiedad	HADS	Según clínica	Mínimo anual

Orientación terapéutica

- **Suplementos nutricionales:** en reagudizaciones o bajo peso: mejora composición corporal, capacidad funcional, calidad de vida y (posiblemente) morbimortalidad.
- **Ejercicio:** de fuerza 2-3 veces semana + aeróbico diario. Rehabilitación respiratoria: evidencia A.

Valoración morfofuncional® en la enfermedad renal crónica y en diálisis

19

G. Barril Cuadrado, M. M. Ruperto López y B. Molina Baena

INTRODUCCIÓN. COMPORTAMIENTO DE LA ENFERMEDAD, MECANISMOS Y SÍNTOMAS

La *Kidney Disease Improving Global Outcomes* (KDIGO) en 2012 definió la Enfermedad Renal Crónica (ERC) como un daño renal estructural o funcional padecido durante tres meses, al menos, que ejerce un gran impacto en la salud del paciente e incluye la evaluación del riesgo cardiovascular y de la albuminuria (Tabla 19-1). La ERC se proyecta como la quinta causa de mortalidad mundial para el año 2040. Dentro de los sintomas y signos más frecuentes están los edemas, cefaleas por hipertensión arterial (HTA), cólicos nefríticos y pielonefritis, aunque muchos pacientes permanecen asintomáticos debido a la compensación de las nefronas afectadas. La diabetes mellitus (DM) es una causa frecuente y una comorbilidad significativa en pacientes con ERC. La evaluación inicial incluye medición de la presión arterial y análisis de sangre y orina, con especial atención a la relación proteína/creatinina urinaria y a las concentraciones de creatinina sérica.

La valoración morfofuncional® (VMF) revela cambios relacionados con la inflamación, retención de toxinas urémicas y alteraciones endocrino-metabólicas, que afectan a la composición corporal y al estado nutricional de los pacientes con ERC. Las modalidades de diálisis, como la hemodiálisis y la diálisis peritoneal, también influyen en el perfil nutricional, con diferencias en el consumo energético y la absorción de glucosa.

El enfoque Nefrología-Nutrición surge como una herramienta esencial para el manejo integral del paciente con ERC, adaptando la intervención nutricional a las características individuales de la enfermedad y a la modalidad de diálisis. Este enfoque integral es fundamental tanto antes de iniciar la diálisis como durante la terapia renal sustitutiva, considerandose incluso la posible inclusión en lista de espera para trasplante renal.

ESQUEMA PRÁCTICO DE LA VALORACIÓN MORFOFUNCIONAL®: BASES TEÓRICAS, LIMITACIONES Y LÍNEAS DE DESARROLLO

La VMF en ERC y en diálisis (hemodiálisis y diálisis peritoneal) tiene como objetivo identificar, evaluar y diágnosticar el estado nutricional, integrando adicionalmente como herramientas exploratorias o diagnósticas la bioimpedancia eléctrica, la dinamometría y la ecografía nutricional®, cuyas características específicas en esta patología se muestran en el esquema teórico-práctico de la figura 19-1.

Cribaje morfofuncional

Se recomienda el cribado nutricional rutinario en ERC y en diálisis cada 6 meses, para detectar el posible riesgo nutricional. Las escalas de cribaje convencionales, como el *Manutrition Screening Tool* (MST) o el *Malnutrition Universal Screening Tool* (MUST) pueden ser útiles inicialmente. En la ERC están validados dos métodos: la valoración global subjetiva de 7 puntos (VGS-7) y la escala de malnutrición-inflamación (MIS). La VGS-7 incluye datos de la historia clínica (peso corporal, ingesta alimentaria, síntomas gastrointestinales

Tabla 19-1. Clasificación y pronóstico de la enfermedad renal crónica según la tasa de filtrado glomerular y proteinuria, según las guías clínicas (KDIGO 2012).

Pronóstico según la tasa de filtrado glomerular (TFG) y albuminuria			Categorías por albuminuria, descripción e intervalo		
			A1	A2	A3
			< 30 mg/g	30-299 mg/g	> 300 mg/g
			> 3 mg/mmol	3-29 mg/mmol	> 30 mg/mmol
Categorías por TFG (mL/min/1,73 m²), descripción y estadis	G1	Normal o alto	> 90		
	G2	Levemente disminuido	60-89		
	G3a	Descenso leve-moderado	45-59		
	G3b	Descenso moderado-grave	30-44		
	G4	Descenso grave	15-29		
	G5	Fallo renal	< 15		

El color verde indica bajo riesgo (si no existen otros marcadores de enfermedad renal, no hay ERC); el color amarillo, riesgo moderadamente elevado; el color naranja, alto riesgo y el color rojo, muy alto riesgo.

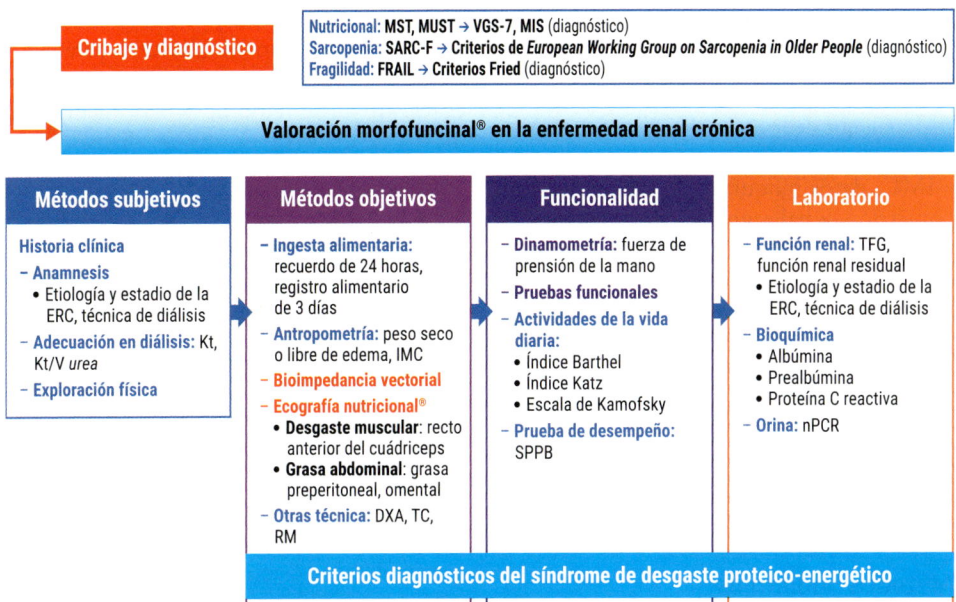

Figura 19-1. Esquema práctico de la valoración morfofuncional® en enfermedad renal crónica y en diálisis. DXA: absorciometría dual de rayos X. ERC: enfermedad renal crónica. FRAIL: escala de cribaje del riesgo de fragilidad. IMC: índice de masa corporal. Kt/V: modelo cinético de la urea. MIS: escala de malnutrición-inflamación. MST: escala de cribaje *Malnutrition Screening Tool*. MUST: escala de cribaje *Malnutrition Univesal Screening Tool*. nPCR: índice catabólico proteico normalizado. RM: resonancia magnética. SARC-F: escala de cribaje de sarcopenia (*Strength, Assistance in walking, Rise from a chair, Climb stairs, and Falls*). SPPB: batería corta de rendimiento físico (*Short Physical Performance Battery*). TC: tomografía computarizada. TFG: tasa de filtrado glomerular. VGS-7: valoración global subjetiva de 7 puntos.

y capacidad funcional, así como comorbilidades relacionadas con las necesidades nutricionales) e integra el examen físico de la masa corporal (grasa subcutánea y músculo) y la exploración de edemas. El MIS es una escala de cribaje semicuantitativa, que se basa en los 7 puntos subjetivos de la VGS y que, además, incluye tres parámetros objetivos (índice de masa corporal [IMC], albúmina sérica y capacidad total de fijación del hierro). Los valores del MIS ≥ 5 puntos son sugestivos de riesgo de síndrome de desgaste proteico-energético (SDPE), estando asociados con el número de ingresos hospitalarios y la mortalidad en ERC y diálisis.

El riesgo de sarcopenia mediante el cuestionario SARC-F evalúa 5 componentes: fuerza, ayuda para caminar, levantarse de una silla, subir escaleras y caídas. Los valores del SARC-F ≥ 4 puntos indican riesgo, que será confirmado

con los criterios propuestos por el *European Working Group on Sarcopenia in Older People* (EWGSOP2).

El riesgo de fragilidad puede medirse mediante la escala FRAIL (Fatiga, Resistencia, Resistencia Aeróbica, Enfermedad y Pérdida de peso) y el diagnóstico funcional se realiza con el cuestionario de fragilidad de Fried. La alteración de 1 o 2 criterios en la escala FRAIL y en el cuestionario Fried sugieren riesgo de prefragilidad. Si se cumplen 3 o más criterios de Fried se confirma el fenotipo físico de fragilidad. En ERC o en diálisis, e independientemente de la edad, está indicada la valoración de fragilidad física junto con el cribaje y diagnóstico de sarcopenia. Con un cribaje nutricional positivo de sarcopenia y/o fragilidad se recomienda la VMF, incluyendo la utilización conjunta de varios parámetros y técnicas nutricionales.

VALORACIÓN MORFOFUNCIONAL®

Desde los estadios iniciales de la ERC y en diálisis se recomienda la valoracion clínico-nutricional, que debe incluir, entre otros, apetito, registro de la ingesta alimentaria, peso corporal e IMC, datos bioquímicos, medidas antropométricas y hallazgos físicos nutricionales, en los primeros 90 días de inicio de la diálisis, anualmente, cuando lo indique el cribado nutricional o bien derivado por otro profesional. Las guías clínicas *Kidney Disease Outcomes Quality Initiative* (K/DOQI) de Nutrición en ERC afirman que ningún marcador o método por sí mismo permite realizar una valoración completa e inequívoca del estado nutricional, y recomiendan la combinacion de métodos de evaluación subjetivos y objetivos.

Métodos subjetivos

A partir de los datos recogidos en la historia clínica que incluya entre otros, etiología y estadio de la ERC, modalidad de diálisis (hemodiálisis o diálisis peritoneal), adecuación en diálisis medido por el modelo cinético de la urea (Kt, Kt/V, porcentaje de reducción de urea), comorbilidades frecuentes (DM, HTA, enfermedad cardiovascular), y/o trastornos endocrino-metabólicos (hiperparatiroidismo, insulinoresistencia, hiperglucagonemia), se inicia el proceso de atención y cuidado nutricional mediante la anamnesis nutricional y el examen físico orientado a la VMF.

Anamnesis nutricional y examen físico

Debe dirigirse a evaluar el estado nutricional, incluyendo factores como alteraciones del apetito, cambios en el peso corporal, preferencias alimentarias y uso de medicación, y busca identificar signos clínicos de deficiencias nutricionales, alteraciones en la masa muscular y grasa subcutánea, así como la presencia de edemas, considerando también comorbilidades, depresión y función cognitiva.

Métodos objetivos

Ingesta alimentaria. Se utiliza el recuerdo de 24 horas, los cuestionarios de frecuencia de consumo de alimentos y el índice catabólico proteico normalizado (nPCR) como parámetro indirecto de la ingesta proteica. Se recomienda el registro alimentario de 3 días, incluyendo un día de diálisis y un día sin diálisis, en la valoración periódica de la ingesta alimentaria.

Antropometría y composición corporal

La valoración antropométrica en ERC y diálisis, mediante el peso corporal y el IMC, se monitoriza cada 6 meses en ERC en estadios 1-3, cada 3 meses en estadios 4-5 y, mensualmente en diálisis. Se utilizará el peso seco o postdiálisis para evaluar la eficacia de la diálisis y observar los cambios longitudinales en la composición corporal. En pacientes con sobrepeso u obesidad o con SDPE se calcula el peso seco ajustado. El perímetro de la cintura y el índice de conicidad se emplean para evaluar la obesidad abdominal y el riesgo cardio-metabólico. El IMC, por sí solo, no es suficiente para diagnosticar trastornos nutricionales y/o de la composición corporal, por lo que, en ausencia de edemas o de herramientas disponibles para el análisis de composición corporal, se utiliza preferiblemente el pliegue cutáneo del triceps, junto con el perímetro del brazo, para estimar la masa muscular braquial.

Bioimpedancia eléctrica

La bioimpedancia vectorial (BIVA®) es un método de análisis de la composición corporal monofrecuencia (50 kHz) y del estado de hidratación, validada en ERC y en diálisis. Existen otros tipos de bioimpedancia eléctrica (multifrecuencia, segmental), que pueden utilizarse en pacientes con ERC o en diálisis. El análisis por bioimpedancia en ERC tiene como finalidad evaluar el patrón de hidratación (Na/K intercambiable, agua corporal total, agua extracelular [AEC] y agua intracelular [AIC]), la composición corporal y el estado nutricional (ángulo de fase y masa celular). Si se utiliza la BIVA® para evaluar el estado de hidratación (Hydragram®) o para definir el peso seco, se recomienda realizar mediciones seriadas después de la diálisis. Así, si se utiliza para evaluar la masa muscular (Nutrigram®), se realiza a los 15 minutos de finalizar la sesión de diálisis, preferiblemente, después de la sesión de mitad de la semana. El ángulo de fase < 4° es un indicador de compromiso nutricional, que permite valorar la integridad celular en ERC. El cociente masa extracelular/masa celular es un indicador sensible que permite valorar conjuntamente el binomio nutrición-hidratación. Los valores del cociente masa extracelular/masa celular ≥ 1,2 son sugestivos de SDPE e hiperhidratación y mayor mortalidad en hemodiálisis.

Ecografía nutricional®

Vamos a centrarnos en la aplicabilidad de la ecografía nutricional® en el SDPE, donde se combina con la bioimpedancia para evitar la confusión por sobrehidratación. Esta técnica emergente aporta información directa sobre la calidad muscular, incluyendo tamaño, atrofia, infiltración grasa (mioesteatosis) y fibrosis muscular. Es especialmente útil para evaluar el espesor del músculo cuádriceps y su asociación con la fuerza muscular y la capacidad funcional.

La ecografía nutricional® se ha utilizado con éxito en pacientes con ERC, sin verse afectada por cambios rápidos en la hidratación. Aunque es prometedora, se necesitan más estudios para definir los valores de referencia en ERC y que permitan la detección precoz de la pérdida de masa muscular en los diferentes estadios de la ERC y en diálisis.

Otras técnicas de análisis de la composición corporal

La absorciometría dual de rayos X (DXA) se considera el método estándar para medir la composición corporal, aunque se afecta por el estado de hidratación. La tomografía computarizada (TC) es el método óptimo para evaluar la pérdida muscular en la sarcopenia, ya que no se ve afectada por la hidratación y ofrece mayor precisión que la DXA en pacientes con ERC y en diálisis. La resonancia magnética (RM) se ha utilizado para evaluar la densidad y la menor masa muscular en el cuádriceps, como predictor de sarcopenia en ERC y en diálisis. Sin embargo, aún no se han establecido los puntos de corte para definir la pérdida masa muscular en la población con ERC.

Valoración de la funcionalidad

Dinamometría. La fuerza de prensión de la mano es un factor pronóstico de morbimortalidad e indicador del SDPE, del estado funcional y diagnóstico de sarcopenia en ERC y en diálisis. Se aceptan como puntos de corte de dinapenia en hombres < 27 kg/m^2 y en mujeres < 16 kg/m^2 o bien el valor obtenido comparado con los datos de referencia en el percentil 50 según el sexo y la edad.

Pruebas funcionales. Se utiliza el índice de Barthel, el índice de Katz y la escala de Karnofsky para valorar las actividades cotidianas y el rendimiento físico. El *Short Physical Performance Battery* (SPPB) proporciona una medición objetiva del equilibrio, la fuerza de las extremidades inferiores y la capacidad funcional. Puntuaciones del SPPB ≤ 8 indican sarcopenia, y combinadas con fragilidad, complementan el diagnóstico en adultos mayores con ERC.

Parámetros de laboratorio. En pacientes en hemodiálisis (HD), la analítica se realizará en el periodo intermedio prediálisis (a mitad de semana), mientras que en ERC y diálisis peritoneal se realizará cualquier día de la semana. Algunos biomarcadores, como el nPCR (índice de catabolismo proteico normalizado), la albúmina y/o prealbúmina sérica, y la proteína C reactiva (PCR), son marcadores clásicos en la valoración nutricional, influenciados por factores no nutricionales, como el estado de hidratacion e inflamación. Las concentraciones de albúmina sérica ≥ 3,8 g/dL, combinados con otros parámetros complementarios (por ejemplo, PCR), son predictores de supervivencia en ERC y diálisis. La prealbúmina sérica puede monitorizar la respuesta al soporte nutricional, estando falsamente elevada en ERC. En diálisis se recomienda alcanzar valores de prealbúmina ≥ 30 mg/dL (objetivo).

Marcadores bioquímicos

- Concentración de albúmina sérica < 3,8 g/dL
- Concentración de prealbúmina sérica < 30 mg/dL (pacientes en diálisis)
- Concentración de colesterol total < 100 mg/dL

Masa corporal

- IMC < 23 kg/m^2
- Pérdida involuntaria de peso seco (≥ 5 % en 3 meses o ≥ 10 % en 6 meses)
- Porcentaje de grasa corporal total < 10 %

Masa muscular

- Sarcopenia: reducción de masa magra corporal > 5 % en 3 meses o > 10 % en 6 meses
- Reducción de circunferencia muscular del brazo (< percentil 10)*
- Baja concentración de creatinina sérica (ajustado por función renal) o descenso de creatinina#

Ingesta alimentaria (involuntariamente disminuida)**

- Ingesta diaria proteica en ERC < 0,5 g/kg/día y < 1,0 g/kg/día (diálisis)
- Ingesta diaria energética < 25 kcal/kg/día, mantenida durante 2 meses
- Anorexia: pérdida subjetiva del apetito

Figura 19-2. Criterios diagnósticos del síndrome de desgaste proteico-energético en enfermedad renal crónica y diálisis. El SDPE se diagnostica con un parámetro bioquímico (albúmina, prealbúmina, colesterol total) y la pérdida global de masa corporal asociada con la inadecuación de la ingesta proteica y energética, depleción de la masa muscular o parámetros relacionados. *Valores del percentil 50 de la población de referencia. #En pacientes en hemodiálisis con mínima función renal residual, la creatinina sérica < 5 mg/dL podría ser indicativa de sarcopenia. **Estimado por registros alimentarios o mediante el índice catabólico proteico normalizado. ERC: enfermedad renal crónica. IMC: índice de masa corporal.

Criterios diagnósticos del síndrome de desgaste proteico-energético. En 2008, la Sociedad Internacional de Nutrición Renal y Metabolismo definió el síndrome de desgaste proteico-energético (SDPE) como el estado patológico caracterizado por el descenso o desgaste progresivo y/o continuo tanto de los depósitos proteicos como de las reservas energéticas, incluyendo la pérdida de grasa corporal y el catabolismo muscular subyacente (**Fig. 19-2**). La utilización los criterios diagnósticos de la Global Leadership Initiative on Malnutrition (GLIM) en el diagnóstico del SDPE aún permanecen en fase de desarrollo y validación, recomendándose la utilización de los criterios diagnósticos del SDPE para ERC y diálisis.

APLICACIÓN PRÁCTICA DE LA VALORACIÓN MORFOFUNCIONAL® EN PACIENTES CON ENFERMEDAD RENAL CRÓNICA

La VMF en pacientes con ERC y en diálisis es fundamental para prevenir y/o detectar el SDPE, y PARA evaluar la eficacia y la respuesta de la intervención nutricional:

- La aplicación sistemática de escalas de cribaje nutricional (MIS, VGS-7), de fragilidad y de sarcopenia son de fácil aplicación, y permiten determinar si es necesaria la VMF.
- La valoración del binomio nutrición-inflamación en el marco de la VMF implica el análisis de parámetros bioquímicos y el análisis de la composición corporal por BIVA®, que permitirá evaluar el patrón de hidratación, especialmente, a partir del AEC y el Na/K intercambiable. El ángulo de fase < 4° y la reducción de la masa celular indican la presencia de SDPE y su gravedad.
- La valoración del patrón de hidratación por BIVA® en ERC sin diálisis se utiliza para detectar edemas, HTA y la distribución entre AEC y AIC, que influirá en la respuesta a los diuréticos. En diálisis, mantener la euvolemia es vital para preservar la diuresis residual y el peso seco, siendo un factor de riesgo de mortalidad. El peso corporal postdiálisis menor que el peso seco se asocia con deshidratacion, calambres e hipotensión, mientras que un peso corporal postdiálisis mayor que el peso seco se relaciona con sobrecarga de volumen, edemas periféricos y HTA. Aunque el peso seco se

determina de manera empírica, la bioimpedancia ofrece una evaluación precisa y ajustada del estado del paciente.
- La dinapenia, diagnosticada mediante la evaluación de la fuerza de prensión manual, y la pérdida de masa muscular, medida indirectamente por bioimpedancia, ecografía, TC o RM, permiten identificar la sarcopenia. Los tests funcionales ayudan a determinar el rendimiento físico y la pérdida de funcionalidad, si coexisten con fragilidad y sarcopenia, siendo aplicables en cualquier rango de edad en la ERC.
- La ecografía nutricional® en pacientes con ERC y diálisis es útil para evaluar el espesor del músculo cuádriceps y su asociación con la fuerza muscular, la capacidad funcional y el diagnóstico de sarcopenia.
- Las nuevas técnicas de VMF (ecografía nutricional®, TC y RM) y las técnicas frecuentemente utilizadas en Nefrología, como la BIVA®, ayudan a prevenir y tratar el SDPE, y a monitorizar el binomio nutrición-inflamación en pacientes con ERC y diálisis.
- Es importante aplicar las herramientas de VMF con evidencia de valor pronóstico.

CONCLUSIONES

El paciente con ERC constituye una población de riesgo de desarrollar síndrome de desgaste proteico-energético relacionado con una mayor prevalencia a medida que avanza la ERC o inicia diálisis, y que se asocia a riesgo cardiovascular y aumento de la morbimortalidad.

La valoración morfofuncional® en la ERC y en diálisis permite detectar precozmente, evaluar y diagnosticar el síndrome de desgaste proteico-energético, integrando adicionalmente a la valoración clásica como herramientas exploratorias o diagnósticas, la bioimpedancia eléctrica, la dinamometría y la ecografía nutricional®, siendo recomendados por su utilidad como métodos complementarios en la práctica clínica.

Para optimizar la intervención nutricional es necesario considerar e integrar el enfoque del paciente desde el punto de vista nutricional y nefrológico, ya que un abordaje multidisciplinar integrado debería considerar las posibilidades de mejorar el estado nutricional con el tratamiento nefrológico más adecuado en la ERC sin diálisis y en los pacientes en diálisis aportando el esquema adecuado que ayude a mejorar el estado de nutrición.

BIBLIOGRAFÍA

- Adequacy of dialysis and nutrition in continuous peritoneal dialysis: association with clinical outcomes. Canada-USA (CANUSA) Peritoneal Dialysis Study Group. J Am Soc Nephrol. 1996;7(2):198-207.
- Amparo FC, Kamimura MA, Molnar MZ, et al. Diagnostic validation and prognostic significance of the Malnutrition-Inflammation Score in nondialyzed chronic kidney disease patients. Nephrol Dial. 2015;30(5):821-8.
- Barril G, Nogueira A, Alvarez-Garcia G, et al. Nutritional Predictors of Mortality after 10 Years of Follow-Up in Patients with Chronic Kidney Disease at a Multidisciplinary Unit of Advanced Chronic Kidney Disease. Nutrients. 2022;14(18).
- Carrero JJ, Thomas F, Nagy K, et al. Global Prevalence of Protein-Energy Wasting in Kidney Disease: A Meta-analysis of Contemporary Observational Studies From the International Society of Renal Nutrition and Metabolism. J Ren Nutr. 2018;28(6):380-92.
- Cederholm T, Jensen GL, Correia M, et al. GLIM criteria for the diagnosis of malnutrition -A consensus report from the global clinical nutrition community. Clin Nutr. 2019;38(1):1-9.
- Cruz-Jentoft AJ, Bahat G, Bauer J, et al. Sarcopenia: revised European consensus on definition and diagnosis. Age Ageing. 2019;48(4):601.
- Foreman KJ, Marquez N, Dolgert A, et al. Forecasting life expectancy, years of life lost, and all-cause and cause-specific mortality for 250 causes of death: reference and alternative scenarios for 2016-40 for 195 countries and territories. Lancet. 2018;392(10159):2052-90.
- Fouque D, Kalantar-Zadeh K, Kopple J, et al. A proposed nomenclature and diagnostic criteria for protein-energy wasting in acute and chronic kidney disease. Kidney Int. 2008;73(4):391-8.
- Guo Y, Zhang M, Ye T, et al. Application of Bioelectrical Impedance Analysis in Nutritional Management of Pa-

tients with Chronic Kidney Disease. Nutrients. 2023 Sep 12;15(18):3941.

- Horowitz L, Karadjian O, Braam B, *et al*. Bioimpedance-Guided Monitoring of Volume Status in Patients With Kidney Disease: A Systematic Review and Meta-Analysis. Can J Kidney Health Dis. 2023;10:20543581231185433.
- Ikizler TA, Burrowes JD, Byham-Gray LD, *et al*. KDOQI Clinical Practice Guideline for Nutrition in CKD: 2020 Update. Am J Kidney Dis. 2020;76(3 Suppl 1):S1-S107.
- Kalantar-Zadeh K, Kleiner M, Dunne E, *et al*. A modified quantitative subjective global assessment of nutrition for dialysis patients. Nephrol Dial Transplant. 1999;14(7): 1732-8.
- Kalantar-Zadeh K, Kopple JD, Block G, *et al*. A malnutrition-inflammation score is correlated with morbidity and mortality in maintenance hemodialysis patients. Am J Kidney Dis. 2001;38(6):1251-63.
- Kidney Disease: Improving Global Outcomes (KDIGO)

CKD Work Group. KDIGO 2012 Clinical Practice Guideline for the Evaluation and Management of Chronic Kidney Disease. Kidney Intern Suppl. 2013;3:1-150.
- Ruperto M, Barril G. The Extracellular Mass to Body Cell Mass Ratio as a Predictor of Mortality Risk in Hemodialysis Patients. Nutrients. 2022;14(8).
- Ruperto M, Sánchez-Muniz FJ, Barril G. A clinical approach to the nutritional care process in protein-energy wasting hemodialysis patients. Nutr Hosp. 2014;29(4): 735-50.
- Steiber A, Leon JB, Secker D, *et al*. Multicenter study of the validity and reliability of subjective global assessment in the hemodialysis population. J Ren Nutr. 2007;17(5): 336-42.
- Watson EL, Major RW, Wilkinson TJ, *et al*. The association of muscle size, strength, and exercise capacity with all-cause mortality in non-dialysis-dependent CKD patients. Clin Physiol Funct Imaging. 2020;40(6):399-406.

ABSTRACT GRÁFICO AG-19

Enfermedad Renal Crónica y Diálisis

Fisiopatología y desnutrición

Síndrome de desgaste proteico-energético

- Anemia
- Acidosis metabólica
- Inflamación
- Hiperparatiroidismo Insulinorresistencia
- Complicalidades Diabetes Enfermedad cardiovascular
- Sobrecarga de volumen
- Sarcopenia
- Fragilidad
- Edad avanzada Diálisis
- Anorexia urémica

Valoración específica de la patología

Valoración morfofuncional® en la enfermedad renal crónica

Cribaje y diagnóstico
Nutricional: MST, MUST → VGS-7, MIS (diagnóstico)
Sarcopenia: SARC-F → Criterios de European Working Group on Sarcopenia in Older People (diagnóstico)
Fragilidad: FRAIL → Criterios Fried (diagnóstico)

Métodos objetivos
- Ingesta alimentaria: registro de 3 días, recuerdo de 24 horas
- Antropometría: peso seco o libre de edema, IMC
- Bioimpedancia vectorial
- Ecografía nutricional®
- Otras técnicas: DXA, TC, RM

Métodos subjetivos
Historia clínica
- Anamnesis
  • Etiología y estadio de la ERC, técnica de diálisis
  - Adecuación en diálisis: Kt, Kt/V urea
  - Exploración física

Funcionalidad
- Dinamometría: fuerza manual
- Pruebas funcionales
- Actividades de la vida diaria:
  • Índice Barthel
  • Índice Katz
  • Escala de Karnofsky
- Prueba de desempeño: SPPB

Laboratorio
- Función renal: TFG, función renal residual
- Bioquímica
  • Albúmina
  • Prealbúmina
  • Proteína C reactiva
- Orina: nPCR

Criterios diagnósticos del síndrome de desgaste proteico-energético

Propuesta de valoración morfofuncional®

	Visita basal	Revisión a corto plazo (3-6 meses)	Revisión a largo plazo (> 6 meses)
Ingesta alimentaria	Sí	No	Sí
Antropometría	Sí	Sí	No
Parámetros bioquímicos	Sí	Sí	No
Técnicas composición corporal	Sí	Sí	No
Ecografía nutricional®	Sí	Sí	No
Dinamometría	Sí	Sí	No
Pruebas funcionales	Sí	No	Sí
Test de calidad de vida	Sí	Sí	Sí
Adherencia nutricional	Sí	Sí	No
Otras pruebas Barthel, SARC-F, Fried	Sí	No	Sí

Orientación terapéutica

Nutrición

Consejo alimentario → Consejo alimentario + Suplementos orales → Consejo alimentario + Nutrición parenteral intradiálisis → Nutrición enteral → Nutrición parenteral total

✓ **Nutrición**
✓ **Ejercicio.** Según características del paciente y edad: ejercicios de fuerza, resistencia y equilibrio

Cuidados críticos

20

I. Gonzalo Montesinos, C. Vaquerizo Alonso y E. Cancer Minchot

INTRODUCCIÓN

El estado de hiperinflamación que caracteriza a los pacientes críticos aumenta el gasto energético y el catabolismo, lo que condiciona la depleción de las proteínas de los compartimentos muscular y visceral, estructurales y funcionales. Este distinto comportamiento metabólico y su repercusión en la composición de los compartimentos corporales condiciona que los parámetros de desnutrición utilizados fuera del contexto de la UCI no puedan emplearse en el paciente crítico, ya que la propia inflamación produce alteraciones antropométricas, analíticas y funcionales que interfieren en la valoración y seguimiento nutricional. En el Estudio NutriEcoMuscle se ha visto que en la valoración nutricional de paciente crítico, los criterios GLIM son válidos comparados con la Valoración Global Subjetiva (VGS).

El diagnóstico de debilidad adquirida del paciente crítico (DAUCI) se establece a la cabecera del paciente durante el despertar; tras un periodo de ventilación mecánica aparecen problemas de movilización o nos encontramos con un destete del respirador difícil. No existe correlación bien establecida entre el grado de intensidad de la enfermedad y el grado de debilidad muscular, ni tampoco relación directa entre masa muscular y función del músculo.

La ausencia de herramientas eficaces que detecten y valoren el estado de desnutrición en la población de enfermos críticos ha llevado a explorar técnicas de imagen y de valoración morfofuncional®, aunque todavía no disponemos de suficiente evidencia para guiar la intervención nutricional en función de los resultados de esta. En este sentido, el estudio NutriEcoMuscle nos dará luz cuando se publiquen los resultados en el paciente crítico tras el alta de la UCI.

BASES TEÓRICAS DE LA VALORACIÓN MORFOFUNCIONAL® EN EL PACIENTE CRÍTICO

La baja masa muscular en enfermos ingresados en la unidad de cuidados intensivos (UCI) se ha asociado a resultados clínicos negativos, como duración de la estancia hospitalaria y mortalidad. La cuantificación de la masa muscular es fundamental para la evaluación del estado nutricional y es importante considerar el análisis de la composición corporal para determinar los requerimientos nutricionales (siendo la masa libre de grasa [MLG] el mayor impulsor de la tasa metabólica) y para evaluar la eficacia de las intervenciones nutricionales destinadas a atenuar la pérdida muscular.

En el enfermo crítico se observa una pérdida notable de masa muscular. La causa de esta pérdida es multifactorial; los principales factores pueden ser posible desnutrición previa, nutrición insuficiente junto con el hipercatabolismo de la agresión; esto puede explicar la desnutrición asociada a la enfermedad en el paciente crítico y la debilidad muscular adquirida. El músculo del enfermo en la UCI comparado con el de un individuo sano tiene disminuida en un 60 % la síntesis de proteínas. En estos pacientes, la respuesta anabólica puede atenuarse debido a variaciones en la resistencia anabólica (menor efecto de las proteínas y el ejercicio sobre la síntesis de proteínas musculares), inmovilización, resistencia a la insulina, inflamación, disminución del número de células satélite y disminución de ATP en la masa muscular. Recientemente, se han publicado varios estudios en los que se intenta dilucidar la cantidad de proteínas que debemos administrar para intentar conservar el músculo del paciente crítico. En alguno de ellos, a pesar de poder mantener la masa muscular, no se ha conseguido que esto se traduzca en una mejoría de la función/fuerza muscular.

En un artículo recientemente publicado por expertos se hace un análisis exhaustivo de la nutrición en el enfermo crítico y se aboga por priorizar la investigación sobre cómo usar las técnicas BIVA® y ecografía nutricional® para monitorizar el riesgo nutricional, el efecto y la respuesta a la terapia nutricional, y adecuar las necesidades nutricionales individuales (por ejemplo, midiendo la MLG para el cálculo de los requerimientos de proteínas).

Bioimpedancia eléctrica

El análisis por bioimpedancia bioeléctrica (BIA) junto con el análisis vectorial de impedancia (BIVA®) es una herramienta no invasiva y práctica que se puede utilizar fácilmente en pacientes críticos, aunque las mediciones deben interpretarse junto con otros datos clínicos relevantes ya que no está aún validada para pacientes críticos. La BIA mide la composición corporal, basándose en la capacidad del cuerpo humano para transmitir la corriente eléctrica. La BIVA® mide la impedancia eléctrica (Z), determinada por la relación vectorial entre la resistencia (R), que representa el estado de hidratación, y la reactancia (Xc), que se relaciona con la integridad de las membranas celulares. En particular, el ángulo de fase (AF), que se calcula a partir de la relación entre varias mediciones de R y de Xc, nos habla de la salud celular y se considera un indicador de la masa celular corporal (**Fig. 20-1**).

En pacientes críticos, un ángulo de fase bajo se asocia a baja área muscular y baja densidad muscular, así como a una mayor mortalidad a los 28 días y peor evolución. Sin embargo, la BIA se ve afectada por los cambios de hidratación en los pacientes críticos, lo que limita su fiabilidad. De hecho, en lo referente a valorar

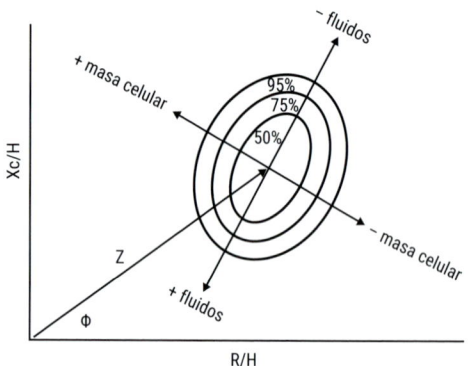

Figura 20-1. Representación de la reactancia, resistencia y del ángulo de fase. Xc: reactancia. H: altura en metros. R: resistencia. Φ: ángulo de fase. Los vectores que caen fuera de la elipse de tolerancia del 75 % indican impedancia anormal del tejido. Si el desplazamiento es en dirección del eje mayor de las elipses nos indica cambios en la hidratación tisular (hacia el polo superior deshidratación y hacia el polo inferior hiperhidratación). Si el desplazamiento es en la dirección del eje menor de las elipses (hacia la izquierda) implica más masa celular (y por tanto mayor ángulo de fase), o menos masa celular (a la derecha) y, en consecuencia, menor ángulo de fase (5).

el estado de hidratación del paciente crítico, esta herramienta se considera válida cuando el estado de hidratación varía en consonancia con otros parámetros de valoración de composición corporal medidos por BIVA®.

En cuanto a su utilidad como herramienta de evaluación nutricional, son necesarios más estudios que valoren su uso en comparación con otros parámetros comúnmente utilizados en pacientes críticos y con otros enfoques novedosos, como la evaluación ultrasonográfica muscular.

Considerando la amplia variabilidad de los parámetros BIVA® encontrados en los diferentes estudios publicados, su mayor utilidad en el momento actual en el paciente crítico reside en poder realizar comparaciones cualitativas de los valores medidos entre pacientes y como comparación cuantitativa en un mismo paciente (v. **Fig. 20-1**).

Ecografía

La ecografía es una técnica sencilla, que no emite radiación y que está disponible en la mayoría de las UCI, muy útil para caracterizar los cambios del músculo. Los inconvenientes que nos podemos encontrar son que se precisa formación y que, en el momento actual, no existen protocolos ni valores de corte ni referencia sobre el uso de la ecografía nutricional® en pacientes de UCI, por que un valor aislado tiene limitada utilidad. Además, el reto al que nos enfrentamos, en estos pacientes más si cabe, es que las mediciones son muy sensibles al edema y al grosor del tejido celular subcutáneo, pero también a la técnica de medición, porque la compresión del tejido y el ángulo de la sonda pueden modificar las medidas.

Ecografía de músculos de las extremidades

Lo primero a reseñar es que, en los estudios publicados, los músculos medidos (cuádriceps, recto femoral y bíceps braquial), el lugar de la medición, las medidas tomadas (grosor o área), la técnica de medición (con o sin compresión) y los intervalos de tiempo entre mediciones son distintos, lo que hace que no sean comparables:

Cuádriceps. Hay muchas técnicas y medidas para la valoración este músculo en el enfermo crítico. En el cuádriceps, las medidas se toman tanto en la mitad de la línea que une el borde superior de la rótula con la espina iliaca anterosuperior como en el tercio inferior de esta línea. Así mismo, las mediciones

tomadas pueden ser solo del músculo recto femoral (altura o área), del grosor de la capa del músculo cuádriceps, esto es la distancia entre el borde superior del fémur hasta el borde el inferior de la fascia del recto anterior del fémur (**Fig. 20-2**), el ángulo de peneación de músculo vasto interno o la longitud de las fibras del músculo vasto interno.

En un estudio en pacientes con ventilación mecánica se midió el grosor de la capa del músculo cuádriceps sin compresión con la sonda durante los 7 primeros días de estancia en UCI. Se estimó que el grosor del músculo cuádriceps de la pierna disminuye, aproximadamente, un 15 %, en ambos miembros inferiores sin tener en cuenta si era el dominante. El descenso más rápido en el grosor del músculo se produjo en los pacientes que no sobrevivieron. El punto de corte para la supervivencia en este estudio se sitúa en el descenso por debajo de 1,64 cm en músculo en el día 7 en UCI. Un estudio japonés, en el que se midió también el grosor de la capa del músculo cuádriceps, se demostró que la pérdida de 1 % de la distancia del este marcador durante la primera semana de enfermedad crítica se asociaba con un 5 % más de probabilidades de mortalidad a los 60 días.

En una revisión de 53 estudios se llegó a la conclusión de que, durante la primera semana de estancia en UCI, los pacientes pierden en promedio cada día –1,75 % de su espesor del recto femoral y –2,10 % del área de la sección

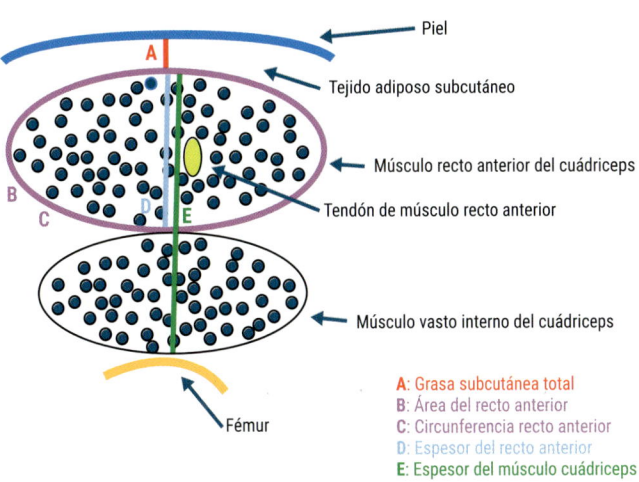

Figura 20-2. Imagen transversal de la pierna a la altura del tercio inferior del músculo cuádriceps para identificar las estructuras en la ecografía nutricional®.

Piel

Tejido adiposo subcutáneo

Músculo recto anterior del cuádriceps

Tendón de músculo recto anterior

Músculo vasto interno del cuádriceps

Fémur

A: Grasa subcutánea total
B: Área del recto anterior
C: Circunferencia recto anterior
D: Espesor del recto anterior
E: Espesor del músculo cuádriceps

transversal del recto femoral, respectivamente. El espesor del músculo cuádriceps disminuyó en −1,82 % cada día. La pérdida diaria en el área de la sección transversal del músculo bíceps braquial fue −2,23 % y −1,64 % en su grosor. Cuatro estudios midieron en el recto femoral y en el bíceps braquial el área de la sección transversal y el espesor, y destacaron que la medición del espesor puede subestimar la pérdida muscular en comparación con la sección transversal área.

Los cambios en la ecogenicidad del cuádriceps se han asociado a resultados clínicos negativos. Los cambios que se producen se deben a la infiltración grasa y la degeneración, lo que hace que el músculo se vuelva más hiperecogénico (brillante). Muy recientemente, se han descrito técnicas sonográficas, como la elastografía, la microvascularización y la aplicación de contraste para ver el diagnóstico y el pronóstico de la masa muscular del enfermo crítico.

Ecografía de los músculos respiratorios

La aplicación clínica de la ecografía de los músculos respiratorios en los pacientes críticos se lleva a cabo en distintas localizaciones: diafragma, músculos inspiratorios extradiafragmáticos y músculos espiratorios de la pared abdominal. La ecografía diafragmática se lleva a cabo en el hemidiafragma derecho, entre el 8° y 11° espacio intercostal, a nivel de la línea axilar media, estando el paciente en decúbito dorsal (30-45°) y con lineal de alta frecuencia (≥ 10 MHz) colocado paralelo al espacio intercostal y perpendicular a la piel. Los parámetros medidos son grosor diafragmático, que es una medida estática que se toma al final de la espiración pasiva, y que no se ha demostrado que sea eficaz para predecir el éxito de la desvinculación de la ventilación mecánica invasiva. Los parámetros dinámicos que se miden son la fracción de engrosamiento que es el porcentaje de cambio del grosor diafragmático entre el final de la espiración pasiva y el final de la inspiración y la excursión diafragmática es el desplazamiento cefalocaudal del diafragma en los movimientos respiratorios; ambos pará-

metros son el reflejo de la contractilidad del diafragma y su capacidad para generar presión. En combinación con la ecografía cardíaca y pulmonar, la ecografía de los músculos respiratorios puede detectar pacientes cuyo destete de ventilación mecánica vaya a ser dificultoso, predecir el resultado del destete y diagnosticar la causa del fallo de este.

Ecografía de los músculos deglutorios

A pesar de que no hay publicaciones en paciente críticos, conocemos que la prevalencia de disfagia es muy elevada en ellos. Los criterios propuestos en 2018 por la *European Working Group on Sarcopenia in Older People* para diagnosticar sarcopenia en los músculos deglutorios son un área del músculo de la lengua menor de 1.536 mm^2 y para el músculo disgástrico, un área menor de 75,1 mm^2.

Tomografía computarizada

El estudio de la masa muscular en el paciente crítico también se ha llevado a cabo en varios estudios. Se toma la imagen a nivel de la vértebra L3 para poder medir la musculatura. Este análisis de segmentación lo podemos hacer con software en los propios ordenadores del servicio de radiología o con otros programas, gratuitos o de pago, que analizan las imágenes. Se mide en cm^2 el área transversal del músculo psoas, que es lo que llamamos el área transversal del músculo esquelético y se divide entre la altura al cuadrado, dando como resultado el índice de masa muscular esquelética en cm^2/m^2.

Varios estudios han medido la masa muscular con TC en diferentes momentos de la estancia en la UCI. Uno de ellos encontró una reducción del 15 % de la masa muscular durante la primera semana en la UCI y en otro que evaluó los días del 7 al 14 de la estancia, la pérdida de músculo estimada era del 4,29 %. Un tercer estudio observó una reducción del área de la sección transversal del músculo esquelético del 5,85 % en 25 días. En un estudio publicado en 2021 se realizó una comparación de la TC con la ecografía muscular, llegando a la conclusión de que los resultados con ambas técnicas son similares con respecto a la valoración de la masa muscular.

Dinamometría y pruebas funcionales

La valoración más validada y extendida en el enfermo crítico es el *Medical Research Council-Sumscore* (MRC), en él se evalúan de forma bilateral y sistemática los grupos musculares que intervienen en abducción de hombro, flexión de codo, flexión dorsal de muñeca, flexión de cadera, extensión de rodilla y flexión dorsal de tobillo. En las valoraciones obtenemos una puntuación determinada (Tabla 20-1).

Tabla 20-1. Grados en la evaluación del *Medical Research Council-sumscore*	
Grado 0	No se visualiza ni se palpa ninguna contracción
Grado 1	Leve contracción visible o palpable, aunque no se observa movimiento de la extremidad
Grado 2	Movimiento realizado sin gravedad con todo o más de la mitad del rango de movimiento
Grado 3	Movimiento contra la gravedad en todo o más de la mitad del rango de movimiento
Grado 4	Movimiento contra resistencia leve-moderada en todo el rango de movimiento
Grado 5	Potencia de contracción normal (resistencia fuerte)

La dinamometría es una prueba objetiva, siendo un reflejo de la fuerza muscular global del paciente; en los enfermos críticos, los valores de corte son menos de 11 kg en hombres y menos de 7 kg en mujeres. Esta prueba ha sido contrastada con el test MRC y los resultados son similares.

ESQUEMA PRÁCTICO DE LA VALORACIÓN MORFOFUNCIONAL® EN EL PACIENTE CRÍTICO

Durante el ingreso en UCI

BIA: al ingreso y diaria.

Ecografía muscular del tercio inferior del recto femoral y sin compresión: los días 1, 3, 5, 7, 10, 14 y, después, semanal hasta el alta.

MRC: diario en UCI y, después, semanal hasta el alta.

Dinamometría: los días 1, 3, 5, 7, 10, 14 y, después, semanal hasta el alta.

Si el paciente está sedado, el MRC y la dinamometría se realizarán cuando el paciente sea capaz de seguir las instrucciones.

Al alta de la UCI y mientras esté ingresado en el hospital

BIA, MRC y dinamometrías semanales. Ecografía muscular semanal.

Al alta hospitalaria, en la consulta postUCI

BIA, ecografía muscular, MRC y dinamometría en todas las consultas.

CONCLUSIONES

El estado de hiperinflamación que caracteriza a los pacientes críticos hace que la pérdida de masa muscular en estos pacientes sea muy importante, para la valoración de la pérdida de masa muscular y su capacidad de recuperación, podemos usar las técnicas de composición morfofuncional. En concreto, la ecografía muscular debería estandarizarse en todas las publicaciones. El futuro de estas técnicas está en la investigación sobre cómo usar las técnicas BIVA® y ecografía nutricional® para monitorizar el riesgo nutricional, el efecto y la respuesta a la terapia nutricional, y adecuar las necesidades nutricionales individuales.

BIBLIOGRAFÍA

- Ait Hssain A, Ait Hssain A, Farigon N, Merdji H, *et al*. Body composition and muscle strength at the end of ICU stay are associated with 1-year mortality, a prospective multicenter observational study. Clin Nutr. 2023 Oct;42 (10):2070-9.
- Ali NA, O'Brien JM Jr, Hoffmann SP, *et al*. Acquired weakness, handgrip strength, and mortality in critically ill patients. Am J Respir Crit Care Med. 2008;178(3):261-8.
- Chen KC, Jeng Y, Wu WT, *et al*. Sarcopenic Dysphagia: A Narrative Review from Diagnosis to Intervention. Nutrients. 2021 Nov 12;13(11):4043.
- Fazzini B, Märkl T, Costas C, *et al*. The rate and assessment of muscle wasting during critical illness: a systematic review and meta-analysis. Crit Care. 2023 Jan 3;27 (1):2.
- Hernández-Socorro CR, Saavedra P, López-Fernández JC, *et al*. Novel High-Quality Sonographic Methods to Diagnose MuscleWasting in Long-Stay Critically Ill Patients: ShearWave Elastography, Superb Microvascular Imaging and Contrast-Enhanced Ultrasound. Nutrients. 2021;13:2224.
- Joaquín C, Bretón I, Ocón Bretón MJ, *et al*. Nutritional and Morphofunctional Assessment of Post-ICU Patients with COVID-19 at Hospital Discharge: NutriEcoMuscle Study. Nutrients. 2024 Mar 19;16(6):886.
- Lambell KJ, Tierney AC, Wang JC, *et al*. Comparison of Ultrasound-Derived Muscle Thickness With Computed Tomography Muscle Cross-Sectional Area on Admission to the Intensive Care Unit: A Pilot Cross-Sectional Study. JPEN J Parenter Enteral Nutr. 2021 Jan;45(1):136-45.
- Lee ZY, Ong SP, Ng CC, *et al*. Association between ultrasound quadriceps muscle status with premorbid functional status and 60-day mortality in mechanically ventilated critically ill patient: A single-center prospective observational study. Clin Nutr. 2021 Mar;40(3):1338-47.
- Lima J, Foletto E, Cardoso RCB, *et al*. Ultrasound for measurement of skeletal muscle mass quantity and muscle composition/architecture in critically ill patients: A scoping review on studies' aims, methods, and findings. Clin Nutr. 2024 Jan;43(1):95-110.
- Molina Vega M, García Almeida JM, Vegas Aguilar I, *et al*. Revisión sobre los fundamentos teórico-prácticos del ángulo de fase y su valor pronóstico en la práctica clínica. Nutr Clin Med. 2017;XI(3):129-48.
- Moonen HPFX, Van Zanten ARH. Bioelectric impedance analysis for body composition measurement and other potential clinical applications in critical illness. Curr Opin Crit Care. 2021 Aug 1;27(4):344-53.
- Thibault R, Makhlouf AM, Mulliez A, *et al*. Phase Angle Project Investigators. Fat-free mass at admission predicts 28-day mortality in intensive care unit patients: the international prospective observational study Phase Angle Project. Intensive Care Med. 2016;42:1445-53.
- Toledo DO, Freitas BJ, Dib R, *et al*. Peripheral muscular ultrasound as outcome assessment tool in critically ill patients on mechanical ventilation: An observational cohort study. Clin Nutr ESPEN. 2021 Jun:43:408-14.
- Tuinman PR, Jonkman AH, Dres M, *et al*. Respiratory muscle ultrasonography: methodology, basic and advanced principles and clinical applications in ICU and ED patients-a narrative review. Intensive Care Med. 2020 Apr;46(4):594-605.
- Wischmeyer PE, Bear DE, Berger MM, *et al*. Personalized nutrition therapy in critical care: 10 expert recommendations. Crit Care. 2023 Jul 4;27(1):261.

ABSTRACT GRÁFICO AG-20

Paciente crítico

Fisiopatología y desnutrición

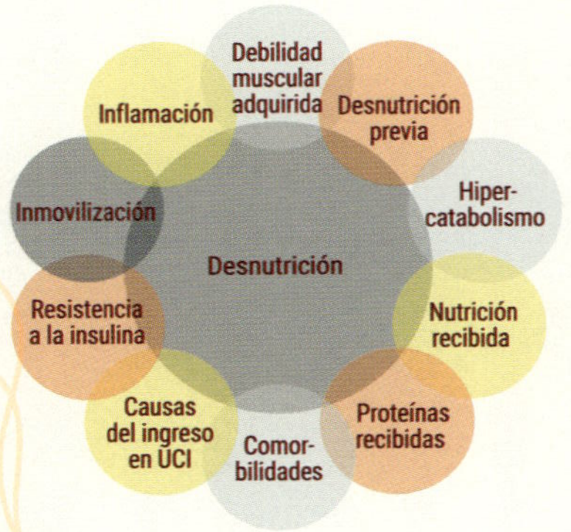

Desnutrición previa · Hipercatabolismo · Nutrición recibida · Proteínas recibidas · Debilidad muscular adquirida · Desnutrición · Comorbilidades · Inflamación · Causas del ingreso en UCI · Inmovilización · Resistencia a la insulina

Valoración específica de la patología

✓ Escalas de gravedad de UCI.
✓ Ecografía músculos respiratorios.
✓ Ecografía para el diagnóstico de disfagia.
✓ Dinamometría.
✓ Test *Medical Research Council-sumscore* (MRC).

Propuesta de valoración morfofuncional® de la DRE en práctica clínica

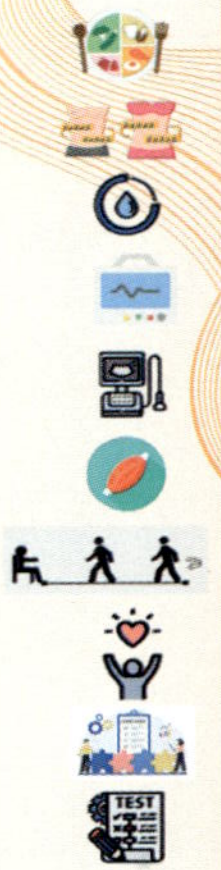

	Estancia en UCI	Estancia hospitalaria	Al alta (consulta postUCI)
Ingesta dietética/tratamiento nutricional	1, 3, 5, 7, 10, 14 y semanal después	Semanal	En cada visita
Antropometría	1, 3, 5, 7, 10, 14 y semanal después	Semanal	En cada visita
Parámetros bioquímicos	Semanal	Semanal	En cada visita
Técnicas composición corporal	BIVA diaria	Semanal	En cada visita
Ecografía nutricional®	1, 3, 5, 7, 10, 14 y semanal después	Quincenal	En cada visita
Dinamometría	1, 3, 5, 7, 10, 14 y semanal después	Semanal	En cada visita
Pruebas funcionales	1, 3, 5, 7, 10, 14 y semanal después	Quincenal	En cada visita
Test de calidad de vida	Semanal	Quincenal	En cada visita
Adherencia nutricional	Diario	Semanal	En cada visita
Otras pruebas	MRC diario en la UCI	MRC semanal	MRC en cada visita

Orientación terapéutica

✓ Nutrición teniendo en cuenta la fase catabólica del paciente.
✓ Aportes correctos de nutrientes y proteínas.
✓ Debemos investigar si adecuar los aportes de proteínas a los valores de BIVA®.
✓ Ejercicio activo y pasivo todos los días.

Patología otorrinolaringológica

21

A. Cantón Blanco, M. G. Rodríguez Carnero y A. Justel Enríquez

INTRODUCCIÓN

El cáncer de cabeza y cuello (CCC) engloba a un grupo heterogéneo de tumores malignos con origen en las cavidades oral y nasal, faringe, laringe, hipofaringe y senos paranasales. Según la Organización Mundial de la Salud (OMS), es el octavo cáncer más común en todo el mundo y su incidencia ha ido en aumento en las últimas décadas. A pesar de la importancia etiológica de la infección por el virus del papiloma humano (VPH) observada en los últimos años, los antecedentes de tabaquismo y abuso de alcohol siguen siendo las causas principales de este tipo de cáncer, junto con otros factores como una mala higiene bucal o el roce por prótesis dentales, entre otros. Es frecuente que se desarrolle en pacientes con un nivel socioeconómico y cultural bajo y, en consecuencia, el tiempo transcurrido entre la aparición de los síntomas y la primera consulta médica suele demorarse más de lo deseable. Por este motivo, dos tercios de los pacientes se presentan con la enfermedad localmente avanzada, con anomalías anatómicas asociadas y trastornos funcionales de la zona afectada. La tasa de mortalidad de estos tumores también es relativamente alta y la tasa de supervivencia a los cinco años depende, en gran medida, de una combinación de factores, como el acceso limitado a la asistencia sanitaria, el diagnóstico tardío, los recursos limitados para el tratamiento y la desnutrición relacionada con la enfermedad (DRE).

Los pacientes con CCC presentan una elevada prevalencia de pérdida involuntaria de peso y masa muscular y una tasa de desnutrición que puede alcanzar entre el 30 y el 55 %.

Este porcentaje aumenta durante el tratamiento, afectando a más del 70 % de los pacientes, especialmente, a aquellos con radioterapia concomitante, y la aparición consiguiente de síntomas, como mucositis, xerostomía, disgeusia, etc. que pueden limitar la ingesta oral. La desnutrición se asocia a diferentes complicaciones, mala calidad de vida, respuesta reducida a la quimioterapia y/o radioterapia y un aumento de su toxicidad, interrupciones del tratamiento y reingresos hospitalarios, que se asocian a malos resultados clínicos y a un aumento de la mortalidad. La detección temprana de los pacientes con riesgo de desnutrición es esencial para iniciar un tratamiento nutricional con el fin de prevenir o minimizar la pérdida de peso durante el tratamiento. Así, se ha comprobado que una intervención nutricional precoz mediante un circuito *fast track* protocolizado antes de que el paciente se someta a un tratamiento de radioterapia/quimiorradioterapia se asociaba a una menor necesidad de tratamiento nutricional oral y enteral, a un menor número de asistencias urgentes y hospitalizaciones, y a una tendencia a una menor tasa de mortalidad.

En definitiva, la desnutrición es una complicación frecuente en los pacientes con CCC, que se asocia a mayores tasas de morbimortalidad y a menor respuesta a los tratamientos oncológicos, y a una disminución de la calidad de vida. Es, por ello, de vital importancia realizar una adecuada valoración y monitorización del estado nutricional durante todo el proceso de la enfermedad.

Por otra parte, la prevalencia de sarcopenia en esta población también es muy elevada y nos permite predecir la mortalidad global. Así, en un estudio realizado en pacientes con CCC se observó mediante TC a nivel de L3 que la masa muscular, definida mediante el Índice Muscular Esquelético (*Skeletal Muscle Index*, SMI), permitía predecir la mortalidad global con puntos de corte diferentes en hombres y mujeres para depleción moderada y grave) (hombres: 45,2-37,5 y < 37,5 cm²/m²; mujeres: 40,9-34,2 y < 34,2 cm²/m²).

VALORACIÓN MORFOFUNCIONAL® EN PACIENTES CON CCC

Valoración morfofuncional® básica

La valoración morfofuncional® básica de la DRE en pacientes con CCC incluye las técnicas clásicas de valoración nutricional:

Parámetros antropométricos básicos (talla, peso e Índice de Masa Corporal, IMC): se ha demostrado que la pérdida de peso (% PP) ≥ 5 % en el mes anterior al inicio del tratamiento es un factor predictivo independiente de mortalidad. El tratamiento nutricional anterior a la cirugía permite un incremento significativo de la calidad de vida, con un menor número de infecciones postoperatorias. La determinación de los parámetros antropométricos descritos es necesaria para la categorización de los pacientes mediante las diferentes herramientas de cribado nutricional disponibles (NRS 2002, MUST, MST, SNAQ o la VSG, con la variante denominada VSG-GP, generada por el paciente).

Circunferencia braquial (CB), pliegue tricipital (PT) y circunferencia de la pantorrilla (CP): varios estudios han demostrado cómo el descenso de estos parámetros se asocia, de forma estadísticamente significativa, a una menor supervivencia a largo plazo, fundamentalmente, en pacientes de más de 60 años de edad.

Fuerza muscular determinada mediante dinamometría: la detección de la alteración de la funcionalidad de la masa muscular nos permitirá detectar a aquellos pacientes que podrían beneficiarse de una intervención dirigida a mejorar la potencia muscular. Existen varios estudios que han demostrado cómo la dinamometría presenta una excelente correlación

con la evolución nutricional del paciente, así como con el pronóstico y el riesgo de comorbilidades. De todos los componentes de la valoración morfofuncional® parece el marcador con más evidencia.

También son importantes las pruebas en las que se incluyen movimientos que imitan la función muscular en las actividades de la vida diaria, como las que usan el peso del cuerpo para cuantificar la fuerza que se puede llegar a aplicar, mediante la medición del tiempo que se tarda en realizar un número de repeticiones o de las realizadas en un tiempo definido. Entre estas pruebas está el *Sit to Stand Test* (STS), el *Timed Up and Go Test* (TUG) y la *Short Physical Performance Battery* (SPPB).

Valoración morfofuncional® avanzada

La valoración morfofuncional® avanzada en pacientes con CCC engloba técnicas más novedosas de valoración, como el análisis vectorial de la bioimpedancia (BIVA®), con la determinación del *Phase Angle* (PhA) y la *Body Cell Mass* (BCM), y la Ecografía Nutricional®. La evidencia disponible no es tan sólida como la obtenida con los parámetros clásicos, pero en los últimos años se están obteniendo resultados prometedores que pueden complementar la información facilitada por dichos parámetros, menos precisos para distinguir el tejido muscular del tejido adiposo.

Se ha visto en pacientes con CCC que, como en otras patologías, el análisis de la impedancia bioeléctrica (**BIA**) permitía obtener datos de composición corporal que se correlacionaban, como cabría esperar, con parámetros antropométricos clásicos (circunferencia del brazo, de la pantorrilla y circunferencia abdominal) y con parámetros ecográficos de masa muscular y tejido adiposo, especialmente, en la zona abdominal. En los últimos años ha aparecido un nuevo enfoque, el **BIVA**®, que permite medir de forma directa y sin estimaciones parámetros eléctricos crudos, como la resistencia (R_z) y la reactancia (X_c). A partir de estos se deriva el ángulo de fase (PhA) y la masa celular total (BCM), que se calcula a partir de la capacitancia corporal, sin la utilización de modelos de regresión. El valor del PhA hace referencia a la salud celular y podría considerarse un factor pronóstico y nutricional en pacientes con CCC. Se han comunicado valores variables en la literatura. Axelsson propuso un valor de corte del PhA de 5,95° para predecir la supervivencia a 5 años en pacientes con CCC. Otros estudios sugirieron valores más bajos como marcadores significativos de peor pronóstico. En relación al BCM representa la masa celular metabólicamente activa; incluye la *Fat Free Mass* (FFM) y la función inmune, y hace referencia a la masa celular implicada en procesos fisiológicos críticos, como el consumo de O_2, la producción de CO_2 y el gasto energético. En el estudio VALOR se objetivó que los niveles bajos de PhA y BCM se correlacionaban con los resultados en pacientes con CCC, con un mayor riesgo de complicaciones, ingresos hospitalarios y mortalidad. Valores de PhA inferiores a 5,1° en varones y 4,8° en mujeres se relacionaban con un peor pronóstico. Además, un punto de corte de BCM superior a 17 kg/m^2 resultó ser el predictor más sólido de supervivencia, con una tasa de probabilidad de supervivencia superior al 90 %. Se necesitan más estudios para confirmar estos resultados y para demostrar si la intensificación del tratamiento nutricional en esta población mejora los resultados clínicos.

La **ecografía nutricional®** es una técnica novedosa, de bajo coste y no invasiva que sirve para medir la composición corporal de forma más precisa. Permite valorar los diferentes compartimentos del tejido adiposo (profundo y superficial) y los del tejido adiposo preperitoneal. También permite estudiar la calidad y cantidad de masa muscular, con una buena correlación con otras técnicas de imagen. Se postula, de este modo, como una técnica prometedora en los pacientes con CCC.

Se ha visto que los hombres y las mujeres con CCC tienen diferentes perfiles de composición corporal. Los hombres generalmente tienen más masa muscular y menos grasa corporal que las mujeres, considerando las diferencias en el tamaño y el peso corporal. Por eso es importante abordar el sesgo de sexo en el manejo personalizado de la desnutrición de estos pacientes. Dentro de las mediciones ecográficas, las relacionadas con la masa muscular fueron las que se relacionaron más fuertemente con la desnutrición y la sarcopenia mientras que las mediciones ecográficas del tejido adiposo solo se asociaron débilmente con la desnutrición y no con la sarcopenia, lo que indica que la masa muscular es un indicador más importante de la salud general y del estado nutricional. En el estudio realizado por Fernández-Jiménez *et al.* se mostró que los métodos de evaluación mediante ecografía nutricional® eran capaces de predecir la desnutrición y la sarcopenia en pacientes con CCC, lo que indicaba que esta técnica podría ser útil en la práctica clínica. La técnica ecográfica fue capaz de predecir el riesgo de mortalidad, siendo el área transversal del recto femoral la variable más importante en este sentido, con un valor de corte de 2,7. Un valor superior a este clasificaba correctamente al 70 % de los pacientes con mayor probabilidad de supervivencia.

A pesar de estos datos prometedores, actualmente, se carece de valores de referencia y se necesitan más estudios para la estandarización de esta técnica. En cualquier caso, la ecografía nutricional® parece ser una valiosa herramienta para guiar una intervención nutricional personalizada, junto con una pauta de ejercicio, al proporcionar datos individualizados sobre la distribución de la masa muscular y del tejido adiposo.

A continuación, se describen los valores por debajo de los cuales se han descrito peores resultados de morbilidad y mortalidad en pacientes con CCC. Lo deseable sería que todos los pacientes presentasen valores superiores a los siguientes, tanto en el momento de la valoración inicial como durante el seguimiento. De forma práctica, aquellos pacientes con valores inferiores o cercanos a estos deberían ser sometidos a una intervención nutricional más agresiva y recibir un seguimiento más estrecho.

PARÁMETROS CLÁSICOS EN PACIENTES CON CCC

Circunferencia braquial (CB):
- Mujer > 23 cm
- Varón > 26 cm

Pliegue tricipital (PT):
- Mujer > 13 cm
- Varón > 7 cm

Circunferencia de la pantorrilla (CP): > 29 cm

Dinamometría:
- Mujer > 18 kg
- Varón> 28 kg

The Short Physical Performance Battery **(SPPB)**: < 9

Timed Up & Go Test: < 12 segundos

BIVA®
- *Phase Angle* (PhA):
  - Mujer > 4,8°
  - Varón > 5,1°
- *Body Cell Mass* (BCM) > 17 kg/m^2

Ecografía nutricional®
- Área transversal del recto femoral > 2,7 cm^2

CONCLUSIÓN

La desnutrición y la sarcopenia son complicaciones frecuentes en pacientes con CCC que pueden repercutir negativamente en los resultados de supervivencia. La aplicación de una valoración morfofuncional® avanzada, con técnicas como BIVA y la ecografía nutricional®, se perfila como una valiosa herramienta para orientar las intervenciones nutricionales personalizadas, ya que proporcionan datos individualizados sobre la masa muscular y el tejido adiposo, e información sobre la salud celular con un grado de detalle inalcanzable con las técnicas clásicas, permitiéndonos realizar una medicina de precisión en estos pacientes.

Disponer de puntos de corte que permitan estratificar a la población con CCC ayudaría a guiar y orientar el tratamiento nutricional de una forma más precisa. Por este motivo se precisan más estudios para generar más evidencias que determinen la incorporación de forma indiscutible a nuestra práctica clínica habitual de la valoración morfofuncional®, con puntos de corte establecidos para la aparición de efectos adversos, la necesidad de suspensión del tratamiento oncológico, la supervivencia general, etcétera, que nos ayuden en la toma de decisiones en los pacientes con CCC.

BIBLIOGRAFÍA

- Axelsson L, Silander E, Bosaeus I, *et al.* Bioelectrical phase angle at diagnosis as a prognostic factor for survival in advanced head and neck cancer. Eur Arch Otorhinolaryngol. 2018. Sep.
- Fernández-Jiménez R, García-Rey S, Roque-Cuéllar MC, *et al.* Ultrasound Muscle Evaluation for Predicting the Prognosis of Patients with Head and Neck Cancer: A Large-Scale and Multicenter Prospective Study. Nutrients. 2024 Jan 29;16(3):387.
- González-Rodríguez M, Villar-Taibo R, Fernández-Pombo A, *et al.* Early versus conventional nutritional intervention in head and neck cancer patients before radiotherapy: benefits of a fast-track circuit. Eur J Clin Nutr. 2021;75(5):748-53.
- Gosak M, Gradišar K, Rotovnik Kozjek N, *et al.* Psychological distress and nutritional status in head and neck cancer patients: a pilot study. Eur Arch Otorhinolaryngol. 2020;277(4):1211-7.
- Jia P, Wu X, Shen F, *et al.* Nutritional status and its correlation to prognosis of nasopharyngeal carcinoma patients in different ages in China: a multicenter cohort study. Support Care Cancer 31, 638 (2023).
- Kubrak C, Martin L, Grossberg AJ, *et al.* Quantifying the severity of sarcopenia in patients with cancer of the head and neck. Clin Nutr. 2024 Apr;43(4):989-1000.
- Martinovic D, Tokic D, Puizina Mladinic E, *et al.* Nutritional Management of Patients with Head and Neck Cancer-A Comprehensive Review. Nutrients. 2023 Apr 13;15(8):1864.
- Prior-Sánchez I, Herrera-Martínez AD, Zarco-Martín MT, *et al.* Prognostic value of bioelectrical impedance analysis in head and neck cancer patients undergoing radiotherapy: a VALOR® study. Front Nutr. 2024 Feb 22;11:1335052.
- Wieland MWM, Pilz W, Winkens B, *et al.* Multi-Domain Screening: Identification of Patient's Risk Profile Prior to Head-and-Neck Cancer Treatment. Cancers (Basel). 2023 Nov 1;15(21):5254.

ABSTRACT GRÁFICO AG-21

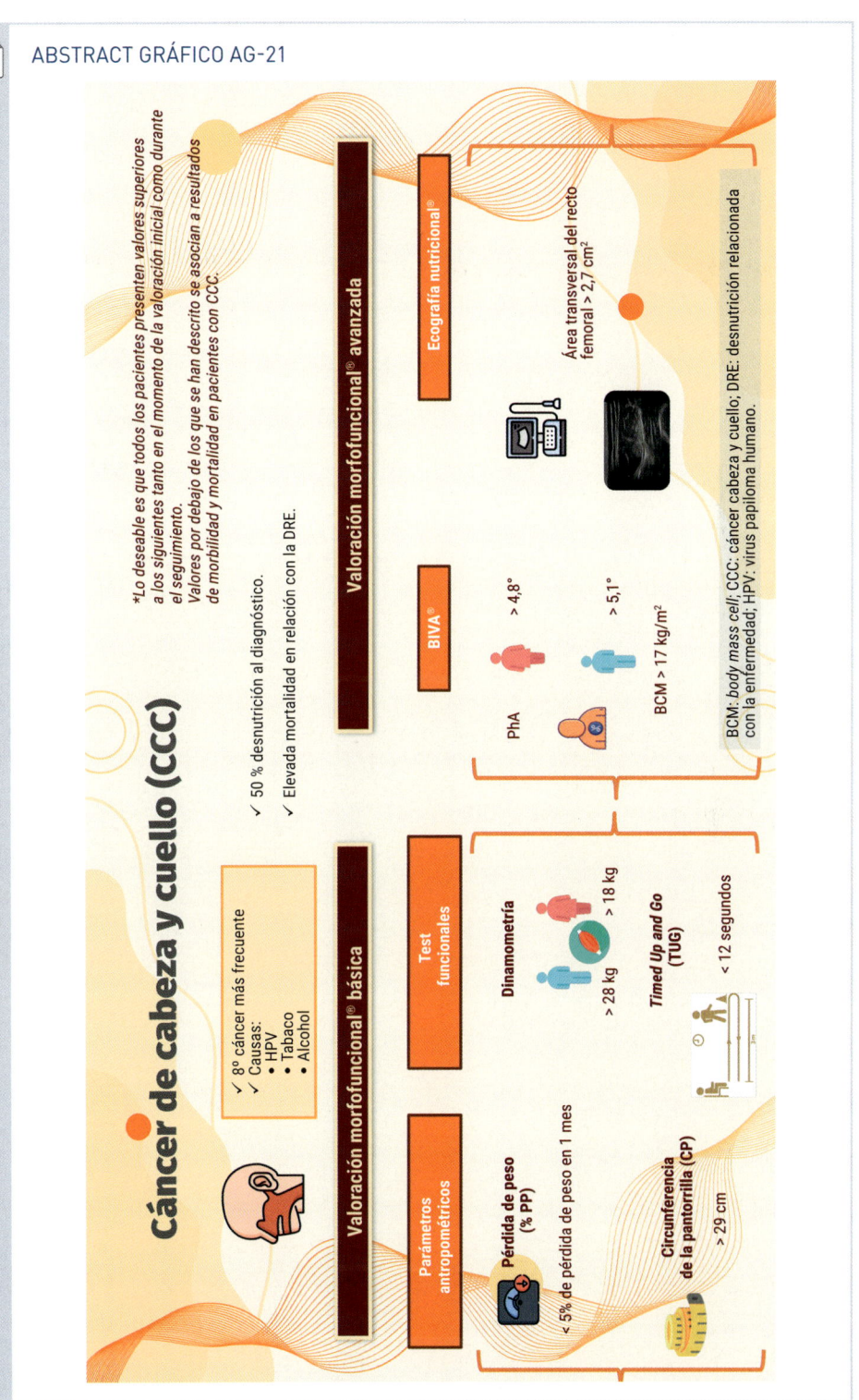

Patología Ginecológica y Urológica

22

M. Riestra Fernández, C. Dassen Llorca y M. Arráez Monllor

INTRODUCCIÓN

La Patología Ginecológica y Urológica abarca una amplia gama de enfermedades con diversas manifestaciones clínicas, cuyo impacto morfológico y funcional está determinado tanto por su naturaleza como por las características intrínsecas de cada una de ellas. El mayor impacto negativo en los pacientes lo produce la patología oncológica, destacando una serie de características diferenciales:

1. Los pacientes, en su mayoría de **edad avanzada y con obesidad**, presentan mayor riesgo de desnutrición y sarcopenia. Este riesgo es especialmente notable en mujeres con cáncer de endometrio, donde la prevalencia de obesidad sarcopénica alcanza hasta un 95 % en algunas series, y en hombres con cáncer urotelial de vejiga infiltrante en músculo, donde se encuentra sarcopenia en un 81 % de los pacientes después de recibir quimioterapia y someterse a cistectomía radical.
2. La realización de **cirugías complejas** puede afectar a diversos compartimentos viscerales. La presencia de malnutrición y sarcopenia conlleva un mayor riesgo de morbimortalidad, infecciones, prolongación de la estancia hospitalaria y peor supervivencia. Este riesgo puede incrementarse aún más en casos donde se administra quimioterapia intraperitoneal hipertérmica (HIPEC), como, por ejemplo, en pacientes con carcinomatosis peritoneal por carcinoma tubo-ovárico.
3. La indicación de **tratamientos farmacológicos** conlleva mayor riesgo de toxicidad en pacientes con baja masa muscular, lo que es relevante en el caso de algunos fármacos, como gemcitabina, carboplatino, cisplatino y doxorrubicina.

En mujeres con **tumores ginecológicos**, la obesidad sarcopénica es el fenotipo más común, y requiere un abordaje más específico. Diferenciando por localización tumoral, el **cáncer de ovario**, más común en mujeres mayores de 50 años (incidencia máxima 50-75 años e incidencia media 63 años), conseguir una cirugía citorreductora óptima es crucial para el pronóstico, que es más complicado si se asocia sarcopenia y desnutrición.

El **cáncer de endometrio** es el cuarto tumor más frecuente en mujeres en España, con una media de presentación a los 63 años. Los factores de riesgo incluyen obesidad y una dieta rica en azúcares y grasas saturadas. La obesidad sarcopénica es frecuente y se asocia con una menor supervivencia libre de progresión y mayor toxicidad al tratamiento.

En mujeres con **cáncer de cérvix**, a pesar de que afecta a mujeres más jóvenes, hasta el 47 % pueden presentar desnutrición tras el tratamiento con quimio y radioterapia, objetivándose empeoramiento en la supervivencia global y libre de recidiva.

El **cáncer de mama** es el cáncer más frecuente en la mujer en España; la edad de máxima incidencia son los 50 años. Entre los principales factores de riesgo destaca la obesidad. La valoración morfofuncional® en esta patología es clave debido a su alta incidencia y a la presencia de obesidad.

En el caso de los **tumores urológicos**, la desnutrición, la sarcopenia y la obesidad son problemas significativos. Se ha estimado que uno de cada cinco pacientes presenta desnutrición en el momento del diagnóstico.

El **cáncer de vejiga** es el noveno tumor más frecuente, afectando, principalmente, a la población masculina. La cistectomía radical es el tratamiento *gold standard* en la mayoría de los pacientes y la presencia de sarcopenia ha ganado relevancia en los últimos años como factor pronóstico. En pacientes sometidos a cistectomía radical, la sarcopenia se relaciona con una menor supervivencia a los 5 años y a mayor mortalidad específica del cáncer. La incidencia de sarcopenia varía dependiendo del estadio del tumor y del régimen terapéutico utilizado. Está en un 81 % de los pacientes con cáncer de vejiga músculo invasivo (MIBC) tras haber recibido quimioterapia y cistectomía radical comparado con un 47 % en el cáncer renal tras nefrectomía, y un 3,2 % en pacientes sometidos a deprivación androgénica por cáncer de próstata. Son muchos los estudios que consideran que el sobrepeso y la obesidad podrían estar asociados con una mayor progresión y recurrencia del cáncer de vejiga no músculo invasivo (NMIBC), pero la evidencia aún es limitada.

El **cáncer de próstata** es el tumor más frecuente en varones en España y la tercera causa de muerte por cáncer en varones. Al igual que en el cáncer de vejiga NMIBC, la obesidad y el tabaco son factores de riesgo importantes, además del alcohol, y las dietas ricas en grasas animales y bajas en verduras.

En general, la sarcopenia y la obesidad son condiciones que impactan negativamente en el tratamiento y pronóstico de los pacientes con cáncer uro-ginecológico, por lo que es importante abordar estos problemas para mejorar la calidad de vida y supervivencia de estos.

BASES TEÓRICAS DE LA VALORACIÓN MORFOFUNCIONAL® EN ESTA PATOLOGÍA

La valoración morfofuncional® (VMF) integra una serie de técnicas destinadas a evaluar la composición y la función corporal, y desempeña un papel crucial, al proporcionar información pronóstica y diagnóstica en casos de

desnutrición moderada y grave. A pesar de su importancia, la aplicación de la VMF en el ámbito de la Patología Ginecológica y Urológica ha sido insuficientemente explorada, por lo que representa un área de estudio que requiere mayor desarrollo.

Integrar el estadio tumoral y llevar a cabo una VMF exhaustiva, que incluya parámetros clásicos, como el índice masa corporal (IMC), el porcentaje de peso perdido en los 3-6 últimos meses, la impedancia bioeléctrica (BIA), la valoración muscular mediante ecografía y/o tomografía computarizada (TC), los datos analíticos (albúmina, prealbúmina, proteína C reactiva, linfocitos, neutrófilos e interleucina-6), así como las pruebas de funcionalidad, es fundamental tanto antes de programar intervenciones quirúrgicas como al iniciar tratamientos de quimioterapia o radioterapia en estos pacientes. Esta técnica permite identificar a los pacientes en riesgo y facilita la implementación de intervenciones personalizadas para optimizar su estado nutricional y funcional, lo cual repercute positivamente en los resultados oncológicos. Por tanto, es de vital importancia evaluar el estado muscular en estos pacientes, si bien aún se necesita más evidencia respecto a la VMF y su relación con su pronóstico y supervivencia.

A pesar de la falta de representación en la literatura, existen algunos datos que pueden orientarnos respecto a la aplicación de la VMF en esta patología:

- **Composición corporal mediante impedancia bioeléctrica**:
  - En cánceres de ovario y de cuello uterino, un ángulo de fase < 4,5 en el momento del diagnóstico se ha identificado como un predictor significativo de peor supervivencia, independientemente del estadio.
  - En el cáncer de mama, un ángulo de fase < 5,6 grados se asocia con una peor supervivencia en general, aunque este valor también se ha observado en mujeres sin desnutrición y en controles sanos, sin disponer de datos precisos sobre puntos de corte pronósticos validados.
  - No se han publicado datos bioeléctricos específicos para cánceres urológicos.

- **Tomografía computarizada**:
  - La solicitud de una TC es rutinaria en la mayoría de este grupo de pacientes y, por tanto, es un estudio disponible al momento de realizar la valoración morfofuncional®. Sin embargo, actualmente no existen puntos de corte establecidos de manera sistemática a gran escala para el diagnóstico de sarcopenia en esta población específica, es probable que los mismos varíen dependiendo del tipo de tumor en estudio.
  - En diversas publicaciones se ha demostrado que la alteración de la calidad muscular y la reducción de la masa muscular, valorada como índice muscular del psoas (PMI) tienen valor pronóstico en tumores de próstata y de vejiga. El hallazgo de mioesteatosis es un factor de riesgo independiente de menor supervivencia global en pacientes sometidos a cistectomía radical.
  - En cáncer de ovario, una medición de la masa muscular en vértebra L3 < 39 cm^2/m^2, está asociado con una peor supervivencia en la mayoría de los estudios. Un PMI < 5,4 kg/m^2 también es marcador de mayor riesgo quirúrgico en estas pacientes
- **Ecografía nutricional®**:
  - En el momento de la redacción de este capítulo, no existen datos publicados de ecografía nutricional® en pacientes con patología uroginecológica.
- **Dinamometría**:
  - En cáncer de mama no se han establecidos puntos de corte. Hay que tener en cuenta la relativa juventud de estas pacientes y, por tanto, la inaplicabilidad del valor de corte de 16 kg/m^2. Se ha observado que el uso de inhibidores de la aromatasa y el tamoxifeno no inducen disminuciones significativas en la dinamometría, y la presencia de linfedema tampoco condiciona una pérdida de fuerza en la extremidad afectada.
- **Pruebas de funcionalidad**:
  - Excepto en el cáncer de Mama, donde se han realizado estudios sobre la velocidad de la marcha y el Test de Levantarse y Andar (TUG), donde se ven peores resultados comparados con controles sanas, hay escasa investigación sobre la funcionalidad en estos pacientes. Se recomienda realizar pruebas de equilibrio, como la batería *Short Physical Performance Battery* (SPPB), especialmente, en pacientes que requieran quimioterapia basada en taxanos y platino, que pueden tener efectos neurotóxicos.

ESQUEMA PRÁCTICO DE LA VALORACIÓN MORFOFUNCIONAL®

- Historia clínica nutricional.
- Antropometría básica:
  - Peso, talla, cálculo de IMC.
  - Perímetro de pantorrilla y brazo. Cálculo de índice de masa muscular apendicular (ASMI) ajustado a IMC.
- Dinamometría: utilizar dinamómetro Jamar y los puntos de corte de Torralvo por edad.
- Impedancia bioeléctrica:
  - Ángulo de fase: < 4,5 en cáncer de ovario y cuello de útero, y < 4,75 en valoración prequirúrgica. Recomendamos valores de referencia para la detección de sarcopenia en el resto de las patologías.
- Ecografía nutricional®: sin datos propios. Recomendamos abordaje nutricional en pacientes con área del recto anterior del cuádriceps (RAC) inferior a 4 cm^2 y/o eje Y menor de 1 cm.
- TC: si está disponible, utilizar como punto de corte SMI 39 cm^2/m^2 en L3 como marcador pronóstico.
- Test funcionales: recomendamos realizar SPPB para incluir velocidad de la marcha y pruebas de equilibrio sobre todo en aquellos que van a recibir quimioterapia. El TUG, por su rapidez y practicidad es utilizado hoy en día en muchos servicios como alternativa al SPPB.
- Parámetros bioquímicos:
  - Cociente PCR/albúmina: > 0,68, asociado a estadios avanzados en cáncer de ovario.
  - IL-6: marcador pronóstico de supervivencia.

– Ratio neutrófilos/linfocitos (INL): en el cáncer de próstata un INL más alto se asocia con la agresividad de la enfermedad y con una puntuación Gleason más alta. Un valor INL más alto precirugía es un factor pronóstico independiente de supervivencia global y específica tras una prostatectomía radical.

La VMF del paciente va a ser diferente en función de las intervenciones a lo largo de su proceso, por lo que será importante repetirla en los siguientes puntos para evaluar posibles cambios en la evolución del paciente:

• Intervención quirúrgica.
• Quimioterapia neo/adyuvante.
• Radioterapia, sobre todo, si afecta a área pélvica.

Informe de la valoración morfofuncional® en esta patología

En nuestro proceso de diagnóstico de precisión es fundamental integrar tanto las variables clásicas como las avanzadas en la valoración nutricional de pacientes con cáncer ginecológico y urológico.

En el informe de valoración morfofuncional® de la patología uro-ginecológica se deben incluir los siguientes elementos:

• **Cribado nutricional**: de preferencia MUST o NRS 2002.
• **Cribado de sarcopenia**: cuestionario SARC-F. La sarcopenia se detecta en la mitad de los pacientes con cáncer urológico, con una incidencia negativa en la morbilidad postoperatoria, la duración de la hospitalización, la tolerancia a la quimioterapia neoadyuvante y la supervivencia a largo plazo.
• **Circunferencia de la pantorrilla**: se utiliza para calcular el valor ASMI (punto de corte < 5 kg/m^2 en mujeres, < 7 kg/m^2 en varones).
• **Impedancia bioeléctrica**:
  – Evaluación de la hidratación y masa celular mediante la posición del vector.

– Medición del ángulo de fase global y estandarizado por edad y sexo.
– Análisis de la hidratación extra e intracelular.
– Medición de la masa celular total (BCM) y otros parámetros, como masa grasa, masa libre de grasa y masa muscular esquelética.
• **Dinamometría**:
  – Se recomienda el uso del dinamómetro Jamar, con valores de referencia específicos según sexo y edad.
• **Ecografía nutricional®**:
  – Evaluación del área muscular, ejes y circunferencia del RAC.
  – Evaluación calidad del músculo recto anterior del cuadriceps según la ecointensidad (infiltración grasa) y afectación del tono muscular. Existen otras herramientas, como la elastografía y el histograma, que podrían resultar prometedores en un futuro.
  – Medición del grosor del tejido adiposo subcutáneo abdominal y preperitoneal.
• **TC**:
  – Si está disponible, se recomienda analizar la masa muscular esquelética a nivel de L3 mediante la determinación de los índices musculoesquelético, así como el grado de mioesteatosis, midiendo las unidades Hounsfield (UH) del músculo psoas.

Con toda esta información podremos emitir nuestro juicio clínico y establecer un plan terapéutico ajustado a dicho diagnóstico final, con el objetivo principal de prevenir la desnutrición y mitigar el catabolismo en estos pacientes.

Abordaje terapéutico

• Ejercicio de fuerza adaptado a la situación clínica de cada paciente.
• Asesoramiento dietético y estilo de vida: recomendaciones de dieta equilibrada, baja en grasas saturadas, azúcares refinados y ajustada a requerimientos energético-proteicos en forma individual. La ingesta pro-

teica debería cubrir, al menos, 1,3 g/kg de proteínas diarias. Además, hay que hacen especial énfasis en el abandono del tabaco y el alcohol.

• Suplementación nutricional oral: se ajustará su indicación, según la valoración nutricional y se revisará en forma frecuente para adaptarse a necesidades de cada paciente.

CONCLUSIONES

La valoración morfofuncional® en pacientes con patología uroginecológica precisa desarrollo clínico y generación de evidencia y puntos de corte para mejorar el diagnóstico nutricional y el tratamiento personalizado de estos pacientes. Es importante que tengamos en cuenta la alta prevalencia de obesidad sarcopénica en ellos, por lo que la VMF se hace imprescindible. El ejercicio de fuerza, el consejo dietético y las medidas para reforzar el abandono de tabaco y alcohol son indispensables.

BIBLIOGRAFÍA

• Engelmann SU, Pickl C, Haas M, *et al*. Body Composition of Patients Undergoing Radical Cystectomy for Bladder Cancer: Sarcopenia, Low Psoas Muscle Index, and Myosteatosis Are Independent Risk Factors for Mortality. Cancers (Basel). 2023 Mar 15;15(6):1778.
• González-Barba F, Balderas-Peña LM, Trujillo-Hernández B, *et al*. Phase Angle and Nutritional Status: The Impact on Survival and Health-Related Quality of Life in Locally Advanced Uterine Cervical Cancer. Healthcare (Basel). 2023; 13;11(2):246.
• Jin Y, Ma X, Yang Z, *et al*. Low L3 skeletal muscle index associated with the clinicopathological characteristics and prognosis of ovarian cancer: a meta-analysis. J Cachexia Sarcopenia Muscle. 2023 Apr;14(2):697-705.
• Kara M, Kaymak B, Frontera W, *et al*. Diagnosing sarcopenia: functional perspectives and a new algorithm from the ISarcoPRM. J Rehabil Med. 2021;53(6):jrm00209.
• Matthews L, Bates A, Wootton SA, *et al*. The use of bioelectrical impedance analysis to predict post-operative complications in adult patients having surgery for cancer: A systematic review. Clin Nutr. 2021;40:2914-22.
• Michel C, Robertson H, Camargo J, *et al*. Nutrition Risk and Assessment Process in Patients with Bladder Cancer Undergoing Radical Cystectomy. Urol Oncol. 2020 Sep; 38(9):719-24.
• Morlino D, Cioffi I, Marra M, *et al*. Bioelectrical Phase Angle in Patients with Breast Cancer: A Systematic Review. Cancers (Basel). 2022 Apr 15;14(8):2002.
• Morton M, Patterson J, Sciuva J, *et al*. Malnutrition, sarcopenia, and cancer cachexia in gynecologic cancer. Gynecol Oncol. 2023 Aug;175:142-55.
• Nasser S, Bilir E, Derin X, *et al*. Pre-Operative Malnutrition in Patients with Ovarian Cancer: What Are the Clinical Implications? Results of a Prospective Study. Cancers (Basel). 2024 Jan 31;16(3):622.
• Robertson H, Michel C, Bartl L, *et al*. Sarcopenia in Urologic Oncology: Identification and Strategies to Improve Patient Outcomes. Urol Oncol. 2022 Nov;40(11): 474-80.
• Sehouli J, Mueller K, Richter R, *et al*. Effects of sarcopenia and malnutrition on morbidity and mortality in gynecologic cancer surgery: results of a prospective study. J Cachexia Sarcopenia Muscle. 2021 Apr;12(2):393-402.
• Van der Weijden-Van Doornik EM, Slot DE, Burtin C, *et al*. Grip Strength in Women Being Treated for Breast Cancer and Receiving Adjuvant Endocrine Therapy: Systematic Review. Phys Ther. 2017 Sep 1;97(9):904-14.
• Van Zutphen M, Bosman MC, Aben KK, *et al*. Body mass index and waist circumference in relation to risk of recurrence and progression after non-muscle invasive bladder cancer. Cancer Med. 2023 Oct;12(20):20686-98.

ABSTRACT GRÁFICO AG-22

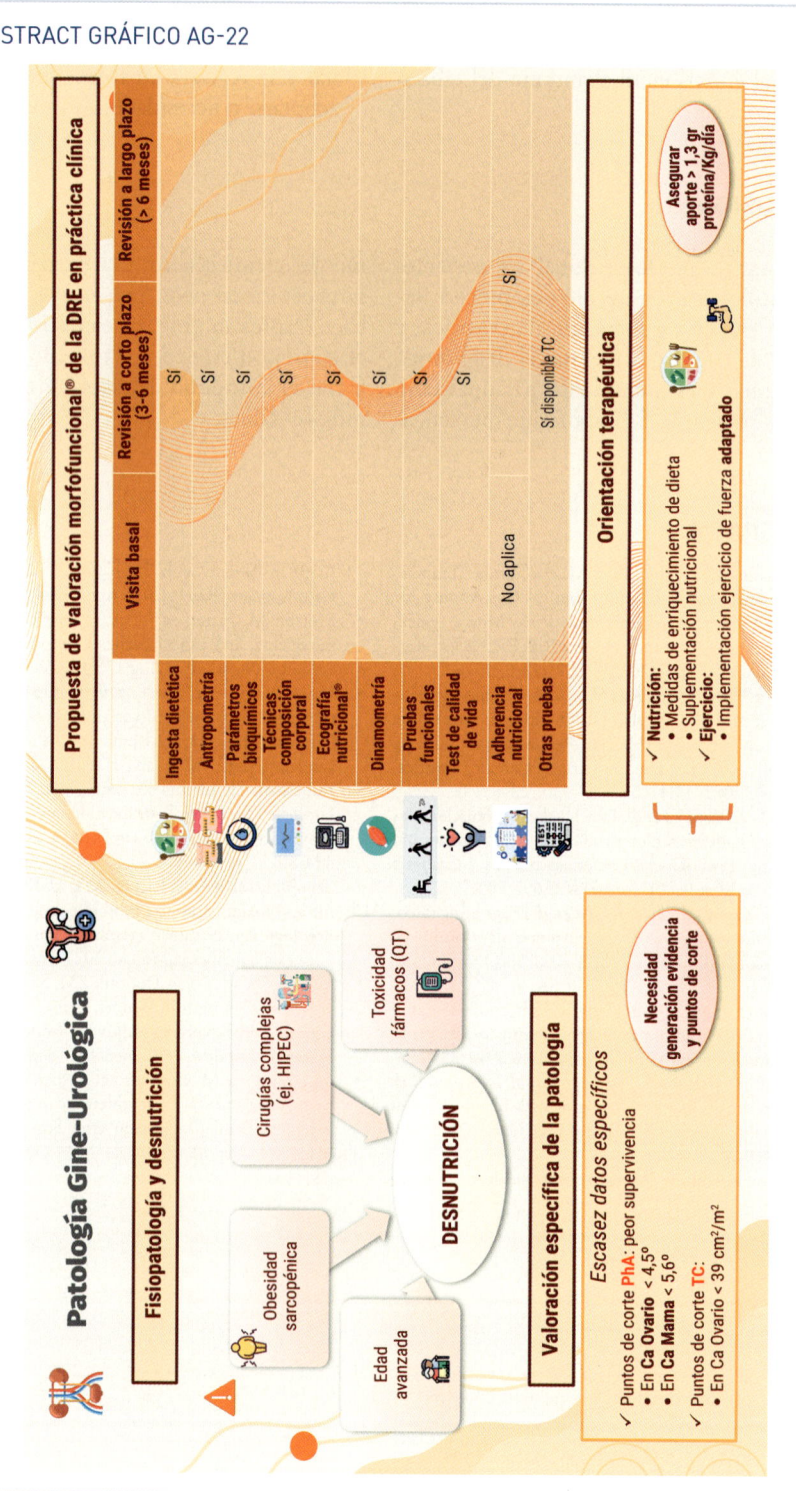

Patología Gine-Urológica

Fisiopatología y desnutrición

- Obesidad sarcopénica
- Cirugías complejas (ej. HIPEC)
- Edad avanzada
- Toxicidad fármacos (QT)

→ **DESNUTRICIÓN**

Valoración específica de la patología

Escasez datos específicos

Necesidad generación evidencia y puntos de corte

✓ Puntos de corte **PhA**: peor supervivencia
  • En **Ca Ovario** <4,5º
  • En **Ca Mama** < 5,6º
✓ Puntos de corte **TC**:
  • En **Ca Ovario** < 39 cm²/m²

Propuesta de valoración morfofuncional® de la DRE en práctica clínica

	Visita basal	Revisión a corto plazo (3-6 meses)	Revisión a largo plazo (> 6 meses)
Ingesta dietética		Sí	
Antropometría		Sí	
Parámetros bioquímicos		Sí	
Técnicas composición corporal		Sí	
Ecografía nutricional®		Sí	
Dinamometría		Sí	
Pruebas funcionales		Sí	
Test de calidad de vida		Sí	Sí
Adherencia nutricional	No aplica		
Otras pruebas		Sí disponible TC	

Orientación terapéutica

✓ **Nutrición:**
  • Medidas de enriquecimiento de dieta
  • Suplementación nutricional
✓ **Ejercicio:**
  • Implementación ejercicio de fuerza adaptado

Asegurar aporte > 1,3 gr proteína/Kg/día

Obesidad y enfermedad metabólica relacionada (no diabetes)

23

D. Bellido Guerrero, G. Frühbeck y A. Vidal Casariego

INTRODUCCIÓN

Definición

De acuerdo con la Organización Mundial de la Salud (OMS), las categorías ponderales se han definido, aplicando la relación entre peso corporal y la talla al cuadrado, lo que constituye el índice de masa corporal (IMC). En adultos, se considera sobrepeso un IMC ≥ 25,0 kg/m², en tanto que la obesidad se establece a partir de un IMC ≥ 30,0 kg/m². A su vez, se distinguen distintos grados de obesidad, englobando el grado 1 hasta un IMC de 34,9 kg/m², el grado 2, un IMC de 35,0-39,9 kg/m², el grado 3, 40,0-49,9 kg/m² y el grado 4 ≥ 50,0 kg/m².

Si bien el IMC es una medida antropométrica sencilla y útil en el ámbito epidemiológico, solo es un marcador indirecto del tejido adiposo. Así, las objeciones para el uso del IMC como herramienta diagnóstica se deben a que no discrimina entre grasa y músculo esquelético y, por tanto, a la posible independencia del riesgo cardiometabólico, lo que condiciona que sea un predictor de salud poco útil. Por tanto, el IMC no puede reflejar de forma precisa y fidedigna la complejidad de la enfermedad y sus circunstancias asociadas. Además, el exceso de peso se caracteriza por una excesiva acumulación de grasa corporal, razón por la cual, la OMS define a la obesidad como "*la acumulación anormal o excesiva de tejido adiposo en relación con el peso, que puede ser perjudicial para la salud*", a pesar de que el IMC no es capaz de cuantificarla directamente.

En este contexto, expertos de la Asociación Americana de Endocrinólogos Clínicos (AACE) y de la Asociación Europea para el Estudio de la Obesidad (EASO) han propuesto el concepto de ABCD de la obesidad, cuya traducción sería "*enfermedad crónica basada en la adiposidad*", con el fin de reflejar la realidad de la fisiopatología, la identificación de diversas obesidades, las complicaciones asociadas basadas en la adiposidad, así como su gravedad e impacto clínico como enfermedad crónica.

A diferencia del IMC, el concepto ABCD se basa en la "**adiposidad**" e incorpora el impacto sobre la salud dependiente de la cantidad, distribución y funcionalidad del tejido adiposo. El nuevo concepto de ABCD se centra en las complicaciones con fines diagnósticos y de estratificación de los pacientes, que condicionan la estrategia de manejo y las decisiones terapéuticas, a la par que eliminan, en parte, la estigmatización. La reconceptualización requiere la reorientación de las técnicas de medida de cara a objetivar y cuantificar los compartimentos corporales principales, como el tejido adiposo, el sistema musculoesquelético, el agua y la masa celular.

Etiopatogenia

Frente a la explicación simplista imperante durante décadas, basada en el desequilibrio entre gasto energético e ingesta calórica, en la actualidad, la evidencia científica ha arrojado luz sobre la heterogeneidad del origen del exceso de peso y su complejidad a la hora de plantear la etiopatogenia de la obesidad. La obesidad constituye, en la mayoría de los casos, una enfermedad de origen multifactorial (**Fig. 23-1**), que resulta de un proceso complejo de confluencia de factores de muy diversa índole, que abarcan desde influencias genéticas y epigenéticas hasta el extremo opuesto, marcado por las condiciones ambientales, la microbiota

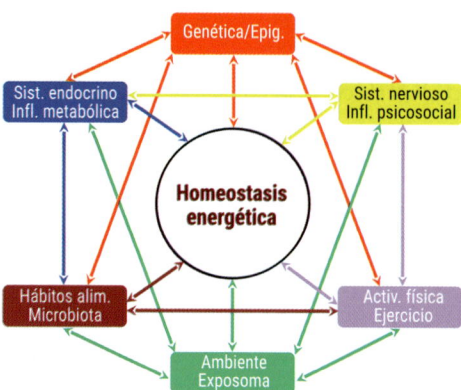

Figura 23-1. Obesidad como enfermedad multifactorial. Distintos factores condicionan las homeostasis energéticas. La disfunción de los distintos factores de forma independiente o por interacción de los mismos, contribuye al desarrollo de la obesidad.

y el exposoma, que condicionan un entorno obesogénico o la obesidad iatrogénica debida a la toma de determinados fármacos. Asimismo, el sedentarismo, los hábitos alimentarios, la calidad del sueño, los factores metabólicos, hormonales, psicosociales, conductuales y el estrés influyen en el control de la homeostasis energética. Indudablemente, en un ambiente obesogénico, en el que el urbanismo, el ocio de pantalla y los factores estructurales limitan la posibilidad de realizar actividades físicas, y favorecen la disponibilidad de alimentos energéticamente densos, la susceptibilidad genética se ve exacerbada. Por otra parte, en un número reducido de pacientes existen factores etiológicos individuales que subyacen al exceso de peso, como la obesidad genética de causa monogénica o sindrómica.

El tejido adiposo blanco representa la principal reserva de energía corporal. Los depósitos gluteofemorales corresponden a grasa subcutánea, en tanto que los viscerales se localizan en la región intraabdominal. En conjunto, el tejido adiposo es un órgano dinámico y versátil con participación en múltiples procesos celulares y funciones fisiológicas. Esto se consigue a través de la síntesis y liberación de una multitud de metabolitos, hormonas, citoquinas, adipoquinas y factores de crecimiento, como leptina, interleucina-6 (IL-6), ácidos grasos libres, factor de necrosis tumoral α, adiponec-

tina, angiotensina, resistina, visfatina, proteína estimulante de la acilación, esteroides sexuales, y glucocorticoides, entre otros muchos. La exposición crónica a un ambiente obesogénico ocasiona la expansión del tejido adiposo, al inducir hipertrofia e hiperplasia de los adipocitos por la acumulación de triacilgliceroles. Sin embargo, existe un límite de expansión determinado por la hipoxia desencadenada por la hipertrofia excesiva, que condiciona una insuficiente vascularización tisular, así como por cambios en la estructura y composición de la matriz extracelular. El mantenimiento en el tiempo de estas circunstancias produce fibrosis de la matriz, muerte celular y necrosis del tejido. La demanda de oxígeno aumentada del tejido adiposo hipertrofiado, junto con la inflamación crónica de bajo grado condicionan un incremento del estrés metabólico, que atraen un mayor reclutamiento de leucocitos circulantes. Estos leucocitos presentan un fenotipo inflamatorio, que, junto a la liberación de alarminas derivadas de los adipocitos necrosados, promueven la creación de un anillo o corona de macrófagos. Esto desencadena la transición hacia un fenotipo metabólicamente disfuncional, que se acompaña de cambios en la producción de adipoquinas y agentes quimiostáticos, que, a su vez, promueven la infiltración de células inflamatorias. Cuando el tejido adiposo subcutáneo (SAT) no es capaz de albergar el exceso de triacilgliceroles y energía en su interior, se produce el desbordamiento hacia la grasa visceral, así como hacia depósitos ectópicos de grasa en hígado, músculo esquelético, páncreas, vasos sanguíneos, corazón, riñón, etc. (**Fig. 23-2**). El perfil secretor de adipoquinas del tejido adiposo disfuncional se altera, lo que tiene repercusión autocrina, paracrina y endocrina, contribuyendo al desarrollo de complicaciones asociadas a la obesidad, como alteraciones metabólicas sistémicas, que incluyen insulinorresistencia, hiperglucemia y dislipidemia.

Comorbilidades y pronóstico

La obesidad se ha convertido en un problema de salud mundial, por su estrecha vinculación

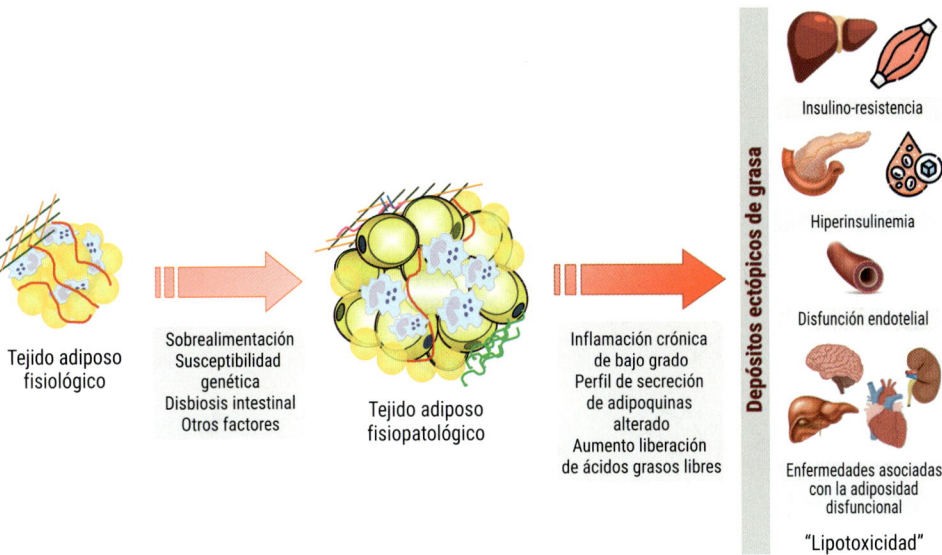

Figura 23-2. Fisiopatología metabólica común en enfermedades relacionadas con la obesidad. La disfunción del tejido adiposo se caracteriza por hipertrofia e hiperplasia de los adipocitos, con la consiguiente hipoxia a medida que el suministro de sangre se vuelve insuficiente, junto con un aumento en el número de macrófagos, células dendríticas y linfocitos que conduce a una regulación negativa de la expresión de adiponectina y la secreción de factores proinflamatorios a través de la activación de las vías de señalización metabólica. Esto aumenta el estrés oxidativo, la resistencia a la insulina, la dislipidemia e incita a la acumulación progresiva de grasa ectópica. La grasa ectópica intensifica la actividad proinflamatoria de las citoquinas que conduce a la lipotoxicidad mediada por el estrés oxidativo, el aumento de la actividad del sistema renina-angiotensina-al-dosterona, la activación plaquetaria, la activación del inflamasoma, la disfunción mitocondrial y la disfunción endotelial, lo que finalmente contribuye a las enfermedades relacionadas con la obesidad.

con las principales causas de morbimortalidad, insulinorresistencia, diabetes mellitus tipo 2, hipertensión arterial (con el riesgo de accidentes cerebrovasculares), aterosclerosis, dislipemias y otras enfermedades cardiovasculares. De igual modo, el exceso de peso corporal tiene repercusiones mecánicas, metabólicas e inflamatorias en el entorno respiratorio, gastrointestinal, pancreático, hepático, neurológico, genitourinario, endocrino, inmune y psicosocial (Fig. 23-3). Asimismo, la obesidad determina múltiples aspectos relacionados con la reducción de la calidad de vida, como el sueño o el movimiento. Los riesgos del exceso de peso corporal han sido establecidos y documentados, y parece que provocan una notable disminución de la expectativa de vida. Se estima que un IMC superior al óptimo provoca anualmente cinco millones de muertes por enfermedades no transmisibles, como diabetes, enfermedades cardiovasculares, enfermedades

respiratorias crónicas, trastornos digestivos, neurológicos y hasta cáncer, siendo en gran medida la acumulación anormal o excesiva de adiposidad disfuncional la que subyace a los efectos perjudiciales observados.

BASES TEÓRICAS DE LA VALORACIÓN MORFOFUNCIONAL® EN ESTA PATOLOGÍA

Valoración de la composición corporal

DXA

La absorciometría con rayos X de doble energía (*dual energy X-ray absorptiometry*, DXA) en la exploración de cuerpo entero (*T-body*) se ha posicionado actualmente como una técnica de referencia para estimar: contenido mineral óseo (BMC), masa grasa (MG), tejido libre de grasa o masa magra (MM), que incluye

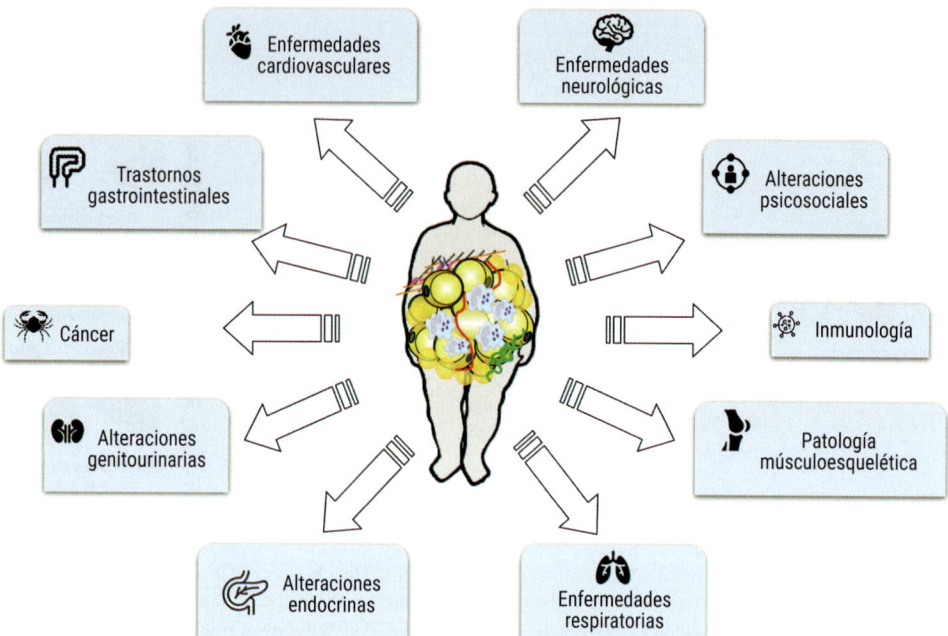

Figura 23-3. Consecuencias y comorbilidades asociadas a la obesidad.

músculos, huesos, órganos y tejido conectivo. La precisión de la DXA es alta, con un margen de error del 2-6 % para la composición corporal. A pesar de esto, infraestima la MG y sobreestima la MM respecto a las técnicas radiológicas. En la obesidad, los estudios demuestran que las mediciones de la grasa por DXA están fuertemente correlacionadas con resultados cardiovasculares y metabólicos negativos, independientemente del IMC. La limitación clásica de la exploración en pacientes con exceso de peso se ha solventado con equipos específicos como iDXA.

Con los datos obtenidos de la DXA de cuerpo entero se pueden obtener varios índices:

- Porcentaje de masa grasa: MG (kg) * 100/ peso (kg).
- Índice de masa grasa: MG (kg)/talla (m)^2.
- Tejido adiposo visceral (*visceral adipose tissue*, VAT): refleja la cantidad de grasa abdominal interna alrededor de los órganos, que se relaciona con aumento del riesgo de enfermedades cardiovasculares y metabólicas con valores en torno a 100-160 cm^2. Realiza, además, medidas con *softwares* es-

pecíficos con referencia a la TC o a la resonancia magnética (RM) una estimación de volumen de la grasa visceral.
- Índice de masa magra (IMM): MM (kg)/ talla (m)^2.
- Porcentaje de masa de músculo esquelético (% MME): MME (kg)*100/peso (kg).
- Índice de músculo esquelético apendicular (IMEA): MME apendicular (kg)/talla (m)^2.
- Relación masa magra apendicular/IMC (MMA/IMC): la cantidad de masa magra en brazos y piernas en relación con el índice de masa corporal. Los puntos de corte son 0,51 para las mujeres y 0,79 para los hombres.

A la hora de diagnosticar sarcopenia mediante DXA en pacientes con obesidad, las guías recomiendan usar el porcentaje de masa grasa y la relación masa magra apendicular/ peso.

Tomografía computarizada (TC)

La TC permite obtener imágenes bidimensionales del cuerpo humano, en las que la atenuación de los rayos X se presenta como una escala de grises, medida en unidades Hounsfield (HU). Los valores de HU facilitan la distinción entre tejido adiposo y muscular. El tejido adiposo se segmenta clásicamente en dos compartimentos: subcutáneo (SAT) y visceral (VAT). El rango de HU para el tejido adiposo es amplio y se han propuesto varios (–200 a –30, –190 a –30 y –195 a –45). SAT puede cubrir un rango de HU ligeramente diferente al del visceral (–190 a –30 y –150 a –50, respectivamente). Para el estudio de la composición corporal se realizan las mediciones obtenidas típicamente a nivel del cuerpo vertebral L3.

La evaluación cuantitativa del músculo esquelético basada en la TC incluye el área de la sección transversal del músculo esquelético (expresada en centímetros cuadrados), utilizada para medir la masa muscular, y la atenuación media del músculo esquelético (expresada en UH), utilizada para medir la infiltración grasa del músculo (mioesteatosis). El área de la sección transversal se puede normalizar según la altura del paciente para proporcionar un índice de músculo esquelético. Autores como Martin *et al.* y Doyle *et al.* han definido los puntos de corte considerados patológicos para los diferentes tejidos (**Tabla 23-1**).

A partir de ecuaciones, como la de Mourtzakis, es posible estimar tanto la MG como la MM corporal total: Masa grasa (kg) = 0,042

* masa grasa en L3 (cm^2) + 11,2. Masa magra (kg) = 0,3 * masa muscular en L3 (cm^2) + 6,06.

Las mediciones de MG mediante un único corte de TC se correlacionan estrechamente con los volúmenes de grasa obtenidos del compartimento abdominal total. El área del VAT cuantificada por TC es un factor de riesgo independiente para enfermedades como diabetes y resistencia a la insulina, hipertensión, hiperlipidemia y aterosclerosis, mientras que el SAT (tejido adiposo subcutáneo) no parece ser un factor de riesgo.

La medición de la composición corporal se realiza mediante herramientas informáticas manuales o semiautomáticas. El desarrollo de herramientas que emplean inteligencia artificial facilita la obtención automatizada y precisa de resultados. En la práctica, el estudio de TC en obesidad se trata de una exploración que puede realizarse de forma oportunista, es decir, cuando la TC se realiza por motivos diferentes a la obesidad.

Impedancia bioeléctrica (BIA)

BIA clásica

La BIA es, probablemente, la técnica más extendida de valoración de la composición corporal en personas con obesidad. Esta técnica estima el agua corporal total a partir de los

Tabla 23-1. Valores de referencia de composición corporal mediante tomografía computarizada

Músculo esquelético	Mujeres	< 41 cm^2/m^2
	Hombres	IMC < 25 kg/m^2: < 43 cm^2/m^2 IMC > 25 kg/m^2: < 53 cm^2/m^2
Mioesteatosis	IMC < 25 kg/m^2: < 41 UH IMC > 25 kg/m^2: < 33 UH	
Grasa abdominal total	Mujeres	> 318,8 cm^2
	Hombres	> 364,2 cm^2
Grasa abdominal subcutánea	Mujeres	> 261,8 cm^2
	Hombres	> 132,3 cm^2
Grasa abdominal visceral	Mujeres	> 80,1 cm^2
	Hombres	> 163,8 cm^2

parámetros eléctricos; en los individuos sanos, un 73 % de la masa magra es agua. Una vez estimada el agua corporal total, se puede estimar la masa magra. La estimación de la masa grasa se hace de forma indirecta, restando al peso la masa magra. A partir de ecuaciones de regresión se pueden estimar, a su vez, el músculo esquelético apendicular y el tejido adiposo visceral. Como se ha comentado anteriormente, las inferencias de la BIA parten de la asunción de la hidratación constante de la masa magra, lo que es cierto en individuos sanos, pero no necesariamente en individuos enfermos. Esta salvedad es importante en personas con sobrepeso y obesidad, ya que la relación de agua extracelular/intracelular es mayor en la masa grasa que en otros tejidos, lo que implica que una persona con sobrepeso u obesidad tiene mayor proporción de agua corporal respecto a su masa magra que una persona con peso normal.

Para el diagnóstico de sarcopenia en la obesidad mediante BIA, además del porcentaje de grasa corporal, las guías recomiendan usar la relación masa magra apendicular/peso o músculo esquelético/peso.

Análisis vectorial (BIVA®) y ángulo de fase (PhA)

La BIVA® se basa en la valoración de los parámetros eléctricos crudos resistencia (Rz) y reactancia (Xc), a partir de los cuales se calcula el ángulo de fase (PhA) y la masa celular corporal (BCM), obtenida a partir de la capacitancia total de cuerpo, sin utilizar modelos de regresión. La representación en un sistema de coordenadas de la resistencia (Rz/h) y la reactancia (Xc/h) ajustado por la talla, permite comparar a un individuo respecto a una población de referencia. Esta población se representa en forma de elipse, cuyo centro son las medias de Rz/h y Xc/h y cuyo eje mayor sigue la recta de regresión de Xc/h sobre Rz/h, englobando un porcentaje de individuos de la población tanto mayor cuanto mayor sea el área de la elipse. El eje mayor de la elipse representa la cantidad de tejido blando, de forma que los valores más hacia la izquierda implican una mayor cantidad de tejido, y los valores más a la derecha, menos tejido. El eje menor de la elipse representa la hidratación, los valores más hacia arriba indican menor hidratación, y los valores más hacia abajo, mayor hidratación. Estos ejes configuran diferentes cuadrantes, de modo que en el cuadrante inferior izquierdo se sitúan los sujetos con obesidad, aquellos con más tejido y mayor hidratación que la media.

El PhA ha demostrado ser un marcador pronóstico en distintas patologías. El PhA está influido por factores como la edad, el sexo, el agua corporal, la masa magra y el IMC, de modo que el PhA va aumentando hasta un IMC 35 kg/m^2, mientras que a partir del IMC 40 kg/m^2 (y, especialmente, a partir de 50 kg/m^2), el PhA disminuye, probablemente, en relación con una mayor carga de enfermedad e inflamación. Tanto el BIVA® como el PhA pueden usarse como marcadores de la salud celular durante la pérdida de peso, complementando a los datos de composición y función corporal (**Fig. 23-4**).

Ecografía

La ecografía nutricional®, engloba la valoración del compartimento graso y del compartimento muscular.

La ecografía del tejido adiposo abdominal es una metodología barata, accesible, sin radiación ionizante y fácil de aprender. Tiene la capacidad de distinguir los diferentes tipos de grasa, subcutánea y visceral, y las diferentes localizaciones de esta última. La grasa subcutánea abdominal, en su componente más profundo, tiene una elevada secreción de adiponectina, mientras que la capa subcutánea superficial puede actuar como una barrera protectora y como almacenamiento de energía. Por otro lado, se sabe que la grasa visceral secreta citoquinas proinflamatorias, como TNF, IL6, leptina, resistina o visfatina.

La ecografía con sonda lineal, situada de forma transversal en el punto medio entre la apófisis xifoides y el ombligo, permite la medición de la grasa subcutánea y preperitoneal. La grasa subcutánea se mide entre la dermis y la línea alba, y sus capas superficial y profunda se separan en la línea que marca la fascia superficial. La

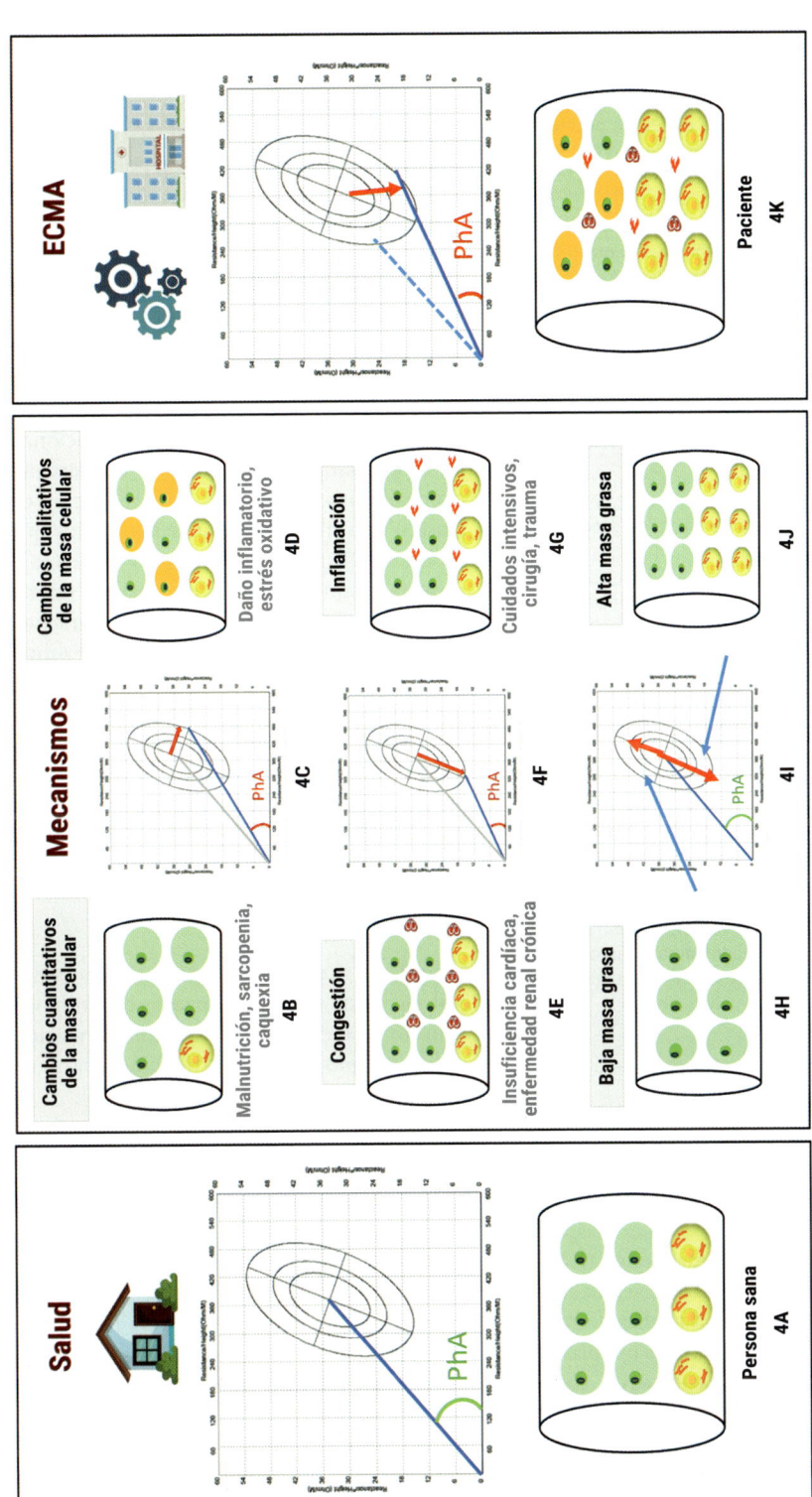

Figura 23-4. Interpretación de la Impedancia Vectorial (BIVA®) en Obesidad y Enfermedad Metabólica crónica adiposa (EMCA). Fuente: Alfaro JJ, Vegas I, Bellido D. BIA y Ángulo de Fase en la enfermedad metabólica crónica adiposa. En Bellido D, Cano I, Morales C, Garcia-Almeida JM, Valoración Morfofuncional® en la enfermedad metabólica crónica adiposa. Ed. Panamericana 2024. ISBN:978-84-1106-286-2.
Salud. 4A. Persona sana. En la situación de salud, hay un equilibrio entre la célula, el tejido adiposo y la hidratación. De este modo, el vector de impedancia aparece en el centro de la diana de la elipse de normalidad.

(Continua página siguiente)

(Continua página anterior)

Mecanismos por los cuales se pueden modificar la distribución del vector. 4B. Situación de malnutrición, sarcopenia o caquexia donde se produce una pérdida del número de células que son conductoras y que provocan un desplazamiento del vector hacia la derecha.

4C. La pérdida de masa celular produce un daño tisular que provoca un desplazamiento del vector hacia la derecha, situación que aparece en 4B y 4D.

4D. Situación de daño inflamatorio o estrés oxidativo. Daño cualitativo de la membrana debido a un proceso inflamatorio de la célula donde el vector se desplaza hacia la derecha.

4E. Situación de insuficiencia cardíaca o enfermedad renal crónica. Los cambios de hidratación desplazan el vector hacia la abajo por un aumento de agua en la situación cardio-renal.

4F. Los cambios de hidratación provocan un desplazamiento del vector hacia abajo que se produce en las situaciones 4E y 4G.

4G. Situación de cuidados intensivos, cirugía o trauma. Los cambios de hidratación desplazan el vector hacia abajo por un aumento de agua en el intersticio provocado por la inflamación.

4H. En situaciones de bajo tejido adiposo, el vector se desplaza hacia arriba en la línea de hidratación y representa que el paciente está deshidratado.

4I. Mecanismo característico de la situación de obesidad.

4J. En situaciones de mucho tejido adiposo, el vector se desplaza hacia abajo en la línea de hidratación y representa que el paciente está hiperhidratado.

ECMA (Enfermedad crónica metabólica adiposa). 4K. Paciente con ECMA. Es un conjunto de diferentes circunstancias con daño tisular, aumento de hidratación, y aumento del tejido adiposo donde el vector se desplaza hacia abajo y hacia la izquierda o hacia la derecha según sea la salud celular.

grasa preperitoneal se mide entre la línea alba y la capa parietal del peritoneo. La ecografía es la única forma de medir la grasa preperitoneal, una capa que es más espesa cerca del apéndice xifoides y más delgada dentro del área pélvica, y que no puede medirse mediante imágenes de DXA, TC o resonancia magnética (RM). La grasa preperitoneal se ha correlacionado positivamente con las concentraciones de proteína C reactiva (PCR), insulina, glucosa plasmática y triglicéridos, así como con mayor riesgo de desarrollar esteatosis hepática. En la actualidad no disponemos de puntos de corte definidos para estas mediciones. La sonda convexa permite realizar una exploración más profunda. La

grasa visceral, que incluye tanto la grasa omental como la mesentérica, se mide desde la línea peritoneal hasta la pared anterior de la aorta abdominal. La grasa perirrenal, desde la corteza renal hasta el triángulo formado por el polo hepático y la musculatura de la pared abdominal, con el paciente acostado sobre el lado izquierdo.

Respecto al estudio de la masa muscular, la ecografía es una técnica que permite medir tanto el tamaño como la calidad del músculo. Si bien no existe una definición universalmente aceptada de la calidad muscular, su detección y cuantificación son un elemento necesario y complementario en el diagnóstico nutricional. La ecogenicidad del músculo es un parámetro cualitativo relacionado con infiltración de grasa o con fibrosis intersticial, cambios que producen un aumento de la ecogenicidad; la primera produce una disminución de la rigidez del tejido, mientras que la segunda lo aumenta. Cuando se ha estudiado a personas con sobrepeso y obesidad, se ha observado que presentan un mayor grosor muscular que las personas de la misma edad con normopeso, pero, además, menor rigidez evaluada con elastografía. Sin embargo, los factores que se correlacionan positivamente con la ecogenicidad son la edad y el grado de discapacidad, pero no el IMC.

Otras medidas

Cuando no se dispone de equipamiento para la realización de técnicas avanzadas de composición corporal es posible realizar una estimación de la masa grasa o de su distribución a partir de medidas antropométricas (Tabla 23-2):

- Circunferencia de la cintura: valores por encima de 102 cm en varones y de 88 cm en mujeres se relacionan con riesgo cardiometabólico.
- Índice cintura/talla: se calcula dividiendo el perímetro de la cintura en cm por la estatura en cm. Se consideran normales valores entre 0,4 y 0,5 y los valores superiores se correlacionan con la aparición de factores de riesgo cardiovascular.
- Fórmula CUN-BAE: permite estimar el porcentaje de grasa corporal a partir de parámetros como la edad, el sexo, la talla y el peso.

Tabla 23-2. Ecuaciones para la estimación de la masa grasa

Gallagher	Porcentaje de grasa corporal = 63,7 - 864 x (L/IMC) – 12,1 x sexo + 0,12 x edad + 129 x asiático x (l/IMC) - 0,091 x asiático x edad - 0,030 x sexo x afroamericano x edad
	Sexo = 0 para mujer y 1 para hombre. Asiático = 1 para asiáticos y 0 para las demás razas; Afroamericano = 1 y 0 para otras razas
CUN-BAE	Porcentaje de grasa corporal = – 44,988 + (0,503 x edad) + (10,689 x sexo) + (3,172 x IMC) – (0,026 x IMC^2) + (0,181 x IMC x sexo) – (0,02 x IMC x edad) – (0,005 x 3 x IMC^2 x sexo) + (0,00021 x IMC^2 x edad)
	Mujer = 1 y hombre = 0 para sexo y edad en años
Masa grasa relativa (RFM)	RFM = 64-(20 x altura/circunferencia de cintura) + (12 x sexo)
	Sexo = 0 para hombres y 1 para mujeres
	Altura y cintura expresadas en metros
Body shape index (ABSI)	ABSI = Circunferencia de cintura/(IMC$^{2/3}$ x altura$^{1/2}$)
	Circunferencia de cintura y altura expresadas en metros
Body Roundness Index (BRI)	BRI = 364,2 – 3655 x 1 – (cintura/(2p))^2 (0,5 x altura)^2

Valoración funcional

El estudio de la función muscular es un componente fundamental del diagnóstico nutricional y, como tal, debe incorporarse a la evaluación clínica de las personas con obesidad, en las que el deterioro funcional es muy frecuente y puede ocurrir mucho antes de la vejez.

Las guías de sarcopenia señalan como parámetro funcional de elección la fuerza muscular, estudiada mediante dinamometría o el test de la silla. La velocidad de la marcha tiene relevancia clínica como medida del rendimiento físico y puede identificar discapacidad y deterioro funcional, pero en personas con obesidad puede verse afectada por otros factores, como, por ejemplo, osteoartritis de rodilla. Aunque ajustar la fuerza muscular por el peso o el IMC (fuerza muscular relativa) es potencialmente relevante, actualmente, no hay evidencia suficiente para recomendar métodos de ajuste o puntos de corte.

Valoración de la enfermedad del hígado graso asociada a la disfunción metabólica

La terminología actual de "Enfermedad del hígado graso asociada a la disfunción metabólica" (MAFLD) parece la más adecuada para definir la afectación metabólica hepática asociada a la obesidad. Esta presente en casi el 70 % de los pacientes con DM2 y obesidad. La biopsia hepática es el patrón de referencia para el diagnóstico y estadificación de la MAFLD, pero es un procedimiento invasivo y de elevado coste. La ecografía abdominal es una técnica con buena especificidad y baja sensibilidad. La elastografía hepática (FibroScan©) es la técnica más utilizada y tiene una elevada precisión diagnóstica para estadios avanzados de fibrosis. Los puntos de corte que se sugieren para España son los siguientes: F0-F1: < 8 kPa; F2: 8-10 kPa; F3: 10-15 kPa y F4: > 15 kPa. Se considera fibrosis avanzada cuando el valor se > 10 kPa (F3-F4), aunque se recomienda derivación a hepatología a partir de 8 kPa. Para la valoración de la presencia de fibrosis son útiles u accesibles marcadores séricos como el NAFLD Fibrosis Score (NFS), el Fibrosis 4 Score (FIB-4 Score), el BARD Score o el Hepamet Fibrosis Score (HFS), que tienen, en general, una elevada reproducibilidad y un elevado valor predictivo negativo (88-95 %) para descartar.

Valoración de la función del tejido graso

Índice adiponectina/leptina

La obesidad se caracteriza por un aumento de las concentraciones plasmáticas de leptina junto con una disminución de adiponectina. La relación adiponectina/leptina parece ser un marcador de la disfunción del tejido adiposo. Este índice se correlaciona negativamente con el IMC y está fuertemente asociado con la resistencia a la insulina; su valor disminuye según aumenta el número de factores de riesgo cardiometabólico. Aunque hay que tener en cuenta el método de medición empleado, se puede considerar que un índice adiponectina/leptina superior a 1,0 (con concentraciones de adiponectina expresadas en µg/mL y concentraciones de leptina en ng/mL) deben considerarse normales, un valor entre 0,5 y 1,0 puede indicar un aumento de riesgo moderado-medio e inferior a 0,5 sugiere un aumento grave del riesgo cardiometabólico. Hay que tener en cuenta que un ayuno prolongado puede disminuir las concentraciones de leptina sin cambios relevantes en la cantidad de grasa corporal. Por lo tanto, estos límites deben aplicarse en condiciones de ayuno habituales.

Índice de adiposidad visceral

El índice de adiposidad visceral (en inglés, VAI) es un modelo matemático que utiliza parámetros antropométricos (índice de masa corporal y circunferencia de cintura) como analíticos (triglicéridos y colestedol HDL o HDL-C) (Tabla 23-3). Este índice, que podría considerarse un sustituto de la medición de la grasa visceral, ha demostrado una fuerte asociación con la tasa de utilización periférica de glucosa, con la cantidad de tejido adiposo visceral, con la incidencia de diabetes mellitus tipo 2 y de los diferentes componentes del síndrome metabólico, así como con el desarrollo de eventos cardiovasculares y cerebrovasculares.

Índice de adiposidad disfuncional (IAD)

El IAD (v. Tabla 23-3) se ha desarrollado, teniendo en cuenta algunas limitaciones del VAI, que se basó en población caucásica. El IAD se correlacionó con el área media de los adipocitos, el número de adipocitos y la relación adiponectina/leptina, y sus valores superiores a 1.065 se asocian fuerte e independientemente con la presencia de diabetes tipo 2, hipertensión y aterosclerosis subclínica.

Valoración de la inflamación

La obesidad se ha relacionado con un estado de inflamación crónica de bajo grado (metainflamación), por lo que podemos detectar concentraciones séricas elevadas de marcadores inflamatorios, como PCR, interleucina-6 (IL-6), factor de necrosis tumoral alfa (TNF-alfa) y leptina, que a su vez mejoran con la pérdida de peso. El mejor marcador de inflamación en la obesidad parece ser la PCR, ya que se asocia consistentemente con la obesidad en varios grupos de edad, responde a los cambios ponderales y está disponible en todos los laboratorios clínicos. La epidemia COVID-19 ha permitido incorporar la IL-6 a la práctica clínica, aunque su uso está menos extendido que el de la PCR.

Tabla 23-3. Fórmulas de estudio de la función del tejido adiposo

Índice de adiposidad visceral	Hombre	VAI = [CC/(39,68 + (1,88 * IMC))] * (triglicéridos/1,03) * (1,31/HDL-C)
	Mujer	VAI = [CC/(36,58 + (1,89 * IMC)) * (triglicéridos/0,81) * (1,52/HDL-C)
Índice de adiposidad disfuncional	Hombre	IAD = [CC/(22,79 + (2,68 * IMC))] * (triglicéridos/1,37) * [1,19/HDL-C)]
	Mujer	IAD = [CC/(24,02 + (2,37 * IMC))] * (triglicéridos/1,32) * (1,43/HDL-C)

CC: circunferencia de cintura. IMC: índice de masa corporal. En el IAD, los triglicéridos y el HDL-C se expresan como mmol/L.

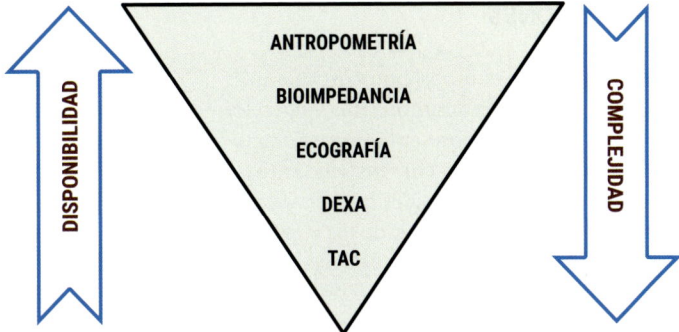

Figura 23-5. Selección de la técnica de composición corporal en la valoración morfofuncional®.

ESQUEMA PRÁCTICO DE VALORACIÓN MORFOFUNCIONAL®

Propuesta de valoración inicial©

La valoración del paciente con obesidad debe incluir parámetros antropométricos, composición corporal centrada en el compartimento graso y en el muscular, en tejido muscular y adiposo, y despistaje de las comorbilidades asociadas. La valoración morfofuncional® es parte de la valoración integral del paciente con aumento de adiposidad que debe ser una valoración integral 360° (**Abstract gráfico AG-23A**):

- Antropometría: medida de talla, peso y circunferencia de cintura y pantorrilla.
- Valoración morfofuncional®: valoración de la ingesta, datos básicos de laboratorio, estimación de la grasa, ecuaciones de referencia y estudios avanzados que incluyan BIA, preferentemente, tetrapolar, monofrecuencia en decúbito, estimando valores crudos y análisis vectorial (BIVA®), además de valores estimados de composición corporal (**Fig. 23-5**). La ecografía nutricional® es aplicable al paciente con exceso de peso para valorar tanto el componente adiposo como la masa muscular y la calidad de estos. Otras técnicas (DXA y TC) pueden complementar la valoración si existe disponibilidad de ellas.
- Función muscular: se mide, preferentemente, mediante dinamometría, en combinación con pruebas dinámicas. En pacientes con enfermedad metabólica crónica adiposa, el método mejor estandarizado es el de las sentadillas, valorando tiempo invertido en las primeras 5 sentadillas y numero de

sentadillas en 30 segundos. Con esto podemos valorar tanto fuerza como potencia y nos ayuda a despistar la presencia de obesidad sarcopénica.
- Función del tejido adiposo: se valora mediante el índice adeponectina/leptina, VAI o IAD.
- Despistaje de complicaciones metabólicas: además del estudio de las comorbilidades metabólicas clásicas (diabetes, hipertensión, dislipemia), se recomienda buscar MAFLD mediante índices como el NAFLD Fibrosis Score o el FIB-4 Score, y derivar a los pacientes sospechosos de daño hepático a una unidad especializada.
- Estudio de inflamación sistémica: mediante la determinación de la PCR.

Propuesta de monitorización del tratamiento

El tratamiento del paciente exige una respuesta integral de estilo de vida saludable, que se asociará a patrones dietéticos, conductuales y de ejercicio físico individualizados a las necesidades del paciente. Muchas veces se necesitará apoyo farmacológico y/o quirúrgico.

La eficacia cada vez mayor de las pautas de tratamiento actuales y de futuro exige una formación específica de los profesionales para valorar no solo los cambios de peso, sino los cambios en la composición corporal y su función, centrándose especialmente en la grasa corporal y su función, el estado de hidratación y el estado del músculo. Para ello, si es posible, en las estrategias de seguimiento hay que intentar incluir las técnicas de valoración morfofuncional® que hemos desarrollado previamente (**Abstract gráfico AG-23B**).

CONCLUSIONES

El estudio de la composición corporal utilizado de forma aislada supone una valoración estática. La VMF representa una valoración dinámica y accesible con instrumentos al alcance de los profesionales que sirven para valorar la disfuncionalidad de los compartimentos corporales, la dinamometría, realizar tests funcionales y usar un ecógrafo y un equipo de bioimpedancia, que son un complemento ideal para ampliar la información obtenida de la historia clínica, el laboratorio y los determinantes antropométricos clásicos.

Si bien es cierto que en la desnutrición relacionada con la enfermedad, el amplio desarrollo de estas técnicas y la correlación positiva que existe entre ellas permite realizar una valoración y un diagnóstico nutricional cada vez mas preciso y predecir las complicaciones en la EMCA y, particularmente, en la obesidad, la VMF tiene lagunas metodológicas y discriminativas para determinar puntos de corte y resultados, tanto en la valoración inicial como en el seguimiento de los pacientes.

En este sentido, la implementación en nuestra práctica habitual de la VMF va a contribuir a mejorar el fenotipado clínico del paciente y al desarrollo de la medicina de precisión. Para ello tenemos que avanzar en cada una de las técnicas empleadas:

- En el estudio de la función muscular en pacientes con obesidad hay que avanzar en los puntos de corte de la dinamometría de prensión en relación con el peso y establecer una técnica estandarizada para el uso clínico, que permita valorar la potencia y la fuerza muscular.

- En cuanto a BIA, las ecuaciones publicadas se han derivado en gran medida de poblaciones sanas y no obesas dentro de un rango de IMC de 16 a 34 kg/m². Cuando se aplican a poblaciones o patologías diferentes, pueden ocurrir errores significativos en la estimación de MG, MM y BCM. El uso de valores eléctricos crudos y su representación vectorial permiten monitorizar los cambios tanto a nivel tisular como de hidratación. Pero la interpretación de los cambios en obesidad es mas compleja y se requiere en el futuro adecuar la representación vectorial a pacientes con obesidad. La BIA se ha estandarizado como técnica de valoración de la sarcopenia, tanto con la aplicación vectorial como con ecuaciones predictivas, pero es preciso mejorar con el desarrollo específico para pacientes con obesidad.

- La ecografía nutricional®es una técnica que ya ha demostrado su utilidad en EMCA y en obesidad para medir y estimar la grasa (subcutánea y preperitoneal) y el estado del músculo. Esto nos permite hacer una valoración cuantitativa y cualitativa de ambos compartimentos, pero tiene algunas limitaciones en pacientes con IMC > 40 kg/m², donde es difícil abarcar el área de exploración. Sin embargo, el futuro es prometedor, desarrollando puntos de corte de normalidad que permitan valorar los cambios y la automatización de la técnica y desarrollo de la inteligencia artificial adaptada a esta.

BIBLIOGRAFÍA

- Agarwal AA, Narayan A, Stanford FC. Body Composition in Anti-Obesity Medication Trials-Beyond Scales. JAMA Intern Med. 2024;184(4):341-2.
- Amato MC, Giordano C, Galia M, Criscimanna A, Vitabile S, Midiri M, Galluzzo A; AlkaMeSy Study Group. Visceral Adiposity Index: a reliable indicator of visceral fat function associated with cardiometabolic risk. Diabetes Care. 2010;33(4):920-2.
- Bellido D, García-García C, et al. Future lines of research on phase angle: Strengths and limitations. Rev Endocr Metab Disord. 2023;24(3):563-83.
- Cancello R, Brunani A, Brenna E, et al. Phase angle (PhA) in overweight and obesity: evidence of applicability from diagnosis to weight changes in obesity treatment. Rev Endocr Metab Disord. 2023;24(3):451-64.
- Di Vincenzo O, Marra M, Sacco AM, Pasanisi F, Scalfi

L. Bioelectrical impedance (BIA)-derived phase angle in adults with obesity: A systematic review. Clin Nutr. 2021;40(9):5238-48.

- Donini LM, Busetto L, Bischoff SC, *et al*. Definition and diagnostic criteria for sarcopenic obesity: ESPEN and EASO consensus statement. Clin Nutr. 2022;41(4):990-1000.

- Frühbeck G, Catalán V, Rodríguez A, Gómez-Ambrosi J. Adiponectin-leptin ratio: A promising index to estimate adipose tissue dysfunction. Relation with obesity-associated cardiometabolic risk. Adipocyte. 2018;7(1):57-62.

- Messina C, Albano D, Gitto S, *et al*. Body composition with dual energy X-ray absorptiometry: from basics to new tools. Quant Imaging Med Surg. 2020;10(8):1687-98.

- Palmas F, Ciudin A, Guerra R, *et al*. Comparison of computed tomography and dual-energy X-ray absorptiometry in the evaluation of body composition in patients with obesity. Front Endocrinol (Lausanne). 2023;14: 1161116.

- Perdomo CM, Avilés-Olmos I, Dicker D, Frühbeck G. Towards an adiposity-related disease framework for the diagnosis and management of obesities. Rev Endocr Metab Disord. 2023;24(5):795-807.

- Praget-Bracamontes S, González-Arellanes R, Aguilar-Salinas CA, Martagón AJ. Phase Angle as a Potential Screening Tool in Adults with Metabolic Diseases in Clinical Practice: A Systematic Review. Int J Environ Res Public Health. 2023;20(2):1608.

- Rossi AP, Babbanini A, Del Monte L, *et al*. The role of ultrasound muscle parameters for myosteatosis and myofibrosis measurement in young, older, and obese subjects. J Am Med Dir Assoc. 2024;25(1):91-97.

- Reyes-Barrera J, Sainz-Escárrega VH, Medina-Urritia AX, *et al*. Dysfunctional adiposity index as a marker of adipose tissue morpho-functional abnormalities and metabolic disorders in apparently healthy subjects. Adipocyte. 2021;10(1):142-52.

- Zieff G, Cornwall J, Blue MN, Smith-Ryan AE, Stoner L. Ultrasound-based measurement of central adiposity: Key considerations and guidelines. Obes Rev. 2024 Feb 28:e13716. doi: 10.1111/obr.13716. Epub ahead of print.

ABSTRACT GRÁFICO AG-23

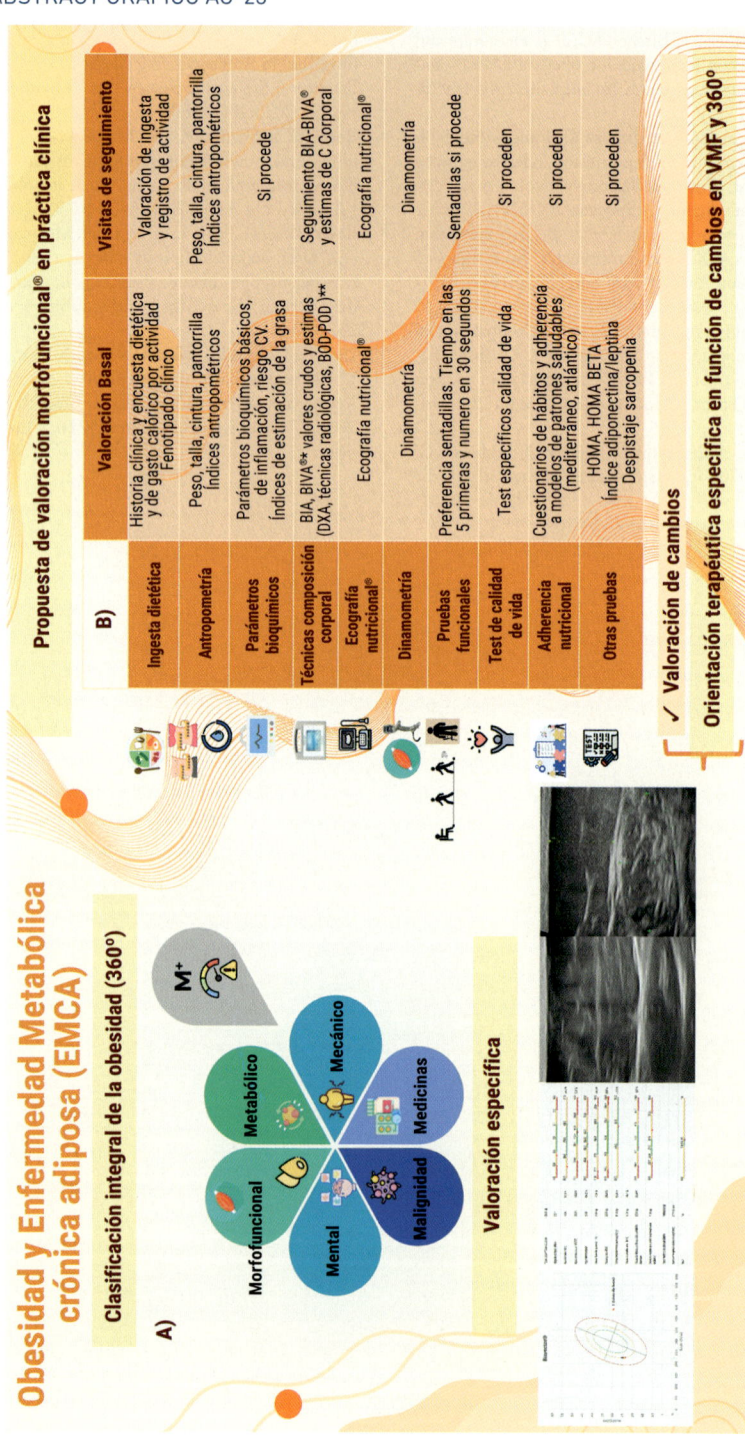

Abstract gráfico AG-23. Propuesta diagnóstica inicial y de seguimiento en Obesidad. **A]** Parte superior propuesta de clasificación diagnóstica de obesidad 360°. Incluye valoración morfofuncional® [VMF]. En la parte inferior imágenes de BIA y ecografía características de un paciente con obesidad. **B]** Propuesta de VMF inicial y de seguimiento en paciente con obesidad.

Diabetes

24

B. Lardies Sánchez y A. Sanz Paris

INTRODUCCIÓN

La diabetes mellitus tipo 2 (DM2) es un problema de salud pública, que afecta al 10,5 % de la población mundial y que se asocia a múltiples comorbilidades, que complican su evolución y tratamiento. En estos pacientes, sobre todo, en los de edad avanzada, puede coexistir un estado de desnutrición que afecta negativamente a las actividades básicas de la vida diaria, la fuerza, el rendimiento físico de las extremidades inferiores y la calidad de vida, y se asocia con estancias hospitalarias más prolongadas y tasas más altas de institucionalización y mortalidad. La prevalencia de desnutrición en los pacientes con DM2 mayores de 65 años es del 70,6 % e, incluso, en mayores de 80 años, el riesgo puede ser 3,7 veces mayor.

Además, la presencia de DM2 es un factor independiente para la pérdida de masa muscular esquelética, especialmente, en pacientes con mal control glucémico, y de forma más pronunciada en las mujeres que en los hombres. Esto conlleva que la prevalencia de sarcopenia en la persona con DM2 sea muy superior a la de la población general, incluso en las primeras fases de la enfermedad, situándose en torno al 18 %, y se incrementa progresivamente conforme aumenta la edad. El control glucémico se correlaciona con la masa y la función muscular, de forma que la sarcopenia contribuye a resistencia a la insulina y puede empeorar dicho control. Asimismo, si el paciente tiene sarcopenia, su funcionalidad va a estar disminuida, condicionando una menor actividad física, lo que puede empeorar la situación clínica y el control metabólico.

Esta situación potencia los importantes cambios de composición corporal asociados con la edad, siendo los de mayor relevancia el incremento de la grasa visceral y la disminución de la masa muscular y la fuerza, así como el descenso de masa ósea. Todo ello acabará desembocando en una persona frágil con grave afectación en su funcionalidad y su calidad de vida.

Por otro lado, dada la elevada prevalencia de obesidad en los pacientes con DM2, es habitual la asociación de la DM2 con obesidad sarcopénica, una condición clínica en la que coexisten obesidad, con un aumento de la adiposidad y disfunción del tejido adiposo, y sarcopenia, con un descenso en la masa y la fuerza muscular. Esta entidad clínica se ha asociado con más complicaciones y mayor discapacidad y morbimortalidad que cuando se dan las dos entidades por separado.

El tratamiento hipoglucemiante también puede tener repercusión en el estado nutricional, y los nuevos tratamientos, como los inhibidores del cotransportador sodio-glucosa de tipo 2 (iSGLT2) y los análogos de GLP1, pueden producir marcadas pérdidas de peso que se asocian a pérdida de masa grasa, pero también de masa muscular, por lo que pueden suponer un riesgo para el paciente a medio plazo si su estado muscular ya estaba afectado previamente.

Por todo ello, la valoración de la masa muscular debería ser una variable más a tener en cuenta dentro del cuadro clínico de todo paciente con DM2, dada su repercusión sobre la funcionalidad y la calidad de vida de los pacientes.

BASES TEÓRICAS DE LA VMF EN ESTA PATOLOGÍA

Dadas las limitaciones del índice de masa corporal como medida del estado nutricional del paciente, sobre todo, en pacientes con obesidad o enfermedades en las que se incrementa el agua corporal, como insuficiencia cardíaca, insuficiencia hepática o insuficiencia renal, el uso clínico de las mediciones de composición corporal es fundamental para una adecuada valoración, diagnóstico y seguimiento del estado nutricional. Para ello deben realizarse técnicas que determinen la evaluación de la ingesta, la antropometría, la composición corporal, la fuerza y la función muscular.

La VMF en el paciente con DM aporta información para el diagnóstico de desnutrición, de sarcopenia y también del riesgo cardiovascular. En estos pacientes existe un deterioro en la fuerza mayor de lo esperable por la cantidad de masa muscular perdida, relacionado con un deterioro de la calidad del músculo. Además, se priorizará la monitorización del control glucémico y otras comorbilidades, especialmente, la enfermedad cardiovascular y la enfermedad renal diabética.

Tanto la sarcopenia como la desnutrición son condiciones susceptibles de intervención para mejorar el pronóstico clínico. En la actualidad, se está prestando una mayor atención a la sarcopenia en individuos con DM2, por el gran impacto que puede tener en la calidad de vida, ya que la fragilidad y la sarcopenia de hecho están emergiendo como una "tercera categoría" de complicaciones de la diabetes

Anamnesis

- Antecedentes familiares de DM.
- Edad de inicio/tiempo de evolución.
- Tratamientos previos-respuesta-efectos secundarios.
- Hospitalizaciones por descompensación (frecuencia/gravedad).
- Comorbilidades asociadas: obesidad, síndrome de apnea obstructiva del sueño y enfermedad metabólica hepática.
- Complicaciones micro/macrovasculares:
  - Fondo de ojo.
  - Filtrado glomerular-albuminuria.

- Factores de riesgo cardiovascular asociados: elevación de la tensión arterial y lípidos, tabaquismo.
- Hábitos de vida: alimentación, alcohol.
- Actividad física.
- Hábitos de sueño.
- Soporte/apoyo social-familiar.
- Evaluar el riesgo de complicaciones: historia de insuficiencia cardíaca/enfermedad cardiovascular, estadio de enfermedad renal crónica, riesgo de hipoglucemia, evaluación de retinopatía, neuropatía y enfermedad metabólica hepática.

Valoración antropométrica

- Peso, % de peso perdido (voluntario/involuntario), talla e índice de masa corporal o IMC (indicador tanto de sobrepeso/obesidad como de desnutrición). Existe evidencia de la existencia de una curva en U en el IMC en la DM2, de forma que hay un incremento de mortalidad con IMC tanto bajos (en probable relación con desnutrición) como elevados (por complicaciones cardiovasculares-reducción de la masa muscular), por lo que es recomendable un normopeso/sobrepeso en función de la edad. Es importante poner el foco no solo en el paciente con una clara desnutrición, sino también en el paciente con un IMC normal o elevado, dado que puede ocultar una sarcopenia y hay que prevenir la pérdida de masa muscular.
- Perímetro abdominal: como estimador de la grasa visceral abdominal
- Circunferencia de la pantorrilla: ha demostrado ser un buen predictor de funcionalidad, desnutrición y sarcopenia en ancianos con DM2.

Parámetros bioquímicos:

- Glucosa, HbA1c.
- Función renal, hepática, iones.
- Colesterol total, HDL, LDL, triglicéridos.
- Albúmina, prealbúmina y proteína C reactiva (PCR): no son realmente marcadores nutricionales, sino marcadores inflamatorios, y, en consecuencia, se asocian a situaciones

de riesgo nutricional más que a desnutrición propiamente dicha. La PCR se comporta como un reactante de fase aguda positivo, incrementándose su concentración después de una infección o proceso inflamatorio.
- Hemograma.
- Orina: sedimento y microalbuminuria.

Cribado de sarcopenia: el cuestionario SARC-F es útil para valorar el riesgo de sarcopenia en los pacientes con DM2.

- El cribado de sarcopenia deberá ser universal, pero en las siguientes situaciones clínicas es obligatorio:
  - Patologías crónicas por insuficiencia de órganos (cardiaca, renal, intestinal, hepática, respiratoria, neurológica).
  - Trasplante.
  - Otras patologías endocrinológicas (hipercortisolismo endógeno y exógeno, hipogonadismo).
  - Patologías agudas, cirugía e ingresos hospitalarios recientes.
  - Fragilidad (caídas, cansancio, movilidad reducida).
- En el caso específico de la diabetes:
  - Complicaciones crónicas de la diabetes.
  - Diabetes de larga evolución.
  - Mal control glucémico crónico.
  - Tratamientos que se asocian a pérdida de peso (análogos de GLP-1, iSGLT2).

Dinamometría de la mano: si bien clásicamente se ha considerado como una técnica sencilla y rápida como el estándar para determinar la fuerza de agarre e, indirectamente, de la masa muscular en el paciente, hay que tener en cuenta que masa y fuerza muscular no siempre están correlacionadas. Por ello, un valor de dinamometría normal en un paciente con sobrepeso u obesidad no descarta la presencia de una alteración en la cantidad o calidad de la masa muscular. Además, la dinamometría debe relacionarse con un grupo etario/sexo, y los resultados deben compararse como tablas obtenidas en la misma área geográfica y personas de igual etnia (como los estudios Pizarra, Teruel, etc.). Dado que la pérdida de masa muscular suele producirse de forma más precoz en las extremidades inferiores que en las superiores, la dinamometría suele detectar una fase de descenso de la masa muscular más avanzada.

Análisis de bioimpedancia eléctrica (BIA) y ángulo de fase (PA): la BIA es una herramienta valiosa para evaluar de manera integral la composición corporal y la salud metabólica en los pacientes con DM. Permite valorar tanto el estado de la masa celular corporal como el estado de hidratación y realizar un control de los cambios evolutivos en el seguimiento longitudinal. El valor absoluto y estandarizado de PA tiene relación directa con la salud celular y sirve como valor pronóstico de desnutrición y mortalidad en múltiples patologías crónicas, como la diabetes. En estos pacientes, la literatura respalda la utilidad del ángulo de fase como marcador predictivo de complicaciones microvasculares y su correlación con el control glucémico.

Ecografía nutricional®

- *Abdomen*: evaluación de la grasa, de su distribución cintura-cadera y del tejido celular subcutáneo con sus capas superficial y profunda, y evaluación de la grasa preperitoneal abdominal y omental. También puede emplearse para descartar la presencia de esteatosis hepática.
- *Valoración del recto femoral del cuádriceps*: sirve para evaluar la masa muscular en las extremidades inferiores. Se ha observado una asociación lineal significativa entre la reducción del área del músculo recto anterior medido mediante ecografía y el riesgo de presentar complicaciones de la DM, como nefropatía diabética.

Tests funcionales: la v*elocidad de la marcha* es un buen indicador para evaluar la funcionalidad de la musculatura de las EEII. Una velocidad de la marcha inferior a 0,8 m/s, el test de la silla o el test "*Up and Go*" son pruebas útiles para realizar el cribado inicial del paciente con DM2 (**Tabla 24-1**).

Tabla 24-1. Esquema práctico de VMF en DM

	Visita basal	Revisión a los 3 meses	Revisión a los 6-12 meses
Ingesta dietética	Recordatorio de 24 h Reparto de carbohidratos a lo largo del día Carbohidratos de absorción rápida	Recordatorio de 24 h Encuesta MNA	Recordatorio de 24 h Reparto de carbohidratos a lo largo del día Carbohidratos de absorción rápida
Antropometría	Peso Circunferencia abdominal y pantorrilla Pliegue cutáneo	Peso Circunferencia abdominal y pantorrilla Pliegue cutáneo	Peso Circunferencia abdominal y pantorrilla Pliegue cutáneo
Parámetros bioquímicos	Glucemia, HbA1c Albúmina LDL, HDL, triglicéridos HOMA-IR Vitamina D Microalbuminuria	Glucemia, HbA1c Albúmina LDL colesterol, triglicéridos	Glucemia, HbA1c Albúmina LDL, HDL, triglicéridos HOMA-IR Vitamina D Microalbuminuria
Composición corporal	Bioimpedancia TC oportunista	Bioimpedancia TC oportunista	Bioimpedancia TC oportunista
Ecografía nutricional®	Músculo: grosor, área, ecointensidad Abdomen: grasa subcutánea superficial y profunda, grasa preperitoneal	Repetir si hay cambios en antropometría	Músculo: grosor, área, ecointensidad Abdomen: grasa subcutánea superficial y profunda, grasa preperitoneal
Dinamometría	Fuerza máxima de agarre de mano dominante	Fuerza máxima de agarre de mano dominante	Fuerza máxima de agarre de mano dominante
Pruebas funcionales	Test de ejecución (Test de la marcha 6 metros) Actividades básicas (Índice de Katz) Capacidad funcional en la ingesta (*Eating Behavior Scale*)	Test de ejecución (Test de la marcha 6 metros)	Test de ejecución (Test de la marcha 6 metros) Actividades básicas (Índice de Katz) Capacidad funcional en la ingesta (*Eating Behavior Scale*)
Test de calidad de vida	EQ-5D	EQ-5D	EQ-5D
Adherencia al tratamiento	Dietético Ejercicio Tratamiento nutricional Tratamiento farmacológico	Dietético Ejercicio Tratamiento nutricional Tratamiento farmacológico	Dietético Ejercicio Tratamiento nutricional Tratamiento farmacológico

INFORME DE VMF EN ESTA PATOLOGÍA

Proponemos presentar un informe en el que se marquen con círculos los parámetros afectados, de forma que se presentan los fenotipos más frecuentes en pacientes con diabetes mellitus. Podemos encontrar el fenotipo más frecuente, que es la obesidad, pero también podemos encontrar sarcopenia, desnutrición y una entidad poco conocida, la obesidad sarcopénica (Tabla 24-2).

ORIENTACIÓN TERAPÉUTICA

Abordaje dietético y ejercicio físico en el paciente con diabetes y desnutrición

Optimización del control glucémico, metabólico y de los factores de riesgo cardiovascular.

Ajuste del tratamiento y revisión de posibles fármacos que pueden favorecer la sarcopenia y la desnutrición.

Ejercicio físico, teniendo en cuenta las comorbilidades y coordinado con el tratamiento hipoglucemiante:

- En general, se recomienda ejercicio aeróbico (mínimo 150-200 minutos/semana) junto con 3 sesiones de ejercicios de fuerza/semana, al menos.
- Una actividad física de baja intensidad es suficiente para producir un incremento sustancial de fuerza en ancianos si se realizan suficientes repeticiones de ejercicios.
- Los ejercicios de equilibrio en personas mayores pueden mejorar la marcha y prevenir caídas.

Abordaje dietético

En el caso de sarcopenia: priorizar el consumo de proteínas de alta calidad; si predomina la insulinorresistencia, se recomienda reducir la cantidad de carbohidratos ingerida y adecuar cualitativa y cuantitativamente la ingesta proteica. En el caso de obesidad se recomienda alcanzar el normopeso/sobrepeso, pero, sobre todo, en pacientes de edad avanzada, el objetivo prioritario es preservar la masa muscular.

En el caso que se requiera incrementar la masa muscular, se debe elegir una fuente proteica de mayor riqueza en aminoácidos ramificados. Las necesidades proteicas deben oscilar entre 1,2 y 1,5 g/kg peso/día.

En el caso de gastroparesia o malabsorción, habría que tener en cuenta la diferente digestibilidad de las proteínas (lactoproteína sérica, de mejor tolerancia, frente a la caseína, peor tolerada).

En cuanto a los hidratos de carbono, priorizar los de complejos (absorción lenta).

Valorar el empleo de nutrientes específicos: vitamina D, leucina, HMB, omega 3

En cuanto a las grasas, se recomienda el consumo de ácidos grasos monoinsaturados.

Obesidad sarcopénica

El abordaje de la **obesidad sarcopénica** debe incluir una evaluación y un tratamiento de los factores que favorecen esta condición clínica, como la ingesta inadecuada, especialmente, de proteínas y otros nutrientes esenciales, los déficits de micronutrientes y la inactividad e inmovilización.

En pacientes con diabetes y desnutrición, la intervención nutricional para el aumento calórico puede asociarse con un empeoramiento del control glucémico. Por eso, en ocasiones es preciso utilizar fórmulas nutricionales orales específicas para la diabetes. Estas fórmulas suelen tener las siguientes características: reducción de energía procedente de carbohidratos y su sustitución por energía procedente de grasas monoinsaturadas; el uso de carbohidratos con un índice glucémico bajo y una mayor cantidad de fibra soluble para disminuir la absorción de glucosa. Además, suelen tener un alto porcentaje de proteínas para mejorar el estado nutricional y la función muscular, y suelen estar enriquecidas en ácidos grasos monoinsaturados (MUFA) y poliinsaturados (PUFA) y permiten encontrar beneficios en el perfil lipídico de estos pacientes. En el mercado existe una fórmula de nutrición enteral específica para diabetes y sarcopenia por presentar estas características y estar enriquecida en HMB.

Tabla 24-2. Informe de VMF en esta patología

Parámetro	Desnutrición	Sarcopenia	Obesidad sarcopénica	Obesidad
IMC	< 22 kg/m² en < 70 años < 22 kg/m² en > 70 años		≥ 30 kg/m²	≥ 30 kg/m²
Circunferencia abdominal			> 102 cm en hombres > 88 cm en mujeres	> 102 en cm hombres > 88 cm en mujeres
Fuerza de agarre		< 27 kg en hombres < 16 kg mujeres	< 27 kg en hombres < 16 kg en mujeres	
Test de la marcha		< 0,8 m/seg	< 0,8 m/seg	
Masa muscular por bioimpedancia	Disminuida	Disminuida	Disminuida	
Masa muscular por ecografía	Disminución del grosor y aumento de la ecogenicidad	Disminución del grosor y aumento de la ecogenicidad	Disminución del grosor y aumento de la ecogenicidad	
Porcentaje de masa grasa por bioimpedancia	Disminuida		Aumentada	Aumentada
Grasa subcutánea	Disminuida		Aumentada	Aumentada
Grasa preperitoneal	Disminuida		Aumentada	Aumentada

Los tratamientos farmacológicos también pueden tener influencia en el músculo y la sarcopenia en la DM2: los que incrementan la secreción o la sensibilidad a la insulina pueden contribuir a mejorar la sarcopenia, al igual que la insulinoterapia.

No se debe normalizar la pérdida de masa y función muscular asociada a la edad, acelerada en el paciente con DM. En ambas situaciones se debe intervenir nutricionalmente y con un plan de actividad física (mediante ejercicios de fuerza) para prevenir este declive.

LÍNEAS FUTURAS

A pesar del gran avance de las técnicas de valoración morfofuncional® que se ha producido en los últimos años, deben realizarse más estudios en diferentes perfiles de pacientes con DM en diferentes escenarios clínicos, en función de las comorbilidades e incluso complicaciones asociadas, y determinar puntos de corte específicos de las diferentes pruebas para la evaluación del estado nutricional para cada tipo de población.

CONCLUSIONES

- La valoración de la masa muscular es una variable fundamental a tener en cuenta dentro del cuadro clínico del paciente con DM2, dada su importante repercusión sobre la funcionalidad y la calidad de vida e incluso su control glucémico a medio y largo plazo.
- La sarcopenia y la desnutrición, junto a la inflamación y la comorbilidad, determinan un peor pronóstico. La identificación activa y temprana de estas entidades y su abordaje precoz podrían mejorar el pronóstico de los pacientes.
- Además de la terapia farmacológica y de la dieta adaptada en calidad y cantidad de nutrientes, con adecuado aporte de proteínas de alto valor biológico, son necesarias pautas de actividad física que incorporen ejercicio aeróbico combinado con ejercicio de fuerza, para contribuir a mantener la masa y la función muscular.

BIBLIOGRAFÍA

- Donini LM, Busetto L, Bischoff SC, Cederholm T, Ballesteros-Pomar MD, Batsis JA, et al. Definition and Diagnostic Criteria for Sarcopenic Obesity: ESPEN and EASO Consensus Statement. Obes Facts. 2022;15(3):321-35.
- García-Almeida JM, Laínez-López M, Burgos R, et al. Abordaje de la desnutrición en pacientes hospitalizados con diabetes/hiperglucemia y sarcopenia. Nutr Hosp. 2022;39:15-22.
- Jungert A, Eichner G, Neuhäuser-Berthold M. Trajectories of Body Composition during Advanced Aging in Consideration of Diet and Physical Activity. A 20-Year Longitudinal Study. Nutrients 2020;12(12):3626.
- López-Gómez JJ, Gutiérrez-Lora C, Izaola-Jauregui O, et al. Real World Practice Study of the Effect of a Specific Oral Nutritional Supplement for Diabetes Mellitus on the Morphofunctional Assessment and Protein Energy Requirements. Nutrients. 2022;14(22):4802.
- Lopez-Pedrosa JM, Camprubi-Robles M, Guzman-Rolo G, Lopez-Gonzalez A, Garcia-Almeida JM, Sanz-Paris A, et al. The Vicious Cycle of Type 2 Diabetes Mellitus and Skeletal Muscle Atrophy: Clinical, Biochemical, and Nutritional Bases. Nutrients. 2024;16:172.
- de Luis Román D, Garrachón Vallo F, Carretero Gómez J, López Gómez JJ, Tarazona Santabalbina FJ, Guzmán Rolo G, et al. La masa muscular disminuida en la diabetes de tipo 2. Una comorbilidad oculta que debemos tener en cuenta. Nutr Hosp. 2023 Feb 15;40(1):59-66
- de Luis Román D, Gómez JC, García-Almeida JM, Vallo FG, Rolo GG, Gómez JJL, et al. Diabetic Sarcopenia. A proposed muscle screening protocol in people with diabetes: Expert document. Rev Endocr Metab Disord. 2024 Feb 5. doi: 10.1007/s11154-023-09871-9.
- Mori H, Kuroda A, Matsuhisa M. Clinical impact of sarcopenia and dynapenia on diabetes. Diabetol Int. 2019;10(3):183-7.
- Park SW, Goodpaster BH, Lee JS, Kuller LH, Boudreau R, de Rekeneire N, Harris TB, Kritchevsky S, Tylavsky FA, Nevitt M, Cho YW, Newman AB; Health, Aging, and Body Composition Study. Excessive loss of skeletal muscle mass in older adults with type 2 diabetes. Diabetes Care. 2009 Nov;32(11):1993-7.
- Sanz París A, García JM, Gómez-Candela C, Burgos R, Martín Á, Matía P; Study VIDA group. Malnutrition prevalence in hospitalized elderly diabetic patients. Nutr Hosp. 2013 May Jun;28(3):592-9.

- Sanz-París A, Martín-Palmero A, Gomez-Candela C, García-Almeida JM, Burgos-Pelaez R, Sanz-Arque A, Espina S, Arbones-Mainar JM; Study VIDA group. GLIM Criteria at Hospital Admission Predict 8-Year All-Cause Mortality in Elderly Patients With Type 2 Diabetes Mellitus: Results From VIDA Study. JPEN J Parenter Enteral Nutr. 2020;44(8):1492-500.
- Tamura Y, Omura T, Toyoshima K, Araki A. Nutrition Management in Older Adults with Diabetes: A Review on the Importance of Shifting Prevention Strategies from Metabolic Syndrome to Frailty. Nutrients. 2020;12(11):3367.
- Wang M, Tan Y, Shi Y, Wang X, et al. Diabetes and Sarcopenic Obesity: Pathogenesis, Diagnosis, and Treatments. Front Endocrinol (Lausanne). 2020;11:568.
- Lin X, Chen Z, Huang H, et al. Diabetic kidney disease progression is associated with decreased lower-limb muscle mass and increased visceral fat area in T2DM patients. Front Endocrinol. 2022;13:1002118.

ABSTRACT GRÁFICO AG-24

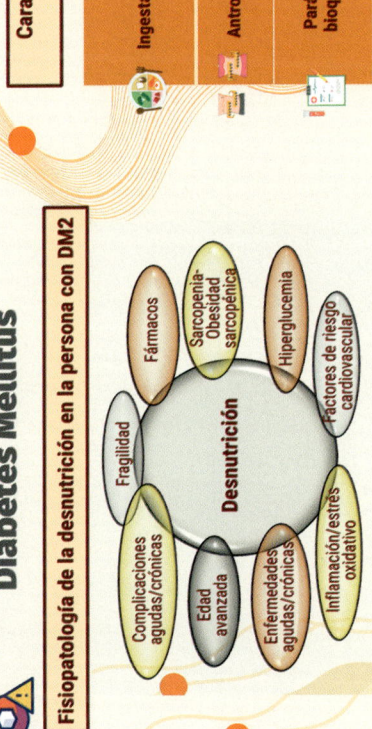

Diabetes Mellitus

Fisiopatología de la desnutrición en la persona con DM2

Fragilidad · Fármacos · Sarcopenia/Obesidad sarcopénica · Hiperglucemia · Factores de riesgo cardiovascular · Inflamación/estrés oxidativo · Enfermedades agudas/crónicas · Edad avanzada · Complicaciones agudas/crónicas

Desnutrición

Valoración específica de la patología

✓ **GRUPOS DIANA:**
- Complicaciones crónicas de la diabetes.
- Diabetes de larga evolución.
- Mal control glucémico crónico.
- Tratamientos que se asocian a pérdida de peso (ar-GLP-1, iSGLT2).

✓ Alta prevalencia de OBESIDAD SARCOPÉNICA.
✓ Influencia de las COMPLICACIONES CRÓNICAS DE LA DIABETES sobre las recomendaciones dietéticas en malnutrición y sarcopenia.

arGLP-1: agonistas del receptor del GLP1; DM2: diabetes mellitus tipo 2; iSGLT2: inhibidor del cotransportador Na/glucosa tipo 2.

Características específicas en DM2 para valoración morfofuncional® de la DRE en práctica clínica

Ingesta dietética
1. Influencia de las recomendaciones dietéticas "habituales" en DM2.
2. Restricciones dietéticas por complicaciones crónicas asociadas como nefropatía diabética.
3. Limitaciones dietéticas por comorbilidades asociadas como HTA o dislipemia.
4. Dietas hipocalóricas "crónicas" en obesidad.
5. Consumo limitado de alimentos con alto índice glicémico.

Antropometría
1. Obesidad asociada a su influencia sobre el IMC.
2. Aumento del pliegue cutáneo que sobreestima antropometría.
3. Fundamental el perímetro abdominal para valoración de la obesidad.
4. La grasa subcutánea aumentada puede sobreestimar circunferencias brazo y pantorrilla.

Parámetros bioquímicos
1. Control glucémico (glucemia basal, postprandial, HbA1c, variabilidad glucémica).
2. Control lipídico (LDL, triglicéridos, HDL).
3. Metabolismo hepático en riesgo de esteatosis (índices FIB-4, ...).
4. Marcadores inflamatorios (PCR, ratio PCR/ prealbúmina).
5. Proteínas plasmáticas (albúmina, prealbúmina).
6. Microalbuminuria y su relación con la ingesta proteica.

Técnicas composición corporal
1. Determinación de la masa muscular es fundamental para diferenciar obesidad de obesidad sarcopénica.
2. El porcentaje de grasa es el criterio diagnóstico más certero de obesidad.

Ecografía nutricional®
1. La medición de la cantidad y calidad muscular es un indicador más preciso de sarcopenia.
2. La grasa preperitoneal y subcutánea profunda se relacionan con riesgo cardiovascular.

Dinamometría / Pruebas funcionales
1. Se debe de tener en cuenta las complicaciones crónicas como la neuropatía diabética.
2. La cardiopatía isquémica puede influir en las pruebas funcionales.

Test de calidad de vida
1. La existencia de complicaciones crónicas como la retinopatía y la neuropatía pueden influir en los resultados de calidad de vida.
2. Los riesgos de hipoglucemia en la insulinoterapia también pueden influir.

Adherencia nutricional
1. Factor positivo: La dieta es la base del tratamiento general de la diabetes.
2. Factor negativo: Cansancio después de toda la vida "a dieta".

Trastornos de la conducta alimentaria

25

T. Martín Folgueras, P. Guirado Peláez y M. Lainez López

INTRODUCCIÓN

Los trastornos de la conducta alimentaria (TCA) son un grave problema de salud con consecuencias biológicas, nutricionales, psicológicas y sociales, que afecta, sobre todo, a los jóvenes, y que tienen en común una relación patológica del individuo con la alimentación.

ANOREXIA NERVIOSA (AN)

Se caracteriza por el miedo extremo a subir de peso y por la obsesión de mantener una delgadez excesiva de forma voluntaria, mediante la restricción de la ingesta, la hiperactividad o las purgas. Es la enfermedad psiquiátrica más frecuente en mujeres jóvenes, con una prevalencia en esta población del 0,3-0,6 %.

Los criterios diagnósticos de la anorexia nerviosa según el DSM-V son:

A. Restricción del consumo energético relativo a los requerimientos que conlleva un peso corporal marcadamente bajo (inferior al mínimo normal o, para niños y adolescentes, inferior a lo que mínimamente se espera para su edad y estatura).
B. Miedo intenso a ganar peso o a convertirse en obeso, o realizar una conducta persistente para evitar ganar peso, incluso estando por debajo del peso normal.
C. Alteración de la percepción del peso o la silueta corporal, exageración de su importancia en la autoevaluación o persistente negación del peligro que comporta el bajo peso corporal actual.

Se distinguen dos subtipos de AN: purgativa y restrictiva. En cuanto al momento evolutivo, hablamos de fase activa (se cumplen los tres criterios), remisión parcial (persiste el criterio diagnóstico B y/o C) o remisión total. Por último, las guías recomiendan especificar el grado de intensidad de la AN según el índice de masa corporal (IMC) en leve (IMC $\geq$ 17 kg/m^2), moderada (IMC 16-16,9 kg/m^2), grave (IMC 15-15,9 kg/m^2) y extrema (IMC < 15 kg/m^2).

BULIMIA NERVIOSA (BN)

Se caracteriza por crisis de voracidad seguidas de vómitos u otras conductas de compensación. En el **trastorno por atracón**, los pacientes comen de forma compulsiva, pero sin conductas compensatorias.

Los criterios diagnósticos de la bulimia nerviosa según el DSM-V son los siguientes:

A. Atracones recurrentes. Un atracón se caracteriza por la ingesta de alimento en un corto espacio de tiempo (por ejemplo, en dos horas) en cantidad superior a la que la mayoría de las personas ingerirían en un período de tiempo similar y en las mismas circunstancias.
B. Sensación de pérdida de control sobre la ingesta del alimento (por ejemplo, sensación de no poder parar de comer o no poder controlar el tipo o la cantidad de comida que se está ingiriendo).
C. Conductas compensatorias inapropiadas, de manera repetida, con el fin de no ganar peso, como provocación del vómito, uso excesivo de laxantes, diuréticos, enemas u otros fármacos, ayuno y ejercicio excesivo.

D. Los atracones y las conductas compensatorias inapropiadas tienen lugar como promedio al menos una vez a la semana durante un periodo de 3 meses.

E. Autoevaluación exageradamente influida por el peso y la silueta corporal.

ASPECTOS CLÍNICOS

Centrándonos en la valoración morfofuncional® (VMF), las manifestaciones de los TCA dependerán fundamentalmente de la intensidad y duración del cuadro clínico, del método de control ponderal predominante (restricción, purga, hiperactividad) y de la presencia o no de atracones o descontrol alimentario. Así, podemos encontrar:

- Una reducción global de la masa corporal, con predominio inicial del tejido graso, cuando se produce un balance energético negativo. Por el contrario, en caso de balance energético positivo, se experimentará una ganancia ponderal progresiva.
- Un grado variable de desarrollo muscular en caso de hiperactividad física.
- Deshidratación, por un aporte hídrico insuficiente o por conductas purgativas.
- Predisposición a la sobrecarga hidrosalina por retención renal de sodio por hiperaldosteronismo debido a la deshidratación, a un posible síndrome de realimentación y/o a una tendencia a la insuficiencia cardiaca en la AN.
- Una prevalencia de osteoporosis en la AN superior al 50 % (afecta más al hueso trabecular).

Por regiones corporales es interesante saber que, según la revisión sistemática de **El Ghoch (2014)**:

1) En la AN, las mujeres adolescentes pierden más grasa central, mientras que, en las adultas, la pérdida es de predominio periférico.

2) La recuperación de peso total o parcial da lugar a un depósito de grasa de predominio central.

3) Esta distribución central de tejido graso se asocia a un aumento de la resistencia a la insulina, pero no afecta a la psicopatología de la enfermedad, y

4) Parece normalizarse tras un periodo prolongado de restauración ponderal.

DIAGNÓSTICO DE DESNUTRICIÓN

Usando los criterios GLIM, la práctica totalidad de pacientes con AN llegan al diagnóstico de desnutrición mediante los criterios fenotípicos de bajo peso y pérdida de peso y el criterio etiológico de ingesta reducida, sin inflamación. No ocurre así en el caso de la BN, donde la prevalencia de desnutrición no está bien estudiada y no existen datos publicados usando los criterios GLIM.

BASES TEÓRICAS DE LA VMF EN EL TCA

Impedancia bioelectrica (BIA)

La técnica morfofuncional más estudiada en los TCA es la BIA, aunque está muy restringida a la AN. Al tratarse de una enfermedad con una alteración de la composición corporal tan evidente, los primeros estudios fueron precoces, usando potasio intercambiable en 1957 (Ljunggren H) y BIA en 1990 (Hannan WJ).

El estudio de **Bedogni (2003)** comparó los resultados de la BIA (BIA 101, Akern) con DXA (Lunar) en 35 mujeres con AN y 29 controles. Los autores describieron que, aunque la BIA proporciona una adecuada estimación de la FFM, su precisión se reduce en esta población respecto a los controles. Sin embargo, si se tiene en cuenta el índice de resistencia (IR = talla^2 [cm]/Rz [ohm]), la precisión mejora hasta hacerse equivalente a la observada en los controles. Ello puede deberse a la mayor variabilidad en la distribución del agua en la AN, de la que depende buena parte de la resistencia. El índice de resistencia o el índice de impedancia se encuentran representados de forma invariable en las fórmulas de estimación de la FFM mediante BIA aplicables a esta población.

En el estudio de **Abbaspour (2021)** se estudiaron mediante BIA (Tanita DC-430U) y DXA (Hologic) 31 mujeres con AN pretratamiento (IMC 16,6 kg/m²), 25 en fase postratamiento (IMC 18,5 kg/m²) y 52 controles (IMC 21,8 kg/m²). Los autores describen que las variables analizadas (FFM, FM y % BF) muestran una mejor correlación entre ambas técnicas en los controles y en la fase pretratamiento que en la fase postratamiento (¿podría haber cambios en el estado de hidratación asociados al tratamiento?). También observaron que la BIA tiende a infraestimar la FFM en las pacientes con AN (–0,46 kg pretratamiento y –0,86 kg postratamiento) y a sobrestimarla en los controles (+ 2 kg), mientras que ocurre lo contrario con la FM (+1 kg, +1,5 kg y –1,3 kg, respectivamente).

La tendencia de la BIA a infraestimar la FFM en personas con bajo peso ha aparecido en otros trabajos. En el estudio retrospectivo de **Achamrah (2018)**, basado en 3.655 mediciones con BIA (Bodystat QuadScan) y DXA (Lunar), realizadas en pacientes atendidos en una unidad de nutrición, la concordancia entre ambas pruebas se modificaba con el IMC: en pacientes con IMC < 16 (¿pacientes con anorexia nerviosa?), la BIA infraestima la FFM en una media de 2,3 kg y sobreestima la masa grasa una media de 2,6 kg. Con IMC 16-18,5, ambas pruebas tienen una alta coincidencia (diferencia < 1 kg). A partir de IMC > 18,5 hay una tendencia progresiva a sobreestimar la FFM (de 3,4 kg a 8,3 kg con IMC > 40) e infraestimar la masa grasa (de 2,5 kg a 5,7 kg con IMC > 40).

Otro aspecto que hay que considerar es la madurez sexual y esquelética. En el trabajo de **Koury (2018)** se realizó BIA (Biodynamics) y DEXA (Lunar) en 318 adolescentes deportistas. Considerar la madurez sexual (mujeres) o esquelética (hombres) en las ecuaciones mejoraba su rendimiento, por encima de las ecuaciones tradicionales para adolescentes. Con la madurez sexual y esquelética disminuye la resistencia y aumenta el ángulo de fase. Por otro lado, mientras en mujeres no sufre cambios, en varones la reactancia (corregida por la altura) disminuye con la madurez esquelética. Los autores propusieron usar ecuaciones que tengan en cuenta la madurez sexual (mujeres) y esquelética (varones) en deportistas adolescentes (¿deberíamos hacer lo mismo en pacientes adolescentes con TCA?).

En el trabajo de **Marra (2018)** también se estudiaron mediante BIA (Akern) y DXA (Lunar) 82 mujeres con AN. Aplicando tres fórmulas generales para estimar la FFM (Deuremberg, Kyle y Sun) y otras tres fórmulas específicas para pacientes con AN (Scalfi-1, Scalfi-2 y Bedogni), de nuevo encontraron que tienden a infraestimar la FFM. La fórmula de Sun presentó menos sesgo y mayor precisión. Resultados similares han obtenido otros autores, como **Coëffier (2021)**.

Sobre el uso de bioimpedanciometría en pacientes con TCA, particularmente, en la AN, podemos extraer las siguientes conclusiones:

- Los pacientes con AN presentan como marcador característico de la enfermedad una cantidad de masa grasa inferior a la de la población general. El tejido magro también se reduce, prácticamente, de forma universal, a partir de valores de IMC < 16,5 kg/m².
- Durante la fase precoz de realimentación se produce un depósito de tejido graso de localización preferentemente central. Este fenómeno es transitorio y desaparece con el tiempo y la recuperación del paciente.
- Existe una tendencia de la BIA a infraestimar la masa magra y sobreestimar el tejido graso en comparación con métodos de referencia. La BIA presenta problemas para estimar el tejido graso en esta población, con rangos de error muy amplios si se tiene en cuenta el valor absoluto de lo que se está explorando.
- La fórmula de Sun para estimar la FFM es la que mejor rendimiento presenta.
- Faltan estudios con BIA en pacientes con bulimia nerviosa u otros subtipos de TCA.
- También escasean los trabajos dirigidos a estudiar específicamente el tejido muscular mediante BIA.

OTRAS TÉCNICAS MORFOFUNCIONALES

Son estudios mucho más escasos y no se corresponden exactamente con las técnicas que se están desarrollando en la actualidad.

El estudio de **Lackner (2018)** demuestra una gran variabilidad en la cantidad de tejido adiposo de pacientes con AN (n = 18, IMC 15,3). Mediante la determinación de la suma del grosor de tejido subcutáneo en 8 localizaciones encontraron que, en la mitad de los casos, a pesar de un bajo peso, los pacientes tenían un contenido graso equiparable a lo adecuado. No se aportan datos de medidas relacionadas con el músculo.

En el trabajo de **Etemadi (2020)** se investigó la validez del *sit up squat stand test* (SUSS) y de la dinamometría de la mano en 25 pacientes hospitalizados con anorexia nerviosa, con una buena correlación entre estas pruebas y el IMC.

UTILIDAD PRÁCTICA DE LA VMF

El uso de las herramientas de estudio morfofuncional en los TCA está plenamente justificado, ya que su aplicación supone una potente herramienta diagnóstica, terapéutica y de seguimiento.

Con la **impedanciometría** podemos detectar de forma precoz el síndrome de realimentación (por aumento de la hidratación), así como la afectación del compartimento muscular mediante la disminución del BCM (signo de desnutrición calórico-proteica y, por tanto, disminución del ángulo de fase y como consecuencia mayor riesgo de mortalidad) o su aumento en caso de incremento del ejercicio físico. De esta forma podemos definir los diferentes fenotipos o etapas de la enfermedad:

• Cuadrante superior izquierdo BIVA®: AN purgativa o restrictiva inicial, en la que se puede observar una deshidratación verdadera debida a la baja ingesta de líquidos o conductas purgativas además de baja masa grasa o falsa deshidratación, pero masa celular activa preservada, ya sea por poco tiempo de evolución de la enfermedad o por compensación con ejercicio.

• Cuadrante superior derecho BIVA®: AN restrictiva avanzada con deterioro de la masa celular activa, que se puede clasificar como desnutrición calórico-proteica moderada o grave.

• Cuadrante inferior derecho BIVA®: se correspondería al síndrome de realimentación (estado de desnutrición con pérdida de masa celular activa además de la sobrehidratación por la realimentación).

La **ecografía** permite visualizar el tejido muscular e identificar datos que hagan sospechar hiperactividad física, que con frecuencia no es reconocida por el paciente. A la inversa, la visualización de un músculo con evidente deterioro, junto con una adecuada explicación, puede ser un buen argumento que invita al cambio conductual. El compartimento graso a nivel del cuádriceps proporciona información acerca del adecuado cumplimiento terapéutico, ya que a medida que se produce un aumento de peso, también aumenta la grasa subcutánea medida a este nivel. Además, sobre todo en la AN, se debe recordar que el tejido adiposo puede estar aumentado durante la fase de recuperación.

Finalmente, la realización seriada de **pruebas funcionales**, como el SUSS y la dinamometría, nos permite a corto plazo obtener resultados fáciles interpretar y comentar para fomentar el cambio, sin tener que centrar la atención en la evolución del peso.

CONCLUSIONES

El uso de las herramientas de estudio morfofuncional en los TCA está plenamente justificado, tanto en el paciente ambulatorio como en la hospitalización. La identificación de las alteraciones de la composición corporal que debido a desviaciones del comportamiento alimentario supone una potente herramienta diagnóstica, terapéutica y de seguimiento. A modo de resumen, las alteraciones que podemos detectar son:

1. Cambios evolutivos en las mediciones bioeléctricas brutas (resistencia, reactancia, ángulo de fase), con utilidad en el

diagnóstico de síndrome de realimentación.
2. Alteraciones en la distribución de los líquidos corporales. Es común la deshidratación por vómitos o baja ingesta hídrica.
3. Cambios en el compartimento graso, habitualmente en situación de déficit, por BIA y ecografía. Detección de incremento de grasa de localización abdominal en periodos tempranos de recuperación de peso.
4. Cambios en el compartimento magro / muscular, también mediante BIA y ecografía. La sarcopenia supone una fase más avanzada de la enfermedad.
5. Alteraciones en pruebas funcionales como la dinamometría o el SSUS, de mucha utilidad en el seguimiento a corto plazo y para reforzar el tratamiento psiquiátrico.

BIBLIOGRAFÍA

• Abbaspour A, Reed KK, Hübel C, Bulik-Sullivan EC, Tang Q, Bulik CM, et al. Comparison of dual-energy x-ray absorptiometry and bioelectrical impedance analysis in the assessment of body composition in women with anorexia nervosa upon admission and discharge from an inpatient specialist unit. Int J Environ Res Public Health. 2021 Nov 1;18(21).

• Achamrah N, Colange G, Delay J, et al. Comparison of body composition assessment by DXA and BIA according to the body mass index: A retrospective study on 3655 measures. PLoS One. 2018 Jul 1;13(7).

• Bedogni G, Marra M, Bianchi L, et al. Comparison of bioelectrical impedance analysis and dual-energy X-ray absorptiometry for the assessment of appendicular body composition in anorexic women. Eur J Clin Nutr. 2003 Sep 1;57(9):1068-72.

• Coëffier M, Gâté M, Rimbert A, et al. Validity of bioimpedance equations to evaluate fat-free mass and muscle mass in severely malnourished anorectic patients. J Clin Med. 2020 Nov 1;9(11):1-10.

• El Ghoch M, Calugi S, Lamburghini S, et al. Anorexia nervosa and body fat distribution: A systematic review. Nutrients. MDPI AG. 2014;6:3895-912.

• Etemadi S, Sun GX, Leung SP, et al. The Sit Up Squat Stand test and Hand Grip Strength: What is the role of tests of muscle power in risk assessment in Anorexia Nervosa? European Eating Disorders Review. 2021 Jul 1;29(4):670-9.

• Koury JC, Ribeiro MA, Massarani FA, et al. Fat-free mass in adolescent athletes: Accuracy of bioimpedance equations and identification of new predictive equations. Nutrition. 2019 Apr 1;60:59-65.

• Lackner S, Mörkl S, Müller W, et al. Novel approaches for the assessment of relative body weight and body fat in diagnosis and treatment of anorexia nervosa: A cross-sectional study. Clinical Nutrition. 2019 Dec 1;38(6):2913-21.

• Marra M, Sammarco R, De Filippo E, et al. Prediction of body composition in anorexia nervosa: Results from a retrospective study. Clinical Nutrition. 2018 Oct 1;37 (5):1670-4.

ABSTRACT GRÁFICO AG-25

Trastornos de la conducta alimentaria, TCA

Propuesta de valoración morfofuncional® de la DRE en práctica clínica

	Visita basal	Revisión a corto plazo (3-6 meses)	Revisión a largo plazo (> 6 meses)
Ingesta dietética	Registro dietético 24 h. Cuestionario frecuencia consumo	Registro dietético 24 h. Registro fotográfico	Registro dietético 24 h. Registro fotográfico
Antropometría	Pliegue tricipital/perímetros		Anual
Parámetros bioquímicos	Hierro. Vitaminas. Electrolitos (+ frecuentes en fase de realimentación)	Electrolitos (según clínica)	Hierro. Vitaminas. Electrolitos (según clínica)
Técnicas composición corporal	Impedanciometría (semanal en fase de realimentación)	Impedanciometría cada visita	Impedanciometría. Densitometría ósea
Ecografía nutricional®	Inicial	Cada visita	Anual
Dinamometría	En cada visita. Semanal en hospitalizados	En cada visita	En cada visita
Pruebas funcionales	SUSS basal y semanal durante realimentación	Según clínica	En cada visita
Test de calidad de vida	EDQLS Inicial		Anual
Evaluación de la clínica alimentaria	EAT-40 (AN) SCOFF (BN)		Anual

Fisiopatología y desnutrición

- Ayuno transitorio
- Vómitos
- Dieta restrictiva
- Desnutrición y TCA
- Laxantes, Enemas, Diuréticos
- ↑ Ejercicio
- Alcohol
- Picoteo
- Atracones

Valoración específica de la patología

✓ Descartar patología orgánica (proceso inflamatorio, hipertiroidismo, enfermedad celíaca, malabsorción, etc.).
✓ Electrocardiograma.

Orientación terapéutica

✓ **Nutrición:** alimentación saludable. Suplementos orales o nutrición enteral en hospitalizados.
✓ **Ejercicio:** restringido inicialmente, según evolución introducir progresivamente (en consenso con psiquiatría).
  • Aeróbico diario y de fuerza un máximo de 2-3 sesiones semanales (vigilancia).

Infección por COVID-19

26

R. Burgos Peláez, C. Joaquín Ortiz y F. Palmas Candía

INTRODUCCIÓN

A finales de 2019, un nuevo coronavirus se propagó rápidamente por todo el mundo, dando lugar a una pandemia mundial con una elevada mortalidad. El virus fue designado coronavirus 2 causante del síndrome respiratorio agudo severo (SARS-CoV-2, por sus siglas en inglés) y la enfermedad que causó se denominó COVID-19. Este virus posee una sola cadena de ARN y se une al receptor 2 de la enzima conversora de la angiotensina, lo que determina su tropismo por determinados órganos (pulmón, páncreas, intestino y tejido adiposo). El virus se trasmite entre personas por vía respiratoria, en forma de aerosoles.

El espectro de la COVID-19 en adultos abarca desde la infección asintomática o paucisintomática, que cursa con síntomas leves de vías respiratorias (tos, fiebre, congestión nasal, sin hipoxemia) a neumonía grave con síndrome de distrés respiratorio agudo (SDRA) y fracaso multiorgánico, que puede llevar a la muerte del paciente. Un 10 % de los pacientes que ingresan por COVID pueden necesitar cuidados en unidades de críticos. Este espectro de gravedad se ha modificado tras la campaña de vacunación mundial, que ha supuesto un incremento en el porcentaje de casos que cursan asintomáticos o con síntomas respiratorios leves.

La infección grave por COVID-19 ha sido un reto para la mayoría de los sistemas sanitarios durante la pandemia por el gran número de pacientes que debían ser atendidos, por su gravedad y por las especiales características de la infección en cuanto a duración prolongada del compromiso respiratorio. Se caracteriza por una neumonía grave con infiltrados algo-donosos difusos que afectan a más del 50 % del parénquima pulmonar, con hipoxemia y posibilidad de desarrollar un fallo respiratorio acompañado de shock séptico y/o disfunción multiorgánica. La infección grave cursa con una respuesta inflamatoria amplificada, con elevadas concentraciones de citoquinas proinflamatorias (factor de necrosis tumoral alfa, interleucinas 8, IL-1β, IL-6, y otras quimioquinas), así como linfopenia y elevación de las concentraciones de proteína C reactiva (PR) y dímero D. Además, el virus ha demostrado una gran capacidad trombogénica, exacerbando el cuadro infeccioso respiratorio con complicaciones tromboembólicas en pulmón o en territorio el sistema nervioso central (SNC) en forma de ictus. El riesgo individual de padecer COVID-19 grave varía con la edad (más en pacientes ancianos) y con las comorbilidades previas del paciente, destacando la obesidad, la hipertensión, la diabetes mellitus, y las enfermedades cardiovasculares. Además, el riesgo de enfermedad grave se incrementa con el número de comorbilidades y se reduce por la inmunidad adquirida por una infección por COVID-19 previa o por el estado de vacunación frente al virus. La mortalidad en los casos de infección grave por COVID-19 ha sido muy diferente entre los países y también ha ido variando durante la progresión de la pandemia, debido al mejor conocimiento de la enfermedad y a los mejores cuidados en las unidades de críticos.

Aunque la mayor parte de los pacientes se recuperan de la infección aguda, algunos pacientes desarrollarán un síndrome que se ha denominado COVID persistente o "*long COVID*". Es un síndrome que se caracteriza por la persistencia de síntomas de COVID-19 semanas o meses después de la infección inicial o por la aparición de los síntomas tras un tiempo sin ellos. Su aparición no está relacionada con la gravedad de la infección inicial, por lo que puede afectar tanto a pacientes con infecciones leves como a pacientes graves que han necesitado hospitalización. Puede afectar a personas de cualquier edad, aunque parece más frecuente en edades medias y en mujeres. En su etiopatogenia, probablemente, una inflamación de bajo grado con una respuesta inflamatoria no clásica es la que contribuye a la cronicidad y a la diversidad de los síntomas que se observan.

CÓMO AFECTA LA INFECCIÓN POR COVID-19 A LA COMPOSICIÓN Y FUNCIÓN CORPORALES

Infección por COVID-19 y desnutrición

Diversos estudios han demostrado una elevada prevalencia de desnutrición en el ingreso hospitalario de los pacientes con infección por COVID, lo que sugiere un riesgo probablemente elevado de infección en individuos desnutridos. Además, durante el ingreso, los pacientes hospitalizados por COVID-19 presentan un alto riesgo de desarrollar o empeorar la desnutrición relacionada con la enfermedad, debido a múltiples factores: anorexia, anosmia, disgeusia, disminución de la ingesta, catabolismo por la inflamación aguda generalizada, alteraciones gastrointestinales (por acción del propio virus o por efectos adversos farmacológicos), encamamiento prolongado y aislamiento. La disfagia en pacientes que han precisado intubación orotraqueal puede empeorar la desnutrición. La desnutrición condicionará un peor pronóstico evolutivo de la enfermedad, una mayor estancia hospitalaria, un mayor tiempo de recuperación funcional, mayores tasas de discapacidad y menores scores de calidad de vida. La prevalencia de desnutrición en pacientes con COVID-19 reportada en la literatura varía según la metodología empleada. Utilizando los criterios GLIM de ESPEN, se han observado prevalencias de desnutrición

en pacientes ingresados en unidades de hospitalización convencional del 25-40 %, mientras que en pacientes ingresados en unidades de críticos la prevalencia podía aumentar hasta un 82 %. Según un metanálisis reciente, la desnutrición incrementa el riesgo de muerte en pacientes adultos ingresados en el hospital 3 veces más que en pacientes normonutridos.

Por este motivo, la prevención de la desnutrición, la identificación precoz del riesgo nutricional y la implementación de protocolos de soporte nutricional se hacen necesarios en la atención a los pacientes con infección por COVID-19. Diversas sociedades científicas, como ESPEN y SEEN, han publicado recomendaciones sobre el cribado nutricional vinculados a protocolos de tratamiento de los pacientes con COVID-19.

Infección por COVID-19 y sarcopenia

La relación entre sarcopenia y COVID-19 ha recibido especial interés en la literatura. Numerosos estudios observacionales han relacionado la baja masa muscular esquelética con mayores tasas de mortalidad durante la hospitalización, dificultad para la retirada del respirador, mayor estancia en UCI y en el hospital, mayor gravedad de la infección y mayor necesidad de ingreso en UCI. Un metanálisis de 2022, que incluyó 11 estudios con 5.407 pacientes con COVID-19, cifra la prevalencia de sarcopenia en un 48 %, aunque incluye diferentes métodos para evaluarla. Otro metanálisis relacionó la calidad muscular medida por la densidad de la musculatura esquelética y la peor funcionalidad medida con dinamómetro de mano con la gravedad de la COVID-19.

La infección por COVID-19 puede agravar una sarcopenia preexistente por diversos mecanismos, entre ellos, el aumento del catabolismo muscular provocado por la inflamación sistemática, la reducción de la actividad física y la presencia de un estado nutricional deficiente.

Infección por COVID-19 y obesidad

Las personas con obesidad tienen mayor riesgo de infección grave por COVID-19 y peor supervivencia. La obesidad se asocia con una serie de alteraciones metabólicas que están relacionadas de forma causal con una situación inflamatoria tanto local en el tejido adiposo como sistémica (hipertensión, resistencia a la insulina, hiperglucemia y diabetes mellitus tipo 2). Estas alteraciones metabólicas pueden provocar resistencia anabólica y catabolismo muscular que pueden comprometer el mantenimiento de la masa muscular. De forma global, la disfunción inmunitaria, la inflamación del tejido adiposo y la resistencia a la insulina producen alteraciones metabólicas, comorbilidades y mayor riesgo de fallos orgánicos, incluida la disfunción respiratoria con apnea obstructiva del sueño, que pueden ser mecanismos convergentes que contribuyan potencialmente a la gravedad de la COVID-19 en personas con obesidad.

Desde el punto de vista fisiopatológico, la relación entre obesidad y COVID-19 es multifactorial: la obesidad se asocia a una disminución de la reserva espiratoria y la capacidad funcional respiratoria. En pacientes con obesidad de predominio abdominal, la función pulmonar se ve aún más comprometida en posición supina por la disminución de la excursión diafragmática, lo que dificulta la ventilación. Además, el aumento de citoquinas inflamatorias asociadas a la obesidad puede contribuir a la mayor morbilidad asociada a esta en las infecciones por COVID-19.

La obesidad sarcopénica, definida en el consenso ESPEN/EASO como la coexistencia de un exceso de adiposidad y una baja masa muscular/función muscular puede aumentar aún más el riesgo de COVID-19 grave, por encima del de la propia obesidad. Los mecanismos de esta asociación son complejos, pero podrían ser el resultado de una reducción del funcionamiento respiratorio, de la respuesta inmunitaria y de la capacidad para responder al estrés metabólico.

EVIDENCIAS DE LA VALORACIÓN MORFOFUNCIONAL® EN LA INFECCIÓN POR COVID-19

Recientemente, se han publicado los resultados basales del estudio NutriEcoMuscle. Es un estudio multicéntrico español de 96 pacientes COVID-19 postcríticos, en los que se realizó una valoración nutricional y morfofuncional al alta hospitalaria. Se observó que el 41,7 % de los pacientes presentaba obesidad y que todos ellos estaban desnutridos según los criterios GLIM y la VGS (valoración global subjetiva). Cuando se realizó la VMF, se observó que el 62,5 % de los pacientes presentaba una fuerza de prensión manual disminuida según los valores del consenso EWGSOP2 (< 27 kg para hombres o < 16 kg para mujeres), el 33,3 % tenía un índice de masa libre de grasa (FFMI) bajo medido por BIA (< 17 hombres o < 15 kg/m^2 mujeres) y el 83,7 % presentaba mioesteatosis por ecografía muscular. Hubo una correlación positiva entre el área de sección transversal del recto femoral (RF-CSA) medido por ecografía, el ángulo de fase (PhA), el FFMI y la fuerza de prensión manual (HGS). Este estudio demuestra que la ecografía nutricional® podría ser una herramienta muy valiosa y rápida, complementaria a la BIA, para evaluar la composición corporal en estos pacientes.

Por otro lado, la VMF también parece servir para predecir el pronóstico en este tipo de pacientes. Cornejo-Pareja *et al.* observaron que un PhA < 3,95° dentro de las primeras 72 h después del ingreso hospitalario era un predictor significativo de riesgo de mortalidad en pacientes con COVID-19, independientemente de la edad, el sexo, el IMC (índice de masa corporal) y las comorbilidades.

Por todo ello, la VMF debería ser parte integral de la evaluación clínica en pacientes hospitalizados por COVID-19, ya que contribuye a mejorar la evaluación del estado nutricional y del pronóstico, lo que puede contribuir a mejorar la atención al paciente y, por tanto, a mejorar los resultados clínicos.

Estos datos pueden servir como modelo de enfermedad grave que puede extrapolarse a otras patologías infecciosas que causan SDRA.

Los pacientes con COVID persistente (*long* COVID) pueden presentar síntomas como fatiga, mialgias, y baja fuerza muscular, entre otros. Se ha postulado que estos síntomas pueden ser secundarios a posibles alteraciones de la membrana celular a medio y largo plazo. Un estudio reciente evaluó la composición corporal mediante BIA en 222 pacientes diagnosticados de COVID persistente a los 3-6 meses de la infección aguda y, posteriormente, a los 18 meses. A pesar de que se observó un discreto aumento de la masa muscular esquelética en todos los pacientes, en las mujeres se objetivó una disminución del ángulo de fase. De ello se deduce que la VMF puede ser de gran importancia para evaluar el posible impacto de los cambios de composición corporal y la salud celular medida por el ángulo de fase en la persistencia de los síntomas a largo plazo.

ESQUEMA PRÁCTICO DE VALORACIÓN MORFOFUNCIONAL®. PROTOCOLO BASADO EN LA EXPERIENCIA

La valoración morfofuncional® (VMF) en los pacientes con COVID no solo se debe enfocar a evaluar la desnutrición, sino también el estado funcional que con frecuencia se ve rápida y gravemente afectado. Esta VMF debe realizarse durante el ingreso, y repetirse en el seguimiento al alta, especialmente, en individuos en situación de COVID persistente.

Para la valoración morfológica, además de las medidas antropométricas, cabe destacar las técnicas realizadas a pie de cama, como la BIA y la ecografía nutricional®.

En el caso de la BIA, lo ideal realizar una medición lo más próxima al ingreso posible para poder disponer de una evaluación basal de masa muscular. Así podremos conocer si el paciente tiene sarcopenia mediante el índice libre de grasa o *Fat Free Mass Index* (FFMI), según los criterios del *European Working Group on Sarcopenia in Older People* (EWGSOP). Mediante los criterios GLIM también podremos conocer la desnutrición del paciente a través de una técnica de composición corporal. Pero quizás su papel fundamental será poder conocer los parámetros eléctricos crudos, como el ángulo de fase y su representación gráfica vectorial (BIVA®). Lo ideal es repetir esta técnica durante el ingreso, lo que nos ayudará a orientar mejor la pauta nutricional e hídrica y saber en qué casos se debe intensificar el tratamiento.

La ecografía nutricional® es una técnica que se realiza a pie de cama y muy accesible, que, gracias a los nuevos dispositivos portátiles, resulta ser una técnica muy recomendada para los pacientes agudos con COVID. Al igual que la BIA, lo ideal es tener una valoración basal y posteriores evaluaciones en momentos clave, como puede ser el alta hospitalaria o el seguimiento en consulta externa. Es importante la evaluación basal, dado que la ecografía nutricional® está en proceso de definición de los valores de normalidad y los puntos de corte de DRE. Así, la evaluación basal nos permitirá hacer una valoración del seguimiento usando los valores basales como punto de partida. Se recomienda la realización de la ecografía del recto femoral tal y como se hace habitualmente en la ecografía nutricional®. Se deben registrar las variables relacionadas con el eje X, eje Y, área y tejido adiposo subcutáneo. Si es posible, es recomendable valorar la escala de grises como evaluación cualitativa.

La ecografía nutricional® incluye la valoración de tejido adiposo abdominal, que consideramos de gran importancia en esta cohorte de pacientes, dada la elevada prevalencia de obesidad sarcopénica (OS) y de desarrollo postcrítico de esta situación patológica. Aunque no se existen puntos de corte para el diagnóstico de la obesidad sarcopénica o de obesidad mediante la ecografía abdominal, las medidas de tejido adiposo realizadas a este nivel nos ayudarán a identificar de forma precoz la OS en individuos que presenten aumento del tejido adiposo y empeoramiento funcional o pérdida de masa muscular.

Como hemos comentado, relacionado a la fisiopatología y mecanismo de acción del virus, existe una importe afectación muscular funcional, por lo que es fundamental incluir la valoración funcional en la VMF. En cuanto a la valoración funcional, se debe evaluar la fuerza muscular y la capacidad funcional. La fuerza muscular la evaluamos mediante dinamometría o *handgrip* o si es posible, el test de levantarse de la silla (*chair stand test*) de 5 repeticiones.

Para valorar la capacidad funcional es recomendable utilizar el *Short Physical Perfor-*

Primera valoración en el ingreso hospitalario o en el diagnóstico

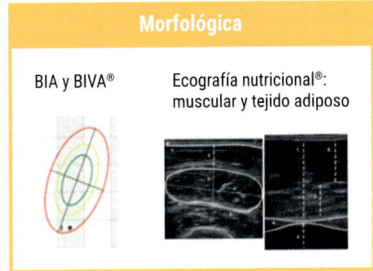
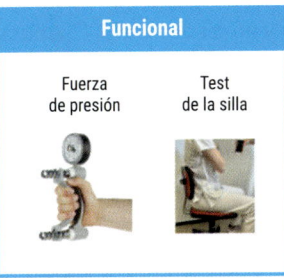
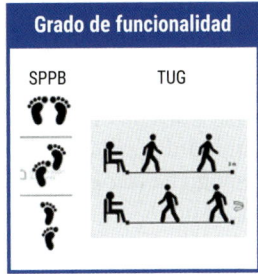

 Si el ingreso es prolongado recomendamos repetir VMF c/1-2 semanas

 Al alta hospitalaria

 En cada una de las visitas nutricionales realizadas en consultas externas

Figura 26-1. Esquema práctico de la VMF en el paciente con COVID-19.

mance Battery (SPPB) y el *Timed-Up-And-Go Test* (TUG); ambos tests se pueden realizar dentro de la habitación en caso de precisar aislamiento.

Estos tests se repetirán a lo largo de la evolución del paciente, pero especialmente en su seguimiento al alta y permitirán conocer el impacto funcional postcrítico de la enfermedad, así como la necesidad de implementar o intensificar tratamientos rehabilitadores motores (**Fig. 26-1**).

LIMITACIONES

Algunas de las limitaciones que encontramos en la valoración cuantitativa son que la ecografía muscular no tiene puntos de corte de normalidad o específicos para la enfermedad. Este aspecto se intenta compensar, recomendando una valoración basal. Esta situación se va a solventar a medio plazo con la publicación de los valores de normalidad y/o puntos de corte para definir DRE de los parámetros de la ecografía nutricional®. En la actualidad ya existe un estudio que ha publicado una propuesta de puntos de corte para pacientes hospitalizados en riesgo de desnutrición. Por otro lado, aunque la BIA sí tiene puntos de corte para la FFMI, la BIA es una técnica que sufre alteraciones en la esta

bilidad de sus resultados en base a los cambios en el estado de hidratación de los pacientes en situación crítica o aguda, que ocurren con frecuencia en el paciente con COVID grave. Sin embargo, en este sentido, la BIVA® representa una gran alterativa incluso cuando existen estas fluctuaciones hídricas.

Uno de los síntomas principales de la afectación aguda por COVID es la astenia y dolor corporal generalizado. Esta situación puede dificultar o incluso impedir la realización de los tests funcionales los primeros días, debido a la debilidad corporal. Es recomendable valorar su realización lo antes posible, pero siempre y cuando el paciente sea capaz de colaborar.

LÍNEAS DE DESARROLLO

Es importante encontrar puntos de corte de parámetros fundamentales, como el ángulo de fase o el área del recto femoral, que nos permitan la correcta estratificación pronóstica de los pacientes y la adecuación terapéutica individualizada desde la valoración basal, favoreciendo la toma de decisiones clínicas y terapéuticas adaptadas a la situación real del paciente.

Es interesante la aplicación de herramientas de cálculo de la escala de grises en la ecografía muscular para conocer el impacto de la enfermedad en la calidad muscular. Especialmente, en pacientes con obesidad, dado que en muchas ocasiones la masa muscular puede ser sustituida por tejido adiposo y no ser detectada por el técnico operador de la ecografía.

La mayoría de los pacientes que precisa ingreso por COVID-19, ya sea en planta o en unidad de críticos, suelen someterse a una tomografía computarizada (TC) de tórax. La TC es una técnica de referencia para el estudio de la composición corporal, que nos permite conocer tanto la cantidad como la calidad muscular. La determinación de la calidad muscular, mediante las Unidades Hounsfield, ha demostrado tener una capacidad pronóstica elevada y muestra cambios durante la evolución del paciente incluso cuando la cantidad masa muscular se mantiene conservada. Existen varias publicaciones que han usado la TC como técnica de valoración morfológica en la VMF del paciente con COVID con resultados útiles a nivel clínico, aunque encontramos la limitación de que la técnica solo se puede utilizar de forma oportunista y no tenemos puntos de corte de normalidad o específicos para la enfermedad.

TRATAMIENTO MULTIMODAL PERSONALIZADO SEGÚN EL FENOTIPO MORFOFUNCIONAL

La VMF en los pacientes con COVID-19 es una herramienta fundamental para realizar una medicina de precisión, permitiéndonos pautar un tratamiento nutricional personalizado, según el fenotipo del paciente. Así, si el paciente presenta obesidad, sarcopenia u obesidad sarcopénica, el tratamiento dietético-nutricional deberá será distinto e individualizado.

Por otro lado, en casos de desnutrición por patología aguda, como en el caso del COVID-19, los parámetros clásicos, como el peso, el IMC, la albúmina y la prealbúmina muchas veces no son útiles. El peso y el IMC rara vez están por debajo de lo normal, dada la corta evolución de la enfermedad. Además, la albúmina, al ser un reactivo de fase aguda negativo, es sintetizada en menor medida por el hígado, generando al mismo tiempo una

mayor cantidad de citoquinas proinflamatorias. Por ello, en enfermedades agudas con elevada respuesta inflamatoria, la VMF, con parámetros que reflejan la masa muscular y la salud celular como PhA, FFM (masa libre de grasa) o BCM (masa celular corporal), nos puede ayudar a determinar si el paciente está desnutrido y así ser capaces de implementar un soporte nutricional adecuado.

En un estudio reciente en 75 pacientes postcríticos por COVID-19, se observó que el ángulo de fase (AF) tenía una buena capacidad para predecir la desnutrición grave según la VGS. Así, en el análisis de curvas ROC para AF, el punto de corte óptimo para predecir desnutrición grave fue 5,7° para hombres y 4,8° para mujeres. Por otro lado, los pacientes con un AF < 5,4° habían estado más tiempo ingresados en la UCI, con mayor estancia hospitalaria y mayor necesidad de rehabilitación. El área del recto femoral anterior (RF-CSA) también pudo predecir la malnutrición grave. En el caso de los hombres, el punto de corte óptimo fue de 3,80 cm^2 y el de las mujeres, 3,53 cm^2. Todo ello refuerza la importancia de implementar PhA y RF-CSA en la práctica clínica habitual para mejorar la evaluación de la desnutrición en supervivientes postcríticos de COVID-19, a pesar de que son necesarios más estudios.

La VMF, además, nos permitirá valorar la efectividad de la intervención nutricional.

Las guías de la ESPEN recomiendan ofrecer a los pacientes con COVID-19 suplementos nutricionales orales hipercalóricos (400 kcal/día) e hiperproteicos (30 g/día) después del alta hospitalaria. Sin embargo, los datos sobre los beneficios nutricionales y funcionales de este enfoque en pacientes con COVID-19 post-UCI son escasos. Un estudio de 38 pacientes críticos con COVID-19 demostró que la recuperación nutricional parece ser muy lenta. La prevalencia de desnutrición se mantuvo alta (hasta el 66 %) tres meses después del alta. No obstante, solo 10 pacientes recibieron soporte nutricional dentro de los 3 meses posteriores al alta de la UCI. Otro estudio que valoró 62 pacientes con COVID-19 observó que, en el alta hospitalaria, el 87 % de los pacientes presentaban riesgo de sarcopenia según el cuestionario SARC-F y que este se mantenía a los 6 meses del alta hospitalaria en el 49 % de ellos. Recientemente, se ha realizado en España un estudio multicéntrico en diez hospitales, incluyendo 96 pacientes postcríticos con COVID-19, que presentaban desnutrición, baja fuerza y masa muscular y pérdida de independencia. A todos ellos se les sometió en el alta hospitalaria a una intervención de tres meses que incluyó un suplemento nutricional oral enriquecido con leucina y vitamina D junto con rehabilitación motora. Tras la intervención se observaron mejoras significativas en sus estado nutricional y funcional, y notable mejoría de la masa y fuerza muscular. Los pacientes ganaron peso prin-cipalmente a expensas de la masa muscular, mientras que no hubo un aumento significativo en la masa grasa, medida por BIA. Además, no hubo un aumento significativo en la grasa abdominal total, superficial o preperitoneal evaluadas mediante ecografía nutricional®. Este estudio indica que una terapia nutricional con nutrientes específicos de los músculos, junto con rehabilitación motora, puede mejorar la composición corporal de los pacientes con COVID-19 postcríticos desnutridos. Dada la elevada prevalencia de desnutrición y sarcopenia en estos pacientes, la VMF es crucial en todos ellos, tanto para valorar un soporte nutricional dirigido como para evaluar los cambios evolutivos en la composición corporal durante el tratamiento nutricional.

CONCLUSIONES

- El riesgo individual de padecer infección por COVID grave aumenta con la edad, la HTA, la DM, las enfermedades cardio-vasculares, la desnutrición, la sarcopenia y la obesidad.
- La infección por COVID por sí misma puede empeorar la sarcopenia por distintos mecanismos como la la reducción de la actividad física, el estado proinflamatorio que asocia aumento del catabolismo mus-cular y la presencia de un estado nutricio-nal deficiente.
- La valoración morfofuncional® del estado nutricional debería ser parte integral de la evaluación clínica en pacientes hospitalizados por COVID-19, ya que contribuye a mejorar la evaluación del estado nutricional y del pronóstico, lo que puede contribuir a mejorar la atención al paciente y, por tanto, a mejorar los resultados clínicos.

BIBLIOGRAFÍA

- Barazzoni R, Bischoff SC, Breda J, et al. ESPEN expert statements and practical guidance for nutritional manage-ment of individuals with SARS-CoV-2 infection. Vol. 39, Clinical Nutrition. Churchill Livingstone, 2020: 1631-8.
- Barazzoni R, Bischoff SC, Busetto L, et al. Nutritional management of individuals with obesity and COVID-19: ESPEN expert statements and practical guidance. Clini-cal Nutrition. 2022 Dec 1;41(12):2869-86.
- Boaz M, Kaufman-Shriqui V. Systematic Review and Meta-Analysis: Malnutrition and In-Hospital Death in Adults Hospitalized with COVID-19. Nutrients. 2023 Mar 1;15(5).
- Cederholm T, Jensen GL, Correia MITD, et al. GLIM criteria for the diagnosis of malnutrition – A consensus report from the global clinical nutrition community. Clinical Nutrition. 2019 Feb 1;38(1):1-9.
- Cruz-Jentoft AJ, Bahat G, Bauer J, et al. Sarcopenia: Revised European consensus on definition and diagnosis. Vol. 48. Age and Ageing. Oxford University Press, 2019; 16-31.
- Docherty AB, Mulholland RH, Lone NI, et al. Changes in in-hospital mortality in the first wave of COVID-19: a multicentre prospective observational cohort study using the WHO Clinical Characterisation Protocol UK. Lancet Respir Med. 2021 Jul 1;9(7):773-85.
- Donini LM, Busetto L, Bischoff SC, Cederholm T, et al. Definition and Diagnostic Criteria for Sarcopenic Obe-sity: ESPEN and EASO Consensus Statement. Obes Facts. 2022 May 23;15(3):321-35.
- García-Almeida JM, García-García C, Vegas-Aguilar IM, et al. Nutritional ultrasound®: Conceptualisation, techni-cal considerations and standardisation. Endocrinologia, Diabetes y Nutricion. Sociedad Española de Endocrino-logía y Nutrición, 2022.

- Gusev E, Sarapultsev A. Exploring the Pathophysiology of Long COVID: The Central Role of Low-Grade Inflammation and Multisystem Involvement. Int J Mol Sci. 2024 Jun 9;25(12):6389.
- Harrison SL, Fazio-Eynullayeva E, Lane DA, et al. Comorbidities associated with mortality in 31,461 adults with COVID-19 in the United States: A federated electronic medical record analysis. PLoS Med. 2020 Sep 1;17(9).
- de Luis Roman D, García Almeida JM, Bellido Guerrero D, et al. Ultrasound Cut-Off Values for Rectus Femoris for Detecting Sarcopenia in Patients with Nutritional Risk. Nutrients. 2024 May 21;16(11):1552.
- Joaquín C, Bretón I, Ocón Bretón MJ, et al. Nutritional and Morphofunctional Assessment of Post-ICU Patients with COVID-19 at Hospital Discharge: NutriEcoMuscle Study. Nutrients. 2024 Mar 1;16(6).
- Klok FA, Kruip MJHA, van der Meer NJM, et al. Incidence of thrombotic complications in critically ill ICU patients with COVID-19. Thromb Res. 2020;191:145-7.
- Lighter J, Phillips M, Hochman S, et al. Obesity in Patients Younger Than 60 Years Is a Risk Factor for COVID-19 Hospital Admission. Clin Infect Dis. 2020;71 (15):896-7.
- Meyerowitz EA, Richterman A, Gandhi RT, Sax PE. Transmission of sars-cov-2: A review of viral, host, and environmental factors. Vol. 174. Annals of Internal Medicine. American College of Physicians; 2021: 69-79.
- Oran DP, Topol EJ. Prevalence of asymptomatic SARS-CoV-2 infection. A narrative review. Ann Intern Med. 2020 Sep 1;173(5):362-8.
- Palmas F, Mucarzel F, Ricart M, et al. Body composition assessment with ultrasound muscle measurement: optimization through the use of semi-automated tools in colorectal cancer. Front Nutr. 2024;11.
- Petrilli CM, Jones SA, Yang J, et al. Factors associated with hospital admission and critical illness among 5279 people with coronavirus disease 2019 in New York City: Prospective cohort study. The BMJ. 2020 May 22;369.
- Pinto FCS, Andrade MF, Gatti da Silva GH, et al. Function Over Mass: A Meta-Analysis on the Importance of Skeletal Muscle Quality in COVID-19 Patients. Vol. 9. Frontiers in Nutrition. Frontiers Media SA, 2022.
- Ramos A, Joaquin C, Ros M, et al. Impact of COVID-19 on nutritional status during the first wave of the pandemic. Clinical Nutrition. 2022 Dec 1;41(12):3032-7.
- Ramos A, Joaquin C, Ros M, et al. Early nutritional risk detection and intervention in COVID-19 hospitalized patients through the implementation of electronic automatized alarms. Endocrinol Diabetes Nutr. 2024 Feb 1;71(2):71-6.
- Schiaffino S, Albano D, Cozzi A, et al. CT-derived Chest Muscle Metrics for Outcome Prediction in Patients with COVID-19. Radiology [Internet]. 2021 Aug 1 [cited 2022 Nov 13];300(2):E328-36. Available from: /pmc/articles/PMC7971428/
- Simón-Frapolli VJ, Vegas-Aguilar IM, Fernández-Jiménez R, et al. Phase angle and rectus femoris cross-sectional area as predictors of severe malnutrition and their relationship with complications in outpatients with post-critical SARS-CoV2 disease. Front Nutr. 2023;10.
- Tartof SY, Qian L, Hong V, et al. Obesity and mortality among patients diagnosed with COVID-19: Results from an integrated health care organization. Ann Intern Med. 2020 Nov 17;173(10):773-81.
- Taylor CA, Patel K, Patton ME, et al. COVID-19–Associated Hospitalizations Among U.S. Adults Aged ≥ 65 Years –COVID-NET, 13 States, January–August 2023 [Internet]. Vol. 6. 2023. Available from: https://www.cdc.gov/coronavirus/2019-ncov/covidnetdashboard/de/powerbi/
- Tosato M, Calvani R, Ciciarello F, et al. Malnutrition in COVID-19 survivors: prevalence and risk factors. Aging Clin Exp Res. 2023 Oct 1;35(10):2257-65.
- Wilkinson TJ, Yates T, Baker LA, et al. Sarcopenic obesity and the risk of hospitalization or death from coronavirus disease 2019: findings from UK Biobank. JCSM Rapid Commun. 2022 Jan;5(1):3-9.
- Wu C, Chen X, Cai Y, et al. Risk Factors Associated with Acute Respiratory Distress Syndrome and Death in Patients with Coronavirus Disease 2019 Pneumonia in Wuhan, China. JAMA Intern Med. 2020 Jul 1;180 (7):934-43.
- Xu Y, Xu JW, You P, et al. Prevalence of Sarcopenia in Patients With COVID-19: A Systematic Review and Meta-Analysis. Vol. 9. Frontiers in Nutrition. Frontiers Media SA, 2022.

ABSTRACT GRÁFICO AG-26

Infección por COVID-19

Fisiopatología de la desnutrición

Mecanismos

↑ gasto energético
↑ ↑ ↑ Catabolismo proteico
↑ ↑ ↑ ↑ Inflamación
↑ oxidación
Sarcopenia
Hipoxia

Síntomas

Disnea
Anosmia
Disgeusia
Alteraciones
Gastrointestinales

Otros

Encamamiento
↓ Ingesta
Aislamiento social
Depresión/ansiedad
Tratamiento corticoides

Propuesta de valoración nutricional y morfofuncional de la DRE en práctica clínica

	Visita basal	Revisión a corto plazo (3-6 meses)	Revisión a largo plazo (> 6 meses) si COVID persistente
Ingesta dietética	Recordatorio 24 h Frecuencia de consumo de alimentos	Recordatorio 24 h	Recordatorio 24 h
Parámetros bioquímicos	PCR/albúmina/prealbúmina /25(OH)vitamina D/perfil lipídico /glucosa y HbA1c	PCR / albúmina/prealbúmina	PCR/albúmina/prealbúmina /25(OH)vitamina D/ perfil lipídico /glucosa y HbA1c (si Diabetes)
Técnicas composición corporal	Impedanciometría Ecografía nutricional® En investigación: TC D12 oportunista	Impedanciometría Ecografía nutricional®	Impedanciometría Ecografía nutricional®
Dinamometría	En cada visita	En cada visita	En cada visita
Pruebas funcionales	TUG/SPPB	TUG/SPPB	TUG/SPPB
Adherencia al tratamiento nutricional	En cada visita	En cada visita	En cada visita
Adherencia al ejercicio físico	HADS	Según clínica	Mínimo anual

Orientación terapéutica

✓ **Suplementos nutricionales hipercalóricos e hiperproteicos:** durante el ingreso y al alta hospitalaria (mejoran composición corporal, funcionalidad y estado nutricional). Revaloración trimestral
✓ **Suplementación con Vitamina D si déficit**

✓ **Ejercicio de fuerza:** 2-3 veces semana
✓ **Ejercicio aeróbico** diario

Errores innatos del metabolismo

27

L. M. Luengo Pérez, M. Gonzalo Marín y M. Á. Martínez Olmos

INTRODUCCIÓN

Los errores innatos del metabolismo (EIM) son el resultado de la ausencia o mal funcionamiento de una enzima o su cofactor, lo que da lugar a la acumulación de un sustrato o a la deficiencia de un metabolito específico. Aunque de forma individual son enfermedades raras, su incidencia global puede estimarse en 1/800 a 1/12.500 recién nacidos vivos. Según la *International Clasification of Inherited Metabolic Disorders* existen alrededor de 1.450 alteraciones conocidas. El pronóstico de estas enfermedades está mejorando claramente en los últimos años, debido a la posibilidad de diagnóstico precoz y a la mejoría de los tratamientos.

El tratamiento dietético es el pilar más importante en el manejo de estos trastornos; su objetivo es paliar el desequilibrio metabólico y posibilitar un adecuado crecimiento y desarrollo en la edad infantil, así como lograr un buen estado nutricional, previniendo situaciones de descompensación en la edad adulta. Todas las dietas prescritas para los EIM deben ser personalizadas y tener en cuenta el estado clínico del paciente, su tolerancia, estabilidad metabólica, edad, potencial de desarrollo y pronóstico. La dieta puede ser la única opción de terapia o combinarse con otros tratamientos.

Desde un punto de vista terapéutico, los EIM pueden clasificarse en tres grupos:

- Enfermedades por acúmulo de sustancias tóxicas.
- Enfermedades por déficit energético.
- Enfermedades por defecto en la síntesis o catabolismo de moléculas complejas.

Las dietas para los pacientes con EIM son, con frecuencia, muy restrictivas y sin el uso de suplementos nutricionales específicos sería imposible poder cubrir las recomendaciones nutricionales tanto de energía como de macro y micronutrientes.

Por ejemplo, cuando se realiza una dieta restringida en proteínas, no se cubren las necesidades proteicas, de vitaminas o minerales, por lo que es necesario recurrir a complementos alimenticios específicos, que pueden clasificarse en tres grupos:

- Complementos que garantizan la cobertura de requerimientos para un trastorno específico e incluyen proteínas y otros nutrientes, pero no el aminoácido afectado.
- Complementos que son modificados para poseer un bajo contenido proteico.
- Complementos que son aminoácidos puros, o mezclas, vitaminas y otros compuestos de reemplazo de nutrientes esenciales o cofactores enzimáticos.

La mayor disponibilidad de un número de fórmulas con sabores y texturas variadas (líquido, polvo, tabletas, geles, etc.), y adaptadas a la edad y características de los pacientes a las que se dirige en cada caso supone una mejora considerable en la adaptación a los requerimientos nutricionales y adherencia al tratamiento dietético-nutricional.

La nutrición enteral puede estar indicada en pacientes con EIM, si no se cubren los requerimientos nutricionales necesarios por vía oral y el tracto gastrointestinal es funcionante y accesible. La elección de la vía depende del tiempo previsto de tratamiento. Si va a ser de corta duración, está indicada la sonda nasogástrica. Sin embargo, si el tratamiento se prolonga más de 4-6 semanas, puede considerarse la gastrostomía como acceso enteral.

Además, los pacientes y cuidadores deben aprender a utilizar correctamente el régimen de emergencia ambulatorio suministrado por el equipo de nutrición, que consiste en la alimentación a base de un preparado especial diferente durante el período que duran los síntomas y cuyo objetivo es prevenir la descompensación en situaciones de riesgo. El régimen de emergencia asegura un aporte energético suficiente (generalmente, un 10 % por encima de las recomendaciones normales) para evitar la utilización de los nutrientes almacenados en el organismo a través de las vías metabólicas afectadas para la obtención de la energía (catabolismo).

En general, también es muy importante realizar un adecuado reparto de los aportes a lo largo del día y evitar periodos de ayuno prolongados.

En definitiva:

- El adecuado tratamiento de los pacientes con EIM requiere una aproximación multidisciplinar que combina un manejo nutricional y médico.
- El tratamiento nutricional debe estar ajustado al trastorno específico e individualizado para cada paciente, tratando de promover una adecuada adherencia terapéutica.
- La terapia nutricional es fundamental para evitar las descompensaciones agudas y para prevenir complicaciones crónicas.
- Con frecuencia existe riesgo de desequilibrios nutricionales que hay que prevenir, valorar y tratar.

BASES TEÓRICAS DE LA VALORACIÓN MORFOFUNCIONAL® EN ERRORES INNATOS DEL METABOLISMO

Los pacientes con EIM llegan cada vez con más frecuencia a la edad adulta y tienen mayor esperanza de vida, debido a varios factores:

- Los programas de cribado neonatal y el avance en el diagnóstico precoz de los EIM.

- La existencia de un tratamiento dietético-nutricional en muchos casos que permite disminuir las concentraciones de sustancias tóxicas y, por lo tanto, las complicaciones de las enfermedades.
- La disponibilidad de tratamiento con cofactores que logran incrementar parcialmente la actividad enzimática residual y, en algunos casos, de tratamiento enzimático sustitutivo.

Por todos estos motivos se han desarrollado en los últimos años unidades de EIM de adultos, siendo necesario establecer un programa de transición estructurado y coordinado con las unidades pediátricas.

Al llegar a vida adulta, los pacientes presentan enfermedades, cuya prevalencia aumenta con la edad, como la obesidad y el síndrome metabólico. Además, los propios EIM, debido a las limitaciones dietéticas y a la selección de alternativas ricas en grasa y/o azúcares de absorción rápida y con bajo contenido en fibra, como parte de su tratamiento, también están implicados en el aumento de sobrepeso/obesidad, del riesgo cardiovascular y otras complicaciones.

En una revisión sistemática reciente de pacientes con fenilcetonuria en edad pediátrica y en la adolescencia se objetivó una prevalencia de sobrepeso del 7,8-32,6 %, con mayor tendencia en mujeres. En otro estudio se observó una prevalencia del 59,3 % de colesterol HDL bajo en menores de 20 años con fenilcetonuria, aunque no es en sí responsable el tratamiento dietético, ya que los parámetros lipídicos son mejores en los pacientes con mejor adherencia a la dieta.

Sin embargo, existe poca información sobre la prevalencia de la obesidad y otras enfermedades metabólicas adquiridas en pacientes adultos con EIM. En un estudio con pacientes de hasta 52 años se observó un incremento de la resistencia insulínica y en otro de adultos con fenilcetonuria de hasta 47 años se observó un aumento de los factores clásicos de riesgo cardiovascular y de los marcadores de inflamación y estrés oxidativo.

Hasta el momento no hay muchos datos sobre la composición corporal de niños y adolescentes con EIM, con resultados dispares y prácticamente ninguno en adultos.

Según un estudio reciente sobre composición corporal, actividad física e ingesta dietética en niños y adolescentes con EIM, los pacientes con EIM, especialmente, con aminoacidopatías y trastornos de los hidratos de carbono, presentan alteraciones en la composición corporal, como menor talla, tendencia al sobrepeso/obesidad (35,4 vs 30,6 %), mayor circunferencia de cintura y menor densidad mineral ósea, la cual de asocia a más tendencia a la osteopenia/osteoporosis, existiendo una correlación positiva entre la ingesta de proteina natural y la densidad mineral ósea.

Los pacientes con EIM son más sedentarios, con una correlación positiva entre ejercicio moderado-intenso y masa muscular.

Hay pocos artículos publicados sobre la composición corporal en pacientes adultos.

En una cohorte española de 90 pacientes adultos con fenilcetonuria se valoró la masa grasa por bioimpedanciometría (BIA) y se demostró que la media de masa grasa era del 24,6 % (19,3-31 %) y que el 34 % de los pacientes tenían obesidad, con mayor prevalencia en mujeres.

En un estudio reciente en adultos jóvenes se evaluó la composición corporal mediante DEXA, incluyendo dinamometría y ecografía del recto femoral en pacientes con fenilcetonuria, según su adherencia a la dieta. Se observó que los pacientes con fenilcetonuria que tomaban suplementos exentos de fenilalanina tenían menos fuerza por dinamometría y que en los pacientes con fenilcetonuria, el abandono de la dieta y tener concentraciones elevadas de Phe podría ser desfavorable para el músculo y el hueso, reduciendo la masa libre de grasa y la densidad mineral ósea.

En otro estudio realizado en pacientes con acidemias orgánicas y trastornos del ciclo de la urea se confirmó la tendencia a sobrepeso/obesidad, pudiendo contribuir la baja ingesta de proteínas al aumento de la masa grasa.

La VMF en pacientes con EIM nos permitirá conocer mejor los cambios que se producen en la composición corporal de estos pacientes con dietas tan restrictivas, realizar con más exactitud una evaluación de la situación clínica del paciente, valorar el riesgo de síndrome metabólico y tomar decisiones en cuanto al tratamiento.

ESQUEMA PRÁCTICO DE LA VALORACIÓN MORFOFUNCIONAL® DE LA DESNUTRICIÓN RELACIONADA CON LA ENFERMEDAD

La valoración morfofuncional® de los pacientes con errores innatos del metabolismo no sólo se debe centrar en evaluar la desnutrición, sino también el riesgo cardiometabólico:

1. La VMF de la desnutrición relacionada con la enfermedad (DRE) en pacientes con EIM no difiere de la realizada en pacientes con enfermedades neurodegenerativas y demencias (**Capítulos 13 y 14**).

   Para la valoración morfológica, además de las medidas antropométricas, entre las que destacan la evolución del peso corporal, el índice de masa corporal (IMC) y la circunferencia de la pantorrilla, es preciso realizar una bioimpedancia eléctrica vectorial (BIVA®) y una ecografía nutricional®.

   En la BIVA®, la masa muscular esquelética apendicular (ASMM) es uno de los criterios de valoración de la sarcopenia; el ángulo de fase proporciona información sobre el riesgo de mortalidad en relación a la DRE; y el índice de masa libre de grasa (FFMI) y la masa celular respecto a la masa libre de grasa (BMC/FFM) informan sobre el grado de desnutrición.

   La ecografía nutricional® está en proceso de estandarización y definición de los valores de normalidad y los puntos de corte de DRE en el eje transversal de los distintos tipos de grasa abdominal y de la masa muscular mediante el eje transversal y el área del músculo recto femoral del cuádriceps. La calidad muscular se puede evaluar mediante la intensidad ecográfica, la curtosis y la dimensión fractal del músculo recto femoral del cuádriceps.

   En cuanto a la valoración funcional, se debe evaluar la fuerza muscular y la capacidad funcional. La fuerza muscular la evaluamos mediante dinamometría o el test de levantarse de la silla (chair stand test) 5 veces. Para valorar la capacidad funcional, el segundo European Working Group on Sarcopenia in Older People (EWGSOP-2) recomendó en 2019 emplear la velocidad de la marcha (4 metros), la Short Physical Performance Battery (SPPB), el Timed-Up-And-Go Test (TUG) o el tiempo en caminar 400 metros.

El EWGSOP-2 establece que es probable qe haya sarcopenia si hay disminución de la fuerza muscular; sarcopenia establecida si, además, se demuestra baja masa (o calidad) muscular) y sarcopenia grave si, además, existe deterioro de la capacidad funcional.

2. La VMF del riesgo cardiometabólico en estos pacientes es similar a las personas con diabetes mellitus, obesidad y otras enfermedades metabólicas adquiridas (**Capítulos 23 y 24**).

En la valoración morfológica resultan de interés los siguientes parámetros:

Antropometría: evolución del peso, índice de masa corporal (IMC) y circunferencia de la cintura.
BIVA®: *Fat Mass Index* (FMI).

Tabla 27-1. Informe de la valoración morfofuncional® de la desnutrición relacionada con la enfermedad

Valoración morfológica	Antropometría	Peso actual Peso habitual Variación de peso Talla IMC Circunferencia de la pantorrilla
	BIVA®	Ángulo de fase Ángulo de fase estandarizado ASMM FFMI BCM/FFM
	Ecografía nutricional®	Abdomen: • Grasa subcutánea total • Grasa subcutánea superficial • Grasa preperitoneal Muslo (cantidad): • Eje transversal • Área Muslo (calidad): • Intensidad • Curtosis • Dimensión fractal
Valoración funcional	Fuerza muscular	Dinamometría: • Pico • Media • *Chair-stand test*
	Capacidad funcional	Velocidad de la marcha SPPB TUG

ASMM: masa muscular esquelética apendicular. BCM/FFM: masa celular corporal/masa libre de grasa BIVA®: bioimpedancia eléctrica vectorial. FFMI: índice de masa libre de grasa. IMC: índice de masa muscular. SPPB: *Short Physical Performance Battery*. TUG: *timed up-and-go*.

Ecografía nutricional®: grosor de grasa subcutánea (total y superficial) y preperitoneal; intensidad ecográfica, curtosis y dimensión fractal en recto femoral del cuádriceps.

Para la valoración funcional es preciso medir la tensión arterial y realizar análisis para evaluar el metabolismo hidrocarbonado y lipídico, así como la carga inflamatoria sistémica. Para ello se recomienda determinar: glucemia, insulinemia, HOMA-IR, colesterol-HDL, triglicéridos (Tg), cociente Tg/HDL y proteína C reactiva ultrasensible (PCR-us).

La principal limitación hasta este momento es la ausencia de valores de normalidad de los parámetros de la ecografía nutricional®, pero se va a solventar a medio plazo con la publicación de los valores de normalidad y/o puntos de corte para definir DRE de los parámetros de la ecografía nutricional®.

INFORME DE LA VALORACIÓN MORFOFUNCIONAL® EN ESTA PATOLOGÍA (Tablas 27-1 y 27-2)

El tratamiento dietético, que en muchos casos es libre en aquellos alimentos que no contienen el/los nutriente/s a restringir, y las fórmulas nutricionales, que hasta hace poco eran muy ricas en azúcares de absorción rápida y energía, pueden contribuir al incremento del depósito graso y el riesgo de enfermedad metabólica adquirida y cardiovascular. Un adecuado aporte energético y la selección de las fórmulas con menor contenido en azúcares de absorción rápida y energía puede reducir el depósito graso y, por lo tanto, disminuir el riesgo de las complicaciones referidas

Tratamiento personalizado/dirigido al fenotipo/medicina de precisión con el fenotipado morfofuncional:

Tabla 27-2. Informe de la valoración morfofuncional® del riesgo cardiometabólico		
Valoración morfológica	Antropometría	Peso actual Peso habitual Variación de peso Talla IMC Circunferencia de la cintura
	BIVA®	FMI
	Ecografía nutricional®	Abdomen: • Grasa subcutánea total • Grasa subcutánea superficial • Grasa preperitoneal Muslo (calidad): • Intensidad • Curtosis • Dimensión fractal
Valoración funcional	Tensión arterial	
	Análisis	Glucosa Insulina HOMA-IR HDL Tg HDL/Tg PCR-us

DIVA®: bioimpedancia eléctrica vectorial. FMI: índice de masa grasa. Subcutánea. IMC: índice de masa muscular. HOMA-IR: homeostasis model assessment-insulin resistance. PCR-us: proteína C reactiva ultrasensible. Tg: triglicéridos.

- Si hay desnutrición/sarcopenia: valorar la ingesta para optimizarla, así como las fórmulas de nutrición para aportar lo que precisa el paciente y que mejore el estado nutricional.
- Si hay riesgo cardiometabólico, modificar el tratamiento dietético y la fórmula de aminoácidos (o la que proceda según la enfermedad concreta) para disminuir el contenido en azúcares de absorción rápida y el aporte calórico.

CONCLUSIONES

- La valoración morfofuncional® (VMF) de la desnutrición tiene interés en pacientes con errores innatos del metabolismo (EIM) y complicaciones del sistema nervioso, siendo similar a la que se recomienda para otras patologías neurológicas.
- Los pacientes adultos con EIM pueden tener mayor riesgo de enfermedades cardiometabólicas adquiridas que la población general, por lo que el enfoque de la VMF en estos casos debe evaluar el riesgo cardiometabólico, incluyendo: antropometría, bioimpedancia eléctrica y ecografía nutricional® (evaluando grasa, y cantidad y calidad muscular), así como valoración metabólica y de inflamación.

BIBLIOGRAFÍA

- Boyer SW, Barclay LJ, Burrage LC. Inherited Metabolic Disorders: Aspects of Chronic Nutrition Management. Nutr Clin Pract. 2015 Aug;30(4):502-10. doi: 10.1177/0884533615586201
- Couce ML, Vitoria I, Aldámiz-Echevarría L, et al. Lipid profilestatus and their related factors in patients with Hyperphenylalaninaemia. OrphanetJ Rare Dis 2016 Sep 9; 11(1): 123. doi: 10.1186/s13023-016-0508-x.
- Cruz-Jentoft AJ, Bahat G, Bauer J, Boirie Y, Bruyère O, Cederholm T, Cooper C, Landi F, Rolland Y, Sayer AA, Schneider SM, Sieber CC, Topinkova E, Vandewoude M, Visser M, Zamboni M; Writing Group for the European Working Group on Sarcopenia in Older People 2 (EWGSOP2), and the Extended Group for EWGSOP2. Sarcopenia: revised European consensus on definition and diagnosis. Age Ageing. 2019 Jan 1;48(1):16-31. doi: 10.1093/ageing/afy169.
- Daly A. Nutrición y dieta en las enfermedades metabólicas hereditarias. En: M. L. Couce. Diagnóstico y Tratamiento de las Enfermedades Metabólicas Hereditarias (5ª edición). Madrid: ERGON, 2022: 249-70.
- De Castro MJ, Sanchez-Pintos P, Abdelaziz-Salem N, et al.Evaluation of body composition, physical activity, and food intake un patients with inborn errors of intermediary metabolism. Nutrients. 2021 Jun 20;13(6):2111. doi: 10.3390/nu13062111.
- Dios-Fuentes E, Gonzalo Marin M, Remón-Ruiz P, ety al. Cardiometabolic and nutritional morbidities of a large, adult, PKU cohort from Andalusia. Nutrients. 2022 Mar 21;14(6):1311. doi: 10.3390/nu14061311.
- Ferreira CR, Rahman S, Keller M, Zschocke J; ICIMD Advisory Group. An international classification of inherited metabolic disorders (ICIMD). J Inherit Metab Dis. 2021 Jan;44(1):164-77. doi: 10.1002/jimd.12348.
- García-Almeida JM, García-García C, Vegas-Aguilar IM, et al. Nutritional ultrasound®: Conceptualisation, technical considerations and standardisation. Endocrinol Diabetes Nutr (Engl Ed). 2023 Mar;70 Suppl 1:74-84. doi: 10.1016/j.endien.2022.11.010.
- Gugelmo G, Lenzini L, Francini-Pesenti F, et al. Anthropometrics, dietary intake and body composition in urea cycle disorders and branched chain organic acidemias: a case study of 18 adults on low-protein diets. Nutrients. 2022 Jan 21;14(3):467. doi: 10.3390/nu14030467.
- Luengo-Pérez LM, Fernández-Bueso M, Ambrojo A, et al. Body Composition Evaluation and Clinical Markers of Cardiometabolic Risk in Patients with Phenylketonuria. Nutrients. 2023 Dec 18;15(24):5133. doi: 10.3390/nu15245133.
- Rocha JC, van Spronsen FJ, Almeida MF, et al. Dietary treatment in phenylketonuria does not lead to increased risk of obesity or metabolic syndrome. Mol Genet Metab. 2012 Dec;107(4):659-63. doi: 10.1016/j.ymgme.2012.10.006.
- Rojas-Agurto E, Leal-Witt MJ, Arias C, et al. Muscle and bone health in young Chilean Adults with phenylketonuria and different degrees of compliance with the phenylalanine restricted diet. Nutrients. 2023 Jun 28;15(13): 2939. doi: 10.3390/nu15132939.
- Sena BDS, Andrade MIS, Silva APFD, et al. Overweight and associated factors in children and adolescents with phenylketonuria: a systematic review. Rev Paul Pediatr. 2020 Mar 9;38:e2018201. doi: 10.1590/1984-0462/2020/38/2018201.
- van Wegberg AMJ, MacDonald A, Ahring K, et al. The complete European guidelines on phenylketonuria: diagnosis and treatment. Orphanet J Rare Dis. 2017 Oct 12;12(1):162. doi: 10.1186/s13023-017-0685-2.

ABSTRACT GRÁFICO AG-27

Errores Innatos del Metabolismo

Fisiopatología y desnutrición

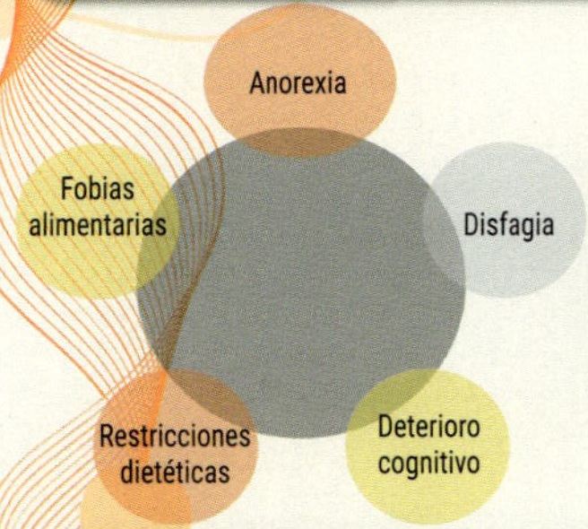

- Anorexia
- Fobias alimentarias
- Disfagia
- Deterioro cognitivo
- Restricciones dietéticas

Propuesta de valoración morfofuncional® de la DRE en práctica clínica

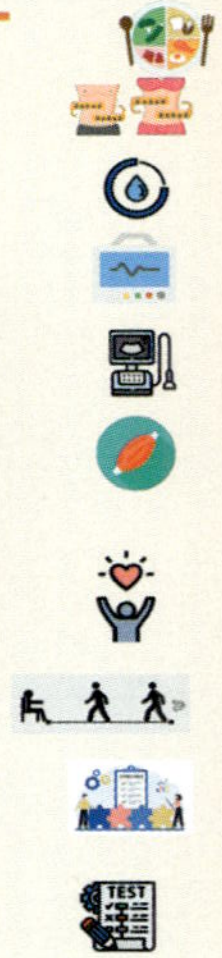

Valoración específica de la patología

✓ **Riesgo cardiometabólico, morfología:** antropometría (IMC, circunferencia de cintura), BIVA (*fat mass index*), ecografía nutricional (grasa preperitoneal, ecointensidad muscular).
✓ **Riesgo cardiometabólico, función:** HOMA-IR, HDL/triglicéridos, PCR-us).

Orientación terapéutica

✓ **Nutrición:** dieta limitada en los nutrientes que le resulten tóxicos, fórmulas que incluyan nutrientes cuya ingesta es insuficiente por las restricciones dietéticas, empleo de cofactores, adecuado reparto a lo largo del día y evitar periodos de ayuno prolongado en algunas patologías.
✓ **Ejercicio:** como población general.

	Visita basal	Revisión a corto plazo (3-6 meses)	Revisión a largo plazo (> 6 meses)
Ingesta dietética	Registro 72 horas	Registro 72 horas	Registro 72 horas
Antropometría	Peso actual y habitual, talla cintura, pantorrilla	Peso, cintura, pantorrilla	Peso, cintura, pantorrilla
Parámetros bioquímicos	Glucosa, insulina, HDL-colesterol, triglicéridos, PCR	Glucosa, insulina, HDL-colesterol, triglicéridos, PCR	Glucosa, insulina, HDL-colesterol, triglicéridos, PCR
Técnicas composición corporal	BIVA: Ángulo de fase/ estandarizado, ASMM, FFMI, BCM/FFM), FMI	–	BIVA® (Ángulo de fase/ estandarizado, ASMM, FFMI, BCM/FFM), FMI), Eco (grasa abdominal sc/ preperitoneal, grosor, área y ecointensidad de recto anterior del cuádriceps)
Ecografía nutricional®	Grasa abdominal sc/preperit. Grosor, área y ecointensidad de recto anterior del cuádriceps)	–	Grasa abdominal sc/preperit. Grosor, área y ecointensidad del recto anterior
Dinamometría	Media y pico de 3 medidas	Media y pico de 3 medidas	Media y pico de 3 medidas
Pruebas funcionales	*Chair-stand test*	–	*Chair-stand test*
Test de calidad de vida	EQ-5D	–	EQ-5D
Adherencia nutricional	Registro 72 horas	Registro 72 horas	Registro 72 horas
Otras pruebas	Tensión arterial	–	Tensión arterial

Rehabilitación y terapia física

28

A. M. Gómez González, A. Muñoz Garach y C. Novo Rodríguez

INTRODUCCIÓN

En el tratamiento de la desnutrición relacionada con la enfermedad (DRE) es fundamental realizar una valoración integral del paciente para detectar precozmente tanto el déficit nutricional como el déficit muscular y realizar un tratamiento multidisciplinar para conseguir la mejor recuperación e integración en sus actividades de la vida diaria (AVD). Esta intervención multidisciplinar es compleja y requiere mucha coordinación entre los distintos profesionales para trabajar con objetivos comunes y de forma conjunta.

Cada vez hay más evidencias científicas de la importancia del ejercicio físico en el tratamiento integral del paciente sarcopénico. Para llevar a cabo este abordaje integral es primordial realizar una valoración de fuerza muscular y de la capacidad funcional o rendimiento físico. De esta forma, se llevará a cabo un programa de entrenamiento con ejercicios para cumplir con los objetivos de debilidad y pérdida de masa muscular.

El entrenamiento de fuerza (ejercicio con resistencia) se suele recomendar para contrarrestar la pérdida de masa muscular relacionada con la edad, pero, a pesar de esta evidencia, no hay consenso en que un solo tipo de ejercicio sea el único responsable de la mejoría del paciente, por lo que un programa de ejercicio multicomponente que incluya ejercicios de fuerza, aeróbico, equilibrio y flexibilización es el modelo recomendable para mejorar la masa muscular, la velocidad de marcha y el equilibrio en personas sarcopénicas.

El asesoramiento del ejercicio físico puede ser un desafío, ya que muchos pacientes tienen diferentes barreras percibidas para el ejercicio. Por lo tanto, un enfoque individualizado de la prescripción del ejercicio físico es necesario en función de la afectación que presenta el paciente.

En este capítulo se hace referencia a los efectos del ejercicio físico, indicaciones, pauta de valoración y programa de ejercicios en el paciente con DRE, todo ello respaldado por la evidencia científica.

BENEFICIOS DEL EJERCICIO FÍSICO EN LA DESNUTRICIÓN RELACIONADA CON LA ENFERMEDAD

Beneficios del ejercicio físico

El ejercicio físico impacta favorablemente a múltiples sistemas y resultados del tratamiento. Todas las formas de ejercicio regular confieren efectos beneficiosos en múltiples estratos de la organización biológica, con mejoras en la salud celular y en los aspectos metabólico, cardiovascular, neurológico y funcional. En el ámbito celular, el ejercicio regular promueve la utilización óptima de la energía y mayor resistencia al estrés oxidativo. Todas las formas de ejercicio vigoroso mejoran la eliminación de la glucosa durante la sesión de ejercicio en sí misma porque la captación de glucosa muscular durante el ejercicio es independiente de la insulina. El ejercicio regular aumenta la sensibilidad a la insulina y, por lo tanto, es un elemento importante en el tratamiento y prevención del síndrome metabólico y la diabetes tipo 2, junto con el control de otros factores de riesgo cardiovascular.

El ejercicio físico dirigido a aumentar la fuerza muscular (entrenamiento de fuerza) también protege contra lesiones, fragilidad, caídas y pérdida de independencia. El entrenamiento de fuerza aporta mejoras progresivas en varios parámetros importantes de condición física y salud, que no se observan en otras formas de ejercicio. El entrenamiento de fuerza mejora la fuerza y potencia muscular. Al mismo tiempo, promueve la acumulación de proteínas musculares y el aumento de masa muscular. Cuando se combina con una nutrición adecuada, es, probablemente, el medicamento más potente contra la sarcopenia, endémica en poblaciones de adultos mayores y un factor que contribuye a la fragilidad y al síndrome metabólico.

Evidencias científicas de las ventajas del ejercicio físico en la sarcopenia

Las guías de práctica clínica internacional para la sarcopenia (ICFSR), en su recomendación número 3, describen que la prescripción de entrenamiento basado en la fuerza puede ser efectivo para mejorar la fuerza, la masa y la función muscular (Grado de recomendación fuerte, nivel de evidencia moderado). Barajas-Galindo et al. (en una revisión bibliográfica realizada para analizar el efecto individual del ejercicio físico en el tratamiento de la sarcopenia) afirmaron que el ejercicio de fuerza de alta intensidad de forma aislada, exclusivamente o combinado con ejercicio aeróbico, consigue mejorar la masa muscular, la fuerza muscular y los tiempos en pruebas funcionales. Observaron asimismo un incremento significativo de masa libre de grasa en individuos que realizaban ejercicio con mayor frecuencia (más de 2 sesiones a la semana). En esta misma línea de confirmación, Beckweé et al. recomiendan el entrenamiento de fuerza de alto volumen y alta intensidad para mejorar la masa muscular, la fuerza muscular y el rendimiento físico en adultos mayores (alta calidad de evidencia), y ejercicios multimodales para prevenir y tratar la sarcopenia (moderada calidad de evidencia). El entrenamiento multimodal es una combinación de entrenamiento de resistencia, entrenamiento aeróbico y entrenamiento de equilibrio y flexibilización.

Por tanto, la evidencia actual demuestra que los entrenamientos basados en fuerza y resistencia o la combinación en programas multimodales muestran efectos significativamente beneficiosos sobre parámetros antropométricos y de funcionalidad muscular, debiendo, por tanto, adecuarse los programas de ejercicios, incluyendo ejercicios de fuerza adaptados a las características de cada individuo.

PLAN DE REHABILITACIÓN EN UN PACIENTE CON DESNUTRICIÓN RELACIONADA CON LA ENFERMEDAD. VALORACIÓN

En la valoración de un paciente con DRE se debe realizar una historia clínica exhaustiva, que registre la edad, las comorbilidades del paciente, sobre todo, cardiorrespiratorias, neurológicas, vasculares y del aparato locomotor, ya que estos pacientes van a ser más frágiles y estas características pueden influir de forma negativa en el entrenamiento físico. El hábito de ejercicio previo y la calidad de vida previa son datos importantes en esa valoración integral del paciente.

Exploración física

Se realizará una exploración integral para determinar cuáles son los déficits que presenta el paciente:

- Evaluación del estado cognitivo.
- Valoración del balance articular para descartar rigideces por la atrofia e inmovilidad del paciente.
- Evaluación de la fuerza muscular mediante la escala MRC (*Medical Research Council* modificada): tiene especial importancia conocer si el paciente moviliza los músculos contra gravedad, es decir, el estadio 3, ya que esto indica si puede realizar movilización activa independiente.
- Exploración neurológica en caso de neuropatías o lesiones neurológicas asociadas.
- Exploración cardiorrespiratoria para detectar arritmias que puedan condicionar la terapia física o si existen alteraciones respi-

ratorias específicas, realizar el tratamiento rehabilitador adecuado.

- Valoración de la deglución.
- Valoración de la marcha.

Pruebas funcionales complementarias diagnósticas de sarcopenia y de la capacidad funcional

Se debe realizar una batería de pruebas funcionales de aptitud física orientadas a la detección de sarcopenia, fragilidad o debilidad:

Valoración de la fuerza muscular: dinamometría de prensión de mano, dinamometría isométrica, 1 RM (repetición máxima), 20 RM o 15 RM y presiones musculares respiratorias.

Valoración de la masa muscular: bioimpedanciometría, densitometría ósea (DXA), otras pruebas de imagen (ultrasonografía, TC, RMN).

Valoración del rendimiento físico:

- *Short Physical Performance Batery* **(SPPB)**: es una medida bien validada de fragilidad física que integra evaluaciones de velocidad de la marcha, fuerza de extremidades inferiores y pruebas de equilibrio. Se considera frágil cuando el SPPB < 10. Las mejoras longitudinales de SPPB de 1 o más puntos se consideran clínicamente significativas.
- *Prueba de levántate y anda cronometrada (timed up and go test-TUG)*: valora fuerza en las piernas, el equilibrio, la velocidad de marcha, la coordinación, la funcionalidad en la marcha y las estrategias de adaptación. Un valor menor de 10 segundos es predictor de movilidad independiente.

Valoración de la capacidad funcional: test de marcha de 6 minutos (6MWT): prueba submáxima de capacidad funcional que se correlaciona con la realización de las AVD. Recorrer una distancia > 400 metros es indicativa de buena capacidad funcional. Una distancia < 300 metros se correlaciona significativamente con la mortalidad y rehospitalización y es un predictor de fragilidad. Un aumento de 50 metros en dicha prueba es considerado mejoría clínicamente significativa.

Cuestionarios de calidad de vida

Cuestionarios de independencia para las actividades de la vida diaria (Barthel), de calidad de vida general como EuroQol 5D o específicos.

PLAN DE REHABILITACIÓN EN UN PACIENTE CON DESNUTRICIÓN RELACIONADA CON LA ENFERMEDAD. TRATAMIENTO

Los objetivos de la rehabilitación en el paciente con DRE son recuperación física del paciente, conseguir la máxima independencia posible y mejorar su calidad de vida. Para ello se plantea lo siguiente:

- Mejoría de la función respiratoria y de la capacidad funcional global:
  - Mejoría de la dinámica y fuerza respiratoria.
  - Fortalecimiento muscular periférico global: programa multicomponente o multimodal.
- Rehabilitación específica en casos más graves (alteraciones neurológicas), junto a todos los recursos de rehabilitación conocidos, como terapia ocupacional, logopedia y ortesis.

Hay que diferenciar dos situaciones:

Paciente dependiente o encamado

Si el paciente tiene un balance muscular inferior a 3 (escala de MRC modificada), es decir, no tiene capacidad de realizar una contracción muscular activa contra gravedad, necesita ser ayudado de forma asistida por un profesional sanitario.

El programa de rehabilitación va dirigido a la recuperación funcional con asistencia en la movilidad, inicialmente. Los objetivos terapéuticos son:

- Mantener flexibilización articular.
- Evitar rigideces.
- Tonificación muscular.

- Aprender a realizar transferencias asistidas.
- Reeducación progresiva en sedestación, bipedestación y deambulación asistida.

Paciente con DRE con posibilidad de deambulación independiente, sin otras lesiones asociadas

En este caso, los objetivos terapéuticos de rehabilitación son:

- Fortalecimiento muscular.
- Independencia para las AVD.
- Vuelta al estatus funcional previo a la lesión.

La planificación del tratamiento de rehabilitación se realizará a través de un programa de ejercicio multicomponente o multimodal, que incluya entrenamiento aeróbico, de fuerza, flexibilidad y equilibrio/coordinación. Todo esto se llevará a cabo mediante la prescripción adecuada del ejercicio, siguiendo las siglas FITT (frecuencia, intensidad, tipo de ejercicio y tiempo).

ESQUEMA PRÁCTICO

Como se ha descrito en el capítulo, el tratamiento mediante ejercicios en el paciente con DRE mejora la fuerza y capacidad funcional, por lo que se debe planificar en todo paciente con estas características.

En la **tabla 28-1** se presentan las principales características del entrenamiento físico que consiguen mayor beneficio en el paciente con DRE: ejercicios de resistencia aeróbica y de fuerza, mecanismos de acción, beneficios y posibles riesgos al realizar el ejercicio, si no se realiza una valoración adecuada previa.

En la **tabla 28-2** se presenta la recomendación de un esquema práctico de un programa de ejercicio terapéutico multimodal basado en la evidencia científica.

CONCLUSIONES

- En todo paciente con desnutrición relacionada con la enfermedad, hay que realizar una valoración integral para detectar la presencia de sarcopenia.
- El ejercicio físico es parte fundamental del tratamiento del paciente con sarcopenia, junto a la intervención nutricional.

- Todo programa de entrenamiento dirigido a una persona con sarcopenia debe contener además del entrenamiento de fuerza (alta calidad de evidencia), entrenamiento aeróbico o de resistencia, equilibrio y flexibilidad que mejora la fuerza muscular, la capacidad aeróbica, funcionalidad y calidad de vida.

BIBLIOGRAFÍA

- Barajas-Galindo DE, González Arnáiz E, Ferrero Vicente P, Ballesteros-Pomar MD. Effects of physical exercise in sarcopenia. A systematic review. Endocrinol Diabetes Nutr (Engl Ed). 2021 Mar;68(3):159-69.
- Beckwée D, Delaere A, Aelbrecht S, et al. Exercise Interventions for the Prevention and Treatment of Sarcopenia. A Systematic Umbrella Review. J Nutr Health Aging. 2019;23(6):494-502.
- Castro-Coronado J, Yasima-Vásquez G, Zapata-Lamana R, et al. Características de los programas de entrenamiento de fuerza muscular en personas mayores con sarcopenia. Revisión de alcance [Characteristics of resistance training-based programs in older adults with sarcopenia: Scoping review]. Rev Esp Geriatr Gerontol. 2021 Sep-Oct;56(5):279-88.
- Dent E, Morley JE, Cruz-Jentoft AJ, et al. International Clinical Practice Guidelines for Sarcopenia (ICFSR): Screening, Diagnosis and Management. J Nutr Health Aging. 2018;22(10):1148-61.
- Franklin BA, O'Connor FG. Exercise for adults: Terminology, patient assessment, and medical clearance. www.uptodate.com © 2024 UpToDate.
- Landi F, Marzetti E, Martone AM, et al. Exercise as a remedy for sarcopenia. Curr Opin Clin Nutr Metab Care. 2014 Jan;17(1):25-31.
- Liberman K, Forti LN, Beyer I, et al. The effects of exercise on muscle strength, body composition, physical functioning and the inflammatory profile of older adults: a systematic review. Curr Opin Clin Nutr Metab Care. 2017;20(1):30-53.
- De Spiegeleer A, Petrovic M, Boeckxstaens P, et al. Treating sarcopenia in clinical practice: where are we now? Acta Clin Belg. 2016 Aug;71(4):197-205.
- Witham MD, Chawner M, Biase S, et al. Content of exercise programmes targeting older people with sarcopenia or frailty –findings from a UK survey. J Frailty Sarcopenia Falls. 2020 Mar 1;5(1):17-23.
- Zugasti Murillo A, Casas Herrero A. Síndrome de fragilidad y estado nutricional: valoración, prevención y tratamiento. Nutr Hosp. 2019;36(Nº Extra 2):26-37.

Tabla 28-1. Tipos de entrenamiento en un paciente con desnutrición relacionada con la enfermedad

Tipo de entrenamiento	Características	Mecanismos de acción	Beneficios	Riesgos potenciales
Aeróbico o de resistencia	Ejercicio con muchas repeticiones/baja intensidad. Se usan grandes grupos musculares.	Aumento en el número de mitocondrias. Mejoría en la extracción y consumo de oxígeno.	Mejoría en la eficiencia cardiovascular y composición corporal. Aumento de la sensibilidad a la insulina y mejora del perfil glucémico y lipídico. Mejora de la resistencia muscular (aumento de extracción de oxígeno y aumento de la densidad capilar). Beneficio en las enfermedades crónicas.	Evento cardiaco si no se hace una valoración adecuada. Lesiones musculoesqueléticas, sobre todo, rodilla y tobillo.
Entrenamiento de fuerza	Ejercicio contra resistencia moderada o intensa con pocas repeticiones.	Aumento de las fibras musculares, principalmente, por incremento de proteínas contráctiles.	Incremento de la fuerza y potencia muscular. Aumento de la masa magra. Mejoría en la independencia funcional (equilibrio y marcha). Ayuda en la prevención de caídas.	Lesiones musculoesqueléticas, exacerbación de lesiones articulares subyacentes. Fracturas posibles en huesos osteoporóticos.

Adaptado de L Landi F, Marzetti E, Martone AM, et al. Exercise as a remedy for sarcopenia. Curr Opin Clin Nutr Metab Care. 2014 Jan;17(1):25-31.

Tabla 28-2. Esquema de un programa de rehabilitación multimodal en pacientes con desnutrición relacionada con la enfermedad

Tipo de ejercicio	Beneficio	Modalidad	Prescripción (FITT)
Aeróbico	Aumento de la resistencia cardiovascular	Caminar Pedalear Remo	F: 3-5 d/semana. I: 60-80 % Fc_{max}/Börg (13). T: caminar, bicicleta. T: 5-30 min/sesión.
Fuerza	Aumento de masa y fuerza muscular	Pesas libres Máquinas con resistencia	F: 3 d/semana (días alternos). I: 2-3 series de 8-10 repeticiones (20 RM inicialmente). Se puede incrementar de forma progresiva hasta 4-6 repeticiones (15 RM). T: isotónicos resistidos de grandes grupos musculares de miembros superiores e inferiores. T: 30 min/sesión
Flexibilización	Elasticidad articular	Estiramientos Yoga	F: 3-5 d/semana. I: hasta notar tensión del músculo. T: estiramientos. T: 5-10 min/sesión.
Coordinación/equilibrio	Mejora el equilibrio y la coordinación Previene caídas	Equilibrio Taichi	F: 3-5 d/semana. I: mantener la posición del ejercicio. T: coordinación, equilibrio. T: 10 min/sesión.

Modificado de Zugasti Murillo A, Casas Herrero A. Síndrome de fragilidad y estado nutricional: valoración, prevención y tratamiento. Nutr Hosp. 2019;36 (N° Extra 2):26-37.
Börg: escala de percepción de esfuerzo de Börg. d: días. DRE: desnutrición relacionada con la enfermedad. Fc_{max}: frecuencia cardiaca máxima. min: minuto. 15 RM: 15 repeticiones máximas. 20 RM: 20 repeticiones máximas.

ABSTRACT GRÁFICO AG-28

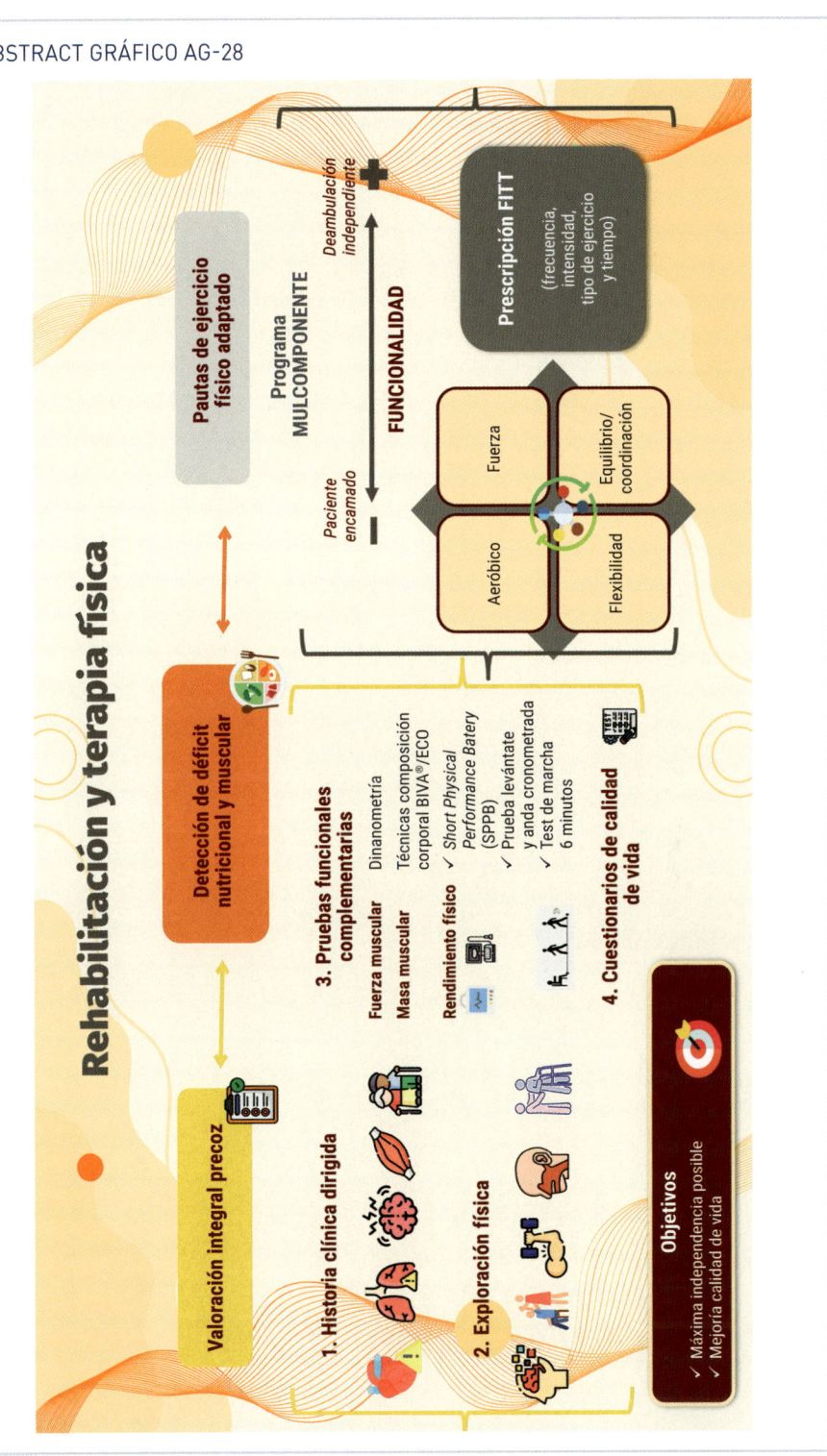

29

S. Palma Milla, A. Moráis López y V. M. Navas-López

INTRODUCCIÓN

La valoración morfofuncional® (VMF) de la desnutrición relacionada con la enfermedad (DRE) en pediatría se enfrenta a mayor complejidad que la de los adultos, ya que la composición corporal normal del niño experimenta cambios continuos debidos al crecimiento y desarrollo, que están influenciados en gran medida por la acción de las hormonas. Adicionalmente, en el caso de la DRE hay que tener en cuenta el impacto de la patología de base. Este proceso enfatiza la limitación de fijar metas de evaluación, basadas únicamente en estándares estáticos. Variables aisladas como el peso no captan completamente la naturaleza evolutiva del desarrollo infantil. Por ende, la valoración debe ser inherentemente adaptable, dinámica y capaz de ajustarse a la progresión constante del niño.

La generación de conocimiento sobre el desarrollo infantil demanda la implementación de métodos de medición precisos y sistemáticos. La coherencia y exactitud en las técnicas de medición son esenciales para diferenciar los patrones de crecimiento y maduración normales y anormales. Estas mediciones deben ser, además, periódicas, para documentar adecuadamente la trayectoria de la situación morfofuncional del niño a lo largo del tiempo.

Una tarea fundamental en la VMF pediátrica es la integración de sus hallazgos con otros indicadores predictivos de salud, como el sistema PRISM (*Pediatric Risk of Mortality*) en unidades cuidados intensivos. Esta integración permite una comprensión más completa y detallada del estado de salud del niño, siendo incluso un factor pronóstico para la aparición de complicaciones, incremento de estancias hospitalarias o mortalidad. La evaluación continua y la validación de los resultados tras las intervenciones son cruciales para medir la eficacia de las estrategias aplicadas y ajustarlas según sea necesario. El registro detallado de las actividades y las intervenciones es un componente indispensable de este proceso, habilitando un análisis exhaustivo del impacto de las intervenciones en el paciente.

La VMF pediátrica presenta desafíos únicos, como el menor tamaño de los pacientes y su tendencia a moverse durante las exploraciones, lo que puede dificultar la obtención de medidas precisas. Estas complicaciones subrayan la necesidad de adaptar y, en algunos casos, innovar en la metodología, permitiendo así una VMF comparable a la precisión y profundidad alcanzadas en la población adulta. La creación de estas herramientas no solo facilitará mediciones más exactas y menos intrusivas, sino que también potenciará la capacidad de monitorizar el desarrollo y la salud infantil con el mismo rigor que se aplica en adultos.

BASES TEÓRICAS: FUNDAMENTOS DE LA VMF EN PEDIATRÍA

La VMF en pediatría se fundamenta en una serie de principios y metodologías que buscan comprender y cuantificar las interacciones entre la estructura corporal y la función fisiológica de los niños. Este enfoque multifactorial es esencial para evaluar de manera integral el estado de salud durante la infancia y adolescencia. Al tratarse de un organismo en proceso de crecimiento, maduración y desarrollo, la valoración clásica del estado nutricional, basada en la estimación cuantitativa de la composición corporal, del crecimiento, la ingesta de nutrientes, los requerimientos de energía y, en definitiva, el cálculo del balance energético-proteico sigue siendo uno de los pilares de la valoración pediátrica. Sin embargo, para evaluar la DRE y el impacto de los cambios en los compartimentos corporales sobre la capacidad funcional, la recuperación de la salud y el pronóstico de la enfermedad, la VMF puede aportar información complementaria relevante, cuyo alcance será preciso determinar con su progresiva implantación en la práctica clínica.

Principios básicos de la VMF pediátrica

- **Interdependencia morfofuncional**. El desarrollo y la salud infantil dependen de la compleja interacción entre los factores morfológicos (estructurales) y funcionales (fisiológicos). Estas dos dimensiones están intrínsecamente conectadas, ya que los cambios en la estructura corporal pueden afectar a la capacidad funcional, y viceversa.
- **Especificidad del desarrollo pediátrico**. Los niños no son simplemente "pequeños adultos". Su crecimiento y desarrollo presentan características únicas, lo que requiere un enfoque especializado para su evaluación. La VMF pediátrica debe adaptarse para reflejar las fases de crecimiento acelerado, así como los cambios en la composición corporal y la maduración de sistemas orgánicos.
- **Evaluación dinámica**. Puesto que el crecimiento y desarrollo son procesos continuos, la valoración morfofuncional® debe ser capaz de monitorizar cambios a lo largo del tiempo, adaptándose a las etapas de desarrollo infantil, a las variaciones individuales y al impacto de la enfermedad.

Metodologías para la valoración del estado nutricional y VMF pediátrica

- **Balance energético y composición corporal**: la valoración nutricional del niño debe ser integral y toda VMF debe acompañarse, en la medida de lo posible, del cálculo del balance energético y de la estimación de la composición corporal. Para ello se aplican técnicas como:
  - Análisis de la ingesta dietética: es el primer paso hacia la comprensión de los hábitos alimentarios y del estado nutricional de los niños. Mediante el uso de diarios alimentarios, recordatorios de 24 horas o cuestionarios de frecuencia de ingesta es posible obtener datos cuantitativos y cualitativos sobre el consumo de alimentos y nutrientes. Este análisis permite identificar posibles deficiencias o excesos nutricionales.
  - Antropometría: es una herramienta esencial en la valoración del paciente pediátrico. Proporciona medidas físicas que reflejan el estado de crecimiento y desarrollo. Incluye la medición del peso, talla/longitud, perímetro craneal, circunferencias corporales (como la circunferencia del brazo y la cintura) y pliegues cutáneos. Estas medidas y las relaciones entre ellas permiten calcular algunos indicadores de composición corporal, que son de interés para evaluar el estado nutricional.
  - Cálculo de la composición corporal por impedancia bioeléctrica (BIA): es de especial utilidad en el sujeto ambulatorio o sin graves alteraciones de la hidratación y de la distribución de los fluidos corporales. Sin embargo, presenta limitaciones en el niño con inflamación aguda o en situaciones que se alejan de las condiciones estándar a partir de las que se fundamenta este cálculo.
  - Bioquímica sanguínea: algunos parámetros, como hemoglobina, glucosa, lípidos, vitaminas y minerales, informan sobre el estado nutricional y metabólico, y pueden indicar posibles desequilibrios o deficiencias nutricionales. No obstante, algunos de estos parámetros, como la albúmina y las proteínas de vida media corta (prealbúmina y proteína transportadora del retinol), sufren cambios en sus concentraciones durante los procesos inflamatorios por causas no nutricionales, por lo que en la valoración de la DRE

no reflejan el estado nutricional, sino la inflamación, actuando más como marcadores pronósticos.

– Calorimetría indirecta: es útil para determinar los requerimientos energéticos en cada momento, que, a su vez, se ven influidos tanto por el estado nutricional como por la inflamación.

• **Dinamometría**: mide la fuerza muscular, proporcionando datos valiosos sobre la capacidad funcional del niño. La dinamometría en niños presenta desafíos únicos, principalmente, debido a la variabilidad en la comprensión y cooperación de los niños, lo que puede afectar a la precisión y a la consistencia de los esfuerzos aplicados durante las pruebas. Además, la mayoría de los dispositivos de dinamometría están diseñados para adultos, lo que puede ser inadecuado para los cuerpos más pequeños de los niños, afectando a su comodidad y, por ende, a la precisión de las mediciones. Los rápidos cambios asociados al crecimiento y al desarrollo infantil pueden influir significativamente en las mediciones de fuerza, lo que dificulta determinar si los cambios observados se deben a intervenciones específicas o al desarrollo natural del niño. Esto hace que su utilidad se circunscriba, especialmente, al corto y medio plazo, durante el periodo de recuperación de una enfermedad. La adaptación de los protocolos de prueba para niños, la necesidad de conocimiento especializado para interpretar resultados, la variabilidad en la motivación del niño, y un pequeño, pero presente riesgo de lesiones, representan retos adicionales. Actualmente, existen valores normativos para diferentes edades y géneros. Se ha descrito la utilidad de la dinamometría en niños mayores de 4 años y también se han empleado los valores de contracción isométrica máxima de 4 movimientos: flexión del codo, agarre de 3 puntos, extensión de rodilla y dorsiflexión del pie, utilizando el protocolo descrito por Beenakker *et al.*

• **BIA vectorial**: el análisis del vector de bioimpedancia (BIVA®) como parte de la VMF incorpora la interpretación de los va-

lores eléctricos crudos de la impedancia, resistencia (R), reactancia (Xc) y ángulo de fase (AF). La representación vectorial del AF permite complementar su valor absoluto y relacionar los dos componentes de celularidad e hidratación. El AF es un marcador nutricional y evolutivo en pacientes pediátricos ingresados en la UCI y en pacientes hospitalizados.

• **Ecografía Nutricional® (EN®)**: la EN® es una técnica emergente, no invasiva, portátil y económica, que permite evaluar la composición corporal mediante los ultrasonidos. El estudio de la composición corporal a través de la EN® incluye la evaluación de los componentes musculoesquelético y adiposo mediante transductores de matriz lineal de banda ancha multifrecuencia, generalmente, de 5-10 mHz. La EN® destaca por su capacidad para cuantificar las modificaciones musculares en estados de desnutrición y proporcionar información sobre cambios funcionales a través de la ecogenicidad. A pesar de que aún no se han establecido puntos de corte específicos validados para la población pediátrica, el área del recto anterior del cuádriceps es el criterio más empleado para valorar el estado nutricional en los estudios publicados. La distribución del tejido adiposo, por su parte, aporta datos sobre la reserva energética y patrones inflamatorios, subrayando la importancia de integrar las mediciones de EN® en la práctica clínica, adaptadas a diferentes contextos y patologías.

La aplicación de la EN® en pediatría exige planes de formación específicos para pediatras especialistas en nutrición clínica, con el objetivo de mejorar el diagnóstico y tratamiento de sus pacientes. Este enfoque sugiere un cambio significativo en la evaluación nutricional clínica, permitiendo un diagnóstico más preciso y personalizado, basado en la morfología y funcionalidad del tejido muscular y adiposo. La EN® se presenta como una técnica prometedora en el ámbito clínico, siendo una herramienta valiosa para la detección y manejo de la desnutrición y otras alteraciones de la composición corporal en pacientes pediátricos y adultos.

En el ámbito pediátrico se ha descrito una metodología para la medición del tejido adiposo subcutáneo y preperitoneal en niños de 1-2 años. De acuerdo con la técnica descrita por Suzuki *et al.*, la imagen se toma en la línea media, en un corte longitudinal, en el punto medio de la distancia entre el apéndice xifoides y el ombligo y a +1 y + 2 cm, en espiración no forzada y en decúbito supino. Ambos componentes del tejido adiposo sufren cambios evolutivos en los primeros años de vida de forma fisiológica, según se describe en la literatura. A diferencia de lo propuesto para el adulto, la distancia media entre el apéndice xifoides y el ombligo deberá ser cuantificada en cada visita, dado que, por el crecimiento evolutivo, esta distancia sufrirá cambios significativos.

Para la valoración de la masa muscular se han utilizado distintos puntos de medición: bíceps braquial, cuádriceps femoral, tibial anterior y flexor del antebrazo. En niños prematuros, el grosor de estos músculos mostró buena correlación con *Clinical Risk Index for Babies score* revisado (CRIB II). La utilización de la ecografía para valorar el estado nutricional de niños en el primer año de vida cuenta con algunas publicaciones recientes en la literatura. Sin embargo, es en el paciente crítico y con el objetivo de valorar la masa muscular donde mayor evidencia se reúne en base al número de publicaciones.

- **Pruebas funcionales en pediatría**: la evaluación del estado funcional permite conocer la capacidad del sujeto en múltiples áreas. La prueba de 6 minutos de marcha ha sido empleada para valorar el estado funcional en pacientes con patología respiratoria. Otras pruebas utilizadas en niños y adolescentes para valorar la condición física son el test de Ruffier-Dickson (adaptación cardiaca), el salto en longitud con los pies juntos (capacidad musculoesquelética), la prueba de velocidad-agilidad 4 x 10 m (capacidad motora) y el test de ida y vuelta de 20 metros (capacidad aeróbica).

Esquema práctico de VMF

En la **tabla 29-1** se recoge la propuesta de protocolo de VMF de la desnutrición relacionada con la enfermedad en el paciente pediátrico.

INFORME DE VMF EN PEDIATRÍA

La presencia de enfermedades crónicas, como el cáncer o la enfermedad inflamatoria intestinal, se asocia a pérdida de masa muscular y de fuerza, cuya gravedad dependerá de la propia enfermedad, de sus tratamientos y de la inmovilización que genere.

Una VMF adecuada de la DRE permitirá conocer de forma precisa los cambios acontecidos en la composición corporal y en la capacidad funcional y será de mucha utilidad para plantear la estrategia de tratamiento médico nutricional, de actividad física y de prescripción de ejercicio.

El análisis de la composición corporal mediante BIVA®, EN®, así como la fuerza y capacidad funcional, va a permitir fenotipar la DRE, con diferentes subtipos en función de la afectación cualitativa y cuantitativa de la masa muscular y el tejido adiposo, la localización de este último y el estado funcional de aquel. La monitorización de los estados de hidratación e inflamación revestirá especial interés tanto en la monitorización como en el tratamiento.

La propuesta de monitorización del estado nutricional y de la VMF de la DRE se basa en:

- La EN® de la VMF de la DRE en el niño, que, a través de la medición del área y del diámetro anteroposterior del recto femoral del cuádriceps, debería mostrar cambios tanto de un adecuado ritmo de crecimiento como de la recuperación nutricional. La EN® del tejido adiposo en abdomen y en pierna podría resultar de utilidad en el seguimiento de enfermedades neurológicas, metabólicas, etcétera.

- El AF y su representación vectorial nos permitirán conocer la relación entre el estado de hidratación y la recuperación de la masa celular tanto cualitativamente como cuantitativamente. Los cambios en la BCM han

Tabla 29-1. Propuesta de protocolo para la VMF pediátrica

Componentes	Variables	Consideraciones
Bioimpedancia	R, Xc, AF, BIVA® (cuadrante y relación con elipses de tolerancia) y masa celular corporal (BCM).	Realización en condiciones estándar definidas.
Ecografía nutricional®	Grosor del tejido adiposo subcutáneo y del tejido adiposo preperitoneal en el punto medio entre el ombligo y el apéndice xifoides (técnica EN®).	La técnica de Suzuki es muy similar, difiere en el corte, que es longitudinal en lugar de transversal
	Ecografía de tejido muscular: Grosor del recto femoral. Área muscular. Ecogenicidad.	No está estandarizado el punto de medición niños. El tercio distal podría tener limitaciones, al tratarse de un músculo en crecimiento. Valorar la idoneidad del punto medio entre espina ilíaca anterosuperior y rótula en niños más pequeños. Medir la distancia entre espina ilíaca anterosuperior y la rótula en cada visita.
Dinamometría	Contracción isométrica máxima	Mayores de 4 años. No hay ningún protocolo estandarizado en niños Problemática de la colaboración del paciente. Probablemente, la prueba de la contracción sea más costosa en términos de tiempo y factibilidad.
Pruebas funcionales	Prueba de 6 minutos de marcha Test de Ruffier-Dickson. Salto con pies juntos.	Posibles limitaciones en paciente hospitalizado. Son necesarios más estudios que relacionen los resultados con la evolución o la terapia nutricional.

de ser contextualizados en el ritmo de crecimiento del paciente.

- Las pruebas funcionales y la dinamometría tienen un valor limitado en este colectivo, por la necesidad de colaboración y porque el crecimiento normal lleva aparejados cambios en la capacidad funcional, que no son fácilmente distinguibles de los derivados de la intervención nutricional o multimodal.
- Estos parámetros han de medirse de forma periódica en cada paciente en el curso evolutivo de su enfermedad. Probablemente, por la idiosincrasia del niño, en lo que respecta al crecimiento, adquiera más valor la comparativa consigo mismo que con tablas de referencia poblacional, ya que no se dispone de estándares de referencia para muchos de los parámetros planteados ajustados por edad, por patología, etcétera.

La propuesta de tratamiento debe ser individualizada en función del fenotipo de la DRE y su repercusión en la situación morfofuncional, de la patología de base y concomitante, así como de la etapa del desarrollo evolutivo en la que se encuentre el paciente. En términos genéricos, se plantea la combinación de recomendaciones dietéticas, tratamiento médico nutricional individualizado en lo que respecta a composición y vía de acceso y pautas de actividad y ejercicio físico dirigidas a mejorar la funcionalidad.

CONCLUSIONES

La valoración morfofuncional® de la desnutrición relacionada con la enfermedad adquiere una elevada complejidad en el paciente pediátrico en tanto que se trata de un sujeto en un proceso continuo de crecimiento, maduración y desarrollo. Adicionalmente, se dan circunstancias retadoras como su menor tamaño, su no siempre posible colaboración en la realización de las pruebas o la dificultad de aplicar los estándares y/o pruebas aceptados para adultos. De otro lado, cabe destacar la reciente incorporación progresiva de esta metodología de valoración entre los especialistas en pediatría, así como la evidencia emergente reciente que augura un futuro más que prometedor a la valoración morfofuncional® en pediatría.

BIBLIOGRAFÍA

- Beenakker KG, Ling CH, Meskers CG, et al. Patterns of muscle strength loss with age in the general population and patients with a chronic inflammatory state. Ageing Res Rev. 2010;9(4):431-6. doi: 10.1016/j.arr.2010.05.005.
- Beenakker EA, van der Hoeven JH, Fock JM, et al. Reference values of maximum isometric muscle force obtained in 270 children aged 4-16 years by hand-held dynamometry. Neuromuscul Disord. 2001;11(5):441-6. doi: 10.1016/s0960-8966(01)00193-6.
- Bertini G, Elia S, Dani C. Using ultrasound to examine muscle mass in preterm infants at term-equivalent age. Eur J Pediatr. 2021;180(2):461-8. doi: 10.1007/s00431-020-03846-7.
- Bohannon RW, Wang YC, Bubela D, et al. Handgrip strength: a population-based study of norms and age trajectories for 3-to-17-year-olds. Pediatr Phys Ther. 2017;29(2):118-23. doi: 10.1097/PEP.0000000000000366.
- Brei C, Much D, Heimberg E, et al. Sonographic assessment of abdominal fat distribution during the first year of infancy. Pediatr Res. 2015;78(3):342-50. doi: 10.1038/pr.2015.108.
- Chen Y. Valoración nutricional por ecografía del recto femoral y el tejido adiposo preperitoneal como predictores del riesgo de complicaciones del paciente hospitalizado. Rev Clin Esp (Barc). 2023;223(10):640-6. doi: 10.1016/j.rceng.2023.10.002.
- De Oliveira JK, Schaan CW, Silva CK, et al. Fiabilidad de la ecografía en la evaluación del grosor muscular en niños críticamente enfermos. An Pediatr. 2023;98(6):411-7. doi: 10.1016/j.anpede.2023.04.009.
- Geiger R, Strasak A, Treml B, et al. Six-minute walk test in children and adolescents. J Pediatr. 2007 Apr;150(4):395-9, 399.e1-2. doi: 10.1016/j.jpeds.2006.12.052.
- Gómez-Campos R, Vidal Espinoza R, de Arruda M, et al. Relationship between age and handgrip strength: proposal of reference values from infancy to senescence. Front Public Health. 2023;10:1072684. doi: 10.3389/fpubh.2022.1072684.
- Hoffmann RM, Ariagno KA, Pham IV, et al. Ultrasound Assessment of Quadriceps Femoris Muscle Thickness in Critically Ill Children. Pediatr Crit Care Med. 2021; 22(10):889-97. doi: 10.1097/PCC.0000000000002747.
- Holzhauer S, Zwijsen RM, Jaddoe VW, et al. Sonographic assessment of abdominal fat distribution in infancy. Eur J Epidemiol. 2009;24(9):521-9. doi: 10.1007/s10654-009-9368-1.
- Jacobs J, Jansen M, Janssen H, et al. Quantitative muscle ultrasound and muscle force in healthy children: a 4-year follow-up study. Muscle Nerve. 2013;47(6):856-63. doi: 10.1002/mus.23690.
- Kammin EJ. The 6-minute walk test: indications and guidelines for use in outpatinet practices. J Nurse Pract. 2022;18(6):608-10. doi: 10.1016/j.nurpra.2022.04.013.
- Marín-Baselga R, Sanz-Ortega C, et al. Dinamometría en niños y jóvenes de entre 6 y 18 años: valores de referencia, asociación con tamaño y composición corporal. An Pediatr (Barc). 2009;70(4):340-8. doi: 10.1016/j.anpedi.2008.11.025.
- Mehta NM, Corkins MR, Lyman B, Malone A, Goday PS, Carney LN, Monczka JL, Plogsted SW, Schwenk WF; American Society for Parenteral and Enteral Nutrition Board of Directors. Defining pediatric malnutrition: a paradigm shift toward etiology-related definitions. JPEN J Parenter Enteral Nutr. 2013;37(4):460-81. doi: 10.1177/0148607113479972.
- Mylius CF, Paap D, Takken T. Reference value for the 6-minute walk test in children and adolescents: a systematic review. Expert Rev Respir Med. 2016;10(12):1335-52. doi: 10.1080/17476348.2016.1258305.
- Negro-Prieto DP, Cuervo-Beltrán NA, Ramírez-Ramírez DA, Rodríguez-Sánchez LD, Sánchez-Cardozo AL, Serrano-Gómez ME. Evaluación de la fuerza muscular en niños: una revisión de la literatura. Arch Med (Manizales) 2020; 20(2):449-60. https://doi.org/10.30554/archmed.20.2.3482.
- Orsso CE, Tibaes JRB, Oliveira CLP, et al. Low muscle mass and strength in pediatrics patients: Why should we care? Clin Nutr. 2019 Oct;38(5):2002-15. doi: 10.1016/j.clnu.2019.04.012. Epub 2019 Apr 18. PMID: 31031136.
- Pepplinkhuizen S, Eshuis G, Zijlstra WMH, et al. Muscle strength is reduced in children with pulmonary arterial hypertension. Pulm Circ. 2023;13(2):e12246. doi: 10.1002/pul2.12246.
- Silva C, Amaral TF, Silva D, et al. Handgrip strength and nutrition status in hospitalized pediatric patients. Nutr Clin Pract. 2014;29(3):380-5. doi: 10.1177/0884533614528985.

- Suzuki R, Watanabe S, Hirai Y, *et al*. Abdominal wall fat index, estimated by ultrasonography, for assessment of the ratio of visceral fat to subcutaneous fat in the abdomen. Am J Med. 1993;95(3):309-14. doi: 10.1016/0002-9343(93)90284-v
- Tai MF, Bvalani R, Nkhalema B, Mbale E, Chetcuti K, Iroh Tam PY. Ultrasound assessment of malnutrition in infancy: a pilot case-control study. BMC Pediatr. 2024;24(1):2. doi: 10.1186/s12887-023-04479-z.
- Zamberlan P, Feferbaum R Associate Professor of Pediatrics, Doria Filho U, Brunow de Carvalho W Full Professor of Pediatrics, Figueiredo Delgado A Associate Professor of Pediatrics. Bioelectrical Impedance Phase Angle and Morbidity and Mortality in Critically Ill Children. Nutr Clin Pract. 2019;34(1):163-71. doi: 10.1002/ncp.10201.
- Zamberlan P, Mazzoni BP, Bonfim MAC, Vieira RR, Tumas R, Delgado AF. Body composition in pediatric patients. Nutr Clin Pract. 2023;38 Suppl 2:S84-S102. doi: 10.1002/ncp.11061.

ABSTRACT GRÁFICO AG-29

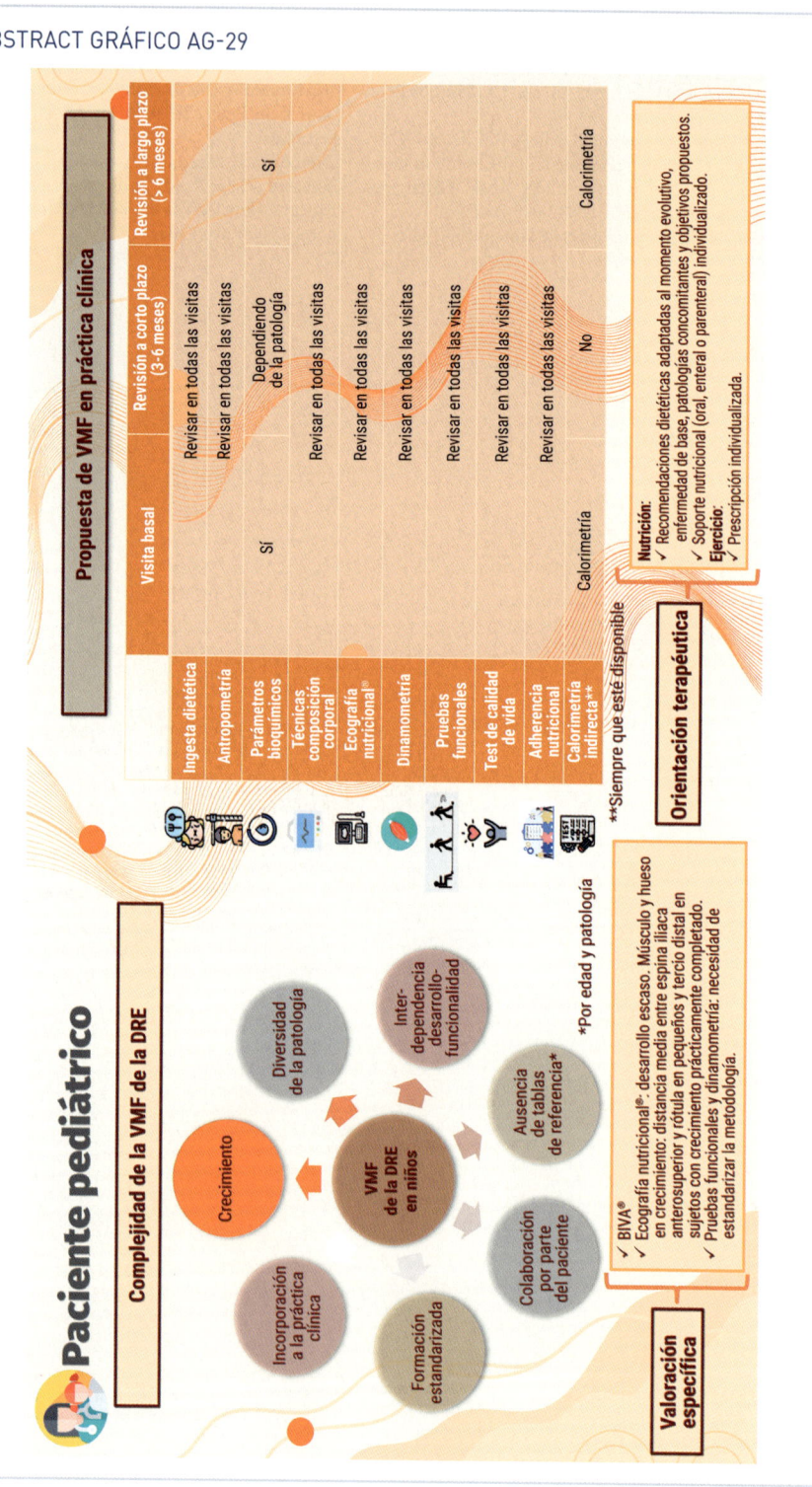

Paciente pediátrico

Complejidad de la VMF de la DRE

VMF de la DRE en niños

- Crecimiento
- Diversidad de la patología
- Inter-dependencia desarrollo-funcionalidad
- Ausencia de tablas de referencia*
- Colaboración por parte del paciente
- Formación estandarizada
- Incorporación a la práctica clínica

*Por edad y patología

Valoración específica

- ✓ BIVA®
- ✓ Ecografía nutricional®: desarrollo escaso. Músculo y hueso en crecimiento: distancia media entre espina ilíaca anterosuperior y rótula en pequeños y tercio distal en sujetos con crecimiento prácticamente completado.
- ✓ Pruebas funcionales y dinamometría: necesidad de estandarizar la metodología.

Propuesta de VMF en práctica clínica

	Visita basal	Revisión a corto plazo (3-6 meses)	Revisión a largo plazo (> 6 meses)
Ingesta dietética		Revisar en todas las visitas	
Antropometría		Revisar en todas las visitas	
Parámetros bioquímicos	Sí	Dependiendo de la patología	Sí
Técnicas composición corporal		Revisar en todas las visitas	
Ecografía nutricional®		Revisar en todas las visitas	
Dinamometría		Revisar en todas las visitas	
Pruebas funcionales		Revisar en todas las visitas	
Test de calidad de vida		Revisar en todas las visitas	
Adherencia nutricional		Revisar en todas las visitas	
Calorimetría indirecta**	Calorimetría	No	Calorimetría

**Siempre que esté disponible

Orientación terapéutica

Nutrición:
- ✓ Recomendaciones dietéticas adaptadas al momento evolutivo, enfermedad de base, patologías concomitantes y objetivos propuestos.
- ✓ Soporte nutricional (oral, enteral o parenteral) individualizado.

Ejercicio:
- ✓ Prescripción individualizada.

Cuidados paliativos

30

A. Martínez García, A. Roldán Massia, B. Blanco Samper y G. Maldonado Castro

INTRODUCCIÓN

La enfermedad avanzada y terminal se caracteriza por la presencia de una patología incurable y progresiva, con escasas posibilidades de respuesta al tratamiento específico curativo. Se asocia a la presencia de síntomas y ejerce un impacto emocional importante sobre el enfermo y la familia. Su pronóstico de vida es limitado. Los servicios de Cuidados Paliativos se encargan de atender de forma holística a estos pacientes que presentan complicaciones inherentes a enfermedades avanzadas e incurables con el fin de mejorar su calidad de vida. Existe mucha variedad dentro de los pacientes atendidos por estos equipos de cuidados paliativos, encontrando, así, pacientes con enfermedad oncológica avanzada, insuficiencias de órganos e, incluso. pacientes con alteraciones congénitas.

En esta situación de final de vida, sea cual sea la causa que lleve a ella, se observan síntomas, signos y cambios orgánicos que son causados por alteraciones de las citoquinas inflamatorias y modificación de la homeostasis celular, con alteraciones en su composición, de la integridad de las membranas y muerte celular. Todo esto aumenta el riesgo de sufrir complicaciones que acorten la esperanza de vida, ya de por sí, mermada, de estos pacientes.

Por lo tanto, los objetivos terapéuticos están centrados en mejorar la calidad de vida, y promover la autonomía y la adaptación emocional a la situación, con una concepción activa de la terapia, así como un abordaje interdisciplinar y multidisciplinar. Con todo esto, es de vital importancia establecer un pronóstico de supervivencia, tarea difícil y a menudo inexacta, ya que el pronóstico puede influir en las decisiones diagnósticas, terapéuticas y personales, siendo de gran utilidad para plantearse la idoneidad, o no, de profundizar en las técnicas diagnósticas o en tratamientos más invasivos.

Con este fin, en la práctica clínica se recomienda utilizar de forma sistemática escalas pronósticas, como la Escala Pronóstica Paliativa o *Palliative Prognosis Index Scale* (*PaP Score*) y el Índice Pronóstico Paliativo (PPI), que estiman con una puntuación numérica la posibilidad y supervivencia en diferentes intervalos de tiempo. En ellas se tienen en cuenta los síntomas y signos que aparecen en estos pacientes, la situación funcional y en la escala PaP, además, algunos valores analíticos, sabiendo la estrecha relación que hay entre estos tres factores (la clínica, la funcionalidad y las alteraciones analíticas) con la supervivencia de los pacientes.

Sin embargo, es escasa la literatura que intenta poner en relación la valoración morfofuncional® con estas escalas pronósticas y funcionales (como PPI y *PAP Score*, entre otras) en los pacientes paliativos, habiéndose encontrado una asociación significativa entre ambas, por lo que podríamos usar esta oportunidad para crear líneas de investigación acerca de la estimación pronóstica en pacientes en cuidados paliativos y la utilización de las técnicas de valoración morfofuncional® como una herramienta adicional, estimando además si la intervención sobre la misma puede repercutir de manera significativa en la calidad de vida y supervivencia, siendo esta revisión la misión de este capítulo.

BASES TEÓRICAS DE LA VALORACIÓN MORFOFUNCIONAL® EN ESTA PATOLOGÍA

El paciente en cuidados paliativos, con un estado de deterioro físico avanzado por la enfermedad, sufre una situación de sarcopenia y un estado de desnutrición que está en relación con la respuesta inflamatoria y el estrés oxidativo que experimentan los pacientes con cualquier tipo de proceso consuntivo/oncológico. Este estrés oxidativo da lugar a una ruptura de la membrana celular que promueve la alteración de la forma celular y el equilibrio agua/líquido con la migración de moléculas de agua al ambiente extracelular. Asimismo, se ha visto cómo la masa celular puede disminuir como consecuencia de este estrés y llevar a la situación de sarcopenia ya comentada. Ambas alteraciones, la afectación de la membrana y la disminución de la masa celular, se refleja tanto en la valoración ecográfica como en la dinamometría y la impedanciometría bioeléctrica (BIA). El análisis de composición corporal (CC) mediante BIA ha demostrado ser una técnica sencilla y no invasiva para detectar estas anomalías inflamatorias y oxidativas, resultando de utilidad a la hora de tomar decisiones que ayuden a mejorar el estado global del paciente con diversas patologías que se encuentran en situación de cuidados paliativos.

Además, la valoración morfofuncional® completa, incluyendo BIA, ecografía nutricional® y dinamometría, puede ayudar a conseguir una evaluación más precisa del estado nutricional y clínico, ya que evita factores de confusión que acontecen cuando el parámetro de seguimiento del estado nutricional es solo el peso del paciente (edema, ascitis, retención de líquidos). Por otra parte, la posibilidad de valorar la masa celular y el contenido de agua permite asegurar que los cambios de peso que experimente el paciente no puedan ser atribuidos al compartimento de agua extracelular, sino a modificaciones en la masa celular.

Disponemos de puntos de corte del ángulo de fase (PA) en población general sana. Esto puede servir para aventurar un pronóstico del estado de salud, siempre que se consideren las diferentes edades y sexos. En la mayoría de las publicaciones que relacionan PA con mortalidad en distintas patologías se han establecido puntos de corte a través del análisis de supervivencia o regresión multivariante. Así, las patologías con mayor variabilidad en los puntos de corte son la enfermedad renal (con variaciones entre $3,6°$ y $< 8°$) y las enfermedades cardíacas ($4,1$-$6°$), y la menor variabilidad se observa en pacientes infectados por VIH ($< 5,3$-$5,6°$) o esclerosis lateral amiotrófica ($2,5$-$3,9°$). Estas diferencias nos permiten intuir cómo afecta el fenotipo en la valoración morfofuncional® a esta determinación.

Por lo tanto, la incorporación de la valoración morfofuncional® en el paciente en cuidados paliativos es una herramienta rentable y eficiente para su monitorización.

ESQUEMA PRÁCTICO DE VALORACIÓN MORFOFUNCIONAL® EN LOS CUIDADOS PALIATIVOS Y EN ETAPAS FINALES DE LA VIDA: VALORACIÓN MORFOFUNCIONAL® COMO INDICADOR PREDICTIVO DE SUPERVIVENCIA

La correcta evaluación y la información pronóstica en el examen clínico del paciente en un programa de cuidados paliativos o en etapas finales de la vida es esencial para la toma de decisiones por parte del paciente, de sus cuidadores o del equipo sanitario que le atiende.

Según la situación del paciente, la relación entre el beneficio clínico que se obtiene y la alteración de la calidad de vida provocada por los procedimientos diagnósticos o terapéuticos que deben desarrollarse, puede invertirse. Esto es especialmente relevante en lo referente a los tratamientos no farmacológicos, como radioterapia paliativa, colocación de prótesis, embolizaciones, gastrostomías, nefrostomías o transfusiones, entre otros.

Sin embargo, la estimación clínica sobre la supervivencia (ICS), aunque con frecuencia más acertada que la percibida por el propio paciente, sigue siendo poco precisa. Por ello se han desarrollado distintas herramientas predictivas, como la escala pronóstica en paliativos (*PaP Score*), el índice pronóstico en paliativos (PPI) o la escala funcional en paliativos (PPS), cuya fiabilidad ha sido contrastada fundamentalmente en pacientes oncológicos.

En todas ellas se tienen en cuenta, con un peso mayor o menor, la funcionalidad y la ingesta del paciente, que se relaciona con desnutrición y con la ICS.

La Asociación Europea de Cuidados Paliativos, en sus recomendaciones de valoración pronóstica, ha calificado el modelo de predicción *PaP Score* como el sistema más fácilmente disponible entre los que incluyen varios factores pronósticos. Considera seis variables predictivas de supervivencia: el índice de Karnofsky, la predicción clínica del profesional sobre la supervivencia, la disnea, la anorexia, el número total de leucocitos y el porcentaje de linfocitos. Cada una de estas variables se multiplica por un coeficiente, según su peso específico, y así, el *PaP Score* permite clasificar a los pacientes en tres grupos que presentan tres probabilidades diferentes de sobrevivir a los 30 días.

Este índice ha sido construido y validado en dos estudios multicéntricos con poblaciones independientes en diferentes países, en distintos ámbitos de atención y en distintas fases de la enfermedad.

Con estas herramientas pronósticas es posible ofrecer el soporte nutricional más adecuado a los pacientes en función de su situación y expectativa de vida, atenuando de esta manera la ansiedad que se origina en el entorno del paciente cuando, debido a la progresión de su patología, se instaura la malnutrición y la negativa a la ingesta, pudiendo individualizar un soporte nutricional adecuado y de calidad los que se mantengan en situación estacionaria o que se puedan beneficiar de una adaptación nutricional en calidad de vida y/o supervivencia.

Los objetivos ideales de las herramientas predictivas de supervivencia son mejorar la fiabilidad pronóstica y la replicación de esta eficacia en distintas situaciones clínicas y patologías.

Protocolo de utilización de la valoración morfofuncional® en Cuidados Paliativos

Los objetivos de la aplicación clínica de las técnicas de valoración morfofuncional® son:

- Establecer puntos de corte en las determinaciones de PA y SPA (ángulo de fase estandarizado) de los pacientes en programas de cuidados paliativos, que, sumados a la escala más utilizada, *PaP Score*, nos permitan discriminar con la mayor fiabilidad y reproductibilidad entre tres grupos de pacientes:
  - Pacientes con supervivencia muy limitada: menor de 3 días.
  - Pacientes con supervivencia estimada: menor de 30 días con > 70 % de probabilidad.
  - Pacientes con supervivencia estimada: mayor de 30 días con > 70 % de probabilidad.
- Adecuar el soporte nutricional y las intervenciones a realizar en los pacientes según su pronóstico y necesidades.

Métodos

Los pacientes que ingresen en un programa de cuidados paliativos serán evaluados por los equipos de unidades de cuidados paliativos (UCP)/Endocrinología en la forma habitual y se les realizará una valoración mediante bioimpedancia (BIA) y, si las condiciones físicas del paciente lo permiten, dinamometría de mano en condiciones estandarizadas.

La bioimpedancia de cuerpo completo se realizará con un equipo analizador de impedancia mediante un protocolo estandarizado con el paciente en decúbito supino.

Se realizará la dinamometría y la determinación de fuerza prensora sobre la mano dominante. En caso de no poder completar las tres determinaciones se considerará el mayor valor obtenido.

Dada la variabilidad de patologías y situaciones clínicas atendidas, en el momento actual no realizamos ecografía nutricional® y el resto de pruebas funcionales de forma sistemática, pudiendo realizarse después en función de la evolución clínica.

Las mediciones se repetirán con periodicidad mensual y a criterio del clínico. Se evaluarán los valores absolutos de PA, SPA, análisis vectorial de impedanciometría y la fuerza de prensión medida en kilogramos.

Las medidas de asociación que correlacionan PA, dinamometría y mortalidad son el riesgo relativo (RR) y el cociente de riesgos instantáneos o *hazard ratio* (HR). En la revisión sistemática de esta asociación en las distintas patologías, los rangos de incremento de RR o HR oscilan entre un 10 y un 300 %, con una mediana del 20 % de incremento del riesgo de muerte.

Los factores predictivos de mortalidad en los 3 días siguientes se basan fundamentalmente en signos físicos. En los modelos predictivos, las puntuaciones más altas en índices pronósticos y la pérdida del surco nasogeniano se asocian a una probabilidad > 90 % de mortalidad en los 3 días siguientes.

Por ello, se considerarán como cambios significativos que incrementarán en un 20 % la puntuación total de *PaP Score* los siguientes:

- El desplazamiento del vector hacia cuadrantes derechos.
- El cambio del vector hasta SPA más allá de –2,5.
- La disminución absoluta de PA en un 1°.
- La disminución de fuerza en dinamometría hacia valores inferiores de p5.

Para la estimación de riesgo de muerte en los 3 días siguientes, consideraremos la pérdida del surco nasogeniano y *PaP Score* ≥ 13 con ICS de 8,5.

Limitaciones

La existencia de edema o tercer espacio puede alterar la determinación de PA, SPA y su validez como factor predictivo.

El valor pronóstico puede variar entre las distintas tipologías de pacientes, entre los distintos procesos, como la infección o la mayor o menor inflamación, y en condiciones clínicas que puedan modificar el PA, como los pacientes con insuficiencia cardíaca refractaria o terminal o con hepatopatías avanzadas por la situación de edema o ascitis.

La variabilidad interequipos, de los sistemas de medición, del procedimiento y de la técnica de determinación hacen que la estandarización y la evaluación de los cambios en PA, SPA y fuerza prensora puedan dificultar la aplicabilidad y consistencia de los resultados a nivel poblacional.

Es fundamental contar con una adecuada estandarización de todo el proceso que permita establecer un consenso sobre los puntos de corte como valores de referencia para la interpretación de estos marcadores.

No disponemos de datos que, en el momento actual, permitan la validación del modelo de *PaP Score* modificado en las distintas poblaciones de pacientes atendidos en las UCP.

Los parámetros de PA y SPA absolutos pueden no ser útiles en un planteamiento poblacional unificado que abarque distintas patologías, pero sí los cambios en PA, SPA y fuerza prensora en el paciente individual como marcador pronóstico reproducible y definido.

Líneas de desarrollo

Crear grupos de trabajo que, con protocolos establecidos, estandarizados y homogéneos, permitan conseguir valores de referencia en subgrupos de pacientes con patologías similares, permitiendo establecer escalas pronósticas diferenciadas entre distintas patologías y subgrupos.

Establecer la valoración morfofuncional® como un marcador específico, sensible, con alto valor predictivo, no invasivo, económico y con relevancia clínica suficiente para modificar el paradigma de la valoración predictiva pronóstica en estos pacientes, siendo un apoyo fiable en la orientación clínica y terapéutica en esta población tan sensible.

Encontrar puntos de corte de PA que nos permitan la correcta estratificación pronóstica de los pacientes y la adecuación terapéutica individualizada, favoreciendo la toma de decisiones clínicas y terapéuticas adaptadas a la situación real del paciente.

La heterogeneidad de los pacientes incluidos en los programas de cuidados paliativos puede mejorar la validez externa de esta determinación a través de valores absolutos o relativos extrapolables entre las distintas patologías.

INFORME DE VALORACIÓN MORFOFUNCIONAL® EN CUIDADOS PALIATIVOS

En función de la valoración pronóstica de supervivencia podemos clasificar a los pacientes en tres grupos:

- Grupo 1: pacientes con supervivencia muy limitada en situación de últimos días (menos de 3). Son candidatos de medidas y alimentación de confort, no susceptibles de soporte nutricional artificial.
- Grupo 2: pacientes con supervivencia estimada menor de 30 días que serían susceptibles de alimentación oral a demanda y soporte nutricional artificial no invasivo, generalmente, suplementos nutricionales orales, en función de los deseos del paciente y que mejoren la sensación de bienestar y la funcionalidad del paciente.
- Grupo 3: pacientes con supervivencia estimada mayor de 30 días, susceptibles de alimentación oral a demanda y soporte nutricional artificial con acceso oral, enteral e incluso parenteral, siempre en función de los deseos del paciente, que mejoren la funcionalidad del paciente, su supervivencia y calidad de vida.

Además, la VMF nos permitirá diferenciar distintos fenotipos, independientemente de la estimación de supervivencia:

A. Pacientes con procesos crónicos que condicionen una situación de pérdida progresiva de masa magra y grasa, con daño celular marcado, con PA bajo y estado de hidratación normal bajo y BIVA® situados en cuadrantes derechos. El ejemplo más paradigmático es el paciente con ELA y el oncológico.
En función de su situación clínica, sintomatología y pronóstico, son pacientes que se pueden beneficiar de un soporte nutricional artificial encaminado a aumentar la masa magra con diseños nutricionales que mejoran la masa muscular: fórmulas hipercalóricas, hiperproteicas controladas en hidratos de carbono y enriquecidas con leucina, HMB y vitamina D. También, si es posible, y con el objetivo de mejorar su calidad de vida y funcionalidad, se pueden recomendar actividades aeróbicas activas o pasivas de intensidad adaptada a su situación clínica.

B. Pacientes con procesos inflamatorios graves o en cuidados críticos con distintos estados de hidratación y daño celular intenso que viran desde cuadrantes izquierdos hacia cuadrantes derechos, por ejemplo, pacientes quirúrgicos, sépticos y traumatológicos. Procesos infecciosos con compromiso respiratorio tipo COVID y EPOC avanzada. Son pacientes que se pueden beneficiar de soporte nutricional artificial encaminado a aumentar la masa muscular y la situación inmunológica con diseños nutricionales específicos: fórmulas hipercalóricas, hiperproteicas controladas en hidratos de carbono y enriquecidas con omega-3. Asimismo, podremos controlar el estado de hidratación de estos pacientes.

C. Pacientes con fallo orgánico que condicione la sobrehidratación, siendo este el factor a controlar, y con mayor o menor daño celular y pérdida de masa muscular. Están situados habitualmente en cuadrantes inferiores. Ejemplos: insuficiencia renal crónica o aguda, enfermedades hepáticas avanzadas e insuficiencia cardíaca avanzada.
Son pacientes que se pueden beneficiar de un soporte nutricional artificial encaminado a aumentar la masa muscular y la situación funcional con diseños nutricionales que mejoren el volumen de masa magra, mediante fórmulas iso o hipercalóricas, hiperproteicas y, sobre todo, al ajuste más preciso del aporte hídrico.

Habitualmente, estos tres fenotipos (A, B y C) se solapan en los pacientes en cuidados paliativos. Por ello, la oportunidad que nos ofrece la VMF es poder actuar sobre los factores que predominen en la situación clínica del paciente de forma personalizada y dinámica, contando con una herramienta mensurable, reproducible y predictiva, y con la suficiente relevancia clínica para apoyar las decisiones terapéuticas del proceso patológico sobre el que se apliquen.

CONCLUSIONES

- El paciente en Cuidados Paliativos presenta una enfermedad avanzada y terminal cuyo pronóstico resulta a menudo difícil de estimar.
- Disponemos de índices pronósticos ya validados que nos ayudan en esta labor, pudiendo optimizarse éstos con la valoración morfofuncional®.

- El protocolo previamente expuesto aúna las técnicas de la VMF junto con la escala PaP Score, lo que nos permitirá una aproximación más objetiva y reproducible a estos pacientes así como de las intervenciones más idóneas a llevar a cabo.

BIBLIOGRAFÍA

- Carreira J, Cornejo I, Vega I, et al. Aplicaciones del ángulo de fase de la bioimpedancia en la nutrición clínica. Nut Clin Med. 2022;XVI(1):33-46.
- Contreras-Bolívar V, Sánchez-Torralvo FJ, Ruiz-Vico M, et al. GLIM Criteria Using Hand Grip Strength Adequately Predict Six-Month Mortality in Cancer Inpatients. Nutrients [Internet]. 2019 Sep 1;11(9):2043.
- da Silva BR, Gonzalez MC, Cereda E, Prado CM. Exploring the potential role of phase angle as a marker of oxidative stress: A narrative review. Nutrition [Internet]. 2022 Jan;93:111493.
- Davis MP, Yavuzsen T, Khoshknabi D, et al. Bioelectrical Impedance Phase Angle Changes During Hydration and Prognosis in Advanced Cancer. Am J Hosp Palliat Med [Internet]. 2009 Jun 30;26(3):180-7.
- García-García C, Vegas-Aguilar IM, Rioja-Vázquez R, et al. Rectus Femoris Muscle and Phase Angle as Prognostic Factor for 12-Month Mortality in a Longitudinal Cohort of Patients with Cancer (AnyVida Trial). Nutrients [Internet]. 2023 Jan 19;15(3).
- Garlini LM, Alves FD, Ceretta LB, et al. Phase angle and mortality: a systematic review. Eur J Clin Nutr [Internet]. 2019 Apr;73(4):495-508.
- Glare P, Virik K. Independent prospective validation of the PaP score in terminally ill patients referred to a hospital-based palliative medicine consultation service. J Pain Symptom Manage [Internet]. 2001 Nov;22(5):891-8.
- Hui D, Dev R, Pimental L, et al. Association Between Multi-frequency Phase Angle and Survival in Patients With Advanced Cancer. J Pain Symptom Manage [Internet]. 2017 Mar;53(3):571-7.
- Hui D, Paiva CE, Del Fabbro EG, et al. Prognostication in advanced cancer: update and directions for future research. Support Care Cancer [Internet]. 2019 Jun;27(6):1973-84.
- Jochem C, Leitzmann M, Volaklis K, Aune D, et al. Association Between Muscular Strength and Mortality in Clinical Populations: A Systematic Review and Meta-Analysis. J Am Med Dir Assoc [Internet]. 2019 Oct;20(10):1213-23.
- Maltoni M, Caraceni A, Brunelli C, et al. Prognostic factors in advanced cancer patients: evidence-based clinical recommendations -a study by the Steering Committee of the European Association for Palliative Care. J Clin Oncol [Internet]. 2005 Sep 1;23(25):6240-8.
- Mattiello R, Amaral MA, Mundstock E, et al. Reference values for the phase angle of the electrical bioimpedance: Systematic review and meta-analysis involving more than 250,000 subjects. Clin Nutr. 2020 May;39(5):1411-7.

ABSTRACT GRÁFICO AG-30

Valoración morfofuncional®: monitorización y aplicación clínica

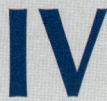

Seguimiento y monitorización del paciente en valoración morfofuncional® 31

I. M. Cornejo Pareja, Y. García Delgado y A. Sánchez Bao

INTRODUCCIÓN

La desnutrición relacionada con la enfermedad (DRE) es una enfermedad muy prevalente y que influye en todos los entornos de atención sanitaria y social. Afecta al 30-50 % de los pacientes hospitalizados, al 21-69 % en entornos ambulatorios y a más del 60 % de los adultos mayores en residencias. La DRE se caracteriza por alteraciones de la composición corporal, incluido el catabolismo de la masa muscular, y está fuertemente asociada con una calidad de vida reducida, deterioro del estado funcional, aumento de complicaciones, mayor estancia hospitalaria, mayores costes y mayor mortalidad. Por esto, la detección e intervención tempranas son esenciales para contrarrestar sus efectos perjudiciales.

Los criterios diagnósticos actuales de la DRE (criterios GLIM) combinan tanto los defectos causados por la disminución de la ingesta y/o asimilación como los debidos a la carga de enfermedad/inflamación, pudiendo encontrar pérdida de masa grasa y reducción de la masa muscular o la combinación de ambas. Hoy en día, donde el sobrepeso y la obesidad son una realidad clara en nuestra sociedad, con más de mil millones de afectados en todo el mundo, es necesaria una aproximación más precisa en el diagnóstico para evitar que esta enfermedad quede oculta en pacientes con sobrepeso y/o exceso de adiposidad. Por tanto, es de gran valor el uso de técnicas que nos permitan profundizar en la composición corporal y poder identificar las proporciones de tejido muscular frente al adiposo y su estado funcional, más allá de evaluar solamente el porcentaje de pérdida de peso o el índice de masa corporal (IMC).

Las nuevas técnicas de valoración morfofuncional® (VMF) han supuesto un cambio de paradigma y nos ofrecen la oportunidad de combinar parámetros que reflejen el estado nutricional, inflamatorio y funcional del individuo de forma global, y nos sirven además como marcadores predictivos de resultados clínicos adversos. Además, la VMF nos facilita el fenotipado y caracterización de los pacientes, lo que contribuye a hacer un enfoque más personalizado y a una mejor selección de la terapia nutricional. Asimismo, la inocuidad de estas técnicas, junto a su reproducibilidad, nos permite su realización repetida durante el seguimiento, monitorizando los cambios de composición y función corporal de forma más clara para poder adaptar el tratamiento nutricional a las necesidades y la respuesta del paciente.

Existen pocos estudios centrados en revisar cambios clínicamente relevantes en relación con la intervención nutricional. Por tanto, son necesarios más trabajos rigurosos orientados a resolver esta cuestión y que nos permitan aclarar el objetivo a alcanzar en la recuperación del paciente con DRE sometido a terapia nutricional.

FENOTIPADOS CLÍNICOS DE VALORACIÓN MORFOFUNCIONAL®

La DRE tiene un amplio espectro de formas clínicas que vienen condicionadas por el tipo e intensidad del déficit, la causa que lo condiciona y su duración. En los últimos años, el diagnóstico de desnutrición y su gravedad se ha basado en los criterios de la Iniciativa Global de Liderazgo en Desnutrición

(GLIM). Asimismo, el diagnóstico de la masa muscular baja, presente entre los criterios fenotípicos GLIM, es un trastorno central que también constituye un criterio definitorio de sarcopenia (consenso del Grupo de Trabajo Europeo sobre Sarcopenia en Personas Mayores, versión revisada –EWGSOP2), de obesidad sarcopénica (Consenso sobre Obesidad Sarcopénica de la Sociedad Europea de Nutrición Clínica y Metabolismo y de la Asociación Europea para el Estudio de la Obesidad ESPEN-EASO) y de caquexia (Sociedad Europea de Oncología Médica), entre otras enfermedades.

Las diferentes formas clínicas presentan características etiológicas, morfológicas y resultados de salud propios, siendo importante su clasificación en fenotipos o clúster para facilitar su manejo. En este capítulo nos vamos a centrar en el fenotipado del paciente, atendiendo a las características de su composición corporal y funcional, obtenidas a través de las técnicas de valoración morfofuncional® (VMF), con el objetivo de poder estructurar programas terapéuticos globales que incluyan un tratamiento médico nutricional mediante recomendaciones dietéticas dirigidas, soporte nutricional artificial (enteral o parenteral) y un plan de actividad física adaptado. Estos fenotipos o clúster agrupan a pacientes que se comportan de forma similar en el diagnóstico, de cara a plantear un plan terapéutico, objetivos de respuesta y pronóstico (Tabla 31-1).

La descripción de los fenotipos se ha centrado en el uso de técnicas de bioimpedanciometría basadas en datos bioeléctricos crudos, ultrasonografía, tomografía computarizada (TC) en el corte de L3 y pruebas funcionales para el estudio de la composición y función corporal. La bioimpedancia (BIA) y la ecografía son técnicas accesibles para la mayoría de los profesionales, ya que existen equipos portátiles y su correlación es adecuada con otras técnicas validadas, por lo que presentan buena aplicabilidad para su uso diario. La TC es una técnica oportunista, cuyo uso se está extendiendo en los últimos años mediante el desarrollo de *softwares* de análisis de composición corporal, tomando las imágenes que se realizan a los pacientes en el contexto del diagnóstico o seguimiento de otras patologías (por ejemplo, pacientes oncológicos). Sin embargo, la absorciometría dual de rayos X (DXA) y la resonancia magnética (RM) son técnicas ampliamente utilizadas en investigación, que difícilmente pueden aplicarse a la práctica clínica diaria. Con respecto a los tests funcionales, siguiendo las recomendaciones EWGSOP2, entre los test para evaluar la fuerza muscular tenemos la dinamometría de mano (HGS), el test de la silla de 5 repeticiones y la fuerza máxima de miembros inferiores, si bien esta última se utiliza fundamentalmente en investigación y no está disponible en entornos clínicos. Existen diversos tests de rendimiento físico, algunos más sencillos e igualmente validados, como el test de velocidad de la marcha y el *timed-up-and-go* (TUG); otros, como el *short physical performance battery* (SPPB), el test de la marcha de 400 metros y el test de la marcha de 6 minutos (6MWT) son algo más complejos o de mayor duración para su utilización rutinaria en la práctica diaria.

De esta forma, el fenotipado se estructura de la siguiente forma (v. Tabla 31-1):

- Parámetros que evalúan la masa muscular:
  - Bioeléctricos: ángulo de fase (PhA) y *body cell mass* (BCM).
  - Ecográficos: área y grosor del recto femoral.
  - TC: índice musculoesquelético (SMI) en L3.
- Parámetros que evalúan el compartimento adiposo:
  - Bioeléctricos: masa grasa (FM).
  - Ecográficos: tejido adiposo subcutáneo (SAT) y tejido adiposo visceral (VAT).
  - TC: SAT, VAT y tejido adiposo intramuscular (IMAT).
- Estado de hidratación/inflamación según los parámetros bioeléctricos.
- Tests de función muscular:
  - Parámetros que evalúan la fuerza: HGS y test de la silla de 5 repeticiones.
  - Parámetros que evalúan el rendimiento físico: velocidad de la marcha y TUG.

Tabla 31-1. Descripción de fenotipos o clúster VMF y parámetros a evaluar

Espectro clínico fenotipado de VMF	Técnicas morfológicas de composición corporal									Tomografía			Técnicas de función corporal			
	Impedancia bioeléctrica vectorial (BIVA®)					Ecografía nutricional®							Fuerza		Test funcional	
	PhA	BCM	FFMI/ASMI	FM	Hidratación/inflamación	RF-CSA	Eje Y	VAT	SAT	IME	VAT	SAT	HGS	Test de la silla	Velocidad de marcha	TUG
Cuadros clásicos																
Desnutrición calórica	N	N	N	↓↓	N/↓	N	N	N	↓↓	N	N	↓↓	N	N	N	N
Desnutrición proteica	↓↓	↓↓	↓	N/↑	↑↑	↓↓	↓↓	↑	N/↑	↓↓	↑	N/↓	↓/↓↓	↓/↓↓	↓/↓↓	↓/↓↓
Desnutrición calórico-proteica	↓↓	↓↓	↓	N/↓	↑	↓↓	↓↓	↑	N/↓	↓↓	↑	N/↓	↓/↓↓	↓/↓↓	↓/↓↓	↓/↓↓
Cuadros específicos																
Caquexia	↓↓	↓↓	↓	↓	↑↑	↓↓	↓↓	↑	↓	↓↓	↑	↓	↓↓	↓↓	↓↓	↓↓
Sarcopenia	↓/↓↓	↓/↓↓	↓/↓↓	N/↓	N	↓/↓↓	↓↓	N	N	↓↓	N	N	↓↓	↓↓	↓↓	↓↓
Obesidad sarcopénica	↓/↓↓	↓/↓↓	↓/↓↓	↑/↑↑	N/↓	↓/↓↓	↓/↓↓	↑↑/↑↑↑	↑↑	↓↓/↓↓	↑↑/↑↑↑	↑↑↑	↓↓	↓↓	↓↓	↓/↓↓
Obesidad	N/↑	N/↑	N/↑	↑↑/↑↑↑	N/↓	↑	↑	N/↑/↑↑↑	↑↑	N/↑	N/↑/↑↑↑	↑↑↑	N	N	N	N

N: normalidad; PhA: ángulo de fase; BCM: masa celular corporal; Eje Y: grosor del músculo recto femoral; FFMI: índice de masa libre de grasa; ASMI: índice de masa muscular esquelética apendicular; FM: masa grasa; HGS: handgrip strength (fuerza de prensión manual, dinamometría); IME: índice del músculo esquelético; RF-CSA: área de la sección transversal del recto femoral; VAT: tejido adiposo visceral; SAT: tejido adiposo subcutáneo; TUG: timed up-and-go (test "levanta y anda").

Fenotipo desnutrición calórica (pérdida de peso, pérdida de IMC, pérdida de masa grasa): la desnutrición responde a una restricción de energía que desencadena una serie de mecanismos adaptativos en ausencia de un estado inflamatorio, como sucede en estadios tempranos de la anorexia, alteraciones de la deglución sin enfermedades concomitantes o situaciones carenciales (socioeconómicas). En el estudio de composición corporal destaca masa adiposa disminuida, disminución global del estado de hidratación y mantenimiento de la fuerza y las pruebas funcionales en estadios iniciales, que pueden asociarse con la evolución a discreta pérdida de proteica morfológica y funcional.

Fenotipo desnutrición proteica: la desnutrición está condicionada por la enfermedad y el estado catabólico del paciente, lo que asociado a baja ingesta proteica produce pérdida de masa muscular progresiva. En el estudio de composición y función corporal destaca el descenso de la masa muscular, que puede objetivarse tanto a nivel de parámetros bioeléctricos como en las técnicas de imagen, y a un deterioro del estado funcional del paciente. El estado de hidratación/inflamación está aumentado, con un incremento en la grasa visceral medida por ecografía y TC, en muchas ocasiones, ya que esta grasa es vínculo de la respuesta global de la agresión a la enfermedad; mientras que la FM podrá estar normal o incrementada.

Fenotipo desnutrición calórico-proteica: es una combinación de las dos anteriores, con diferentes grados de inflamación y pérdida proteica junto con déficit calórico y pérdida adiposa. Suele deberse a cuadros subagudos o crónicos, es decir, situaciones añadidas de inflamación sobre cuadros de desnutrición crónica de características más calóricas.

Fenotipo caquexia: se produce por un estado hipermetabólico-catabólico específico de determinadas enfermedades (cáncer, insuficiencia cardíaca, patologías pulmonares crónicas, etc.), que se caracteriza por pérdida de peso a expensas del consumo proteico muscular y masa celular corporal, que conduce a deterioro funcional progresivo. En el estudio de composición y función corporal destaca una reducción de los parámetros que evalúan la masa muscular y la funcionalidad, y también observamos pérdida de tejido adiposo asociado. El estado de hidratación/ inflamación se encuentra aumentado por el mecanismo fisiopatológico de la caquexia.

Fenotipo sarcopenia: se trata de un trastorno progresivo y generalizado del músculo esquelético, tanto en cantidad como en calidad, por lo que son claves las fuerza y masa muscular bajas; el grado de afectación funcional nos indicará la gravedad del cuadro. En el estudio de composición y función corporal destaca el descenso en los parámetros que evalúan la función muscular y los que evalúan el compartimento muscular (tanto bioeléctricos como en imagen), mientras que el compartimento adiposo puede estar preservado o descendido. El estado de hidratación/inflamación se encuentra sin alteración.

Fenotipo obesidad-sarcopenia: es una condición en la que coexisten un exceso de adiposidad con disfunción del tejido adiposo y baja masa y función muscular. Debe considerarse una entidad clínica única y diferente a la obesidad y sarcopenia por sí solas, debido a las interacciones negativas entre ambas entidades. En el estudio de composición y función corporal destaca descenso de los parámetros que evalúan el compartimento muscular, asociando déficit funcional, mientras que el compartimento adiposo está incrementado (subcutáneo, visceral e intramuscular), junto con aumento del estado de hidratación y/o presencia de inflamación de bajo grado. En este caso, la pérdida de masa muscular deberá ser ajustada por el peso del paciente (expresado en % de kg de peso).

Es importante resaltar que los parámetros de masa muscular obtenidos mediante bioimpedancia a través de ecuaciones predictivas (índice masa libre de grasa, FFMI e índice de masa muscular esquelética apendicular, ASMI) no son estimadores adecuados en caso de alteraciones de la hidratación/inflamación o incrementos marcados de peso, puesto que están desarrolladas en poblaciones de referencias con individuos sanos con normopeso en muchos de los casos. La grasa visceral aumentada en este fenotipo se asocia al patrón inflamatorio crónico, induciendo una afectación muscular que cierra el círculo de la obesidad sarcopénica.

Fenotipo obesidad: presenta una masa muscular conservada o incluso aumentada, lo que hace que no sirvan los patrones de referencia de población con normopeso. Por este motivo, también se recomienda la corrección de los índices de masa muscular como hemos comentado anteriormente. El grado de aumento de grasa ectópica visceral o intramuscular es variable, relacionándose con el grado de paciente obeso metabólicamente sano o enfermo.

MONITORIZACIÓN MORFOFUNCIONAL DE LA DESNUTRICIÓN RELACIONADA CON LA ENFERMEDAD

Aunque la fiabilidad de las mediciones de los parámetros de composición y funcionalidad corporal está bien establecida, la interpretación de las mediciones depende de la existencia de valores de referencia e indicadores de cambio real a lo largo del tiempo. Se han publicado pocos estudios que identifiquen estándares para cambios reales en la evolución clínica del paciente en los programas de intervención. Estos cambios reales suelen denominarse "**diferencia mínima clínicamente importante (DMCI)**". La DMCI constituye el cambio más pequeño en una medida de resultado que se considera clínicamente significativo, por lo que es fundamental para interpretar el cambio que perseguimos en los parámetros estudiados a lo largo del tiempo y evaluar la respuesta al tratamiento. Además, la DMCI, al representar el cambio percibido como beneficioso, supone un indicador de capacidad de respuesta para justificar una modificación en el tratamiento del paciente.

El cambio mínimo detectable (MDC) es el cambio más pequeño que puede considerarse real, en lugar de un error de medición inherente a la técnica, con cierto grado de confianza (generalmente, 95 %). Por tanto,

una DMCI válida debe ser al menos de igual tamaño que el MDC observado, que depende a su vez de la técnica en sí misma (relacionado con la precisión, validez y reproducibilidad). Algunos estudios han encontrado que 0,5 de la desviación estándar (SD) corresponden a la DMCI, debido a que el 0,5 de SD representa el límite de la capacidad discriminativa humana y equivale a 1 error estándar de medición (SEM) con una confiabilidad del 75 %. SEM representa la variación en las puntuaciones, debido a la falta de confiabilidad en la medición; por tanto, un cambio menor al SEM es probable que se deba a un error de medición más que a un cambio real.

En este apartado describimos algunos de los resultados más significativos en relación con los cambios morfofuncionales clínicamente relevantes (Tabla 31-2):

Con respecto al PhA, las medidas de asociación más utilizadas para determinar la correlación entre PhA y la mortalidad son el riesgo relativo (RR) y el índice de riesgo (HR). En la enfermedad renal crónica, **el incremento de 1 grado en el PhA mostró asociación con la supervivencia en al menos cuatro estudios**, cuyo HR varió de 0,390 (IC 95 %: 0,267-0,570) a HR 0,737 (0,557-0,975). El RR más alto registrado fue de 20 en personas en hemodiálisis (HD) crónica con PhA ≤ 4,8° en comparación con un PhA de 6,5°. En un estudio en pacientes de cuidados intensivos se encontró que **el incremento de 1 grado en el PhA se asociaba con protección contra la mortalidad** (OR 0,86, IC 95 %: 0,78-0,96). De forma similar, en un estudio en pacientes con VIH se observó igualmente que **el incremento de un grado en el PhA podría ser un factor de protección** (HR 0,33, IC 95 %: 0,18-0,61). En otro estudio observacional, en el que se incluyeron datos de 1.987 hombres y mujeres de 35 a 65 años al inicio del estudio y seis años después, se evaluaron los cambios en el PhA a los 6 años y la mortalidad por enfermedades cardiovasculares (ECV). Se observó mayor riesgo tanto de mortalidad como de eventos cardiovasculares con PhA por debajo del percentil 50 (Δ = −0,85°). El mayor riesgo se observó por debajo del percentil 5

Tabla 31-2. Tabla estudios de cambio mínimo clínicamente relevante en técnicas morfofuncionales

Técnica morfofuncional	Autor, año	Población de estudio	Parámetro estudiado	Cambio mínimo clínicamente significativo	Resultado
	Beberashvili I., 2014. doi: 10.1038/ejcn.2014.67	Artículo original, con pacientes en hemodiálisis (HD). n = 250	PhA	↑ 1° del PhA	Menor tasa de ingreso (HR 0,79) Menor riesgo de primer evento CV (HR 0,70) Descenso de la mortalidad por todas las causas (HR 0,63) Descenso de la mortalidad por causa CV (0,64)
	Cornejo-Pareja, 2021. doi: org/10.3390	Estudio original, en pacientes con malnutrición n = 83	BCM y PhA	↑ BCM 2,98 kg ↑ PhA 0,95°	Recuperación de masa muscular
BIVA®	Garlini LM., 2019. doi: 10.1038/s41430-018-0159-1	Metanálisis: 48 artículos originales en poblaciones distintas.	PhA	ΔPhA y mortalidad	↑ 1° en PhA, menor mortalidad (HR: 0,491) en pacientes en HD ↓ 1° en PhA, aumento de la mortalidad (RR: 2,5) en pacientes en HD. ↑ 1° en PhA, menor mortalidad (HR: 0,737) en pacientes en HD ↑ 1° en PhA, descenso de la mortalidad (OR = 0,86) en pacientes en UCI ↑ 1° en PhA, menor riesgo de mortalidad (RR = 0,69) en pacientes con cancercáncer de páncreas. ↑ 1° en PhA, menor mortalidad (RR = 0,86) en pacientes con cáncer avanzado ↑ 1° en PhA, descenso de la mortalidad (RR = 0,82) en pacientes con cáncer de mama. ↑ 1° en PhA, descenso de la mortalidadad (RR = 0,79) en pacientes con cáncer de pulmón.

Tabla 31-2. Tabla estudios de cambio mínimo clínicamente relevante en técnicas morfofuncionales (cont.)

Técnica morfofuncional	Autor, año	Población de estudio	Parámetro estudiado	Cambio mínimo clínicamente significativo	Resultado
BIVA®	Langer RD., 2023. doi: 10.3389/fnut.2023.1157531	Estudio original, cambios longitudinales en PhA a 6 años y mortalidad CV n = 1.987	PhA	ΔPhA 0,85° en 6 años	Mortalidad total y evento CV. Mayor mortalidad en el grupo de ΔPhA: -2,60° en 6 años (HR 1,55 para mortalidad por todas las causas, HR 1,52 para evento cardiovascular)
	Schwenk A., 2000. doi: 10.1093/ajcn/72.2.496	Estudio original en pacientes con infección por infección por VIH y terapia antirretroviral. n = 257	PhA	↑ 1° del PhA	Descenso del riesgo relativo (RR) de mortalidad ajustado por carga viral y recuento de CD4+ en pacientes con infección por VIH. (OR 0,49)
Ecografía nutricional®	Puthucheary ZA., 2013. doi: 10.1001/jama.2013.278481	Artículo original: enfermos críticos n = 63	RF-CSA	Descenso del 17,7 % del RF-CSA	Fallo multiorgánico
	Hadda V., et al., 2018. doi: 10.1186/s40560-018-0350-4	Artículo original: enfermos críticos n = 70	Grosor muscular o eje Y.	Descenso del 10,62 % del eje Y	Mortalidad
	Gould DW., 2019. doi:10.1002/jcsm.12429	Artículo original: n = 36, enfermedad renal crónica n = 36	RF-CSA	Incremento del 0,57 cm² (6,7 %)	Mejora muscular tras programa de entrenamiento
TC	Huang X., 2019. doi:10.1002/cam4.2538	Artículo original: n = 394, cáncer nasofaríngeo no metastásico con QT-RT n = 394	SMI L3	Pérdida ≥ 15 %	Aumento de la mortalidad global (HR 2,79)
	Nagai., 2019. doi:10.31557/APJCP.2019.20.10.2995	Artículo original: n = 44, cáncer urotelial metastásico con QT n = 44	SMI L3	Pérdida > 0,01 SMI/mes	Aumento de la mortalidad global (HR 2,38)

Tabla 31-2. Tabla estudios de cambio mínimo clínicamente relevante en técnicas morfofuncionales (*cont.*)

Técnica morfofuncional	Autor, año	Población de estudio	Parámetro estudiado	Cambio mínimo clínicamente significativo	Resultado
	Kurk., 2019. doi: 0.1002/cam4.2787	Artículo original: n = 557, cáncer colorrectal metastásico con QT n = 557	SMI L3	Pérdida > 2 % SMI/DE	Aumento de la mortalidad global en varios momentos del tratamiento (HR 1,19 y 1,35)
	Lee J., 2018. doi: 10.1158/1078-0432.CCR-18-0788	Artículo original: n = 245, cáncer de cérvix localmente avanzado con QT-RT n = 245	SMI L3	Pérdida > 10 %	Aumento de la mortalidad global (HR 6,02) y mortalidad asociada al cáncer (HR 3,49)
	Huang, 2020. doi: 10.1002/jcsm.12524	Artículo original: n = 139, cáncer de ovario en estadio III con cirugía + QT n = 139	SMI L3	Pérdida > 5 %	Aumento recurrencia y mortalidad global
TC	Lin., 2021. doi: 10.1016/j.clnu.2021.06.021	Artículo original: n = 213, cáncer gástrico localmente avanzado con neoadyuvancia n = 213	SMI L3	Pérdida > 1,2 cm²/m²	Aumento de la incidencia de complicaciones postquirúrgicas (HR 2,231), recaídas (HR 1,92) y mortalidad global (HR 1,67)
	Yoon, 2020. doi: 10.3390/cancers12040925	Artículo original: n = 248, cáncer esofágico econ neoadyuvancia n = 248	SMI L3	Pérdida >10 %	Aumento de la mortalidad a 5 años (HR 2,29) y probabilidad de recaída (HR 1,57)
	Sugiyama, 2018. doi: 10.21873/anticanres.12928	Artículo original: cáncer gástrico metatásico con QT n = 231, cáncer gástrico metatásico con QT	SMI L3	Pérdida ≥ 10 %	Aumento de la tasa de progresión (HR 1,96) y mortalidad global (HR 2,1)
	Xi, 2023. doi: 10.3389/fnut.2023.1085124	Artículo original: n = 103, trauma abdominal n = 103	SMI L3	Pérdida de SMI/día de ingreso > 0,032	Aumento de mortalidad

Tabla 31-2. Tabla estudios de cambio mínimo clínicamente relevante en técnicas morfofuncionales (cont.)

Técnica morfofuncional	Autor, año	Población de estudio	Parámetro estudiado	Cambio mínimo clínicamente significativo	Resultado
HGS	Bohannon RW., 2019. doi: 10.1589/jpts.31.75	Revisión sistemática (4 artículos: 373 pacientes)	HGS: dinamometría (Jamar®): Kg	0,04-6,5 Kg	MCDI: oscila 0,05-6,5 Kg
	Braun., 2022. doi: 10.1016/j.arr.2022.101704	Metaanálisis (19 artículos: 26.638 individuos > 65 años)	Velocidad de la marcha habitual	Cada reducción de 0,1 m/s	Aumento de discapacidad (RR 1,23)
	Braun, 2022. doi: 10.1016/j.arr.2022.101704	Metaanálisis (7 artículos: 8.161 individuos > 65 años)	Velocidad de la marcha rápida	Cada reducción de 0,1 m/s	Aumento de discapacidad (RR 1,28)
Pruebas de rendimiento físico	Studenski, 2012. doi: 10.1001/jama.2010.1923	Metaanálisis (9 estudios de cohortes, 34.485 individuos > 65 años)	Velocidad de la marcha habitual	Cada incremento de 0,1 m/s	Reducción de mortalidad a 5 y 10 años (HR 0,88)
	Braun, 2022. doi: 10.1016/j.arr.2022.101704	Metaanálisis (11 artículos: 9.183 individuos > 65 años)	SPPB	Cada reducción de 1 punto	Aumento de discapacidad (RR 1,30)
	Braun, 2022. doi: 10.1016/j.arr.2022.101704	Metaanálisis (7 artículos: 9.450 individuos > 65 años)	Test de la silla de 30 s	Cada incremento de 1 s	Aumento de discapacidad (RR 1,07)
	Braun, 2022. doi: 10.1016/j.arr.2022.101704	Metaanálisis (7 artículos: 30.426 individuos > 65 años)	TUG	Cada incremento de 1 s	Aumento de discapacidad (RR 1,15)

(Δ = −2,60°) en relación con la mortalidad total (HR: 1,55; IC 95 %: 1,10-2,19). Dada la heterogeneidad de los estudios publicados sobre PhA, debida a la variabilidad en las características de la muestra, la ubicación geográfica e incluso al equipo de BIA utilizado, resulta difícil extrapolar a la práctica clínica los puntos de corte verificados entre los distintos estudios. Sin embargo, la variación en el PhA (ΔPhA) podría ser una herramienta útil para evaluar el resultado de nuestra intervención y la evolución del paciente. A falta de más estudios que lo confirmen **parece que un ΔPhA de 0,5° podría ser una medida útil para evaluar la evolución y monitorizar el estado nutricional del paciente en la práctica clínica, dado que la mayoría de los grandes estudios evalúan "outcomes" muy ambiciosos, por ejemplo, mortalidad.**

Además del PhA, la BIA permite valorar **otros parámetros, como el BCM,** que también parece desempeñar un papel importante no solo en la evaluación del estado nutricional, sino también en la evaluación de la recuperación funcional. En un estudio realizado en pacientes con ictus, los valores de BCM presentaron mejor correlación con el desempeño en las actividades básicas de la vida diaria (ABVD) medido por el índice de Barthel (IB). BCM se asoció de forma independiente con una mejor recuperación de los pacientes después de un accidente cerebrovascular. Además, se observó que valores más altos de BCM al ingreso se correlacionaba también con mejor recuperación. Estos resultados podrían estar relacionados con el vínculo conocido entre BCM y estado nutricional. La evaluación del BCM identifica la parte metabólicamente activa de la FFM, a diferencia del hueso y el agua extracelular; por tanto, refleja los componentes celulares del cuerpo involucrados en el consumo de oxígeno y el metabolismo en reposo. Se ha sugerido que medir el BCM es importante para el cribado nutricional y el tratamiento de pacientes críticamente enfermos. De hecho, los valores bajos de BCM reflejan un estado de desnutrición en sujetos graves, y en pacientes en hemodiálisis se ha descrito que **por cada kg preservado de tejido magro medido por BCM durante** el primer año de diálisis se consigue una reducción del 7 % en la mortalidad.

Utilizando **otros parámetros de masa magra** subrogados por BIA, como **FFM,** la **pérdida de un 10 % en 2 años de la masa libre de grasa (LTI: índice de masa libre de grasa) se asocia a mayor riesgo de mortalidad** en individuos en programa de hemodiálisis (HR 3,35).

Con respecto a los **parámetros ecográficos,** se ha descrito que una **reducción del 17,7 % en el área del recto femoral se relaciona con eventos clínicos adversos** en la evolución de pacientes ingresados en la UCI. Asimismo, otros trabajos han descrito **una reducción del 10,6 % del grosor muscular** como cambio clínico relevante (−1,5-32,1 %). También se ha observado que un **incremento de 0,57 cm² (6,7 %) del área del recto femoral** medida mediante ecografía (en la distancia media del fémur) en individuos con enfermedad renal crónica, conseguido mediante ejercicios de fuerza supervisados, **se asocia con mejoría de la capacidad física y de la fuerza muscular.**

Respecto a la TC se ha descrito que **la pérdida de masa muscular durante el tratamiento oncológico se asocia a peores resultados en diversos escenarios,** incluso con mayor valor pronóstico que el hecho de presentar pérdida de masa muscular en la valoración inicial. Una pérdida de la masa muscular ≥ 15 % en pacientes con cáncer nasofaríngeo no metastásico en tratamiento con quimio-radioterapia se asocia con un incremento de la mortalidad (HR 2,79, 1,47-5,28). Asimismo, en pacientes con cáncer urotelial metastásico, una reducción de SMI/mes > 0,01 asocia mayor mortalidad (HR 2,38, 1,05-5,38). En pacientes con cáncer de colon metastásico, la reducción de SMI en diferentes momentos del tratamiento oncológico también se relaciona con mayor mortalidad (HR 1,19, 1,09-1,35 y 1,35, 1,14-1,63). En mujeres con cáncer de cérvix localmente avanzado, tratadas con quimio-radioterapia, con un descenso del SMI > 10 % sufren mayor mortalidad global a los 5 años (HR 6,02, 3,05-11,93) y mayor mortalidad asociada al cáncer (HR 3,49, 1,44-8,42). Las mujeres con cáncer de ovario sometidas a cirugía y quimioterapia que presentan una pérdida ≥ 5 % del SMI en 6 meses tienen mayor riesgo de recurrencia (5,4 vs 11,2 meses) y menor supervivencia a los 5 años (44,4 vs 68,8 %). Los pacientes con cáncer gástrico localmente avanzado en tratamiento neoadyuvante que pierden SMI > 1,2 cm^2/m^2 presentan mayor incidencia de complicaciones postquirúrgicas (HR 2,23, 1,15-4,30), mayor estancia media tras la cirugía y mortalidad global (HR 1,67, 1,04-2,70) y mayor riesgo de recaídas (HR 1,92, 1,16-3,17), y los que presentan cáncer gástrico metastásico en tratamiento activo con quimioterapia que pierden ≥ 10 % del SMI presentan mayor tasa de progresión (HR 1,96, 1,28-3,00) y mortalidad (HR 2,1, 1,32-3,33). De forma similar, los pacientes con cáncer esofágico que pierden > 10 % del SMI durante la neoadyuvancia tienen mayor mortalidad a los 5 años (69,8 % vs 45,1 %, HR 2,29, 1,41-3,73) y mayor probabilidad de recaída (HR 1,57, 1,06-2,31). Por otro lado, en pacientes con trauma abdominal, la reducción del SMI de 0,032 por día de ingreso se establece como punto de corte asociado a la mortalidad. Por todo ello, parece que **una pérdida ≥ 5 % del SMI mediante TC puede considerarse como DMCI negativa en individuos con estrés metabólico, y que el objetivo debe estar encaminado, al menos, a la preservación o a la mejoría de este parámetro**. No obstante, es posible que cambios menores puedan tener impacto sobre los resultados clínicos. Queda pendiente la realización de estudios en los que se evalúe la DMCI del incremento de SMI por TC con valor pronóstico sobre los resultados en individuos sometidos a un plan rehabilitador nutricional, ya que no existen puntos de corte claramente establecidos.

En relación a la **valoración funcional de los pacientes**, una revisión sistemática de 2019 informa que la DMCI de la **fuerza de prensión** evaluada mediante **dinamometría** (Jamar®) **oscila entre 0,04 y 6,5 kg**. Por tanto, un cambio en esta dirección se entiende como beneficioso para el paciente; en contraposición, la ausencia de este debería justificar una modificación en la terapia.

Con respecto a los **tests de rendimiento físico**, se ha observado que en individuos mayores de 65 años no institucionalizados, **cada incremento de la velocidad de la marcha de 0,1 m/s indica una menor mortalidad a los 5 años (HR 0,88), y cada descenso de 0,1 m/s aumenta un 23 % el riesgo de discapacidad. De igual forma, cada punto de reducción en el SPPB aumenta el riesgo de discapacidad en un 30 %, y cada segundo de incremento de TUG y del test de la silla de 30 s, un 15 %.**

ESQUEMA DE MONITORIZACIÓN GLOBAL DE LA VMF

En este aparatado desarrollamos una propuesta donde se determinan los parámetros de monitorización para evaluar los cambios en función de las características fenotípicas del paciente y poder evaluar la respuesta al tratamiento de cada sujeto. Como hemos comentado inicialmente, si las técnicas clásicas basadas en la antropometría tenían limitaciones en el diagnóstico de la pérdida de masa muscular en un momento en el que el sobrepeso y obesidad tienen alta prevalencia, la monitorización del cambio y respuesta al tratamiento es aún más controvertida. De este modo, los trastornos como desnutrición proteica, caquexia, sarcopenia u obesidad sarcopénica necesitan técnicas cuyo foco sea la evaluación de composición y función corporal, y que permitan identificar tanto la afectación como la recuperación muscular, permitiendo evaluar la eficacia del tratamiento de las intervenciones anabólicas, puesto que el desarrollo de resultados adversos en salud es consecuencia de su deterioro.

Los parámetros que sugerimos monitorizar, planteados como **objetivos de recuperación** morfofuncional se resumen en la tabla 31-3.

Objetivo primario. Se basa en la **recuperación de la masa muscular/celular**:

Variables morfológicas clásicas: son el índice de masa libre de grasa (FFMI), la masa muscular esquelética apendicular (ASMM) y el índice de masa esquelética apendicular (ASMI), medidas mediante BIA. Como hemos dicho, no son los mejores parámetros

Tabla 31-3. Objetivos terapéuticos de la monitorización de la valoración morfofuncional®

Espectro clínico Fenotipado de la valoración morfofuncional®	Objetivo primario		Objetivos secundarios	
	Masa muscular	Estado funcional	Masa grasa	Hidratación/ inflamación
Cuadros clásicos				
Desnutrición calórica	Preservar	Preservar	↑↑	Preservar
Desnutrición proteica	↑↑	↑↑	Preservar/ equilibrar	↓↓
Desnutrición calórico-proteica	↑↑	↑↑	↑	↓
Cuadros específicos				
Caquexia	↑↑	↑↑	↑↑	↓↓
Sarcopenia	↑↑	↑↑	Preservar/↑	Preservar
Obesidad sarcopénica	↑↑/↑	↑↑/↑	↓	↓
Obesidad	Preservar	Preservar	↓	↓

para estimar la masa muscular, al proceder de ecuaciones de regresión estimadas en población de referencia, y al verse afectados por el grado de inflamación/hidratación del paciente y su peso. Sin embargo, su ventaja es que cuentan con puntos de corte establecidos para BIA: FFMI (σ < 17 kg/m^2, φ < 15 kg/m^2), ASMI (σ < 7 kg/m^2, φ < 5,5 kg/m^2), ASMM (σ < 20 kg, φ < 15 kg).

Variables morfológicas modernas: BCM, PhA, PhA estandarizado, área y grosor del recto femoral mediante ecografía, y SMI en L3 mediante CT. También son interesantes los parámetros de calidad muscular, como la ecogenicidad mediante ultrasonografía, que nos aporta datos sobre mioesteatosis y fibrosis, y la infiltración grasa en la imagen de TC, medidos en unidades densitométricas Hounsfield. Todo ello supone una estimación más precisa que permite observar los cambios y monitorizarlos, sin embargo, faltan puntos de corte establecidos y aceptados. Basados en los parámetros de normalidad de los dispositivos BIA utilizados: BCM ajustado por altura: BCM/h (σ ≤ 14 kg/m, φ ≤ 10 kg/m), PhA estandarizado (≤ −1,6). Con respecto a SMI en L3 existen diversos puntos de corte descritos en la literatura; los más utilizados son los de Martin (σ ≤ 43 cm^2/m^2, φ≤41cm^2/m^2 si IMC<25kg/m^2 o σ≤53cm^2/m^2, φ ≤ 41 cm^2/m^2 si IMC ≥ 25 kg/m^2) o los de Prado (σ ≤ 52,4 cm^2/m^2, φ ≤ 38,5 cm^2/m^2 en pacientes con IMC ≥ 30 kg/m^2). Por su parte, el consenso EGWSOP2 recomienda la utilización de puntos de corte establecidos para la población general (van der Werf: σ < 41,6 cm^2/m^2, φ 32 cm^2/m^2; Derstine: σ < 45,4 cm^2/m^2, φ < 34,4 cm^2/m^2). Para los parámetros ecográficos existen menos datos: sin embargo, se sugiere en pacientes hospitalizados con riesgo de desnutrición un área medida en el tercio distal del fémur σ < 3,48 cm^2 y φ 2,40 cm^2 y σ < 3,41 cm^2 y φ 3,12 cm^2, y un grosor σ < 9,66 mm y φ 10,40 mm, y σ < 8,65 mm y φ 8,77 mm para descartar sarcopenia y sarcopenia grave, respectivamente. Asimismo, se ha descrito que un área < 2,7 cm^2 en pacientes con cáncer de cabeza y cuello asocia mayor mortalidad.

Variables de la función corporal:
- Tests que evalúan la fuerza: fuerza de prensión manual mediante dinamometría (HGS) (σ < 27 kg, φ < 16 kg) y test de sentadillas (> 15 s para 5 repeticiones).

- Test de rendimiento físico: el objetivo principal sería llegar al nivel de normalidad (TUG < 10 s, test de velocidad de la marcha > 0,8 m/s, SPPB > 8 puntos, 6 MWT > 400 m o test de la marcha de 400 m < 6 min). Sin embargo, debemos tener en cuenta que cualquier mejoría parcial implica un beneficio en el pronóstico del paciente (TUG 10-20 s, incremento de la velocidad de la marcha en 0,1 m/s o de 1 punto en el SPPB).
- Capacidad de contracción del eje del recto femoral del cuádriceps mediante ecografía (porcentaje de incremento del eje Y o grosor del músculo), que puede indicar mayor capacidad de recuperación, si bien el valor de este incremento que debemos perseguir aún no está establecido. En la práctica clínica, un incremento mayor del 30 % se asocia a mejor respuesta a entrenamiento libre.

Objetivos secundarios:

Nivelar las reservas energéticas medidas mediante masa grasa por BIA (FM), ultrasonografía (SAT) o TC (SAT).

Regular el patrón metabólico-inflamatorio medido como grasa ectópica o visceral por ultrasonido (grasa preperitoneal, VAT) o TC (IMAT y VAT), mediante parámetros bioeléctricos como intercambio Na/K, PhA (parámetro global de salud celular) e hidratación/inflamación, así como otros marcadores analíticos que evalúan la inflamación como la proteína C reactiva (PRC), la albúmina, la prealbúmina o el cociente (PCR/prealbúmina).

Todo esto se traduce en una recuperación de peso y del IMC como criterios clásicos de desnutrición, donde la incorporación de las nuevas técnicas permite una monitorización más precisa de la respuesta al tratamiento.

LÍNEAS TERAPÉUTICAS BASADAS EN FENOTIPOS DE VALORACIÓN MORFOFUNCIONAL®

La investigación sobre desnutrición, relacionada con la pérdida muscular, históricamente, ha sido poco explorada, existiendo muchas lagunas en este campo y brindando una oportunidad para seguir avanzando en su estudio. Por tanto, es esencial incluir las medidas de monitorización planteadas en el estudio de la composición y función corporal para permitir optimizar los resultados de estudios de intervención basados en terapia nutricional, y poder, en definitiva, mejorar nuestra práctica clínica, planteando requisitos nutricionales e intervenciones anabólicas, basados en evidencias científicas rigurosas. Un aspecto clave para la intervención nutricional es que sea temprana y continua, aunque si la pérdida de masa muscular se produce de forma rápida, tarda más en reconstituirse. De este modo, la intervención temprana es fundamental porque preservar es mejor que reconstruir.

La terapia nutricional debe partir de un enfoque multimodal, que aborde las necesidades del sujeto. La importancia de una ingesta adecuada de nutrientes es fundamental junto con un programa de actividad física.

La intervención nutricional debe realizarse en base al aporte dietético basal del paciente y dirigido a reponer los alimentos deficientes en su dieta. Además, en algunos casos será necesario incorporar suplementos nutricionales orales, o nutrición enteral o parenteral si corresponde. No solo es esencial un suministro adecuado de proteínas, sino que se requiere una dosis determinada y un equilibrio en calorías y nutrientes esenciales que apoyen la mejoría del músculo.

Las pautas actuales para soporte nutricional en pacientes con DRE, según las recomendaciones de la Sociedad Europea de Nutrición Clínica y Metabolismo (ESPEN), se basan en un aporte energético de 30 kcal/kg de peso corporal/día y una ingesta proteica de, al menos, 1,1 g/kg de peso corporal/día, basado en proteína de alta calidad para satisfacer las necesidades nutricionales y optimizar la síntesis muscular. Sin embargo, éstas son recomendaciones generales, que ignoran la gran variabilidad en la composición y función corporal que existe en nuestros fenotipos clínicos de DRE. La propuesta de que la masa muscular impulsa los requerimientos de proteínas está ampliamente aceptada, por lo que sería más apropiado ajustar los objetivos nutricionales de nuestros pacientes en función de su composición corporal, dado que pacientes con un mismo peso o IMC pueden tener una composición muy distinta. Así, las recomendaciones nutricionales actuales son inconsistentes con los hallazgos de la variabilidad de la composición corporal entre pacientes, no satisfaciendo las necesidades fisiológicas en cada caso. Dado el amplio espectro clínico de la DRE, es necesario desligar en la prescripción nutricional el aporte energético del aporte de proteínas, ajustándolo en cada caso a sus necesidades. Un ejemplo muy significativo sería el paciente con obesidad sarcopénica, en el que las necesidades energéticas deben personalizarse para evitar el aumento del tejido adiposo que empeoraría las comorbilidades asociadas a la resistencia a la insulina, mientras que la prescripción proteica debe ir dirigida a reponer el compartimento muscular que está deteriorado.

Por tanto, las cantidades óptimas de proteínas y calorías no están convenientemente definidas en la actualidad y sería necesario un enfoque basado en la composición corporal del sujeto.

En el siguiente apartado se describen las características principales relacionadas con la dieta y soporte nutricional y recomendaciones de ejercicio físico en función del fenotipado/clúster morfofuncional (Tabla 31-4):

Fenotipo desnutrición calórica: reposición calórica con aporte equilibrado de proteínas de alto valor biológico (patrón dieta Mediterránea, aceite de oliva como grasa fundamental). Se recomienda ejercicio físico multicomponente de resistencia combinado con aeróbico unos 20 a 30 min tres veces por semana.

Fenotipo desnutrición proteica: aporte proteico incrementado y ajustado a la composición corporal (incremento de alimentos ricos en proteínas de alto valor biológico). Se aconseja reducir hidratos de carbono simples y sustituir por grasas antiinflamatorias (aceite de oliva, frutos secos, alimentos ricos en omega 3). Se recomienda ejercicio físico multicomponente de fortalecimiento muscular y equilibrio.

Fenotipo desnutrición calórico-proteica: aporte proteico incrementado y ajustado a la composición corporal (incremento de alimentos ricos en proteínas de alto valor biológico), incremento de aporte energético dentro de un patrón de dieta Mediterránea, reducción de la inflamación, modificando hacia grasas antiinflamatorias y reducción de hidratos de carbono simples, con el uso de hidratos de carbono de bajo índice glucémico.

Tabla 31-4. Enfoque terapéutico basado en fenotipos morfofuncionales

Espectro clínico fenotipado de la valoración morfofuncional®	Aporte de proteínas	Aporte energético	Perfil antiinflamatorio	Ejercicio físico
Cuadros clásicos				
Desnutrición calórica	Preservar	↑↑	Preservar	↑
Desnutrición proteica	↑↑	Preservar/equilibrar	↑↑	↑↑
Desnutrición calórico-proteica	↑↑	↑/↑↑	↑↑	↑↑
Cuadros específicos				
Caquexia	↑↑	↑↑	↑↑	↑↑
Sarcopenia	↑↑	Preservar/↑	Preservar	↑↑
Obesidad sarcopénica	↑↑/↑	Equilibrar/↓	↑	Preservar

Fenotipo caquexia: similar a la desnutrición calórico-proteica. Deberá priorizarse el uso de grasas antiinflamatorias con omega 3 a dosis terapéuticas, junto con enriquecimiento proteico que mejore el catabolismo muscular con aminoácidos ramificados, leucina y/o β-hidroximetilburato. Es importante en este cuadro corregir los síntomas que asocia la anorexia y limitan la ingesta energética, e incorporar alimentos con alta densidad calórica que favorezcan la cobertura de requerimientos.

Fenotipo sarcopenia: dieta equilibrada basada en el patrón de dieta Mediterránea, enriquecida en alimentos con proteínas de alto valor biológico. Se priorizará la mionutrición, mediante nutrientes ergogénicos, como el β-hidroximetilburato o la leucina. Se recomienda la realización de ejercicios de fuerza combinado con aeróbico y de equilibrio.

Fenotipo obesidad-sarcopenia: similar a la sarcopenia, pero además prestando especial atención al control del aporte energético compensado para evitar el incremento del peso corporal y, en la medida de la posible, conseguir una reducción controlada y progresiva del mismo. De igual forma, se recomienda la realización de ejercicios de fuerza combinados (aeróbico y de equilibrio).

LÍNEAS FUTURAS DE LA VALORACIÓN MORFOFUNCIONAL®

Aunque en los últimos años se ha producido un cambio de paradigma vehiculizado a través de la VMF, aún quedan numerosas áreas de incertidumbre por resolver, algunas de las cuales enumeramos a continuación:

- Es prioritario establecer puntos de corte específicos de población (patología, edad y sexo), actualizados para cada parámetro de composición y función muscular, predictivos de una peor evolución clínica, bien respecto a una población sana de referencia (*T score*) o a una población específica con la misma patología (*Z score*).
- También es fundamental la estandarización de los equipos de BIA para que las medidas y los resultados de los estudios realizados con esta técnica sean comparables.
- De igual forma, sería importante la realización de estudios que nos permitan evaluar cuál es la DMCI para cada parámetro, de cara a poder evaluar el resultado del tratamiento nutricional indicado y la pertinencia de realizar cambios en el mismo.
- Aunque en este capítulo hemos abordado la masa muscular de forma cuantitativa, existen también líneas de investigación sobre la calidad muscular estudiada mediante ecografía (ecogenicidad) o CT (densidad). En situaciones de inflamación y de sarcopenia la estructura muscular se ve alterada (esteatosis, fibrosis, necrosis) y esto se manifiesta en las técnicas de imagen y además se refleja de forma paralela en forma de una alteración en los test funcionales. Sería por lo tanto muy importante poder valorar el músculo no solo en cuanto a cantidad sino también en la calidad de su estructura en cada fenotipo o clúster, los cambios que se producen en situaciones de enfermedad, así como su valor pronóstico. De igual forma complementaría también la evaluación de las intervenciones nutricionales y de rehabilitación implementadas.

CONCLUSIONES

La DRE es una condición prevalente que afecta a la calidad de vida y la salud de los pacientes, con repercusiones en la composición y función corporal. La introducción de técnicas de VMF accesibles y no cruentas ha permitido un análisis más preciso de estos aspectos, facilitando la identificación temprana y la monitorización del tratamiento nutricional. Las líneas terapéuticas basadas en los fenotipos VMF ofrecen un enfoque adaptado a las necesidades individuales de los pacientes, destacando la importancia de la personalización en la intervención nutricional. Todavía se está investigando cuál es la DMCI que nos permita evaluar con mayor precisión los cambios evolutivos asociados a la enfermedad de base y la respuesta al plan terapéutico establecido con cada una de las técnicas de forma individual; no obstante, la integración de las distintas herramientas de VMF proporciona más información para fenotipar de forma más precisa al paciente con DRE y mejorar la atención y los resultados de salud.

BIBLIOGRAFÍA

- Beberashvili I, Azar A, Sinuani I, *et al.* Bioimpedance phase angle predicts muscle function, quality of life and clinical outcome in maintenance hemodialysis patients. Eur J Clin Nutr. 2014 Jun;68(6):683-9.
- Bohannon RW. Minimal clinically important difference for grip strength: a systematic review. J Phys Ther Sci. 2019 Jan;31(1):75-78.
- Braun T, Thiel C, Peter RS, er al. Association of clinical outcome assessments of mobility capacity and incident disability in community-dwelling older adults - a systematic review and meta-analysis. Ageing Res Rev. 2022;81:101704.
- Caravaca F, Martínez del Viejo C, Villa J, *et al.* Hydration status assessment by multi-frequency bioimpedance in patients with advanced chronic kidney disease. Nefrologia. 2011;31(5):537-44. English, Spanish. doi: 10.3265/Nefrologia.pre2011.Apr.10936. PMID: 21959720.
- Cornejo-Pareja I, Ramirez M, Camprubi-Robles M, *et al.* Effect on an Oral Nutritional Supplement with β-Hydroxy-β-methylbutyrate and Vitamin D on Morphofunctional Aspects, Body Composition, and Phase Angle in Malnourished Patients. Nutrients. 2021 Dec 3;13(12):4355.
- de Luis Roman D, García Almeida, JM, Bellido Guerrero, *et al.* Ultrasound Cut-Off Values for Rectus Femoris for Detecting Sarcopenia in Patients with Nutritional Risk. Nutrients. 2024;16:1552.
- Derstine BA, Holcombe SA, Ross BE, *et al.* Skeletal muscle cutoff values for sarcopenia diagnosis using T10 to L5 measurements in a healthy US population. Sci Rep. 2018 Jul 27;8(1):11369.
- Fernández-Jiménez R, García-Rey S, Roque-Cuéllar MC, *et al.* Ultrasound Muscle Evaluation for Predicting the Prognosis of Patients with Head and Neck Cancer: A Large-Scale and Multicenter Prospective Study. Nutrients. 2024;16;387.
- Garlini LM, Alves FD, Ceretta LB, *et al.* Phase angle and mortality: a systematic review. Eur J Clin Nutr 2019 Apr;73(4):495-508. doi: 10.1038/s41430-018-0159-1. Epub 2018 Apr 26. PMID: 29695763.
- Guerrini A, Siotto M, Germanotta M, *et al.* Body Cell Mass from Bioelectrical Impedance Analysis in Patients with Stroke Undergoing Rehabilitation. Applied Sciences. 2023;13(6):3965.
- Gould DW, Watson EL, Wilkinson TJ, *et al.* Ultrasound assessment of muscle mass in response to exercise training in chronic kidney disease: a comparison with MRI. J Cachexia Sarcopenia Muscle. 2019 Aug;10(4):748-55.
- Hadda V, Kumar R, Khilnani GC, *et al.* Trends of loss of peripheral muscle thickness on ultrasonography and its relationship with outcomes among patients with sepsis. J Intensive Care. 2018 Dec 12;6:81.
- Huang CY, Yang YC, Chen TC, *et al.* Muscle loss during primary debulking surgery and chemotherapy predicts poor survival in advanced-stage ovarian cancer. J Cachexia Sarcopenia Muscle. 2020 Apr;11(2):534-46.
- Huang X, Ma J, Li L, Zhu XD. Severe muscle loss during radical chemoradiotherapy for non-metastatic nasopharyngeal carcinoma predicts poor survival. Cancer Med. 2019 Nov;8(15):6604-13.
- Keane D, Gardiner C, Lindley E, *et al.* Changes in Body Composition in the Two Years after Initiation of Haemodialysis: A Retrospective Cohort Study. Nutrients. 2016 Nov 4;8(11):702.
- Kim C, Kim JK, Lee HS, *et al.* Longitudinal changes in body composition are associated with all-cause mortality in patients on peritoneal dialysis. Clin Nutr. 2021 Jan;40(1):120-6.
- Koh KH, Wong HS, Go KW, *et al.* Normalized bioimpedance indices are better predictors of outcome in peritoneal dialysis patients. Perit Dial Int. 2011 Sep-Oct;31(5):574-82.
- Kurk SA, Peeters PHM, Dorresteijn B, *et al.* Loss of skeletal muscle index and survival in patients with metastatic colorectal cancer: Secondary analysis of the phase 3 CAIRO3 trial. Cancer Med. 2020 Feb;9(3):1033-43.

- Langer RD, Ward LC, Larsen SC, *et al.* Can change in phase angle predict the risk of morbidity and mortality during an 18-year follow-up period? A cohort study among adults. Front Nutr. 2023 May 2;10:1157531.
- Lee J, Chang CL, Lin JB, *et al.* Skeletal Muscle Loss Is an Imaging Biomarker of Outcome after Definitive Chemoradiotherapy for Locally Advanced Cervical Cancer. Clin Cancer Res. 2018 Oct 15;24(20):5028-36.
- Lin JX, Tang YH, Zhou WX, *et al.* Body composition parameters predict pathological response and outcomes in locally advanced gastric cancer after neoadjuvant treatment: A multicenter, international study. Clin Nutr. 2021 Aug;40(8):4980-7.
- Martin L, Birdsell L, Macdonald N, *et al.* Cancer cachexia in the age of obesity: skeletal muscle depletion is a powerful prognostic factor, independent of body mass index. J Clin Oncol. 2013 Apr 20;31(12):1539-47.
- Moonen HPFX, Van Zanten ARH. Bioelectric impedance analysis for body composition measurement and other potential clinical applications in critical illness. Curr Opin Crit Care. 2021 Aug 1;27(4):344-53.
- Nagai T, Naiki T, Iida K, *et al.* Skeletal Muscle Mass Reduction Velocity as a Simple Prognostic Indicator for Patients with Metastatic Urothelial Carcinoma Receiving Second-Line Chemotherapy. Asian Pac J Cancer Prev. 2019 Oct 1;20(10):2995-3000.
- Norman GR, Sloan JA, Wyrwich KW. Interpretation of changes in health-related quality of life: The remarkable universality of half a standard deviation. Med. Care. 2003;41:582–92.
- Prado CM, Lieffers JR, McCargar LJ, *et al.* Prevalence and clinical implications of sarcopenic obesity in patients with solid tumours of the respiratory and gastrointestinal tracts: a population-based study. Lancet Oncol. 2008 Jul;9(7):629-35.
- Puthucheary ZA, Rawal J, McPhail M, *et al.* Acute skeletal muscle wasting in critical illness. JAMA. 2013 Oct 16;310(15):1591-600.
- Savalle M, Gillaizeau F, Maruani G, *et al.* Assessment of body cell mass at bedside in critically ill patients. Am J Physiol Endocrinol Metab. 2012 Aug 1;303(3):E389-96.
- Schwenk A, Beisenherz A, Römer K, *et al.* Phase angle from bioelectrical impedance analysis remains an independent predictive marker in HIV-infected patients in the era of highly active antiretroviral treatment. Am J Clin Nutr. 2000 Aug;72(2):496-501.
- Studenski S, Perera S, Patel K, *et al.* Gait speed and survival in older adults. JAMA. 2011 Jan 5;305(1):50-8.
- Sugiyama K, Narita Y, Mitani S, *et al.* Baseline Sarcopenia and Skeletal Muscle Loss During Chemotherapy Affect Survival Outcomes in Metastatic Gastric Cancer. Anticancer Res. 2018 Oct;38(10):5859-66.
- Thibault R, Makhlouf AM, Mulliez A, *et al*; Phase Angle Project Investigators. Fat-free mass at admission predicts 28-day mortality in intensive care unit patients: the international prospective observational study Phase Angle Project. Intensive Care Med. 2016 Sep;42(9):1445-53.
- van der Werf A, Langius JAE, de van der Schueren MAE *et al.* Percentiles for skeletal muscle index, area and radiation attenuation based on computed tomography imaging in a healthy Caucasian population. Eur J Clin Nutr. 2018;72:288–96.
- Xi F, You Y, Ding W, *et al.* Association of longitudinal changes in skeletal muscle mass with prognosis and nutritional intake in acutely hospitalized patients with abdominal trauma: a retrospective observational study. Front. Nutr. 2023;10:1085124.
- Yoon HG, Oh D, Ahn YC, *et al.* Prognostic Impact of Sarcopenia and Skeletal Muscle Loss During Neoadjuvant Chemoradiotherapy in Esophageal Cancer. Cancers (Basel). 2020 Apr 10;12(4):925.

ABSTRACT GRÁFICO AG-31

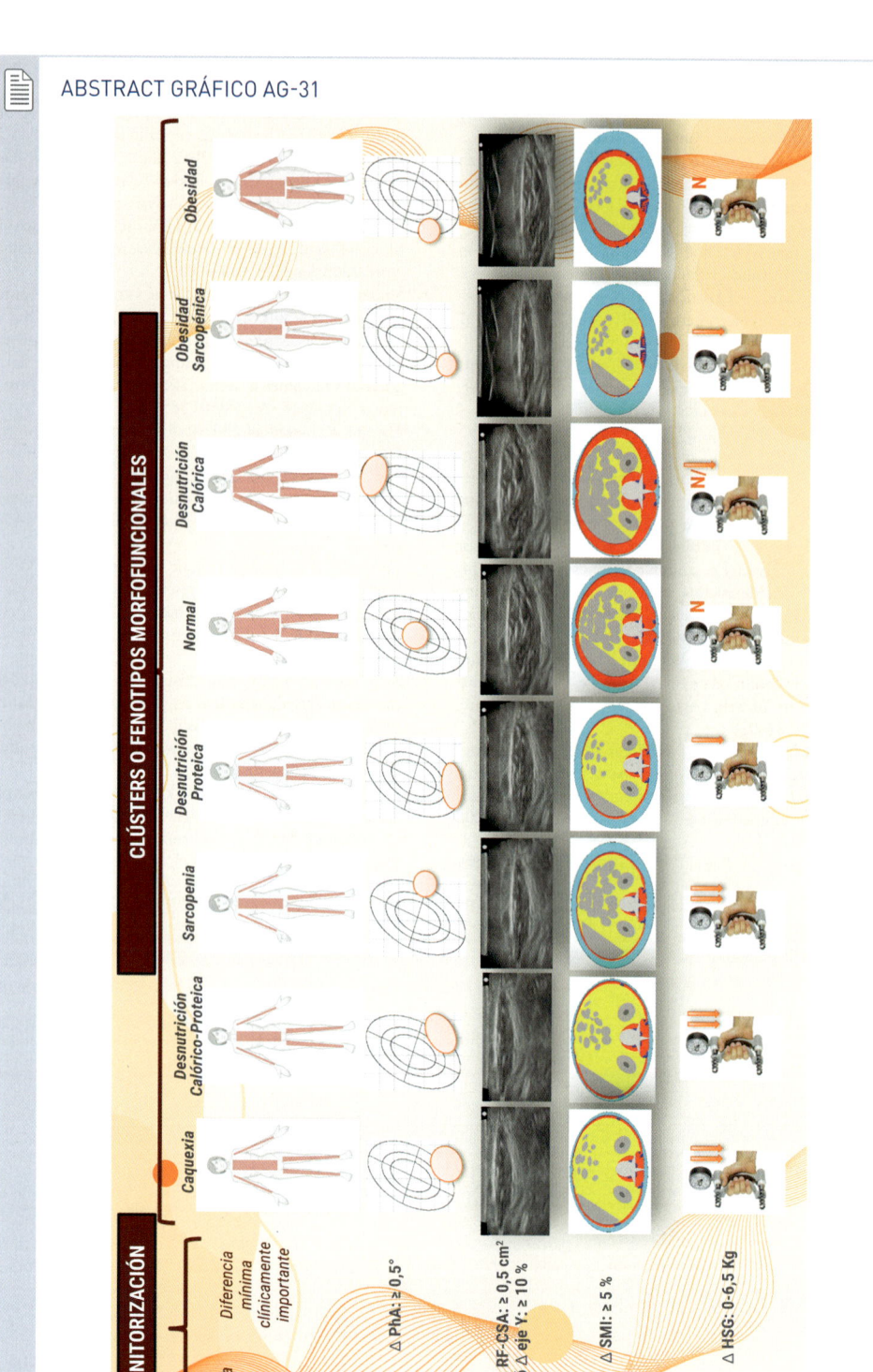

Visión global de la aplicación clínica de la valoración morfofuncional® de la desnutrición relacionada con la enfermedad (DRE)

32

J. Manuel García Almeida, C. García García e I. M.ª Vegas Aguilar

INTRODUCCIÓN

La Desnutrición Relacionada con la Enfermedad (DRE) es un problema clínico significativo que afecta a una amplia variedad de pacientes, particularmente, en entornos hospitalarios. Esta condición, caracterizada por un déficit nutricional asociado a enfermedades agudas o crónicas, tiene un impacto profundo en la morbilidad y mortalidad de los pacientes. La Valoración Morfofuncional® (VMF) de la DRE es un enfoque innovador que integra técnicas de evaluación morfológica y funcional para ofrecer un diagnóstico más preciso y una guía efectiva para el tratamiento nutricional personalizado.

Esta nueva filosofía propone un nuevo escenario en Nutrición Clínica, con una valoración nutricional más especializada, la denominada "Valoración Morfofuncional® de la desnutrición relacionada con la enfermedad", dirigida a las características individuales de cada paciente, a las necesidades, a los déficits y, desde el punto de vista morfológico, a su composición corporal y su ámbito funcional. La combinación de las técnicas clásicas y emergentes que la componen es factible en práctica clínica habitual, y aporta datos robustos que facilitan la toma de decisiones clínicas y permiten llevar a cabo una monitorización del paciente más precisa.

VISIÓN GLOBAL DE LA VMF

La Valoración Morfofuncional® de la Desnutrición Relacionada con la Enfermedad (DRE) se basa en la integración de diversas técnicas diagnósticas que, al complementarse entre sí, permiten obtener una evaluación más precisa y completa del estado nutricional del paciente.

Una de las claves de este enfoque es el grado de concordancia entre las diferentes técnicas utilizadas, lo que refuerza la robustez de los datos y la fiabilidad del diagnóstico.

La bioimpedancia bioeléctrica (BIA), especialmente a través del análisis del ángulo de fase (PhA), se ha consolidado como una técnica fundamental en la Valoración Morfofuncional®. El PhA es un indicador indirecto de la salud celular y de la integridad de las membranas celulares, y se ha correlacionado significativamente con la masa celular corporal (BCM) y el estado nutricional en general. Sin embargo, la BIA tiene limitaciones inherentes, como la variabilidad en la técnica de medida y la influencia de factores, como el estado de hidratación del paciente.

Para superar estas limitaciones, la Valoración Morfofuncional® complementa la BIA con otras técnicas como la Ecografía Nutricional®. La ecografía permite evaluar directamente la composición muscular y la calidad del tejido, proporcionando una medida precisa del área de la sección transversal del músculo, como el recto femoral (RFCSA). La correlación entre el PhA y los resultados de la ecografía ha demostrado ser alta, lo que refuerza la utilidad de ambas técnicas cuando se emplean de manera complementaria. Por ejemplo, en pacientes con cáncer, la combinación de BIA y Ecografía Nutricional® ha mostrado una alta concordancia en la predicción del riesgo de caquexia y mortalidad, lo que subraya la importancia de una evaluación integral.

La dinamometría, que mide la fuerza muscular, se integra en la Valoración Morfofuncional® como una técnica que proporciona información funcional complementaria. La relación entre la fuerza muscular y los parámetros morfológicos obtenidos por BIA y ecografía es crucial para comprender la funcionalidad del tejido muscular en pacientes desnutridos. Algunos estudios han mostrado que una baja fuerza muscular, medida mediante dinamometría, se correlaciona con un PhA reducido y una menor área muscular en la ecografía, lo que subraya la importancia de evaluar tanto la cantidad como la calidad del tejido muscular.

Los tests funcionales, como el test de "*Test Time Up and Go*" (TUG) o las sentadillas, también desempeñan un papel esencial en la Valoración Morfofuncional®, proporcionando una medida práctica de la capacidad funcional global del paciente. Estos tests se correlacionan con los resultados de la BIA y la ecografía, lo que permite una visión más holística del estado del paciente. Por ejemplo, un paciente con un PhA bajo y una baja masa muscular detectada por ecografía puede mostrar un rendimiento deficiente en los tests funcionales, lo que indica un alto riesgo de complicaciones asociadas a la desnutrición.

En resumen, la Valoración Morfofuncional® se erige como un enfoque integral que combina de manera efectiva varias técnicas diagnósticas, cada una aportando una pieza esencial del rompecabezas nutricional. La alta concordancia entre técnicas como la BIA, la Ecografía Nutricional®, la dinamometría y los tests funcionales refuerza la fiabilidad de los diagnósticos y permite una personalización más precisa de las intervenciones nutricionales. Este enfoque multidimensional no solo mejora la identificación y el manejo del riesgo de desnutrición, sino que también optimiza los resultados clínicos, al abordar tanto los aspectos morfológicos como funcionales del estado nutricional del paciente.

IMPLICACIONES Y APLICACIONES CLÍNICAS

La Valoración Morfofuncional® ofrece una visión global, que puede ser aplicada en diversas etapas del manejo clínico de la DRE. A continuación, se detallan sus principales aplicaciones: diagnóstico, seguimiento, y pre-

vención de complicaciones. Algunas de estas aplicaciones se muestran de forma resumida en la **tabla 32-1**.

Según la opinión de los expertos en el área de Nutrición Clínica, la Valoración Morfofuncional® es factible en la práctica clínica habitual. Sin embargo, existen limitaciones en cuanto a la disponibilidad de tiempo, recursos y necesidad de formación técnica para su implementación a gran escala. A pesar de estas limitaciones, los expertos consideran que la integración de estas técnicas puede aportar un valor significativo en la personalización del tratamiento nutricional y en la monitorización del estado nutricional de los pacientes.

La combinación de las técnicas clásicas y emergentes de valoración nutricional, como la BIA, la Ecografía Nutricional®, la dinamometría y los tests funcionales, proporciona una visión más completa y precisa del estado nutricional y funcional del paciente. Estas técnicas permiten una evaluación integral multiparamétrica que incluye la composición corporal, la función muscular y la capacidad funcional, lo que facilita la toma de decisiones clínicas más informadas y personalizadas.

FUTURAS LÍNEAS DE INVESTIGACIÓN EN LA VMF

La utilidad pronóstica y diagnóstica de la Valoración Morfofuncional® de la DRE necesita su validación en cohortes poblacionales grandes a través de estudios multicéntricos donde se obtengan los puntos de corte, es decir, los valores diagnósticos para que los parámetros morfofuncionales como el PhA, el BCM, el RFCSA, etcétera puedan ser introducidos en las guías clínicas. Los escenarios clínicos son muy diversos, por lo tanto, es necesario establecer fenotipados morfofuncionales de desnutrición específicos según las patologías.

Por otro lado, sería también muy interesante depurar las técnicas propuestas de Valoración Morfofuncional® de la DRE para seleccionar aquellos parámetros con mayor valor pronóstico y diagnóstico (por ejemplo, el RFCSA en la Ecografía Nutricional®, el BCM y el PhA en la BIA y la grasa preperitoneal en la evaluación de

Tabla 32-1. Aplicación de la valoración morfofuncional® en diferentes patologías			
Patología	**Técnicas de valoración**	**Aplicación clínica**	**Capítulos relacionados del libro**
Enfermedades Metabólicas (Diabetes, Obesidad)	– BIA – Ecografía Nutricional® – Test funcionales	– Identificación y monitorización de sarcopenia y obesidad sarcopénica. – Ajuste de intervenciones nutricionales.	**Capítulos 23 y 24**. Manejo nutricional en la obesidad y la diabetes
Enfermedades Cardiovasculares	– BIA – Test funcionales – Dinamometría	– Evaluación de la capacidad funcional. – Monitorización del riesgo cardiovascular asociado a la sarcopenia.	**Capítulo 17**. Nutrición y enfermedad cardiovascular
Enfermedades Respiratorias (EPOC, FQ)	– Ecografía Nutricional® – Dinamometría – BIA	– Valoración de la composición corporal. – Prevención y manejo de la caquexia.	**Capítulo 18**. Manejo nutricional en enfermedades respiratorias
Cáncer	– BIA – Ecografía Nutricional® – Dinamometría	– Evaluación del estado nutricional y sarcopenia. – Apoyo en la personalización del tratamiento oncológico.	**Capítulo 8.** Nutrición en pacientes con cáncer
Enfermedades Gastrointestinales	– Ecografía Nutricional® – Test funcionales	– Evaluación de la absorción y composición corporal. – Ajuste de intervenciones para malnutrición.	**Capítulo 16**. Nutrición en enfermedades gastrointestinales

la grasa visceral). La propuesta de Valoración Morfofuncional® de la DRE integra muchos datos y es necesario hacer esa selección de los parámetros indicadores. La intervención de estos datos con algoritmos de inteligencia artificial es el futuro para ofrecer datos diagnósticos y pronósticos de las patologías.

La integración de la interpretación de las técnicas es uno de los aspectos más interesantes, ya que existe una fuerte correlación entre los parámetros que se definen por BIVA® y por Ecografía Nutricional® u otras técnicas de imagen, a la vez que con los datos funcionales de dinamometría y tests funcionales. Esto hace que la Valoración Morfofuncional® de la DRE, como conjunto de datos que describen los cambios morfológicos y funcionales de los pacientes, sea una herramienta con muchas posi-

bilidades de fenotipar de una manera concreta las características del paciente y, por lo tanto, personalizar las intervenciones terapéuticas.

El campo de la Valoración Morfofuncional® está en constante evolución, con varias áreas prometedoras para futuras investigaciones. Se presenta en la tabla 32-2 un resumen de las técnicas clave y las áreas de investigación potencial.

La generación de "*Real World Evidence*" es crucial para validar la utilidad y efectividad de la Valoración Morfofuncional® en distintos contextos clínicos. Se requiere desarrollar estudios prospectivos, multicéntricos y con poblaciones controladas para establecer puntos de corte y valores diagnósticos de parámetros morfofuncionales, como el Ángulo de Fase, la masa celular corporal y el área del recto femoral. Estos estudios deben centrarse en diversas

Tabla 32-2. Futuras líneas de investigación en la valoración funcional

Técnica	Líneas de investigación futura	Potencial impacto
Bioimpedancia Eléctrica (BIA)	– Validación del ángulo de fase como marcador pronóstico en diversas patologías. – Establecimiento de puntos de corte específicos según la enfermedad.	– Mejora en la predicción de morbimortalidad. – Integración en guías clínicas.
Ecografía Nutricional®	– Estandarización de protocolos de uso en distintas patologías. – Investigación de la calidad muscular y su relación con la funcionalidad.	– Evaluación más precisa de la sarcopenia y caquexia. – Mejora en el manejo clínico personalizado.
Dinamometría	– Investigación sobre la relación entre fuerza muscular y resultados clínicos a largo plazo. – Evaluación de intervenciones nutricionales y de ejercicio basadas en la fuerza muscular.	– Mejora en la capacidad de monitorizar la efectividad de los tratamientos. – Potencial para reducir la morbimortalidad en pacientes crónicos.
Tests funcionales	– Desarrollo de estudios multicéntricos que evalúen la capacidad predictiva de los test funcionales en distintas patologías. – Aplicación de tests específicos en el seguimiento de intervenciones terapéuticas.	– Mejor predicción del deterioro funcional. – Mejora en la personalización de los programas de rehabilitación.
TC	– Integración en programas de radiodiagnóstico de forma rutinaria. – Desarrollo de software de valoración en "tiempo real".	– Potenciar el diagnóstico de sarcopenia y riesgo nutricional de forma automatizada. – Desarrollar individualización de tratamiento (quimioterapia), cirugía y otros tratamientos oncológicos.
Parametros analíticos	– Nuevos marcadores de masa celular y muscular, marcadores de inflamación específicos.	– Mejora la capacidad diagnóstica de desnutrición y grado de inflamación.
Calidad de Vida	– Cuestionarios estructurados fáciles de incorporar en la práctica clínica.	– Ayudar a personalizar las intervenciones nutricionales.

patologías para generar evidencia aplicable a la práctica clínica diaria.

MODELO DE HISTORIA CLÍNICA DE VALORACIÓN MORFOFUNCIONAL®

Para llevar a cabo una evaluación detallada y precisa, es esencial contar con un modelo estructurado de historia clínica. El modelo de historia clínica de Valoración Morfofuncional®, que integra diferentes técnicas diagnósticas y de evaluación funcional, está diseñado para facilitar la recogida de datos clave y guiar las intervenciones clínicas. En el abstrat gráfico del final de capítulo se muestra el modelo completo.

CONCLUSIONES

La Valoración Morfofuncional® (VMF) de la Desnutrición Relacionada con la Enfermedad (DRE) integra diversas técnicas diagnósticas clásicas o emergentes como la bioimpedancia eléctrica, la ecografía nutricional® y la dinamometría. Este enfoque multidimensional aporta una evaluación más precisa y personalizada del estado nutricional de los pacientes, donde se obtiene una optimización de las intervenciones clínicas. La alta concordancia entre estas técnicas refuerza la fiabilidad de los diagnósticos y permite personalizar las intervenciones nutricionales de manera más precisa. Sin embargo, la implementación de la VMF a gran escala enfrenta desafíos debido a la necesidad de tiempo, recursos y formación técnica. Futuras investigaciones deben centrarse en validar su utilidad en diferentes contextos clínicos y protocolizar las técnicas empleadas.

BIBLIOGRAFÍA

- García-Almeida JM, García-García C, Ballesteros-Pomar MD, *et al.* Expert Consensus on Morphofunctional Assessment in Disease-Related Malnutrition. Grade Review and Delphi Study. Nutrients. 2023 Jan 25;15(3):612.
- Ljungqvist O, Man F de. Under nutrition: a major health problem in Europe. Nutr Hosp. 2009;24:369-70.
- Reber E, Gomes F, Vasiloglou MF, *et al.* Nutritional Risk Screening and Assessment. J Clin Med 2019;8:1065.
- Cederholm T, Jensen GL, Correia MITD, *et al.* GLIM criteria for the diagnosis of malnutrition – A consensus report from the global clinical nutrition community. Clin Nutr. 2019;38:1-9.
- Cederholm T, Barazzoni R, Austin P, *et al.* ESPEN guidelines on definitions and terminology of clinical nutrition. Clin Nutr. 2017;36: 49-64.
- Schindler K, Pernicka E, Laviano A, *et al.* How nutritional risk is assessed and managed in European hospitals: a survey of 21,007 patients findings from the 2007-2008 cross-sectional nutritionDay survey. Clin Nutr. 2010;29: 552-9.
- van Vliet IMY, Gomes-Neto AW, de Jong MFC, *et al.* High prevalence of malnutrition both on hospital admission and predischarge. Nutrition. 2020;77:110814.
- Jensen GL, Mirtallo J, Compher C, *et al.* Adult starvation and disease-related malnutrition: a proposal for etiology-based diagnosis in the clinical practice setting from the International Consensus Guideline Committee. JPEN J Parenter Enteral Nutr. 2010;34:156-9.
- Álvarez J, Río JD, Planas M, *et al.* Documento SEN-PE-SEDOM sobre la codificación de la desnutrición hospitalaria. Nutrición Hospitalaria. 2008;23:536-40.
- Burgos R, Sarto B, Elío I, *et al.* Prevalence of malnutrition and its etiological factors in hospitals. Nutr Hosp. 2012;27:469-76.

ABSTRACT GRÁFICO AG-32

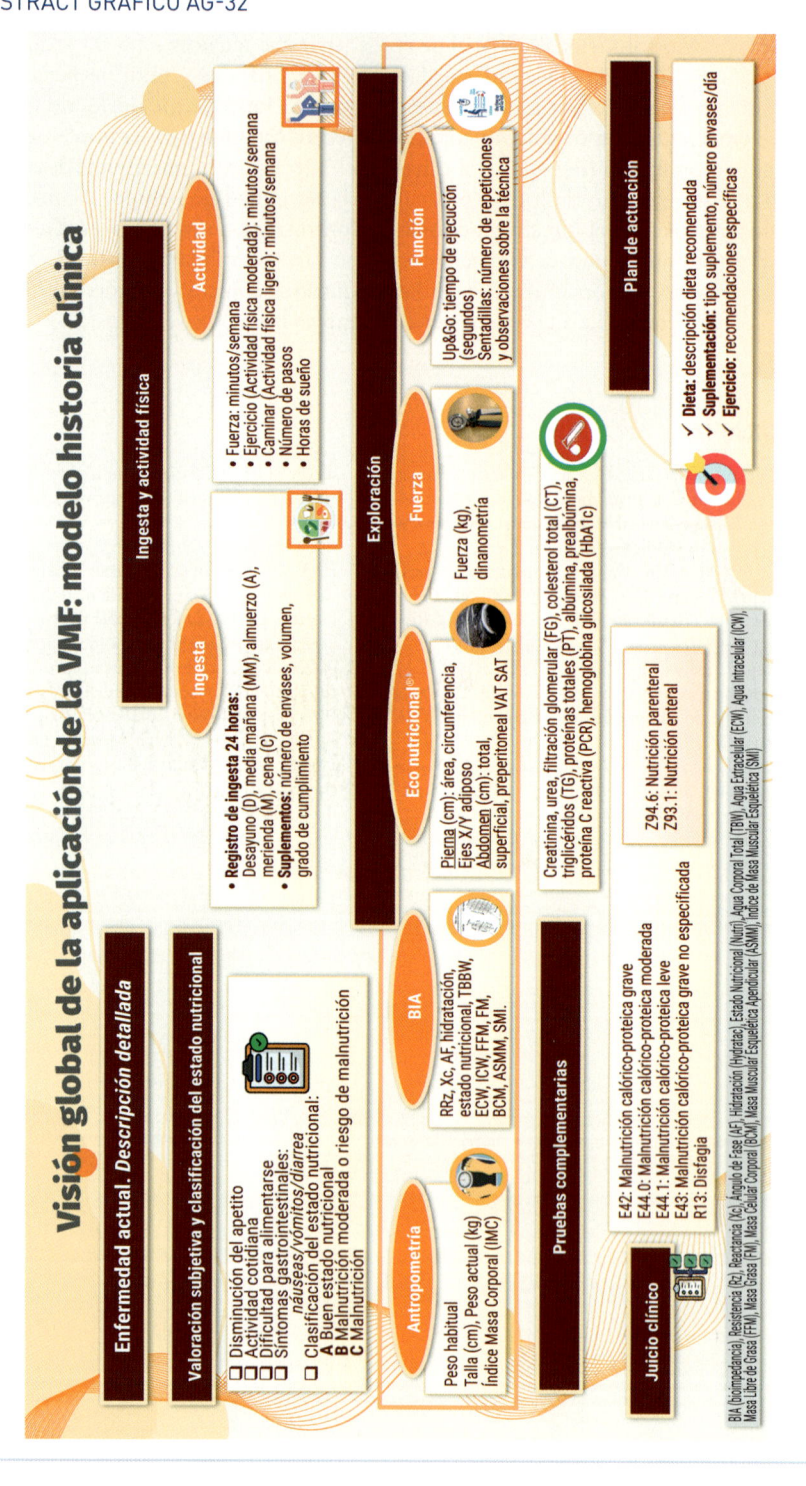

Visión global de la aplicación de la VMF: modelo historia clínica

Enfermedad actual. *Descripción detallada*

Valoración subjetiva y clasificación del estado nutricional

☐ Disminución del apetito
☐ Actividad cotidiana
☐ Dificultad para alimentarse
☐ Síntomas gastrointestinales: *náuseas/vómitos/diarrea*
☐ Clasificación del estado nutricional:
  A Buen estado nutricional
  B Malnutrición moderada o riesgo de malnutrición
  C Malnutrición

Ingesta y actividad física

Ingesta
• **Registro de ingesta 24 horas:** Desayuno (D), media mañana (MM), almuerzo (A), merienda (M), cena (C)
• **Suplementos:** número de envases, volumen, grado de cumplimiento

Actividad
• Fuerza: minutos/semana
• Ejercicio (Actividad física moderada): minutos/semana
• Caminar (Actividad física ligera): minutos/semana
• Número de pasos
• Horas de sueño

Exploración

Eco nutricional®*
Pierna (cm): área, circunferencia, Ejes X/Y adiposo
Abdomen (cm): total, superficial, preperitoneal VAT SAT

Fuerza
Fuerza (kg), dinanometría

Función
Up&Go: tiempo de ejecución (segundos)
Sentadillas: número de repeticiones y observaciones sobre la técnica

Antropometría
Peso habitual
Talla (cm), Peso actual (kg)
Índice Masa Corporal (IMC)

BIA
RRz, Xc, AF, hidratación, estado nutricional, TBBW, ECW, ICW, FFM, FM, BCM, ASMM, SMI.

Pruebas complementarias
Creatinina, urea, filtración glomerular (FG), colesterol total (CT), triglicéridos (TG), proteínas totales (PT), albúmina, prealbúmina, proteína C reactiva (PCR), hemoglobina glicosilada (HbA1c)

Juicio clínico
E42: Malnutrición calórico-proteica grave
E44.0: Malnutrición calórico-proteica moderada
E44.1: Malnutrición calórico-proteica leve
E43: Malnutrición calórico-proteica grave no especificada
R13: Disfagia

Z94.6: Nutrición parenteral
Z93.1: Nutrición enteral

Plan de actuación
✓ **Dieta:** descripción dieta recomendada
✓ **Suplementación:** tipo suplemento, número envases/día
✓ **Ejercicio:** recomendaciones específicas

BIA (bioimpedancia), Resistencia (Rz), Reactancia (Xc), Ángulo de fase (AF), Hidratación (Hydrataz), Estado Nutricional (Nutri), Agua Corporal Total (TBW), Agua Extracelular (ECW), Agua Intracelular (ICW), Masa Libre de Grasa (FFM), Masa Grasa (FM), Masa Celular Corporal (BCM), Masa Muscular Esquelética Apendicular (ASMM), Índice de Masa Muscular Esquelética (SMI)

Índice analítico